医用放射性同位素及药物

彭述明　杨宇川　杨　夏　编著

U0194072

科学出版社

北　京

内 容 简 介

核医学在多种疾病诊疗中发挥着不可替代的作用，医用放射性同位素及药物是核医学发展的基石。本书从基本概念、制备工艺、发展现状与趋势、管理体系、审评监管等多个方面，系统介绍了国内外医用放射性同位素及药物概况，分析问题并提出建议。

本书不仅能让行业人员了解近年来相关领域现状与发展方向，为科技管理及行业监管部门提供决策参考，同时还能让社会公众更加了解核技术在医疗领域发挥的作用。

图书在版编目(CIP)数据

医用放射性同位素及药物 / 彭述明,杨宇川,杨夏编著. —北京：科学出版社，2022.11（2023.9 重印）
ISBN 978-7-03-073786-1

Ⅰ.①医… Ⅱ.①彭… ②杨… ③杨… Ⅲ.①医用物理学–放射性同位素②放射性药物 Ⅳ.①R312②R98

中国版本图书馆 CIP 数据核字（2022）第 221157 号

责任编辑：张 展 黄 嘉／责任校对：彭 映
责任印制：罗 科／封面设计：墨创文化

科学出版社 出版
北京东黄城根北街16号
邮政编码：100717
http://www.sciencep.com

成都锦瑞印刷有限责任公司印刷
科学出版社发行 各地新华书店经销
*
2022 年 11 月第 一 版 开本：787×1092 1/16
2023 年 9 月第 二 次印刷 印张：19
字数：456 000
定价：368.00 元
（如有印装质量问题，我社负责调换）

序 一

据世界卫生组织国际癌症研究机构统计，我国 2020 年新发癌症病例 457 万，死亡 300 万例；据《中国心血管健康与疾病报告 2020》统计，我国心血管患病人数约 3.3 亿；据《2021 年世界阿尔茨海默病报告》统计，我国阿尔茨海默病患者超过 1000 万人。国家在《中华人民共和国国民经济和社会发展第十四个五年规划和 2035 年远景目标纲要》中强调，要把保障人民健康放在优先发展的战略位置，全面推进健康中国建设。以放射性同位素药物及诊疗设备为核心技术手段的核医学具有可实现早期诊断、分子影像、动态监控、精准治疗等优势，在上述疾病的诊疗及预后判断等方面发挥着独特的作用。然而，针对日益增长的临床需求，我国核医学的发展水平与发达国家差距明显，每年核医学检查人数仅为全球平均水平的 30% 左右。

"巧妇难为无米之炊。"临床上，核医学技术的应用离不开医用放射性同位素及其药物的自主供给保障。近年来，我国核医疗行业各环节技术水平加速提升。2021 年，国家原子能机构等八部委联合发布的《医用同位素中长期发展规划(2021-2035 年)》强调，我国将逐步建立稳定自主的医用同位素供给保障体系。目前，我国已实现了 ^{131}I、^{177}Lu 等部分医用同位素的自主稳定供给，多个放射性药物也进入临床研究。但近十年正式获批上市的放射性新药仅有 3 种，其中 2 种为进口药品，1 种是国内首仿药。放射性药物的发展不仅要有同位素源头保障，从研发走向临床应用还需要研究基础积累、研发能力保障及多专业融合团队协作。当前，我国亟须建立完善的医用放射性同位素及药物研发的体系化平台，解决链条缺失而导致的瓶颈问题，加快核医药的研发与转化速度，提升我国核医疗行业的整体水平。

在此需求背景下，中国工程院于 2021 年初设立了由赵宪庚院士和我一同主持的"国家核医疗健康产业发展战略研究"重点咨询项目，彭述明研究员带领团队负责该项目的"放射性药物研发体系发展战略研究"课题。该团队通过文献资料调研、实地调研、会议交流讨论等方式，对核医药行业的前沿科学、技术突破及应用转化全链条进行了比较全面的梳理与分析。结合该团队前期的咨询项目成果及多年来在医用放射性同位素及药物的研制、生产、临床应用、药品审评等方面的经验积累，编制了这本《医用放射性同位素及药物》专著。该书不仅对近几十年国内外医用放射性同位素及药物技术与管理发展的历程进行了总结，也为我国核医疗行业的自主可控发展提供了战略方向与参考思路。

中国工程院院士

中国工程院　副院长

中国医学科学院　院长　北京协和医学院　校长

2022 年 6 月 1 日

序　二

　　"事关人民健康的项目要优先"是党和国家领导人针对核医疗健康产业发展的重要批示，是践行"全面推进健康中国建设"战略目标的重要举措。目前，我国核医疗健康产业依然面临着作为基础原料的医用放射性同位素短缺、放射性药品种类单一且依赖进口、研发平台链条不完整、创新基础薄弱等问题，难以充分发挥核医学在心血管疾病、神经退行性疾病、恶性肿瘤等多种重大疾病诊疗中的优势，也较难支撑核医疗健康产业的持续化、体系化、规模化发展。

　　彭述明研究员及其团队长期开展医用同位素及相关放射性药物的研发工作，取得了包括 ^{131}I 碘化钠口服液及 ^{177}Lu 核素自主供给、^{177}Lu 药物获临床批件等多项突破性进展；近几年还积极推动建设医用放射性同位素及药物的自主化供给体系，多次参与核医疗相关的战略研究。早在 2017 年，在我主持的"中国核科学技术发展战略研究"咨询项目中，张传飞研究员、彭述明研究员就在欧阳晓平院士、夏佳文院士等的带领下，组织团队针对核技术应用发展中的"核-医"结合现状及存在问题开展了深入调研，形成了包括《核技术在医学领域应用战略研究报告》《放射性同位素与精准医学调研报告》等成果，协助凝练并上报了《关于扭转医用同位素卡脖子局面　建立稳定自主供给体系的建议》的院士建议。该建议获国务院领导重要批示，医用同位素及核医药"卡脖子"问题受到重视，这直接推动了首个将核技术应用于医学领域的纲领性文件《医用同位素中长期发展规划(2021-2035 年)》的发布。2021 年，中国工程院又启动了由王辰院士和我牵头的"国家核医疗健康产业发展战略研究"咨询项目，彭述明研究员课题组随项目调研组全面参与了企业、高校、研究院所、医疗机构等 20 余家单位的实地调研与座谈，并牵头开展了详细的资料文献调研，完成了《放射性药物研发体系发展态势调研报告》《放射性药物研发体系发展战略研究报告》等成果，还协助提出了《放射性药物研发与应用进程亟待加速》的院士建议。

　　《医用放射性同位素及药物》一书在整理凝练上述咨询项目报告及相关建议的基础上，梳理了几十年来核医药行业的相关技术与发展模式，涵盖了从医用同位素源头到放射性药物研制，再到放射性制品审评管理的全链条体系，并从科学及技术创新等多方面研判了核医药领域的发展趋势。目前正值我国及全球核医疗健康产业发展的快速上升期，该书的问世不仅能为行业内人员提供帮助，也可以让更多的人了解核医药的现状与前沿发展趋势，普及核技术在医学领域的应用，这对于加快我国核医药自主体系化建设，提高整体核医疗水平有着重要意义。

中国工程院院士

2022 年 6 月 6 日

前　言

国家"十四五"规划和 2035 年远景目标纲要中强调要把保障人民健康放在优先发展的战略位置，全面推进健康中国建设。核医学是利用放射性核素诊断、治疗和研究疾病的学科。核医学是现代医学的重要内容，也是医学现代化的重要标志之一，在心血管疾病、神经退行性疾病、恶性肿瘤等多种疾病的诊断、治疗、预后判断等方面发挥着其他技术不可替代的作用。核医学发展不可或缺的两大要素是医用同位素及放射性药物，然而我国医用核素资源保障不足制约了放射性药物的发展。近几年我国围绕核技术在医药领域的应用启动了多项国家战略研究项目，医用核素及放射性药物高度依赖进口、供给短缺的问题得到国家重视，形成了包括《核技术在医学领域应用战略研究报告》《放射性同位素与精准医学调研报告》《放射性药物研发体系发展态势调研报告》等成果。

2015 年至今，作者及课题组成员一直围绕医用放射性同位素及药物的研发和自主化供给体系建立等核心方向开展研究工作，并取得了一些突破性进展。同时，作者及课题组成员连续几年参与了中国工程院核领域相关的战略研究项目调研及报告编写工作，对核医药行业的前沿科学、技术突破及应用转化全链条有了比较全面的认识。本书基于前期调研报告及战略研究报告，归纳、整理和完善了相关内容，梳理了国内外近三十年医用放射性同位素及药物的发展现状及趋势，在介绍医用放射性同位素及药物概况和相关技术的同时，从放射性药物体系化发展模式与监管方面对比了国内外的差异性，分析了我国医用放射性同位素及药物发展面临的问题，并提出建议。

本书共分为 8 章，全面系统地介绍了国内外医用放射性同位素及药物研究的概况、相关制备工艺、存在问题及发展趋势。内容覆盖放射化学、核医学、核燃料科学、分子生物学、材料科学、核工程技术等多个交叉领域。第 1 章对医用放射性同位素及其药物进行概述，阐述了核医学的定位与现状，并介绍了医用放射性同位素及药物的基本概念。第 2 章和第 3 章着重介绍加速器和反应堆医用放射性同位素及药物的制备与质控技术。第 4 章与第 5 章分别介绍了国内外医用放射性同位素及药物的发展情况。其中，第 4 章从市场需求、供给现状、技术发展、应用趋势等方面系统阐述了医用放射性同位素的发展现状与趋势。第 5 章总结了诊断与治疗用放射性药物的研发与应用现状，并从技术水平与科学创新等方面分析了放射性药物的发展趋势。第 6 章针对放射性药物体系化发展模式进行探讨，对比了国内外现有的发展体系并对相关问题进行分析。第 7 章主要梳理医用放射性同位素及药物管理体系，包含放射性制品从审评制度、质量规范、运输到放射性环境监管与废物处理等全链条环节。第 8 章系统剖析我国医用放射性同位素及药物体系化发展存在的问题，并提出具有可操作性的发展建议。

总体而言,希望本书不仅能让更多的行业人员了解医用放射性同位素及药物的现状与发展趋势,把握发展的重点方向,为科技管理及行业监管部门提供决策参考,同时也让社会公众了解核技术在医疗领域发挥的作用及前沿科技动态。

　　在本书的编写过程中,作者课题组的多名研究人员做出了贡献,特别感谢赵鹏、廖伟、王静、宋虎、丁杰、阚文涛、何瑶、黄曾、陈柏桦、牟婉君、谢翔、卓连刚、黄雅琳、贾尧丹、涂俊、魏洪源付出的辛勤劳动。特别感谢王辰院士、赵宪庚院士一直以来对医用放射性同位素及药物领域发展的关心与支持,并在百忙之中为本书作序。

彭述明　杨宇川　杨　夏

2022 年 6 月

目　　录

第1章 医用放射性同位素及药物概述

1.1 核 医 学

1.1.1 概述

医学是核技术应用的重要领域之一，全世界生产的放射性同位素中，约有80%以上用于医学。将核技术用于疾病的预防、诊断和治疗，已形成现代医学的一个重要组成部分——核医学。核医学是利用放射性同位素诊断、治疗和研究疾病的学科。核医学是现代医学的重要内容，也是医学现代化的重要标志之一，在心血管疾病、神经退行性疾病、恶性肿瘤等多种疾病的诊断、治疗、预后判断等方面发挥着其他技术不可替代的作用。

核医学的发展可以追溯到20世纪初。1901年，法国医师当洛斯(H. A. Danlos)和布洛赫(E. Bloch)首次将镭盐用于治疗非恶性皮肤红斑狼疮患者，开创了同位素治疗人类疾病的先河；20世纪20年代，^{201}Pb、^{214}Bi/^{32}P分别用于进行植物、动物甚至人体的代谢研究；1937年，利用回旋加速器成功制备出毫居级^{32}P，并将其用于治疗白血病；1938年，美国化学家利文古德(J. J. Livinggood)和西博格(G. T. Seaborg)发现^{131}I，并将其应用于治疗甲状腺癌；1941年，佩歇尔(C. Pecher)首次用^{89}Sr治疗前列腺转移骨癌。20世纪40年代反应堆的建立为核医学提供了大量可供选择的放射性同位素；而闪烁探测器、扫描仪及射线自显影技术的相继发明，使得^{3}H、^{14}C、^{32}P、^{125}I、^{131}I等同位素标记化合物广泛用于生命科学的研究。在众多的放射性同位素中，以^{131}I在医学中的应用最为广泛，其中，^{131}I-玫瑰红用于肝胆显像，^{131}I-邻碘马尿酸用于检查肾功能，碘[^{131}I]化钠(Na^{131}I)用于治疗甲状腺疾病(甲亢、甲癌)。20世纪60年代，美国科学家贝尔森(S. A. Berson)与耶洛(R. S. Yalow)发明了放射免疫分析技术，利用该技术制备的放射免疫分析药盒在医学检测中被广泛应用，耶洛(R. S. Yalow)因此荣获了1967年的诺贝尔生理学或医学奖。与此同时，^{99}Mo-^{99m}Tc发生器的开发和利用使远离反应堆和加速器的医院也能够方便使用^{99m}Tc标记的放射性药物进行临床诊断。

20世纪下半叶，电子学技术、计算机技术和图像重建技术的飞速发展给核医学的发展提供了强大的技术支撑，γ照相机、发射型计算机断层成像(emission computed tomography, ECT)的发明使核医学进入了一个快速发展的时期。通过计算机断层扫描(computed tomography, CT)、磁共振成像(magnetic resonance imaging, MRI)与ECT图像融合的技术，可将由各种影像技术获得的信息加以综合，精准确定病灶的大小、范围及其与周围组织的关系，从而得到更具生理意义的功能参数图。核医学在疾病的临床诊断方面具有的独特优势也愈发明显。

核医学诊断是利用放射性药物(简称放药)和核医学仪器诊断疾病的一种方法,包括用于放射性显像及功能测定的体内诊断和体外分析技术。放射性显像是一种具有较高特异性功能的分子影像,随着放药的发展及核医学仪器设备的不断优化,核医学诊断已成为临床应用最成熟的分子影像技术,在肿瘤、心血管疾病、神经系统疾病等多种疾病的诊断、随访、疗效评价、预后判断等方面发挥着其他技术不可替代的作用。其中,最具代表性的骨显像检查是用于判断肺癌等恶性肿瘤骨转移的常规检查方法。此外,核医学诊断还可以实现无创、动态、定量、分子水平活体生化的显像,对脑肿瘤、结肠癌、肺癌、黑色素瘤、乳腺癌、卵巢癌等全身各器官肿瘤的早期诊断、亚临床病变及准确评价早期治疗效果等方面具有重要的临床价值。核医学诊断在临床上应用的快速发展极大地改善了临床诊疗质量。

核医学治疗(也称放射性同位素治疗)是利用放射性同位素或放药在体内产生的治疗射线对病变组织进行高度集中照射的一种治疗方法,具有简便、安全、经济、疗效好等优点,已经成为多种疾病的有效治疗方法。相较于传统的化学药物(简称化药)治疗,放射性同位素治疗所用药物的化学剂量更低,不易产生高剂量使用化药的生物副作用。相较于外照射治疗,放射性同位素治疗可以更精准地将射线聚焦到目标组织,降低对周围正常组织的辐射副作用,在辐射剂量耐受范围内的相同总照射剂量内,具有优质靶向性的放射性同位素治疗对病灶组织的吸收剂量是外照射的 2~3 倍[1]。目前,放药已广泛应用于甲状腺癌、淋巴瘤、多种恶性肿瘤的骨转移灶治疗等领域。近年来,结合 ^{177}Lu 等诊疗一体化同位素与肿瘤靶向生物分子开发的特异性靶向放射性治疗药物的快速发展,^{177}Lu-Dotatate 药物与 ^{177}Lu-PSMA(前列腺特异性膜抗原,prostate specific membrane antigen)药物分别在神经内分泌瘤和前列腺癌的治疗中取得了显著的临床疗效并获批上市。核医学治疗在临床上的应用有效提高了整体治疗水平,为患者提供了更多的选择。

随着诊断和治疗放药的发展及核医学诊断设备的进步,核医学已成为临床上不可或缺的诊断和治疗方法。核医学诊疗已经成为国家三级综合医院的基本要求。"三级综合医院医疗服务能力指南"中指出,三级综合医院应当提供核医学诊疗等基本设置,基本标准包括应当具备核医学诊断设备及 ^{131}I 治疗。核医学在临床上发挥着越来越大的作用,促进了医学科学的发展,也为广大病患者的精准诊疗提供了安全、无创的手段。然而,核医学的发展仍然有赖于影像技术、医用放射性同位素、放药及分子生物学等相关技术的发展。

1.1.2 我国核医学的现状

我国核医学的现状与成就:2020 年我国核医学普查,全国从事核医学相关工作的科(室) 1148 个,较 2017 年增加 23.8%。全国共有核医学正电子显像设备 427 台,较 2017 年增长 39.1%,年检查量近 84.99 万人次,较 2017 年增长 62.6%。医用回旋加速器 120 台,较 2017 年增加 9.1%。全国共有单光子显像设备 903 台,较 2017 年增加 5.4%,年检查量约 251.41 万人次,较 2017 年增加 19.9%。全国开展同位素治疗的医疗机构 770 个,较 2017 年增加 16.3%,但年总治疗人次数为 52.85 万人次,与 2017 年相比减少了 13.0%。全国从事核医学人员共有 12578 人,较 2017 年增加 38.4%。

我国核医学诊断与治疗的数量在逐年增长，尤其是正电子显像诊断检查量显著增加，并保持较好的发展态势，临床应用得到国内外的广泛认可。国产正电子显像设备已经在国内临床应用，打破了长期以来由国外垄断的局面，还出口国外，并得到临床应用。然而，我国人均核医学影像设备、人均放药用量、人均核医学科数量、人均核医学工作人员仅为欧美等发达国家的 1/20 左右。2015 年，我国仅 42% 的三级医院、9.3% 的二级及以上医院设置有核医学科，还有 58% 的三级医院的核医学诊疗没有达到国家三级综合医院的基本要求，核医学临床应用与普及还有很大可提升空间。分级诊疗是我国卫生和健康发展规划中的重要内容，要实现大病诊疗基本不出县，90% 的患者在县级医疗机构就诊。但目前，我国近 3000 个县中，仅有约 1% 的县级医疗机构有核医学科，并可用于肿瘤分期的基本检查，但全身骨扫描核医学诊断检查则难以完成。广大偏远地区的百姓不能享受我国核科技及核医学发展带来的健康福利。

我国核医学发展的主要问题在于常用放药的相关同位素短缺，严重依赖进口，并经常受国际市场变化的影响而不能满足临床需求，且价格每年也在不断上涨；此外，放药的审批准入、运输与国民医疗健康需求不匹配等也是造成核医学事业发展滞后的主要原因。20 世纪 80～90 年代能够国产化供应的许多医用放射性同位素和放药，进入 21 世纪后反而消失了。改革开放以来，随着国家投入的增加，各项核科学技术不断发展，国产放药品种反而越来越少，并严重依赖进口，我国千百万人民的健康和生命都要寄托于国外的核医学药物，这与我国在核能方面的蓬勃发展形成了巨大反差。近 10 年来没有一个批准上市的原创放射性新药，这给许多临床疾病的诊疗造成困难，制约了核医学的临床推广应用，这一切值得我们反思。本书将从医用放射性同位素及药物两个方面介绍其基本概念、研究进展及应用现状，分析其发展趋势与重要方向。同时结合我国现状，从技术发展体系与监管体系两个方面探讨我国医用放射性同位素及药物发展的瓶颈问题，并提出可操作性的建议。

1.2　医用放射性同位素

1.2.1　基本概念与医用原理

1. 元素、核素与同位素

具有相同核电荷数(核内质子数)的一类原子统称为元素。核素则是指具有一定数量质子、中子和特定核能态的一类原子或原子核。质子数相同而中子数不同的同一元素的不同核素互称为同位素。一般情况下，同一种元素包含多个核素，如氢(H)元素包含氕(^{1}H，P)、氘(^{2}H，D)和氚(^{3}H，T)三种核素，三种核素之间互称为同位素。

核素可分为稳定核素和不稳定核素(具有放射性)两类。原子核的稳定核素是指不会发生自发衰变的核素。而放射性核素也称不稳定核素，能自发地放出射线(如 α 射线、β 射线、γ 射线等)，并通过衰变形成稳定的核素。衰变时放出的能量称为衰变能，衰变到原始数量一半所需要的时间称为半衰期。放射性核素的半衰期差别很大，短的远小于 1s，长的可达数百亿年。迄今已发现和命名的 118 种元素中，约有 3300 种核素，其中稳定核素只有 284 种，而放射性核素约有 3000 种。基本上原子序数(Z)≤82 的核素，每种核素都有一个或几个稳定的同位素(除锝和钷外)；Z≥83 的核素只有放射性核素，其中 Z>92 的核素称为超铀核素。自然界存在的放射性核素只有 60 多种，其余都是通过反应堆或加速器生产的人工放射性核素。

2. 放射性衰变

放射性同位素会自发地发生放射性衰变，又称核衰变。其本质为核素原子核中的质子数或中子数过多或偏少，造成原子核不稳定而自发蜕变成另外一种核素，并同时发射出各种射线。放射性衰变主要有 α 衰变、β 衰变和 γ 衰变三种，另外还有自发裂变、缓发质子、缓发中子等衰变形式。通常把衰变前的原子核称为母体，衰变后生成的原子核称为子体，如果子体核仍具有放射性，那么可继续发生衰变，依次称各代子体为第一代、第二代、……、第 n 代。

α 衰变是指原子核自发地放射出 α 射线的过程。α 射线也称 α 粒子束，它其实是高速运动的氦原子核(氦-4 核，^{4}He)，由 2 个质子和 2 个中子组成。α 射线是一种带正电的粒子流，有很强的电离能力，对人体内组织的破坏能力较大。但由于其质量较大，穿透能力差，在空气中的射程只有几厘米，所以只要一张纸或健康的皮肤就能将其挡住。

β 衰变是指原子核自发地放射出 β 粒子或俘获一个轨道电子而发生的转变。其中，放出电子的衰变过程称为 β 衰变；放出正电子的衰变过程称为 β$^+$ 衰变；原子核从核外电子壳层中俘获一个轨道电子的衰变过程称为轨道电子俘获。俘获 K 层电子称为 K 俘获，俘获 L 层电子称为 L 俘获，其余依此类推。通常，K 俘获的概率最大。在电子俘获衰变的过程中，原子核的质量数不变，只是核电荷数改变了一个单位。天然放射性核素的 β 衰变主要是 β 衰变，此外原子核 β 衰变放出的正、负电子不是原子核内所固有的，而是核内质子与中子相互转变而产生的。

γ 衰变是指原子核自发地放射出 γ 光子的过程。在 γ 衰变的过程中，原子核会从不稳定的高能状态退激到稳定或较稳定的低能状态，该过程并不改变原子核的组成成分，只是能量发生了变化。

内转换是指原子中核外电子因直接从处于高能态的核获得能量而脱离原子的过程。此时，原子核因放出能量而跃迁到能量较低的状态。内转换前后核素并不发生变化，内转换是与 γ 辐射相竞争的一种核跃迁过程，常在重原子几个最内的电子壳层中发生。

电子俘获(electron capture，EC)是指原子核从核外俘获一个轨道电子，随后发射一个中微子的过程，即核内一个质子转变为中子的衰变过程。电子轨道离原子核越近，电子俘获发生的概率越大，K 层电子被俘获的概率最大。某一壳层的电子被俘获后，该壳层会出现空位，处于较高能级的壳层电子就可跃迁到该空位，多余能量以 X 射线的形式发射出来。有时电子跃迁的多余能量并不以特征 X 射线的形式释放，而是传递给另一个壳层电子使其激发发射，形成无辐射跃迁，被激发的电子称为俄歇电子。因此，该过程又称为俄歇效应。

电子俘获衰变时释放的 X 射线和俄歇电子都不是直接来自核内，而是次级辐射。它们的特点是：①能量一般都较低，通常是 keV 级别；②能量均为定值而不是连续谱；③能量随被俘获的电子和跃迁电子所处壳层的不同而不同，所以电子俘获衰变都可发射几种不同能量的 X 射线和俄歇电子，并各自有一定的发射概率；④俄歇电子的能量一般略低于相应 X 射线的能量。

3. 射线与物质的相互作用

物质发出射线的现象称为辐射，辐射包括电离辐射和非电离辐射两类。能够引起物质电离的辐射称为电离辐射，常见的有电磁辐射(包括 X 射线和 γ 射线)、带电粒子辐射(包括 α 射线、β 射线、电子束、质子射线、氘核射线、重离子束、介子束)、不带电粒子辐射(中子)等。电离辐射的特点是波长短、频率高、能量高。非电离辐射是指能量比较低，并不能使物质原子或分子产生电离的辐射，主要包括紫外线、光线、红外线、微波及无线电波等，它们的能量不高，只会令物质内的粒子振动，温度上升。一般而言，只有电离辐射对人体健康产生影响。在医用放射性同位素领域，涉及的电离辐射主要来源于带电粒子辐射(α 粒子、β 粒子)与电磁辐射(γ 射线)。

(1)带电粒子与物质的相互作用主要包括电离作用、激发作用、散射作用、核反应、韧致辐射等。

电离作用：当带电粒子(α 粒子、β 粒子)通过物质时，和物质原子的核外电子发生静电作用，使电子脱离原子轨道并形成一个带负电荷的自由电子，失去核外电子的原子带正电荷，与自由电子形成离子对，这一过程称为电离。带电粒子的电离能力可用带电粒子在单位路径上形成离子对的数目表示，称为电离密度或比电离。电离密度与带电粒子的电量、速度及物质密度有关，带电粒子的电量越大，其与物质原子核外电子发生的静电作用越强，电离密度越大；带电粒子的速度越慢，其与核外电子作用的时间越长，电离密度越大。

激发作用：当带电粒子(α 粒子、β 粒子)通过物质时，和物质原子的核外电子发生静电作用，核外电子获得能量，由能量较低的轨道跃迁到能量较高的轨道，使整个原子处于能量较高的激发态，这一过程称为激发。激发的原子不稳定，退激后可释放出光子或热量。

当碰撞参量(带电粒子与原子核之间的距离)小于原子半径且可与核半径相比较时，带电粒子除与电子发生相互作用外，还与核发生核散射(包括弹性散射和非弹性散射)和核反应。

散射作用：带电粒子与物质的原子核发生碰撞而改变运动方向和/或能量的过程称为散射。仅运动方向改变而能量不变称为弹性散射，运动方向和能量都发生变化称为非弹性散射。散射作用的强度与带电粒子的质量有关，带电粒子的质量越大，散射作用越弱。α 粒子散射一般不明显，β 粒子散射较为明显。

核反应：由原子核与原子核或原子核与各种粒子(如质子、中子、光子或高能电子)之间的相互作用引起的各种变化。在核反应的过程中，会产生不同于入射弹核和靶核的新的原子核。因此，核反应是生成各种不稳定原子核的根本途径。

韧致辐射：带电粒子受到物质原子核的电场作用，运动方向和速度都将发生变化，能量降低，多余能量以 X 射线的形式辐射出来，该过程称为韧致辐射。韧致辐射实际上是一种非弹性散射。韧致辐射释放的能量与介质原子序数的平方成正比，与带电粒子的质量成反比，并且随着带电粒子能量的增大而增大。α粒子质量大，一般能量较低，韧致辐射作用非常小，可以忽略。β粒子的韧致辐射在空气和水中很小，但在原子序数较大的介质中不可忽略，因此在放射防护中屏蔽β射线应使用原子序数较小的物质，如塑料、有机玻璃、铝等。

(2) 电磁辐射(γ射线)与物质的相互作用主要包括光电效应、康普顿效应、电子对效应及其他次要作用。

光电效应：γ射线与物质原子的轨道电子(主要是内层电子)碰撞，把能量全部交给轨道电子，使之脱离原子，光子消失，这种作用过程称为光电效应。脱离原子轨道的电子称为光电子。发生光电效应后，原子内层轨道形成空轨道，外层轨道的电子很快填充到空轨道，从而释放出特征 X 射线或俄歇电子。光电效应发生的概率与入射光子的能量和介质的原子序数有关，当光子能量等于或略高于轨道电子的结合能时，发生光电效应的概率最大，光电效应发生的概率随原子序数的增大而明显增大。

康普顿效应：γ光子与原子的核外电子碰撞，将一部分能量传递给电子，使之脱离原子轨道成为自由电子，同时γ光子本身的能量降低，运行方向发生改变，这个过程称为康普顿效应，释放出的电子称为康普顿电子，经散射后的γ光子称为康普顿散射光子。康普顿效应发生的概率与光子能量和介质密度有关，当γ光子的能量为 500～1000keV 时，康普顿效应比较明显；介质密度越高，康普顿效应越明显。

电子对效应：当γ光子能量＞1022keV 时(1022keV 相当于两个电子的静止质量)，其中 1022keV 的能量在物质原子核电场的作用下转化为一个正电子和一个负电子，称为电子对生成，余下的能量变成电子对的动能。电子对生成的概率大约与原子序数的平方成正比。

除上述光电效应、康普顿效应、电子对效应外，γ射线与物质的相互作用还有相干散射、光致核反应、核共振反应等其他次要作用。

相干散射：对低能光子来说，内层电子受原子核束缚较紧，不能视为自由电子。如果光子和这种束缚电子碰撞，相当于和整个原子相碰，碰撞中光子传递给原子的能量很小，几乎保持自己的能量不变，这样散射光中就保留了原波长，称为汤姆孙散射、瑞利散射或相干散射。

光致核反应：它也称为光核吸收，当大于一定能量的γ光子与物质原子的原子核相互作用时，能发射出粒子，如(γ, n)反应。但这种相互作用的强度与其他效应相比可以忽略不计。光核吸收的阈能为 5MeV 或更高，在这一过程中光子被原子核吸收，而不是围绕核转动的壳层电子吸收，光核吸收一般会引起中子的发射。

核共振反应：入射光子把原子核激发到激发态，然后退激时再放出γ光子。这一过程称为核共振反应。

一般而言，前三种相互作用的影响最大。对于低能γ射线和原子序数较高的吸收物质，光电效应占优势；对于中能γ射线和原子序数较低的吸收物质，康普顿效应占优势；对于

高能 γ 射线和原子序数较高的吸收物质,电子对效应占优势。光子能量在 100keV～30MeV 时,次要作用对于 γ 射线的吸收所做的贡献小于 1%。

(3)中子辐射与物质的相互作用形式主要分为中子散射、中子俘获、核反应和核裂变。中子与物质的相互作用完全不同于带电粒子,由于中子是中性粒子,它与原子间没有库仑力的作用,只有当中子射入核内或处于核力起作用的范围内(10～15 m)时,才能和原子核发生相互作用,而与核外电子则不发生作用。基于中子能量的不同,中子可大致分为高能中子(>10MeV)、快中子(500keV～10MeV)、中能中子(1～500keV)、慢中子(<1keV)。热中子是指快中子经慢化而达到与周围介质原子(或分子)处于热平衡状态的中子。

中子散射:散射又分为弹性散射和非弹性散射两种。中子与靶核碰撞时,可将部分能量传递给靶核,并使靶核产生反冲运动(反冲核),中子本身则以较低的能量改变其方向继续行进,该过程即为弹性散射。弹性散射前后入射中子和靶核的总动能和总动量均不变,即核不被激发,所以没有 γ 射线产生。入射中子的动能在反冲核和散射中子之间分配,靶核越轻,其从中获得的能量越大,散射中子获得的能量越小,中子后续再碰撞的次数也越少。因此,对中子的防护应采用如水、石蜡等轻元素。快中子冲入靶核内,部分动能传递给靶核,使其处于激发状态。中子携带剩余能量飞出,处于激发态的核从中子得到的能量以 γ 光子的形式释放,靶核退激回到基态,该过程称为非弹性散射。

中子俘获:热中子或慢中子通常被靶核俘获,靶核吸收一个中子,质量数增加 1,电荷数保持不变。通常生成的复合核处于激发态,发射 γ 射线后回到基态,用(n,γ)反应来表示。

核反应:快中子常与轻元素引起(n,α)、(n,p)、(n,d)等核反应。发射带电粒子的核反应不如中子俘获反应普遍,因为带电粒子在逃离核时必须克服库仑引力,所以轻核和快中子发生这种过程的概率较大。但也有例外,如热中子极易与 ^{7}Li 发生(n,α)反应。

核裂变:核裂变是指重核与中子相互作用而分成两个(或三个)质量相差不大的碎片,同时发射一个或几个中子,如热中子和 ^{233}U、^{235}U、^{239}Pu 作用及快中子和重核作用等。

4. 放射性的基本单位及概念

放射性活度是指处于某一特定能态的放射性核在单位时间内的衰变原子数,是表示放射性核的放射性强度的一个物理量,记作 A。放射性活度的国际制单位是贝可(Bq),常用单位是居里(Ci),1 Ci=3.7×10^{10} Bq。而比活度也称为比放射性,是指放射源的放射性活度与其质量之比,即单位质量产品中所含某种核素的放射性活度,单位是贝可/克(Bq/g)。对于放射性气体的活度,一般用单位体积中所含某种核素的放射性活度表示,单位是贝可/升(Bq/L)。

吸收剂量,通常用 D 表示,是当电离辐射与物质相互作用时,用来表示单位质量的物质吸收电离辐射能量大小的物理量。国际制单位为戈瑞(Gy),1 Gy 即 1 kg 被照射物质吸收 1 J 的辐射能量(1 Gy=1 J/kg)。吸收剂量是辐射防护中最基本的剂量学概念,其实质是单位质量物质吸收的能量,而且它适用于任何类型的电离辐射、任何被辐射照射的物质及内外照射。

当量剂量是反映各种射线或粒子被吸收后引起生物效应强弱的电离辐射量。它不仅与吸收剂量有关，而且还与射线种类、能量有关。当量剂量是在吸收剂量的基础上引入的，其数值为吸收剂量乘以与辐射类型及能量有关的权重因子(W_R)(表 1-1)，即

$$H_{T,R} = W_{T,R} \times D_{T,R} \tag{1-1}$$

式中，$D_{T,R}$ 为器官剂量，是辐射 R 在组织或器官 T 中产生的平均吸收剂量。国际制单位是 Sv(希沃特)，1 Sv=1J/kg。

表 1-1　辐射权重因子

辐射类型及能量范围		辐射权重因子(W_R)
光子，所有能量		1
电子及介子，所有能量		1
中子	<10 keV	5
	10～100 keV	10
	100 keV～2 MeV	20
	2～20 MeV	10
	>20 MeV	5
质子(不包括反冲质子)，能量>20 MeV		5
α 粒子、裂变碎片、重核		20

注：不包括由原子核向 DNA 发射的俄歇电子，此种情况需进行专门的微剂量测定。

身体所受的任何辐射不仅涉及一个器官或组织，所有器官或组织也不一定受到相同剂量的均匀照射。在全身受到非均匀性照射的情况下，受照组织或器官的当量剂量(H_T)与相应的组织权重因子(W_T)乘积的总和即为有效剂量(effective dose)：

$$E = \sum H_T \times W_T \tag{1-2}$$

它是用于评价全身在受到非均匀性照射的情况下发生随机效应概率的物理量。国际制单位为 Sv(希沃特)，1 Sv＝1J/kg。

单位当量剂量(1 Sv)在受照组织或器官中引起随机效应的概率，称为危险度。组织权重因子表示受照组织或器官的相对危险度，是通过受照组织或器官的危险度与全身受照总危险度之比计算出来的。例如，W_T 值全身为 1、性腺为 0.20、乳腺为 0.05、甲状腺为 0.05、红骨髓及肺为 0.12 [2]。

5. 放射性同位素的医学应用

全球共有 100 多种放射性同位素应用于医学领域，其中 30 余种用于疾病的诊断治疗，最常用的主要包括 [99m]Tc、[125]I、[131]I、[14]C、[177]Lu、[18]F、[90]Y、[89]Sr 等。其中，[99m]Tc 主要应用于心、脑、肾、肺、骨等多种人体器官的单光子发射计算机断层成像(single-photon emission computed tomography，SPECT)；[125]I 应用于肿瘤治疗和体外放射性免疫分析；[131]I 应用于甲亢和甲状腺癌的治疗；[14]C 应用于呼气实验；[177]Lu 应用于神经内分泌肿瘤与前列腺癌等肿瘤的靶向治疗；[18]F 应用于肿瘤、心肌、中枢神经系统、骨骼等正电子发射断层

成像(positron emission tomography，PET)；^{90}Y 应用于肝癌栓塞、肿瘤靶向、类风湿关节炎及血友病的治疗；^{89}Sr 应用于肿瘤骨转移治疗。整体而言，医用放射性同位素在医学中的应用主要分为核医学成像与治疗两类。

核医学成像是以放射性同位素的示踪作用为基本原理的医学成像技术，其中使用 CT 技术的核医学成像称为 ECT。根据使用同位素的类型，ECT 可分为两类：SPECT 和 PET。SPECT 主要利用放射性同位素衰变过程中发射的 γ 射线(能量以 100~300 keV 为宜)，它的穿透力强，引入体内后容易被核医学探测仪器在体外探测到，所以适用于显像；同时 γ 光子在组织内的电离密度较低，所以机体所受电离辐射的损伤较小，因此诊断用单光子显像放药多采用发射 γ 光子的同位素及其标记物。PET 显像的主要原理是在生物生命代谢中的必须物质(如葡萄糖、蛋白质、核酸、脂肪酸)或靶向载体(如靶向多肽)上标记短寿命且能发射正电子的放射性同位素(如 ^{18}F、^{11}C 等)，在衰变过程中释放出正电子，一个正电子在行进十分之几毫米到几毫米后遇到一个电子并湮灭，从而产生方向相反(180°)的一对能量为 511keV 的光子。这对光子被高度灵敏的照相机捕捉，经计算机处理后便可得到诊断药物在生物体内聚集情况的三维图像。

核素治疗是利用放射性同位素在衰变过程中发射的射线(主要是 α 射线、β 射线)的辐射生物效应来抑制或破坏病变组织的一种安全、经济且疗效肯定的有效治疗方法。治疗原理是将放射性同位素或其标记化合物高度选择性地聚集在病变部位进行照射，受到大剂量照射的细胞繁殖能力丧失、代谢紊乱、细胞衰老或死亡，从而抑制或破坏病变组织，达到治疗目的。常用的方法有：①特异性内照射治疗，如 ^{131}I 治疗甲亢及甲状腺转移癌、^{177}Lu 靶向治疗神经内分泌肿瘤与前列腺癌；②腔内治疗，如 ^{32}P-胶体胸腔内治疗；③敷贴治疗，如用 ^{90}Sr 敷贴器治疗毛细血管瘤；④组织间插植治疗，如用 ^{125}I 粒子植入治疗前列腺癌；⑤其他治疗，如用 ^{32}P 或 ^{90}Y 标记树脂颗粒并加工成玻璃微球直接灌注到为肿瘤组织供血的动脉，或者将放射性同位素胶体直接注射于肿瘤组织。近年来，采用钐[^{153}Sm]乙二胺四亚甲基膦酸、铼[^{188}Re]羟基亚乙基二膦酸、氯化锶[^{89}Sr]等放药治疗恶性肿瘤骨转移、骨痛已取得满意的疗效，采用 ^{125}I、^{103}Pd 和 ^{198}Au 等籽粒源组织间植入方法治疗实体瘤的新疗法也越来越受到人们的关注，冠状动脉狭窄血管成形术后进行放射性同位素内照射治疗预防冠脉再狭窄的方法已开始在国内试用于临床并取得了较好效果。此外，利用能量射线(中子、γ 光子、质子、重离子等)进行肿瘤治疗属于放射治疗的范畴，其均是利用各种能量粒子束，通过对病灶进行定位辐照，利用射线的辐照生物效应清除病变细胞，从而达到治疗目的。本书主要聚焦于医用放射性同位素的体内治疗，对该方面的现状及发展不再赘述。

1.2.2　医用放射性同位素分类

医用放射性同位素有多种分类方式，按照射线种类可以分为 α 同位素、β 同位素、γ 同位素；按照同位素来源可以分为反应堆制备同位素、加速器制备同位素、乏燃料提取同位素等；本节主要根据放射性同位素在临床上的用途，将医用放射性同位素分为诊断用同位素、治疗用同位素两类。

1. 诊断用同位素

放射性同位素诊断分为功能测定、显像及分析三大类。因检查方法迅速、简便、无痛苦、易为患者接受，所以在肿瘤的诊断中已得到广泛应用。随着影像检查技术、图像后处理和分析方法的飞速发展，肿瘤诊疗进入精准医学时代。基于 SPECT、PET 及与 CT、MR 融合的分子影像技术在肿瘤的精确诊断、分期、疗效评价及预后评估等方面独具优势，而诊断用放射性同位素是实现放射性分子影像精准医疗的前提。

理想的放射性同位素应是生物体内的主要组成元素(C、H、N、O、S、P)或类似元素(如用 F、Cl、Br、I 等卤素取代 H)的同位素，但这样的放射性同位素并不多。对于金属放射性同位素，则要求它能够与运载分子形成热力学稳定或动力学惰性的配合物。此外，医用放射性同位素应具备来源方便、价格便宜、容易制成高比活度的制剂等特点。

用于 SPECT 显像用的放射性同位素最好只发射单能 γ 射线，不发射带电粒子，因为后者对于显像不仅没有贡献，反而还会给患者增加不必要的内照射。γ 射线的能量最好在 $100\sim300\text{keV}$，能量太低，从发射点穿出体外的吸收损失增加；能量过高，要求的准直器厚度也要相应增加。在 SPECT 显像同位素中，^{99m}Tc 为首选同位素。目前，^{99m}Tc 标记的放射性药物占全部放射性药物的 80%。

用于 PET 显像用的放射性同位素最好只发射 β^+ 粒子，不发射 γ 射线，因为后者会增加偶然符合计数，降低信噪比。同位素的半衰期最好在 $10\text{s}\sim80\text{h}$，半衰期太短，则很难甚至无法将其标记到运载分子上；半衰期太长，显像后残留在体内的放射性活度太高，将给患者造成额外的照射，从而限制显像用放射性药物的总活度。较短半衰期的同位素可以注入较大的量，在短时间内采集到足够数据后，可以很快衰变，以有利于得到高质量的成像。在 PET 显像同位素中，以 ^{18}F 为最优，其卓有成效的代表药物为氟[^{18}F]脱氧葡萄糖注射液(fludeoxyglucose F-18，$^{18}\text{F-FDG}$)。

表 1-2 和表 1-3 分别列出了一些适合 SPECT 和 PET 显像用的放射性同位素。

表 1-2　适合 SPECT 显像的常用放射性同位素[3]

同位素	$T_{1/2}$	衰变方式及分支比	主要粒子能量/keV 与绝对强度/%	主要 γ、X 射线能量/keV 与绝对强度/%
^{67}Ga	3.261d	EC(100)	—	93.31(39.2)
^{99m}Tc	6.008h	IT(100)	—	140.51(88.5)
^{111}In	2.805d	EC(100)	—	245.4(94.09)
^{123}I	13.27h	EC(100)	—	158.97(83.3)
^{125}I	59.41d	EC(100)	—	35.4919(6.67)
^{201}Tl	72.91h	EC(100)	—	167.43(10.0)

注：IT 衰变为同质异能跃迁衰变，EC 衰变为电子俘获衰变。

表 1-3　适合 PET 显像的常用放射性同位素[3]

核素	$T_{1/2}$	衰变方式及分支比	主要粒子能量/keV 与绝对强度/%	主要 γ、X 射线能量/keV 与绝对强度/%
^{11}C	20.39min	β^+(99.96)	960.2(99.76)	$\gamma^\pm$: 511(≤199.52)
^{13}N	9.965min	β^+(99.9)	1198.4(99.80)	$\gamma^\pm$: 511(≤199.61)
^{15}O	2.037min	β^+(99.9)	1731.9(99.90)	$\gamma^\pm$: 511(≤199.8)
^{18}F	109.77min	β^+(96.73)	633.5(96.73)	$\gamma^\pm$: 511(≤193.46)
^{62}Cu	9.67min	β^+(97.43)	2927(97.2)	$\gamma^\pm$: 511(≤194.86)
^{64}Cu	12.7h	β^+(17.4)	653.09(17.4)	$\gamma^\pm$: 511(≤34.79)
^{68}Ga	67.629min	β^+(89.1)	1899.1(88.0)	$\gamma^\pm$: 511(≤178.2)
^{89}Zr	78.41h	β^+(22.8)	902(22.74)	$\gamma^\pm$: 511(≤45.48)
^{82}Rb	1.273min	β^+(95.5)	3379(83.3)	$\gamma^\pm$: 511(≤190.94)
^{124}I	4.176d	β^+(23)	1534.9(11.79)	$\gamma^\pm$: 511(≤45.96)

2. 治疗用同位素

放射性同位素治疗利用同位素衰变过程中发射的射线来治疗疾病，以机体能高度选择性地聚集在病变组织的化合物作为载体，将放射性同位素靶向运送到病变组织或细胞，使放射性同位素和病变细胞紧密结合。随后放射性同位素衰变发射出射线，通过辐射引起生物学效应，达到治疗目的。

适宜的射线能量和在组织中的射程是选择性集中照射病变组织、避免正常组织受损并获得预期治疗效果的基本保证，适合于治疗的放射性同位素应满足下列条件：

(1) 只发射 α 粒子、β 粒子、俄歇电子或仅伴随发射少量弱 γ 射线；

(2) 半衰期为数小时至数十天；

(3) 衰变产物为稳定同位素；

(4) 可获得高比活度的放射性制剂。

α 粒子的传能线密度(linear energy transfer, LET)高，约为 β 粒子的 10^3 倍，能量为 4～8 MeV 的 α 粒子在组织中的射程为 25～60 μm，与细胞的直径相当。因此，α 粒子用于体内放射性同位素治疗肿瘤的能量聚积最集中。β 粒子在组织中具有一定的射程，例如，E_{max} =1 MeV 的 β 射线在组织中的最大射程约为 4 mm，大概是 100 个细胞的直径，如果药物分子能够选择性地进入肿瘤细胞，那么其发射的 β 粒子足以将该肿瘤细胞杀死。目前认为比较适合于治疗肿瘤用的放射性同位素见表 1-4。

表 1-4　适合治疗肿瘤用的放射性同位素[3]

同位素	$T_{1/2}$	衰变方式及分支比	主要粒子能量/keV 与绝对强度/%	主要 γ、X 射线能量/keV 与绝对强度/%
^{32}P	14.262d	β(100)	1710.3(100)	—
^{35}S	87.38d	β(100)	166.84(100)	—
^{67}Ga	2.58d	β(100)	391(57); 483(22); 576(20)	184.6(48.7); 93.3(16.1)
^{89}Sr	50.53d	β(100)	1495.1(99.99)	908.96(0.00096)

同位素	$T_{1/2}$	衰变方式及分支比	主要粒子能量/keV 与绝对强度/%	主要 γ、X 射线能量/keV 与绝对强度/%
^{90}Y	2.667d	β^-(100)	2280.1(99.99)	15.775(0.004)
^{109}Pd	13.701h	β^-(100)	1027.9(99.9)	22.16(18.7)；88.04(3.6)
^{114}In	71.9s	β^-(99.5)	1988.7(99.36)	1299.83(0.14)
^{125}I	59.407d	ε(100)	—	27.47(74.5)；27.20(39.9)
^{131}I	8.0207d	β^-(100)	606.3(89.9)	364.49(81.7)；636.99(6.1)
^{153}Sm	46.284h	β^-(100)	705.0(49.6)；635.3(32.2)；808.2(17.5)	41.54(31.4)；103.2(29.8)；40.9(17.4)
^{161}Tb	6.906h	β^-(100)	517.5(66%)；460.3(26.0)	25.65(23.2)；48.91(17.0)；4.57(10.23)
^{165}Dy	2.334h	β^-(100)	1286.7(83.0)；1192.0(15.0)	47.55(4.7)；94.7(3.6)
^{166}Ho	26.763h	β^-(100)	1773.3(48.7)；1853.9(50.0)	80.574(6.71)；49.13(5.5)
^{169}Er	9.40d	β^-(100)	350.9(55)；342.5(45)	8.41(0.16)
^{177}Lu	6.734d	β^-(100)	497.8(78.6)	208.37(11.0)
^{186}Re	3.7183d	β^-(92.53)	1069.5(70.99)；932.3(21.54)	137.16(9.42)
^{188}Re	17.005h	β^-(100)	2120.4(71.1)；1965.4(25.6)	155.04(15.1)
^{198}Au	2.695h	β^-(100)	960.6(98.99)	411.80(95.58)
^{211}At	7.214h	α(41.8)；EC(58.2)	5869.5(41.8)	79.29(21.24)
^{212}Pb	10.64h	β^-(100)	335(82.5)；574(12.3)	238.63(43.3)；77.11(17.5)
^{212}Bi	60.55min	β^-(64.06)；α(35.94)	2248(55.46)；6050.78(25.13)	727.33(6.58)
^{213}Bi	45.59min	β^-(97.91)；α(2.09)	1422(65.9)；5869(1.94)	440.46(26.1)
^{223}Ra	11.43d	α(100)	5716.23(52.6)；5606.73(25.7)	83.78(24.9)；269.46(13.7)
^{225}Ac	10.0d	α(100)	5830(50.7)；5793.1(18.3)	10.6(9.3)

目前，^{131}I 仍是治疗甲状腺疾病最常用放药碘[^{131}I]化钠口服液不可或缺的同位素；^{177}Lu 同位素具有适宜的半衰期(6.734d)及射线性质，目前已有 2 种分别用于胃肠胰神经内分泌肿瘤与转移性前列腺癌治疗的靶向新药获批。近年来，由 ^{188}W-^{188}Re 发生器获得 ^{188}Re 作为治疗用放射性药物受到重视，它发射的 β 射线能量为 2.12 MeV，γ 射线能量为 155keV，$T_{1/2}$ 为 17.005h(表 1-4)。通过发射 β 射线产生电离辐射的生物效应破坏病变组织，并利用其发射的 γ 射线进行显像，进而估算内照射吸收剂量并评价治疗前后病变范围的变化。

1.3 放射性药物

放射性药物(简称放药)是指放射性同位素制剂或用放射性同位素标记的用于医学诊断和治疗的一类特殊药物，这类药物不仅能利用示踪技术在分子层面阐明病变组织的功能变化、基因异常表达、生化代谢变化等，还能通过同位素对病变组织进行选择性和靶向性治疗，从而提高疾病诊治与预防的效益。放药按用途可以分为放射性诊断药物和放射性治疗药物。基于放药的核医学精准分子诊断具有灵敏度和分辨率高、快速、准确、可进行动态功能显像等优点，因此它是目前所有医学诊断技术中唯一能实现活体代谢过程功能显像的技术，可实现对疾病的早期诊断，有利于制定更有效的预防或治疗方案，在肿瘤、心血管、神经等多种疾病的诊断、随访、疗效评价、预后判断等方面发挥着其他技术不可替代的作用。而基于同位素射线杀伤机制的放射性治疗药物可以实现高效精准治疗，在肿瘤治疗及其相关并发症的抑制和缓解等方面具有显著优势。

1.3.1　放射性诊断药物

放射性诊断药物是利用放射性显像同位素标记并可用于医学诊断的放药。通过体外监测射线装置记录其体内的位置和变化，进而显示人体结构与功能的变化。放射性诊断药物根据其同位素性质分为可用于 SPECT 显像的放射性诊断药物(以 ^{99m}Tc 标记药物为代表)和用于正电子 PET 显像的放射性诊断药物(以 ^{18}F 和 ^{68}Ga 标记药物为代表)，两类放射性诊断方法都属于 ECT。

1. SPECT 放射性诊断药物

SPECT 放射性诊断药物利用的放射性同位素是发射 γ 射线的同位素，利用 γ 相机探头围绕受检目标从多角度、多方位采集一系列影像，最终经过计算机图像处理系统重建后获得横断面、冠状面和矢状面影像。

SPECT 放射性诊断药物中应用最广泛的是 ^{99m}Tc 标记药物，其标记的放药占 SPECT 诊断药物的 80%以上[4]，见表 1-5。根据标记化合物的不同，其可用于骨显像、胆道系统及肾、脾、肺、胃、心肌等多组织的显像[5]。锝[^{99m}Tc]亚甲基二膦酸盐注射液(^{99m}Tc-MDP)是最经典的骨骼系统显像试剂，该药物可与骨骼无机盐离子进行交换、吸附，并与骨骼有机成分相结合，从而实现对骨骼的显像，如图 1-1 所示。在转移性骨肿瘤的早期诊断、原发骨肿瘤及其他骨相关疾病的诊疗应用中是首选药物。

表 1-5　多种 ^{99m}Tc 标记药物在体内不同组织的显像应用[5]

药品名	显像适用的组织器官
锝[^{99m}Tc]亚甲基二膦酸盐注射液	骨
锝[^{99m}Tc]焦磷酸盐注射液	骨
锝[^{99m}Tc]依沙美肟注射液	脑灌注
锝[^{99m}Tc]双半胱乙酯注射液	脑灌注
锝[^{99m}Tc]甲氧异腈注射液	心肌灌注
锝[^{99m}Tc]替曲膦注射液	心肌灌注
锝[^{99m}Tc]聚合白蛋白注射液	肺灌注
锝[^{99m}Tc]硫胶体	肝、脾、淋巴结
锝[^{99m}Tc]甲溴菲宁	肝胆
锝[^{99m}Tc]依替菲宁	肝胆
锝[^{99m}Tc]巯替肽	肾
锝[^{99m}Tc]喷替酸盐注射液	肾、脑、肺
锝[^{99m}Tc]血红细胞注射液	心血池
锝[^{99m}Tc]替马诺塞(^{99m}Tc-Tilmanocept)	前哨淋巴结

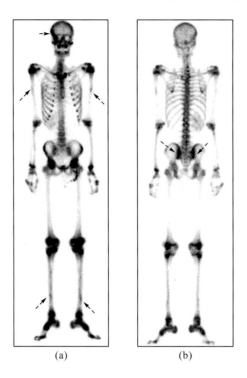

图 1-1 ^{99m}Tc-MDP 的 SPECT/CT 全身骨显像：(a) 正面；(b) 背面[6]

2. PET 放射性诊断药物

PET 放射性诊断药物利用的放射性同位素是正电子衰变的同位素，其在衰变过程中发射的正电子在组织内的射程很短，可与周围物质中的电子相互作用，向外发射方向相反且能量相同的两个光子(511keV)，即湮灭辐射。PET 显像即利用一系列互成 180°排列的且与符合线路相连的探测器来探测该光子，经计算机重建后形成图像数据。

PET 放射性诊断药物中应用最广泛的是 ^{18}F 标记的脱氧葡萄糖(^{18}F-FDG)，如图 1-2 所示。由于葡萄糖是能量物质，参与了体内的很多代谢，因此从其分布情况就可以了解体内各组织的实时代谢状态，尤其是在研究脑的生理及功能变化方面，因脑组织的唯一可用能量物质只有葡萄糖，所以可利用 PET 显像实时跟踪脑组织的代谢情况[7-12]。^{18}F 显像还可为心脏的生理过程跟踪、肿瘤的分型分期诊断等提供手段，发挥其他任何检测无法比拟的优势[13-15]。此外，^{11}C、^{13}N 等都可以原位标记到参与不同生理代谢的小分子化合物上，利用 PET 显像可实现对其所参与生理过程的实时动态观测[7]。

另外，^{68}Ga、^{89}Zr 等正电子显像同位素可以通过配体配位标记到目标药物，已被广泛应用于开发肿瘤靶向诊断药物。其中，^{68}Ga 已被用于标记生长抑素受体(somatostatin receptor，SSTR)、前列腺特异性膜抗原(prostate specific membrane antigen，PSMA)、整合素受体、成纤维细胞活化蛋白(fibroblast activation protein，FAP)等多种靶点的小分子及多肽诊断药物中，并开发了 ^{68}Ga-PSMA-11、^{68}Ga-FAPI、^{68}Ga-Dotatate 等靶向性优异的肿瘤显像探针。而 ^{89}Zr 因其半衰期较长(78.4h)而被更多地应用于在体内代谢时间更长的单抗靶向药物研发。

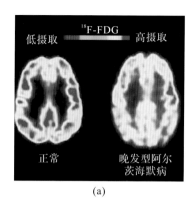
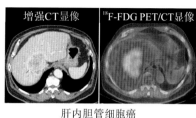

图 1-2　^{18}F-FDG 的应用：(a)^{18}F-FDG 用于阿尔茨海默病 PET 显像；
(b)肝内胆管细胞癌的增强 CT 显像与 PET/CT 显像对比[7, 8]

1.3.2　放射性治疗药物

　　放射性治疗药物是指用于临床治疗的放射性药物，其主要利用发射纯 β 射线(如 ^{32}P、^{90}Y、^{89}Sr、^{131}I、^{177}Lu、^{188}Re 等)、α 射线(^{225}Ac、^{213}Bi、^{223}Ra 等)、γ 射线(^{125}I 等)的同位素射线，有针对性地对体内病灶进行局部放射性内照射，产生能有效破坏病变组织的电离辐射效应，从而达到治疗效果。此外，部分同时具备 β 射线与 γ 射线的同位素，如 ^{131}I、^{177}Lu 既具备治疗效果，又能利用 SPECT 进行显像，估算内照射吸收剂量及评价治疗前后病变范围的变化。

　　放射性治疗药物根据靶向机制可分为三类：一类是利用放射性同位素或同位素标记的分子载体在组织器官中的选择性聚集实现局部辐射杀伤作用的器官靶向放射性药物；第二类是内介入法放射性治疗药物，如放射性药物 ^{125}I 粒子、^{90}Y-微球、^{131}I-微球或 ^{32}P-玻璃微球，利用穿刺、插管、植入或局部注射到肿瘤组织等手段将放射性同位素制剂聚集到病变部位进行直接照射，以达到杀伤癌细胞的目的；第三类是针对病变组织(如肿瘤)具有的特征结合位点(过表达抗原等)，通过同位素标记的特异性靶向生物分子(如多肽、抗体)与抗原的结合，实现集中辐射效应来抑制和破坏病变组织(如肿瘤)以达到治疗目的的生物靶向特异性放射性药物，此类药物具有特异性高、疗效优异、对正常组织副作用小等优点，已成为放射性治疗药物中最有前景的研究方向，在各种肿瘤治疗等领域展现出显著效果。

　　在器官靶向放射性治疗药物中，^{131}I 可以与非放射性的碘一样参与甲状腺激素的合成，其摄取率与甲状腺功能相关，可在甲状腺器官内聚集并产生电离辐射效应，从而达到治疗目的。Na^{131}I 口服液目前仍是治疗甲状腺疾病，如甲状腺功能亢进症、分化型甲状腺癌等适应症最常用的放射性药物。^{131}I-MIBG 的化学结构与去甲肾上腺素相似，可在肾上腺髓质及交感神经丰富的组织器官聚集，目前是嗜铬细胞瘤、神经母细胞瘤治疗的有效方法，如图 1-3 所示。此外，骨器官靶向药物因其磷酸配体或金属性质可以与骨组织中的羟基磷灰石结合，且可在骨组织处被破坏与修复等代谢更活跃的病变部位大量聚集，因此广泛用于骨转移肿瘤放射性治疗，发挥缓解疼痛、抑制或破坏骨转移病灶的作用，在临床治疗中取得了较为满意的效果。

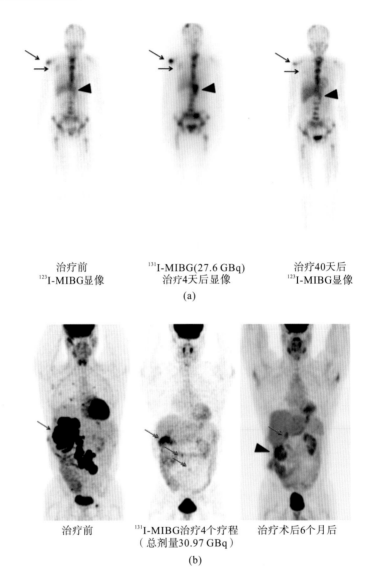

| 治疗前
^{123}I-MIBG显像 | ^{131}I-MIBG(27.6 GBq)
治疗4天后显像 | 治疗40天后
^{123}I-MIBG显像 |

(a)

| 治疗前 | ^{131}I-MIBG治疗4个疗程
（总剂量30.97 GBq） | 治疗术后6个月后 |

(b)

图 1-3　碘[131I]-间碘苄胍注射液(^{131}I-MIBG)的应用：(a)用于神经内分泌肿瘤
^{131}I-MIBG 显像的治疗；(b)嗜铬细胞瘤 ^{18}F-FDG 显像的治疗[16, 17]

　　在内介入法放射性治疗药物中，最常用的药物包括 [125]I 种子源、[90]Y 微球等。其中，将 [125]I、[103]Pd 等同位素通过标记后密封在钛合金外壳制成的放射性粒子可以经手术或影像学引导植入肿瘤内部，利用其同位素发射的低能 X 射线对细胞产生连续的低剂量率辐射损伤作用，达到杀伤或抑制肿瘤的目的，半衰期较长的同位素(如 [125]I 的半衰期为 60.2d)可发挥长效作用。该类放射性粒子已广泛用于头颈部、胸部、消化道、神经系统及生殖系统等多种组织器官相关肿瘤的治疗，但目前放射性粒子的应用还存在粒子植入不均匀、治疗后迁移可能导致肺栓塞等毒副作用等问题。放射性微球药物是以陶瓷、玻璃或树脂等材料制备的微球作为载体进行放射性同位素标记获得的,该类药物可直接经动脉插管植入肿瘤病灶,不仅可以利用同位素产生的 β 射线杀伤细胞,还能利用微球栓塞形成的血液阻断作用抑制肿瘤生长,提高整体治疗效果,已经广泛应用于肝癌、肺癌、肾癌等实体肿瘤的治疗。内介入法放射性药物的应用还包括 $Cr^{32}PO_4$ 胶体通过腔内介入由恶性肿瘤胸腹腔转移导致的恶性胸腹水治疗、^{188}Re-碘油介入治疗肝癌、^{188}ReO$_4^-$ 用于治疗或预防血管成形术后再狭窄等。

生物靶向(分子或细胞靶向)放射性治疗药物一直是放射性药物发展关注的重点,高度特异性结合特征能使同位素在目标区域内获得更高的照射剂量,减小对周围正常组织的损伤。主要包括受体介导同位素治疗,如肽受体介导治疗(peptide radioreceptor therapy,PRRT)、配体介导治疗(radioligand therapy,RLT)、放射免疫治疗(radioimmunotherapy,RIT)。受体介导同位素治疗主要利用多肽或小分子配体与目标细胞高表达受体的特异性,使其标记上的放射性同位素在病灶聚集,从而达到集中杀伤与抑制的作用。^{90}Y、^{111}In 或 ^{177}Lu 标记特异性结合生长抑素受体(SSTR)的奥曲肽是 PRRT 的代表性药物,经过几十年的研发,^{177}Lu-Dotatate 成为了第一个获批上市的用于神经内分泌瘤治疗的 PRRT 药物[图 1-4(a)]。RLT 的代表性药物之一是可结合前列腺特异性膜抗原(PSMA)的小分子药物 ^{177}Lu-PSMA-617[图 1-4(b)],用于 PSMA 阳性转移性去势抵抗性前列腺癌(metastatic castration-resistant prostate cancer,mCRPC)的治疗,可有效将患者死亡的风险降低38%。RIT 是利用可与目标病灶相关抗原特异性结合的抗体作为放射性同位素标记载体,实现同位素在目标组织中的浓聚来发挥射线杀伤及抑制作用的方法。最早获批的放射性靶向单抗药物 ZEVALIN 是 ^{90}Y 标记的分化簇 20(cluster of differentiation 20,CD20)靶向替伊莫单抗(ibritumomab),已经在非霍奇金淋巴瘤的治疗中应用了近二十年,有效延长了 19%患者的无进展生存期 8 年。

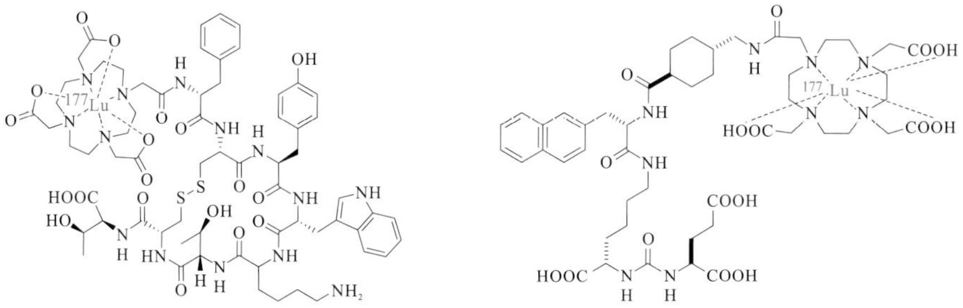

图 1-4　^{177}Lu 的应用:(a)用于神经内分泌瘤治疗的 ^{177}Lu-Dotatate;(b)用于前列腺癌治疗的 ^{177}Lu-PSMA-617

1.3.3　靶向放射性药物载体

由于大多数同位素不具备体内靶向性,所以在注射治疗时需要以具有特异性靶向作用的分子作为载体,将同位素导向到目标靶点位置,因此除同位素自身具有优异的射线性质外,靶向载体的选择将显著影响药物的靶向性、疗效与安全性。根据载体尺度的差异,可将常用的放射性同位素载体分为小分子、多肽、单抗及纳米载体。

小分子载体一般是由几个到几十个原子组成的分子量在 1000 以下的化合物,通常具有较快的血清速度,具有靶向作用的分子可以快速到达肿瘤等病灶部位,标记显像同位素后可作为 PET 或 SPECT 显像探针,部分小分子还可以直接参与体内的生物代谢过程,可用于实时动态地检测体内生理过程是否正常,获得更直观准确的疾病分析数据。除许多临床发挥信号转导与抑制的治疗药物外,在核医药领域已有大量的小分子化合物被开发为放射性显像诊断药物,相关药物不仅助力了更多疾病靶点的发现,还加深了医学上对多种疾病发病机制的理解。在设计开发用于放射性药物的小分子载体时,选择具有高表达的合适靶点、针对靶点具有高亲和力和选择性、尽量不与体内血清蛋白或其他非靶受体结合、易于合成制备放射性样品等均是成功的关键。埃克尔曼(Eckelmann)等根据放射性诊断药物化学剂量可忽略不计的特点,对斯卡查德图公式进行简化作图后得到了斯卡查德图(Scatchard plot),并通过计算对比了两种 ^{11}C 标记的多巴胺受体的亲和力(图 1-5)。结果表明靶受体浓度(target concentration,B_{max})与靶向分子的亲和力(affinity,K_i 或 K_d)和药物的显像效果(信噪比,signal to noise ratio,SNR)直接相关,即 SNR=$B_{max}/K_{d/i}$,当靶受体浓度 B_{max} 相等时,K_d 值越低,显像效果越好,通常 SNR 值达到 10 以上的诊断药物在体内可获得较好的结果。此外,脂水分配系数($\log P$)是影响小分子结合能力的另一重要参数,其数值可用于判断小分子是否具有穿透细胞膜的脂溶性的依据。脂水分配系数越大表明脂溶性越好,但脂溶性过高也会导致小分子与非靶受体的结合,降低靶向特异性。通常,脂水分配系数的平衡范围在 1~3 为最佳[18]。目前,小分子放射性探针可开发的靶点包括多巴胺转运体(dopamine transporter,DAT)、血清素转运体(serotonin transporter,SERT)、去甲肾上腺素转运体(norepinephrine transporter,NET)。

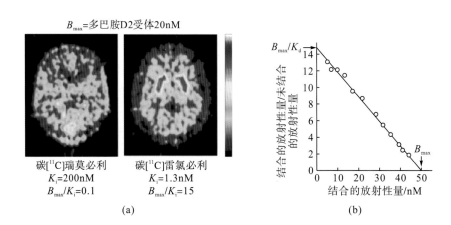

图 1-5 靶向小分子亲和力研究(a)通过靶向小分子的亲和力分析两种针对多巴胺 D2 受体具有不同亲和力的靶向小分子诊断药物 ^{11}C 标记显像对比;(b)斯卡查德图[19]

(1M=1mol/dm^3)

通常多肽(peptide 或 polypeptide)的分子量在 0.5~100 kDa,由通过肽键连接的 5~100个氨基酸组成(低于 5 个氨基酸称为寡肽,oligopeptide),可作为放射性诊断及治疗药物的载体，其结构如图 1-6 所示。大多数多肽不具有免疫原性(即不刺激机体产生免疫反应)，但对肿瘤、血栓、炎症等靶向受体表达丰富的病灶具有较高的结合亲和力和组织穿透能力。部分多肽还具有细胞膜穿透能力，可以有效地将放射性同位素带入细胞内。同时，多肽在体内循环的时间较短，数分钟到几小时即可从血液或非靶向器官组织中清除，可有效降低辐射毒性的作用。此外，多肽还具有易于合成与纯化、便于修饰、可实现定点放射性标记等优点，所以多肽载体成为放射性药物研发中首选的靶向载体之一。多肽根据其肽链结构还可分为直链多肽(linear peptide)与环状多肽(cyclic peptide)(图 1-7)，环状多肽可通过氨基酸上的羧基与氨基缩合形成肽键，也可以通过两个半胱氨酸上的巯基形成二硫键的方式形成。

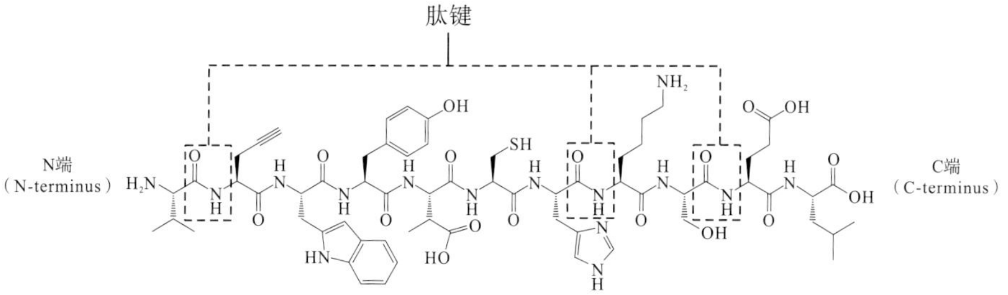

N端、赖氨酸（lysine）等：氨基可与羧基、活化酯、醛基等基团反应
C端、天冬氨酸（aspartic acid）、谷氨酸（glutamic acid）等：羧基可与氨基等基团结合
半胱氨酸（cysteine）：巯基可与马来酰亚胺等基团反应
酪胺酸（tyrosine）、组氨酸（histidine）等：芳环或杂环参与卤化反应
特殊氨基酸（炔丙基甘氨酸propargylglycine等）：炔基基团参与点击化学等正交反应

图 1-6　多肽结构示意图及其活性位点上用于放射性标记的不同氨基酸的可反应基团

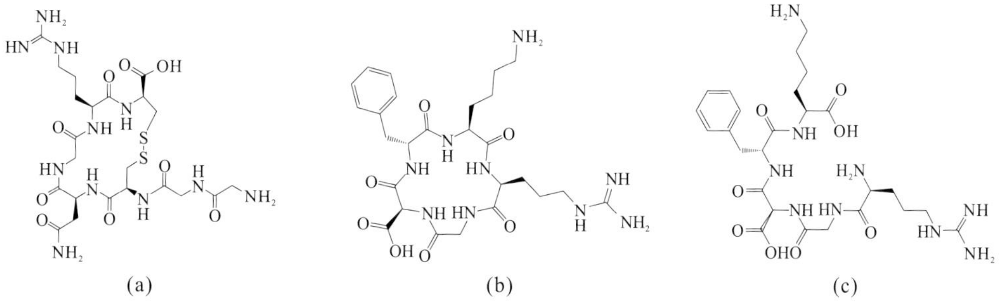

图 1-7　多肽化学结构式：(a) 环状多肽 cyclo-(CNGRC) GG；(b) cyclo-RGDyk；(c) 直链多肽(RGDyk)

肿瘤等许多疾病的细胞表面可以过量表达多肽结合受体，^{123}I 标记奥曲肽是最早用于临床的多肽类诊断放射性药物，至今研发的生长抑素受体特异性结合的奥曲肽多肽衍生物已经被广泛应用于神经内分泌瘤的诊断、分型及治疗中。此外，胃泌素释放的肽受体(gastrin-releasing peptide receptor，GRPR)及整合素受体(integrin receptor，$\alpha_v\beta_3$、$\alpha_v\beta_6$ 等)均是目前放射性多肽靶向药物研发的热门领域。其他可开发的放射性标记多肽靶向药物的受体靶点还包括趋化因子受体(chemokine receptor，CXCR4)、胰高血糖素样肽-1 受体(glucagon-like peptide-1 receptor，GLP1R)、基质金属蛋白酶(matrix metalloproteinase，MMP2，MMP9)、黑皮质素-1 受体(melanocortin 1 receptor，MC1R)、神经降压素受体(neurotensin receptor，NT)、血管活性肠肽受体(vasoactive intestinal peptide receptor，VIPR)等。

抗体(antibody，Ab)是由免疫细胞在抗原(antigen，Ag)的刺激下产生的具有生物活性的免疫球蛋白(immunoglobulins，Ig)，主要分为IgG、IgA、IgM、IgD和IgE，其中IgG和 IgM(由五个 IgG 组成)在体液中发挥主要免疫作用。IgG 分子主要由两条重链(heavy chain，H)和两条轻链(light chain，L)共四条肽链组成，具有对称结构(图1-8)。重链和轻链的 N 末端序列变化较大，称为可变区(variable region，V 区)，可变区还可分为高可变区和骨架区。高可变区主要为抗体与抗原结合的位置，也称为决定簇互补区(complementarity- determining region，CDR)，发挥了重要的生物作用。而 C 末端的氨基酸相对稳定，称为恒定区(constant region，C 区)，在同一种属中几乎是恒定的。利用木瓜蛋白酶等分子将 IgG 抗体从近 N 端二硫键切断，可以得到两个抗原结合片段(fragment antigen binding，Fab)和一个可结晶片段(fragment crystallizable，Fc)。抗体可通过补体依赖的细胞毒性(complement dependent cytotoxicity，CDC)及抗体依赖细胞介导的细胞毒性(antibody- dependent cell-mediated cytotoxicity，ADCC)发挥免疫活性作用。CDC 的作用主要是通过抗体特异性结合细胞表面抗原，形成可以裂解细胞的攻膜复合物，使细胞凋亡，从而形成复合物激活补体的经典途径。而 ADCC 的作用主要是通过抗体结合目标细胞靶抗原后，其上的 Fc 段被以 NK 细胞为主的免疫杀伤细胞表面的 Fc 受体识别，介导免疫细胞杀伤目标靶细胞。两种机制都需要抗体的 CDR 区和 Fc 区同时发挥作用。此外，抗体在治疗中还能发挥信号传导、抑制血管再生、免疫检查点阻断等作用。

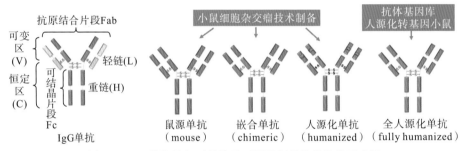

图 1-8　IgG 单抗的主要结构及不同属源的单抗结构示意图

1975 年，科学家乔治·科勒(Georges Kohler)和塞萨尔·米尔斯坦(Cesar Milstein)发明了杂交瘤技术，将小鼠骨髓瘤细胞与抗原免疫后的纯系小鼠 B 细胞融合，获得了既可单细胞无限增殖培养又能分泌均一特异性抗体的杂交瘤细胞，解决了抗体制备重复性与特异性不可控的问题，开启了单克隆抗体(简称单抗，monoclonal antibody，mAb)的发展历史。几十年来，因单抗具有专一性高、效价高、耐药性低等优势，已成为生物制药领域发展最快的方向，同时也作为具有优异靶向性质与体内稳定性的载体被用于靶向放射性诊断与治疗药物的开发中。早期的单抗主要为鼠源单抗，由于种属特异性问题，临床应用后可诱导90%的患者产生人-抗鼠抗体(human anti-mouse antibody，HAMA)，从而进一步导致严重的过敏反应。此外，鼠源抗体的血清半衰期也较短，体内产生 HAMA 后会加快此类单抗的体内清除时间，也较难激活人体产生 ADCC 与 CDC 等效应系统，临床发挥受限明显。

对鼠源抗体进行人源化改造是目前单抗发展的大趋势。单抗的人源化发展包括人-鼠嵌合抗体(chimeric)、人源化抗体(humanized)和全人源化抗体(fully humanized)三个阶段。嵌合单抗主要是将鼠源单抗的 CDR 区与人源化单抗可变区中的 CDR 进行替换,使其在保留抗原结合特异性的同时,降低鼠源单抗的种属特异性。人源化单抗主要是在维持抗体活性的基础上,尽可能地减少 CDR 区中对电荷、疏水性、氢键成键影响较大的氨基酸残基的替换,或仅对鼠源 CDR 区部分氨基酸进行突变,将其替换为与人源化抗体表面残基相似的氨基酸,尽可能地在保留亲和性的同时提高人源化抗体的同源性。全人源化单抗是在基因技术的发展中诞生的,通过构建具有人类抗体编码基因的转基因鼠,达到使其表达全人源化抗体的目的。除天然抗体外,利用重组技术和蛋白质工程技术还开发了多种分子量(6～110kDa)的小型化抗体片段,如单链抗体(scFv)、纳米抗体(nanobody)、亲和体(affibody)、迷你抗体(minibody)等,这些抗体片段通过不同抗体结构的组合,针对不同的适用场景,在保留其功能性的同时对其血清半衰期及体内代谢性质进行调控。以单抗为载体的放射性药物已广泛用于淋巴瘤、卵巢癌、结直肠癌等疾病的诊断与治疗中,但相比小分子放射性诊断探针,单抗在体内的代谢时间较长,所以 ^{68}Ga 等短半衰期同位素并不适用,在诊断上主要集中在 ^{99m}Tc 和 ^{89}Zr 等半衰期较长的同位素标记药物。目前,单抗的主要研究方向依然是放射性免疫治疗,可开发放射性标记靶向药物的热门靶点包括表皮生长因子受体(epidermal growth factor receptor,EGFR)、人表皮生长因子受体-2(human epidermal growthfactor receptor 2,HER2)、人滋养细胞表面抗原 2(trophoblast cell-surface antigen,TROP-2)、Claudin 18.2、分化簇 20(cluster of differentiation 20,CD20)、B7-H3 等。

纳米载体是一类由天然和合成高分子组成的粒径在 1～100nm 的纳米颗粒(nanoparticle,NP),其粒径比人体毛细血管通路小,可以穿过血管壁与组织细胞接触,且具有在生理条件下的体内稳定性较高,可以包裹、吸附、携带并缓慢可控地释放药物等特点,在医药领域的应用非常广泛。纳米载体根据其结构可分为金属纳米颗粒(metallic NPs,如金或氧化铁纳米颗粒)、硅纳米颗粒(silica NP)、碳纳米管(carbon nanotube)、胶束(micelle)、脂质体(liposome)、树状聚合物(dendrimers)和量子点(quantum dots)等(图 1-9)。纳米载体可以通过选择合适的材料组分与多种表面修饰方法对其药学性质进行设计,通过对粒径大小、形状及表面电势的调控及功能化修饰等可改善药物的药代动力学

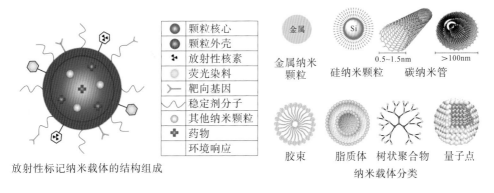

图 1-9　放射性标记纳米载体的构成与载体分类[20]

性质，提高药物的生物利用度。值得一提的是，由于纳米载体的表面可以同时加载多种功能性基团，如荧光探针、靶向分子、同位素及其他药物分子，且其本身具有较大的分子量，所以加载的药物并不会过度影响载体的基本性质，因此它具有开发多模态多功能药物的巨大潜力。

　　纳米载体的靶向机制主要分为被动靶向(passive targeting)和主动靶向(active targeting)。被动靶向利用了特定组织器官具有生理结构差异的特点，例如，实体肿瘤组织中的血管内皮间隙比正常组织中的血管内皮间隙宽且结构完整性更差，所以粒径在100nm左右的颗粒可以更有效地聚集到肿瘤组织中并实现分布差异。这种通过增强渗透滞留效应(enhanced permeability and retention，EPR)实现的靶向给药不依赖对靶向分子的识别，故药物在非靶组织中也可能会有摄取，选择性不高。为了能更有效地提高药物对目标位点的靶向性，利用目标位点环境的特征差异性(如pH、酶含量、温度等)设计具有环境敏感性响应的纳米载体，从而实现定点释放药物到靶向位点的目的。主动靶向是指将能够与目标靶分子特异性结合的小分子、多肽、单抗、核酸等配体分子通过化学或物理手段修饰到纳米载体表面，以此获得能特异性结合受体分子的药物。这类靶向机制与生物靶向药物一样具有专一性，但是由于纳米载体具有较大的分子量，靶向分子的修饰比例对载体最终的靶向效率影响很大。此外，利用聚乙二醇(polyethylene glycol，PEG)修饰纳米颗粒表面可以协助降低免疫识别和网状内皮系统(reticulo-endothelial system，RES)的清除作用，延长药物的体内半衰期。得益于纳米载体的多样性，放射性同位素可以通过共价连接、离子交换、修饰配体配位、吸附及质子化激发等方式进行标记。虽然，目前已研发了多个以纳米颗粒为载体的加载显像同位素^{111}In、^{89}Zr、^{64}Cu或治疗同位素^{90}Y、^{131}I、^{177}Lu等的纳米放射性药物，但因纳米颗粒在体内可能产生急性或慢性毒副作用，可导致活性蛋白变性或细胞膜破裂等问题，因此在其被研发为放射性药物后所涉及的效应机制更加复杂，影响疗效和安全性的因素也更多。

参 考 文 献

[1] Pryma D A, Mandel S J. Radioiodine therapy for thyroid cancer in the era of risk stratification and alternative targeted therapies. Journal of Nuclear Medicine, 2014, 55: 1485-1491.

[2] 闫效珊. 国际放射防护委员会所用的组织权重因子的演变. 辐射防护, 1997, 1: 17-24.

[3] 卢玉楷. 简明放射性同位素应用手册. 上海: 上海科学普及出版社, 2004.

[4] Hoogendam J P, Veldhuis W B, Hobbelink M G, et al. ^{99m}Tc SPECT/CT versus planar lymphoscintigraphy for preoperative sentinel lymph node detection in cervical cancer: A systematic review and metaanalysis. Journal of Nuclear Medicine, 2015, 56: 675-680.

[5] 田佳乐, 贾红梅. ^{99m}Tc-放射性药物的现状和展望. 同位素, 2018, 31: 143-156.

[6] Parida G K, Dhull V S, Karunanithi S, et al. Accurate characterization of skeletal lesions in tuberous sclerosis complex using ^{99m}Tc MDP SPECT/CT. Clinical Nuclear Medicine, 2015, 40: e444, e445.

[7] Reitz C, Brayne C, Mayeux R. Epidemiology of alzheimer disease. Nature Reviews Neurology, 2011, 7:137-152.

[8] De Gaetano A M, Rufini V, Castaldi P, et al. Clinical applications of（18F）-FDG PET in the management of hepatobiliary and pancreatic tumors. Abdominal Imaging, 2012, 37: 983-1003.

[9] Kuhla A, Meuth L, Stenzel J, et al. Longitudinal [18F]FDG-PET/CT analysis of the glucose metabolism in apoe-deficient mice. EJNMMI Research, 2020, 10: 119, 120.

[10] Pagani M, Giuliani A, Oberg J, et al. Progressive disintegration of brain networking from normal aging to alzheimer disease: Analysis of independent components of（18F）-FDG PET data. Journal of Nuclear Medicine, 2017, 58: 1132-1139.

[11] Small G W, Bookheimer S Y, Thompson P M, et al. Current and future uses of neuroimaging for cognitively impaired patients. Lancet Neurol, 2008, 7: 161-172.

[12] Silverman D H, Small G W, Chang C Y, et al. Positron emission tomography in evaluation of dementia: Regional brain metabolism and long-term outcome. The Journal of the American Medical Association, 2001, 286: 2120-2137.

[13] Zhang Y, Liu H, Zhang W, et al. Appendiceal neuroendocrine tumor detected by 18F-FDG PET/CT. Clinical Nuclear Medicine, 2022, 47: e23-e25.

[14] Wu P, Zhang Y, Sun Y, et al. Clinical applications of 18F-FDG PET/CT in monitoring anti-cancer therapies. Current Pharmaceutical Biotechnology, 2013, 14: 658-668.

[15] Yin H, Mao W, Tan H, et al. Role of（18F）-FDG PET/CT imaging in cardiac and pericardial masses. Journal of Nuclear Cardiology, 2021, https://doi.org/10.1007/s12350-020-02510-9.

[16] Castellani M R, Scarale A, Lorenzoni A, et al. Treatment with 131I-mIBG（Metaiodobenzylguanidine）: Indications, Procedures, and Results//Bombardieri E, Seregni E, Evangelista L, et al（Eds.）. Clinical Applications of Nuclear Medicine Targeted Therapy. New York: Springer International Publishing, Cham, 2018: 253-271.

[17] Carrasquillo J A, Chen C C. 131I-MIBG Therapy//Strauss H W, Mariani G, Volterrani D, et al（Eds.）. Nuclear Oncology: Pathophysiology and Clinical Applications. New York: Springer, 2013: 691-714.

[18] Waterhouse R N. Determination of lipophilicity and its use as a predictor of blood-brain barrier penetration of molecular imaging agents. Molecular Imaging and Biology, 2003, 5: 376-389.

[19] Patel S, Gibson R. In vivo site-directed radiotracers: A mini-review. Nuclear Medicine And Biology, 2008, 35: 805-815.

[20] Jason S, Lewis A D W, Zeglis B M . Radiopharmaceutical Chemistry. Switzerland: Springer, 2019: 183, 184.

第2章 医用放射性同位素制备技术

2.1 概 述

放射性药物的发展离不开医用同位素的支撑，医用同位素的来源主要有反应堆制备、加速器制备等方法，本节分别就这两种制备方式进行详细介绍。

2.1.1 反应堆制备医用放射性同位素

常规生产供应的放射性同位素已达 200 多种，几乎包括元素周期表中绝大多数元素的主要放射性同位素，这些放射性同位素中的大部分都可由反应堆生产。反应堆制备放射性同位素的特点是产量大、品种数量多、生产成本相对较低，是目前放射性同位素生产最主要的方式之一。

反应堆制备放射性同位素的研究、试制、生产是美国于 1942 年建成世界上第一座反应堆后最先开展起来的。当时正值第二次世界大战，这方面的科研、试制和生产也都服从于军事核计划的需要，直至战后才开始转向民用。世界第一份"放射性同位素产品目录"是美国曼哈顿计划总部于 1946 年 6 月发表的；第一个反应堆放射性同位素商品是由美国橡树岭国家实验室(Oak Ridge National Laboratory，ORNL)制备的 ^{14}C，其化学形式是 $BaCO_3$，活度为 37 MBq(1mCi)，由此开始了反应堆放射性同位素的大量生产。1958 年，中国原子能科学研究院首次利用反应堆制备出 ^{60}Co 等 33 种放射性同位素，并于 1959 年开始进行批量生产。

1. 反应堆制备医用放射性同位素的原理

反应堆制备放射性同位素的原理是将含有相关原子核的适当对象放入反应堆活性区，利用高注量中子进行轰击(又称辐照)，使有关原子核发生核反应而产生的。被轰击的对象称为靶子，做靶子的材料称为靶材料，靶材料的有关元素及其有关原子核称为靶元素和靶核。

由于中子是电中性的，当它与原子核作用时不受原子核库仑势垒的影响，所以很容易进入被轰击的靶核并实现核反应，使该靶核转变为所需的放射性同位素。能量很低的慢中子和中能中子主要引发 (n, γ) 反应，慢中子还能引发 (n, p) 反应、(n, α) 反应和 (n, f) 反应等；对于快中子，主要引发弹性散射的 (n, n) 反应和非弹性散射的 (n, n') 反应，其次是 (n, α) 反应、(n, p) 反应和 (n, γ) 反应；高能中子能引起 (n, n) 反应、(n, n') 反应、(n, α) 反应、$(n, 2n)$ 反应、$(n, 3n)$ 反应等。中子核反应生成的同位素通常是丰中子放射性同位素，多以 β^- 形式衰变。在反应堆制备医用放射性同位素的过程中，最主要的核反应类型有 (n, γ)、(n, p)、(n, α)、(n, f)、$(n, 2n)$ 及多次中子俘获等。

1) (n, γ) 反应

(n, γ) 是生产放射性同位素最重要且最常用的核反应，且利用 (n, γ) 反应可在反应堆上生产大多数元素的放射性同位素。

(1) 通过 (n, γ) 反应直接生成所需要的放射性同位素，如 $^{59}Co(n, \gamma)^{60}Co$、$^{191}Ir(n, \gamma)^{192}Ir$、$^{31}P(n, \gamma)^{32}P$ 等。由于 (n, γ) 反应直接生成的放射性同位素均为靶元素的同位素，所以不能通过化学方法将目标同位素与其靶元素进行分离，因此所制备的放射性同位素一般都是有载体的，比活度较低。采用富集靶核的靶材料做靶子进行辐照，或者利用齐拉-切尔曼斯效应 (Szilard-Chalmers effect) 在辐照中进行放射性同位素的富集，可以提高其比活度。

(2) 通过 (n, γ) 反应再经核衰变生成所需要的放射性同位素，如 $^{130}Te(n, \gamma)^{131}Te \rightarrow ^{131}I$。由于靶元素与目标同位素并不是同一种元素，因此可以通过物理或化学方法将靶元素与目标同位素进行分离，获得比活度、放射化学纯度 (放化纯) 及核素纯度都很高的无载体目标同位素。

(3) 通过两次或两次以上的 (n, γ) 反应直接生成所需要的放射性同位素，或者再经过核衰变生成所需要的放射性同位素，如图 2-1 所示。

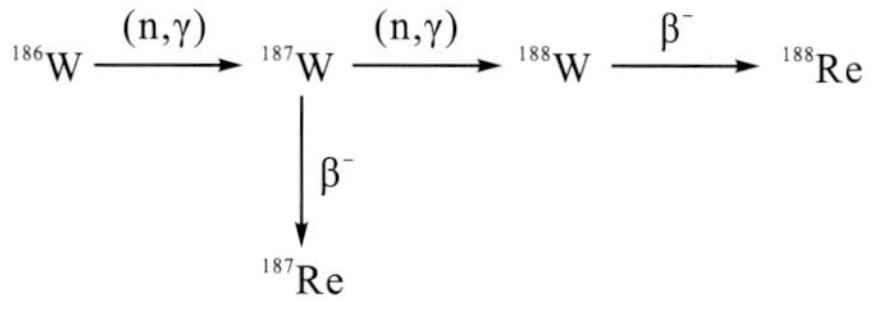

$$^{186}W \xrightarrow{(n,\gamma)} {}^{187}W \xrightarrow{(n,\gamma)} {}^{188}W \xrightarrow{\beta^-} {}^{188}Re$$
$$^{187}W \xrightarrow{\beta^-} {}^{187}Re$$

图 2-1　^{186}W 制备生成 ^{188}Re

(4) 通过 (n, γ) 反应过程中的热原子效应可以得到较高比活度的放射性同位素，如用此方法制备的 ^{51}Cr、^{65}Zn 等。通过热原子效应生成的一系列新的化合物，其分离放射性同位素的复杂问题可归结为分离不同状态化合物的问题。

2) (n, f) 反应

^{235}U 等易裂变同位素俘获中子并发生 (n, f) 反应，生成数百种裂变元素，因此裂变产物的组成相当复杂。以 ^{235}U 为例，其由热中子引起的裂变产物包括 36 种元素的 160 多种同位素 ($A = 72 \sim 161$)。通过化学分离可从这些裂变产物中提取在国防工业和国民经济中有重要应用价值的放射性同位素，如 ^{90}Sr、^{95}Zr、^{99}Mo、^{131}I 等。

3) (n, p) 反应

(n, p) 反应要求中子具有较高能量，一般由快中子诱发。由于核内势垒随原子序数的增加而增高，因此 (n, p) 反应适用于制备原子序数较低的放射性同位素，如 ^{14}C、^{32}P、^{58}Co 等。

4) (n, α) 反应

与 (n, γ) 反应加 β^- 衰变、(n, p) 反应一样，利用 (n, α) 反应也可以生产无载体放射性同位素。同 (n, p) 反应一样，在反应堆中，只有原子序数小的一些同位素才可能发生这些核反应。用富集的 ^6Li 生产氚就是采用了该核反应方式，即 $^6Li(n, \alpha)^3H$。

2. 反应堆制备放射性同位素的关键因素

通过反应堆进行医用放射性同位素的制备，由于制备放射性同位素的种类不同，具体工艺流程略有差异。但总体来说，制备流程需要考虑靶件制备、靶件辐照、靶件处理、质量检测等因素[1, 2]。

1) 靶件制备

(1) 靶材的选择与处理：凡含有所需靶核素的无机物或有机物均可做成靶材，但为了取得尽可能高的比活度和核纯度，应尽量选用靶元素含量高、化学纯度高、杂质少的反应物做靶材，特别是不应含有中子俘获截面大的杂质。同时，应尽可能采用天然丰度较高或富集度高的靶材元素作为靶材，如靶材同位素 ^{112}Sn 的天然丰度为 0.96%。用天然的 Sn 作靶，经过 (n, γ) 反应得到的 ^{113}Sn 含有大量的同位素载体，只有用富集度高的 ^{112}Sn，才能得到高比活度的 ^{113}Sn。除此之外，靶材辐照后应易于处理并转化为所需的化学形态，靶件应具有较好的化学稳定性、热稳定性和辐照稳定性。

(2) 靶材的结构设计与制备：靶件的结构设计主要包括靶筒结构设计、靶芯结构(靶子物的形态)及其在靶筒内的分布方式设计。靶件需要根据反应堆能提供的辐照孔道参数(孔道尺寸、中子类型及中子通量分布)、靶件发热量、靶件辐照管道的冷却方式及靶件出入堆的抓取工具等条件进行靶材结构设计，以保证辐照时靶件和反应堆的安全。此外，制备辐照靶件时还要考虑靶材装载量、内外包装形式等因素。

(3) 辐照靶件的密封与质量控制：辐照靶件必须具有良好的密封性，并经过靶件密封性检测、表面污染检测，检测合格后才能入堆辐照，以保证同位素靶件在反应堆辐照过程中不会发生放射性物质泄漏。密封性检测技术主要包括工业 CT、氦质谱检漏、渗透检测(penetrant testing，PT)、耐压实验、中子照相技术、γ 谱仪测量等。

2) 靶件辐照

选择合适的辐照条件并保证辐照过程的安全对反应堆制备放射性同位素至关重要，在靶件辐照的过程中应注意以下几点。

(1) 选择合适的核反应及中子能谱：适合在反应堆上生产的放射性同位素，一般要求原子序数在 20 以上。对于原子序数位于 20～35 的放射性同位素的生产，可选用能量高的快中子；当原子序数大于 36 时，通常选用 (n, γ) 反应生产放射性同位素。

(2) 尽可能高的中子通量：反应堆生产放射性同位素的产额与中子通量成正比。因此，应采用尽可能高的中子通量以提高目标同位素的产额。一般，同位素堆照生产的中子通量应在 $5 \times 10^{13}(n \cdot cm^{-2} \cdot s^{-1})$ 以上，特殊要求在 $1 \times 10^{15}(n \cdot cm^{-2} \cdot s^{-1})$。

(3) 适合的辐照时间：一般情况下辐照时间长，其产额就会随之增长。但随着辐照时间的增加，产额的增长逐渐变慢，直至达到饱和值。另外，由于靶材料的限制，增加辐照时间会使半衰期较长的放射性杂质的量增加。因此，为了能经济地生产核纯度高的放射性同位素，有必要选择适宜的辐照时间。

3) 靶件处理

辐照后的靶件处理包括目标放射性物理处理、化学处理及进一步加工成各种放射性制品。辐照后的靶件一般都要经过化学处理,对目标同位素进行分离纯化,才能制成满足用户需要的放射性同位素制品。化学处理方法有离子交换法、溶剂萃取法、色谱法、沉淀法、电化学法、蒸(干)馏法、热原子反冲法等。

4)质量检测

放射性同位素的产品质量可通过物理检验、化学检验及生物检验等质量检验方法予以保证。产品质量指标包括:放射性活度、核纯度、放射化学纯度、化学纯度及医用制剂的无菌和无热源检测等。

2.1.2 加速器制备医用放射性同位素

核反应堆虽然可以大量生产放射性同位素,但同位素的品种和性质并不能完全满足医学应用的需要。利用加速器可以制备很多品种的放射性同位素,特别适用于生产与生物机体组成有关元素的放射性同位素,如 ^{11}C、^{13}N、^{15}O 等。这些放射性同位素中的大多数因核内中子缺乏而以正电子或低能 γ 射线形式衰变,半衰期一般较短,比活度高,适合于 γ 照相机和正电子发射型计算机断层显像(positron emission computed tomography,PET),具有显像清晰、辐射危害小的特点。加速器制备放射性同位素通常受单次辐照束流能量的限制,单次生产规模较小。尽管如此,因该方式制备的医用放射性同位素在医学方面的特殊用途,其用量不断增加,现已成为放射性同位素生产不可缺少的手段[1]。

1934 年发现人工放射性同位素后,回旋加速器就用于放射性同位素的制备,这使人工放射性同位素在三年内就从 3 个增加到 197 个。从 20 世纪 60 年代初到现在,世界上用于生产放射性同位素的加速器从不到 5 台猛增到数百台,并且新增加的核医学诊断用同位素中的 80%是由加速器生产的。近年来,医学诊断用贫中子放射性同位素的需求量逐渐增大,有些同位素甚至出现了逐渐取代部分反应堆生产放射性同位素的趋势[2]。

1. 加速器的组成及分类

加速器主要由离子源、真空加速系统、导引及聚焦系统 3 个部分组成。离子源主要用于提供所需加速的电子、正电子、质子、反质子及重离子等粒子;真空加速系统中有一定形态的加速电场,为了使粒子在不受空气分子散射的条件下加速,整个系统需要放置在真空度极高的真空室内;导引及聚焦系统通过一定形态的电磁场来引导并约束被加速的粒子束,使之沿预定轨道接受电场的加速。衡量一个加速器性能的主要指标有两个:一是粒子所能达到的能量;二是粒子流的强度(流强)。加速器按作用原理的不同可分为高压倍加加速器、静电加速器、回旋加速器、直线加速器、同步回旋加速器等。

(1)高压倍加加速器:它是最早用来加速粒子的高压装置,利用倍压整流的原理制成,虽然加速后粒子的能量仅能达到 1MeV 左右,但用高压倍加加速器获得的束流较强,至今仍有实验室用该方法来加速粒子。

(2)静电加速器:静电加速器是利用静电高压加速带电粒子的装置,用以加速电子或质子。输电带将喷电针经电晕放电的电荷输送到一个绝缘的空心金属电极内,使之充电至高电压以加速带电粒子。

（3）回旋加速器：回旋加速器是利用磁场使带电粒子做回旋运动，在运动中经高频电场反复加速的装置。回旋加速器的能量受制于随粒子速度增加的相对论效应，粒子的质量增加，粒子绕行周期变长，从而逐渐偏离交变电场的加速状态。加速器的改进型号有同步回旋加速器。

（4）直线加速器：直线加速器是利用沿直线轨道分布的高频电场加速电子、质子和重离子的装置。直线加速器的特点是束流的注入和引出很方便，束流强、传输效率高、束流的品质较好。由于加速器不存在偏转束的同步辐射限制，所以可将电子束加速到很高能量。

在上述几种加速器中，可用于生产放射性同位素的加速器有静电加速器、直线加速器和回旋加速器等，但使用最多的还是回旋加速器。紧凑型回旋加速器的结构紧凑、设施简便，加速 p、d、α、^{3}He 的能量高达 15～52 MeV，流强在 50～200μA，适用于生产 ^{68}Ge、^{103}Pd、^{111}In、^{123}I、^{201}Tl 等中短寿命的同位素。微型回旋加速器的体积很小、操作容易、建造费用低，质子加速能量可达 15～20 MeV，氘核能量可达 8～10 MeV，α、^{3}He 能量可达 15～30 MeV，流强可达 30～100 μA，适合建在医院内，就地制备 ^{11}C、^{13}N、^{15}O、^{18}F 等短寿命同位素。少数大型加速器，如美国洛斯阿拉莫斯国家实验室(Los Alamos National Laboratory，LANL)的介子工厂生产的质子能量可达 200～800 MeV，流强达 0.2～1mA，可利用其产生介子后剩余的较强束流引发的散裂核反应来制备较长寿命的同位素或一般情况难以制备的同位素，如 ^{82}Sr、^{52}Fe 等[2]。

2. 加速器制备医用放射性同位素的原理

加速器生产同位素时，入射粒子是带电粒子，所生成的放射性同位素都是贫中子的同位素。带电粒子核反应的库仑势垒高，适合制备轻元素的放射性同位素，如 ^{11}C、^{13}N、^{15}O、^{18}F 等，但有时也用于部分较重元素的放射性同位素制备，如 ^{103}Pd、^{111}In、^{123}I、^{201}Tl 等。加速器生产的放射性同位素一般与靶核不是同一元素，故易于对其进行化学分离，能够制得高比活度或无载体的放射性同位素。加速器生产放射性同位素也有一些缺点，如大部分同位素的生产能力比反应堆生产小得多，生产成本高，制备靶及靶冷却技术难度大，生产同位素的半衰期较短，所以其使用范围(时间、空间)受到限制。

加速器生产放射性同位素时发生的核反应主要包括 α 粒子引发的核反应、氘核引发的核反应、质子引发的核反应、中子引发的核反应、^{3}He 引发的核反应、光核反应等[1]。

（1）α 粒子引发的核反应包括(α, n)、(α, p)、(α, 2n)等，如 ^{79}Br(α, n)^{82}Rb、^{209}Bi(α, 2n)^{211}At 就属于此类。

（2）氘核引发的核反应包括(d, n)、(d, 2n)、(d, α)反应。(d, n)反应通常是放能反应，所以能量较低的氘核就能引起核反应。(d, 2n)是吸能反应，只有当氘核能量为 10～15 MeV 时才能发生反应，这类反应生产的放射性同位素有 ^{11}C、^{131}I、^{18}F、^{51}Cr 等。由于(d, α)反应的库仑势垒较高，所以只能用于制备轻的放射性同位素，如 ^{24}Mg(d, α)^{22}Na。

（3）由质子引发的核反应。加速器能够提供束流强、能量高的质子束，因此(p, n)反应是加速器生产放射性同位素的主要核反应，可大量生产 ^{67}Ga、^{68}Ge、^{82}Sr、^{88}Y、^{97m}Tc、^{111}In、^{123}I、^{127}Xe、^{208}Pb 等多种同位素。

（4）中子引发的核反应。利用各种带电粒子加速器产生并加速某些粒子(如质子和氘等），用它们轰击靶原子核产生中子，进而引发 (n, γ) 等核反应，如 $^{98}Mo(n, \gamma)^{99}Mo$。

(5) ^3He 引起的核反应有 $(^3He, n)$、$(^3He, 2n)$、$(^3He, p)$ 等，如 $^{16}O(^3He, p)^{18}F$、^{50}Cr $(^3He, p)^{52}Fe$ 等。

(6) 光核反应：通过电子加速器提供的高能电子轰击厚金属靶(原子序数较大的材料)产生轫致辐射，获得的高能光子在合适的能量范围内引发 (γ, n)、$(\gamma, 2n)$、$(\gamma, 3n)$、(γ, p) 等反应，如 $^{100}Mo(\gamma, n)^{99}Mo$、$^{68}Zn(\gamma, p)^{67}Cu$ 等[3-5]。由于电子加速器产生轫致辐射的光子具有连续光谱，所以无须调整束流能量，只要改变照射靶材料即可产生多种放射性同位素。

3. 加速器制备医用放射性同位素的关键因素

加速器制备医用放射性同位素的流程主要考虑核反应选择、靶件制备、靶件处理等关键因素。

1) 核反应的选择

最合适的核反应需充分考虑该加速器的实际参数(所提供粒子的种类和能量)、反应的产额、放射性杂质、比活度、生产工艺、分离时间、富集靶的回收等因素。若一种放射性同位素可以通过多种核反应生成，则选择核反应的依据主要有以下几个方面。

(1) 加速器参数：加速器生产放射性同位素必须确保带电粒子束具有足够的能量与足够的粒子流量。因此，核反应的选择受加速器所加速带电粒子的种类和能量范围等参数的制约。

(2) 核反应产额：带电粒子轰击靶件的过程会引起能量损失，所以射入靶件不同深度处的核反应截面将随深度而发生变化；此外，带电粒子在靶件中的射程也会随靶材料的不同而变化，这些都会影响同位素生产的产额。不仅如此，不同原子序数的靶核、不同能量的入射粒子(p、d、α 等)均会影响核反应的产额。理论计算表明，入射粒子的静止质量越小，能量越大，靶核原子序数越小，产额越大。

(3) 产品核纯度：发生核反应时可能会同时发生竞争反应，从而导致产品纯度不高，因此需要选择合适的核反应和入射粒子能量。

2) 靶件制备

加速器的靶件一般有固体靶、液体靶、气体靶三类。固体靶一般要求具有合适的厚度、耐高温、导热性能好、热稳定性好、熔点高等。根据固体靶在加速器中的位置可分为内靶与外靶两种方式，所谓内靶方式是将靶件放在加速器的真空室内照射，该方式的生产效率高，但操作复杂；外靶方式是将粒子束引出真空室，在真空室外面照射靶件。相较于固体靶件，液体靶和气体靶的特殊之处在于其有专门的靶材料液体或气体进出管道。

3) 靶件处理

粒子束轰击后的靶件经各种物理、化学方法处理后，可得到无载体的放射性同位素。对于固体靶，当产物为 ^{75}Br、^{123}I 等易挥发物质时，可通过干法蒸馏技术进行分离提取，固体靶还可反复使用；当产物为难挥发物质时，必须将靶材料进行溶解、萃取、层析或共沉淀等操作，过程繁琐，除部分镀金靶可重复使用外，大部分靶件通常只能使用一次；液体靶和气体靶的处理相对要简单些。但无论是何种靶件，选用的处理流程均要求处理效率高、不得引入载体元素、处理周期短等。对寿命很短的放射性同位素还要求其能在线直接合成标记化合物。

2.2 重要医用放射性同位素的制备技术

2.2.1 ^{99}Mo 制备技术

^{99}Mo 的半衰期为 66 h，是 β 衰变同位素，主要 β 射线的最大能量为 436.6 keV，γ 射线的能量为 140.51 keV，是广泛用于核医学的 ^{99m}Tc 的母体同位素。

^{99}Mo 有两种主要的获取方式：①反应堆辐照法；②加速器辐照法(中子发生器法)。如表 2-1 所示。

表 2-1 已有 ^{99}Mo 制备方法的优缺点比较[6]

制备方式	粒子	核反应	优点	缺点
反应堆辐照法	热中子	^{235}U(n, f)^{99}Mo/HEU/LEU	^{99}Mo 产量高、比活度高	^{99}Mo 的提取工艺复杂、产生的放射性废物量大(后期处理成本高)
	热中子	^{98}Mo(n, γ)^{99}Mo	放射性废物量较少	^{99}Mo 比活度低
	快中子	^{238}U(n, f)	^{99}Mo 比活度高	^{99}Mo 的提取工艺复杂、放射性废物量大、^{99}Mo 产量低
加速器辐照法	光子	^{100}Mo(γ, n)^{99}Mo	—	需要高能电子加速器和韧致辐射靶，尚未实现商业化供应
	光子	^{238}U(γ, f)	—	
	质子	^{100}Mo(p, d+np)^{99}Mo	—	比活度低、^{99}Mo 产量低
	质子	^{232}Th/^{nat}U(p, f)	—	^{99}Mo 产量低
	氘核	^{nat}Mo(d, x)^{99}Mo	—	^{99}Mo 产量低、比活度低
	α 粒子	^{96}Zr(α, n)^{99}Mo	获得无载体 ^{99}Mo	^{99}Mo 产量低、比活度低、所需 α 粒子束流的强度高
	快中子	^{100}Mo(n, 2n)^{99}Mo	—	^{99}Mo 产量低、比活度低
	快中子	^{99}Tc(n, p)^{99}Mo	获得无载体 ^{99}Mo	^{99}Mo 产量低、靶件体积过大
	快中子	^{102}Ru(n, α)^{99}Mo	获得无载体 ^{99}Mo	尚未实现

1. 反应堆辐照法

1) 裂变法

利用辐照高浓铀或富集 ^{235}U 靶，通过 ^{235}U(n, f)^{99}Mo 反应制备 ^{99}Mo，^{99}Mo 的累积产率约为 6.1%。该法制备的 ^{99}Mo 的比活度高，杂质含量低，可用于小体积、大强度 ^{99}Mo-^{99m}Tc 发生器的制备。但该方法从裂变产物中提取 ^{99}Mo 的工艺较为复杂，且辐射防护和废物处理难度较大。但由于可获得高比活度的 ^{99}Mo，因此裂变法是目前大规模商业化制备 ^{99}Mo 的主要方式。

2) 中子活化法

利用反应堆热中子辐照天然钼或富集 $^{98}MoO_3$ 靶，通过 $^{98}Mo(n, \gamma)^{99}Mo$ 反应获得 ^{99}Mo，该反应的热中子截面约为 0.14 b，共振截面约为 7.2 b，比热中子截面高 50 倍以上，所以共振区的中子能谱严重影响了 ^{99}Mo 的产率。虽然，该方法制备的 ^{99}Mo 的比活度较低(约 2 Ci/g)，但不使用高浓铀作为靶件，^{99}Mo 的提纯工艺较为简单，且不存在复杂的放射性三废处理问题等。目前该法在印度、哈萨克斯坦等国家有小规模的应用[6]。

反应堆辐照法制备 ^{99}Mo 的工艺流程如图 2-2 所示。

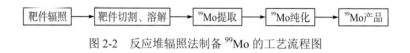

图 2-2　反应堆辐照法制备 ^{99}Mo 的工艺流程图

2. 加速器辐照法

1) 加速器辐照法

基于加速器辐照法的 ^{99}Mo 生产技术路线主要利用质子束轰击靶件产生中子束或 γ 射线等次级核束，再打靶产生 ^{99}Mo。近年来，应用较为广泛的技术包括加速器驱动裂变法 [$^{235}U(n, f)^{99}Mo$]和加速器驱动光子诱导法[$^{100}Mo(\gamma, n)^{99}Mo$ 和 $^{238}U(\gamma, f)^{99}Mo$]。加速器辐照法制备的 ^{99}Mo 相比于反应堆辐照法制备来说，具有生产周期短、无三废废物产生、Mo 的分离提纯较为简单，仅有少量 Nb、Zr 的同位素杂质等优点，但尚未形成产业化供应，相关的技术也正在开发完善中。加速器辐照法制备 ^{99}Mo 的工艺流程如图 2-3 所示。

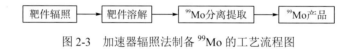

图 2-3　加速器辐照法制备 ^{99}Mo 的工艺流程图

2) 中子发生器法

中子发生器法制备 ^{99}Mo 是利用加速器中子源 $^3H(d, n)^4H$ 反应产生的快中子照射 ^{100}Mo，再通过 $^{100}Mo(n, 2n)^{99}Mo$ 反应获得 ^{99}Mo。在该反应过程中，当快中子能量为 14 MeV 时，反应截面约为 1.5 b，为 $^{99}Mo(n, r)^{99}Mo$ 核反应截面的 10 倍。通过理论计算可知，1 g ^{100}Mo（富集度 100%）和天然钼分别辐照 198 h、冷却 1 天后产生的 ^{99}Mo 的比活度分别为 79 GBq/g 和 7.6 GBq/g。目前该方法还处于研究阶段，^{99}Mo 的产量较低[6]。其主要工艺流程如图 2-4 所示。

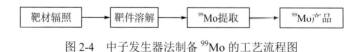

图 2-4　中子发生器法制备 ^{99}Mo 的工艺流程图

另外，^{99}Mo 也可通过 $^{99}Tc(n, p)^{99}Mo$ 和 $^{102}Ru(n, \alpha)^{99}Mo$ 的方式获得，通过理论模拟计算可知，当使用 ^{102}Ru 或天然钌为靶材时，可获得无载体的 ^{99}Mo 的比活度为 480000Ci/g。

2.2.2　^{99}Mo-^{99m}Tc 发生器制备技术

^{99m}Tc 是目前使用最广泛的医用放射性同位素，随着核医学的发展，特别需要 ^{99}Mo-^{99m}Tc 发生器，尤其是迫切需要高比活度的 ^{99}Mo-^{99m}Tc 发生器。其主要核反应如图 2-5 所示。

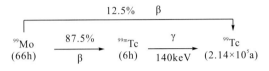

图 2-5　^{99}Mo-^{99m}Tc 发生器的核反应图

根据 ^{99}Mo-^{99m}Tc 发生器制备方法的不同，目前市售的发生器主要有以下几种。如表 2-2 所示。

表 2-2　^{99}Mo-^{99m}Tc 发生器的优缺点对比[6-11]

类型	优点	缺点
色谱型发生器	①不需要用价格昂贵的靶材料及很高的中子通量；②由于 ^{99}Mo 是无载体的，色谱柱体积小，洗脱液的放射性浓度高；③发生器操作简单	①处理设备的投资高；②必须小心谨慎地进行加工处理，以避免裂变产物的沾污；③存在放射性三废处理④每毫居里 ^{99m}Tc 的成本高
凝胶型发生器	①堆照天然钼或富集 ^{98}MoO$_3$；②加工处理设备简单；③废水处理问题比用裂变法制备的发生器小得多；④发生器操作简单	①^{98}Mo(n，r)的反应截面小，洗脱液体积大，放射性浓度低；②需要昂贵的富集 ^{98}Mo 和高通量的反应堆，是最昂贵的 ^{99m}Tc 的生产方法
溶剂萃取型发生器	①堆照天然钼或富集 ^{98}MoO$_3$②应用比放射性低的辐照过的天然钼；③可根据需要增加或减少生产量；④产品不含化学杂质、产品的放射性浓度高、放射性核纯高；⑤分离效率高；⑥适合工业公司或医院使用；⑦每毫居里 ^{99m}Tc 的成本低	①设备复杂，需要训练有素的工作人员；②甲乙酮(MEK)蒸气易着火
升华型发生器	①处理设备简单；②产品不含化学杂质；③产品放射性浓度(10Ci/mL)；放射性核纯高；④每毫居里 ^{99m}Tc 的成本低	①分离效率低(约 25%)；②不适合小型核医学实验室使用
电化学发生器	①母体 ^{99}Mo 的比活度不受限；②放射性污染小；③可实现自动化	操作人员需具备电化学和放射化学的操作技能

1. 色谱型 ^{99}Mo-^{99m}Tc 发生器

色谱型发生器选用无机离子交换剂作为吸附剂,吸附剂填充到色谱柱中,利用吸附剂对 ^{99}Mo 和 ^{99m}Tc 吸附容量的差异实现两者的分离[2]。一般采用 Al_2O_3 作为柱填料,将所获得的钼[^{99}Mo]酸钠或钼[^{99}Mo]酸铵溶液的 pH 调整至酸性,进行色谱柱装载,制备成色谱型 ^{99}Mo-^{99m}Tc 发生器。使用时用生理盐水进行淋洗,可获得 ^{99m}Tc。该发生器生产的 ^{99}Mo 的装载量高、产品洗脱效率高。工艺流程如图 2-6 所示。

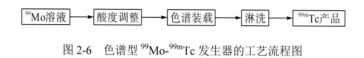

图 2-6　色谱型 ^{99}Mo-^{99m}Tc 发生器的工艺流程图

2. 凝胶型 ^{99}Mo-^{99m}Tc 发生器

将获得的 ^{99}Mo 与氧氯化锆形成凝胶颗粒,经过造粒、烘干,分装成体积较小的 ^{99}Mo-^{99m}Tc 发生器。使用时用生理盐水进行洗脱,可获得 ^{99m}Tc[7]。该发生器的制备工艺简单,不存在复杂的放射性三废处理及铀的回收等问题,生产成本低,但洗脱效率较低,洗脱液中的杂质含量偏高。工艺流程如图 2-7 所示。

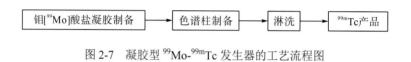

图 2-7　凝胶型 ^{99}Mo-^{99m}Tc 发生器的工艺流程图

3. 溶剂萃取型 ^{99}Mo-^{99m}Tc 发生器

利用溶剂萃取的方法可将 ^{99m}Tc 从 ^{99}Mo(通过堆照 MoO_3 生产)的碱性溶液中分离,主要以甲乙酮(methyl ethyl ketone,MEK)、三辛胺、三辛甲基氯化铵等作为萃取剂。该方法具有生产成本低、可获得高纯度及高比活度的子体 ^{99m}Tc、废物量小等特点[8]。但操作过程较为复杂,需经过有机萃取剂分离 ^{99m}Tc,包含有机萃取剂的蒸发及冷凝回收和对产品中残渣的过滤、杂质去除等过程。

工艺流程如图 2-8 所示。

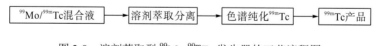

图 2-8　溶剂萃取型 ^{99}Mo-^{99m}Tc 发生器的工艺流程图

4. 升华型 ^{99}Mo-^{99m}Tc 发生器

利用锝的氧化物(Tc_2O_7 和 TcO_3)的蒸气压高于钼的氧化物(MoO_3),将辐照后的钼靶在 850℃ 充氧的炉子中进行加热,使 ^{99m}Tc 以氧化物的形式升华,从而实现对 ^{99m}Tc 与 ^{99}Mo 的分离[8]。

虽然此法获得的 ^{99m}Tc 产品纯度较高,但该方法的分离效率较低(25%~30%)。其工艺流程如图 2-9 所示。

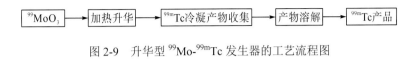

图 2-9　升华型 ^{99}Mo-^{99m}Tc 发生器的工艺流程图

5. 电化学 ^{99}Mo-^{99m}Tc 发生器

该发生器使用电化学方法将 ^{99m}Tc 从 ^{99}Mo/^{99m}Tc 的混合物中沉淀到 Pt 电极上,进一步将沉淀 ^{99m}Tc 的电极放入盐酸溶液中,加压后 ^{99m}Tc 被氧化溶解于盐酸中,将该溶液通过 Al_2O_3 柱后用 0.9%盐水进行洗脱。在电化学分离过程中可以使用任何比活度的 ^{99}Mo,该法具有工艺稳定、分离效率和产品活度保持不变等优点,可多次重复提取、易于实现自动化操作。工艺流程如图 2-10 所示。

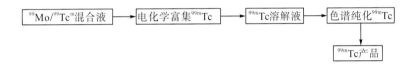

图 2-10　电化学 ^{99}Mo-^{99m}Tc 发生器的工艺流程图

2.2.3　^{111}In 制备技术

^{111}In 的半衰期为 2.83 d,通过电子俘获衰变,主要释放能量为 173 keV 和 247 keV 的两种 γ 射线,可用作诊断用放射性同位素,^{111}In 标记放射性药物主要用于肿瘤显像[12, 13]。

^{111}In 的生产方法主要有三种[14]:①通过回旋加速器产生质子轰击 ^{112}Cd 获得,要求质子流的能量为 16~22MeV;②通过回旋加速器产生质子轰击 ^{111}Cd 获得,要求质子流的能量为 4~15 MeV;③通过 α 粒子轰击 ^{109}Ag 获得,要求 α 粒子流的能量为 15~30 MeV。具体核反应为:

$$^{111}Cd \xrightarrow{(p,\,n)} {}^{111}In$$

$$^{112}Cd \xrightarrow{(p,\,2n)} {}^{111}In$$

$$^{109}Ag \xrightarrow{(\alpha,\,2n)} {}^{111}In$$

^{111}In 的制备步骤通常包括靶件制备、靶件辐照、靶件溶解和放射化学分离等步骤。以四川大学原子核科学技术研究所利用 CS-30 回旋加速器制备 ^{111}In 为例[14],其具体制备步骤如下。

靶件制备:采用电镀法制备铬靶件,将铜靶置于电沉积槽中,阳极为 Pt 丝,阴极为铜衬底,$U=3.5$ V,$I=100$ mA,电镀时间为 5~6 h。得到的靶质地均匀致密,光滑且镀层厚度适中。

靶件辐照:采用 26 MeV 质子对靶件进行辐照,辐照束流为 25~30 μA,辐照时间 2 h。

靶件溶解：辐照靶件冷却 24 h 后，用 50 mL 的 5 M HNO_3 溶解 3 min 即可。

放射化学分离：先用 5M HNO_3 酸化 P204 树脂柱，平衡柱床，再将辐照靶件的溶解液上柱，然后先用 40mL 的 5M HNO_3 淋洗过柱，除去大量的 Cu^{2+}、Cd^{2+} 及少量的 Zn^{2+}，再用 20 mL 的 3M HCl 解吸 In^{3+}。由此可制得放射性同位素纯度大于 99% 的 ^{111}In，杂质金属离子浓度小于 8.0 mg/L。

2.2.4　^{125}I 制备技术

^{125}I 是一种半衰期较长 $(T_{1/2}=59.7d)$ 的碘放射性同位素，它通过电子俘获释放能量为 35.50keV 的 γ 射线，并伴随产生能量分别为 27.20 keV、27.47 keV 的 X 射线。由于 ^{125}I 的半衰期较长，γ 射线的能量低，无 β 辐射，因此在核医学临床诊断、生物医学研究和肿瘤近距离治疗(X 射线种籽源)方面得到了广泛应用。

加速器和反应堆均可以生产 ^{125}I。1946 年，Allen 和 Albert 利用 14 MeV 的氘核在回旋加速器中轰击天然碲靶首次制备得到 ^{125}I。目前加速器制备 ^{125}I 的核反应有 $^{124}Te(d, n)^{125}I$、$^{125}Te(d, n)^{125}I$ 及 $^{123}Sb(\alpha, 2n)^{125}I$ 等，但由于加速器生产 ^{125}I 的价格昂贵，产量低，加上碘的其他放射性同位素难以分离，因此加速器生产 ^{125}I 的方法至今未能在实际应用中得到发展[15, 16]。

目前，^{125}I 主要利用反应堆热中子辐照 ^{124}Xe 产生的 ^{125}Xe 衰变得到，核反应如图 2-11 所示。

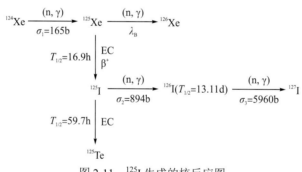

图 2-11　^{125}I 生成的核反应图

该过程会产生半衰期为 13.11d 且能量较高的 ^{126}I，^{125}I 的产额降低，对 ^{125}I 产品的质量造成了不利影响。天然 ^{124}Xe 的丰度仅为 0.096%，通常需要采用高富集度的 ^{124}Xe 作为靶材料在反应堆内进行短时间照射，以增加 ^{125}I 的产量，降低 ^{126}I 的含量。现阶段，利用 ^{124}Xe 气体在反应堆中辐照生产 ^{125}I 的方法有高压靶筒分批辐照法、间歇循环回路法和连续循环回路法。

1. 高压靶筒分批辐照法

高压靶筒分批辐照法的生产步骤主要包括高压气体靶件制备、辐照、衰变、分离及提取。

首先将天然或富集的 ^{124}Xe 压缩到靶筒内(锆合金或铝合金)制成高压气体靶件,检验合格后放入反应堆孔道内辐照一定时间,然后取出靶件放置约一个月,等待 ^{125}Xe 衰变成 ^{125}I,同时使 ^{126}I 杂质衰变至 ^{125}I 含量的 1% 以下,随后向靶筒内注入氢氧化钠溶液溶解浸取衰变的 ^{125}I,最后经过分离提纯得到 ^{125}I。高压靶筒法为静态法,辐照期间生成的 ^{125}I 会吸收中子产生 ^{126}I 杂质,所以产品中 ^{126}I 杂质的含量占比高,因此需要通过较长时间放置(冷却)使 ^{126}I 衰变,衰变过程会导致 ^{125}I 产品的衰变损失。此外,每次生产需要重新制作高压靶筒,操作过程相对繁杂。

2. 间歇循环回路法

间歇循环回路法系统主要包括反应堆活性区辐照部分和堆外非活性区衰变两部分。工艺流程为:先向反应堆活性区的辐照瓶内充入 ^{124}Xe,辐照一定时间后,将气体(包括 ^{124}Xe 和 ^{125}Xe)全部转移到非活性区的衰变瓶(置于液氮冷阱)内进行衰变,待 ^{125}Xe 充分衰变成 ^{125}I 后,用液氮或干冰冷却衰变瓶,使 ^{125}I 气体吸附在衰变瓶内壁上,再将原料气体(Xe)重新入堆进行循环辐照。每批生产可进行单次到多次循环,循环操作完成后,取走收集衰变的容器,转运至同位素实验室回收 ^{125}I,通过分离纯化获得 ^{125}I 溶液。间歇循环回路法生产得到的 ^{125}I 产品杂质含量很少,核纯度高。相比于高压靶筒法,该法简化了高压靶筒的制备过程,同时每批生产可进行单次到多次循环,也可以获得较好品质的 ^{125}I 产品[17, 18]。

3. 连续循环回路法

为了获得高品质的 ^{125}I,研究者提出了连续循环法辐照生产的设计理念,即在反应堆旁边设计建造一个密闭回路系统生产 ^{125}I。布置在反应堆辐照瓶内的 ^{124}Xe 气体受到热中子辐照产生 ^{125}Xe,然后 ^{125}Xe 连续不断地被转移到位于非中子活性区的衰变瓶内衰变产生 ^{125}I,而衰变瓶内的 ^{124}Xe 包括一小部分 ^{125}Xe 再返回中子活性区继续接受辐照,如此循环。连续循环回路法根据气体循环驱动原理的不同又可分为压力差循环法、热量差循环法和外力驱动的循环回路法。连续循环法在辐照过程中,气体在外力驱动下一直处于单向、连续、动态的循环中,因此最大限度地避免了 ^{125}I 留在反应堆活性区吸收中子生成 ^{126}I 杂质的可能,提高了 ^{125}I 产品的质量。此外,连续循环回路法在反应堆非活性区设计了吸附装置用以专门捕集辐照过程中产生的 ^{125}I,它取代了传统间歇循环法的衰变装置,避免了衰变、冷冻等过程,简化了操作步骤。

2.2.5　^{18}F 制备技术

^{18}F 的半衰期为 109.8min,可用于 PET 显像,具有高灵敏度和高分辨率,在众多正电子同位素中,^{18}F 的使用最广泛,但因其半衰期比较短,故生产过程的快速性和可靠性十分重要[19]。

目前,^{18}F 的制备途径主要有以下三种:

$$^{18}\text{O} \xrightarrow{(p,n)} {}^{18}\text{F}([^{18}\text{O}]\text{H}_2\text{O})$$

$$^{18}O \xrightarrow{\text{(p, n)}} {}^{18}F([{}^{18}O]O_2)$$
$$^{20}Ne \xrightarrow{\text{(d, α)}} {}^{18}F$$

1. $^{18}O(p, n)^{18}F$ 反应 ($[^{18}O]H_2O$)

目前，采用加速器产生的质子轰击$[^{18}O]H_2O$（GMP 纯，富集度≥95%）是制备 ^{18}F 的主要方法[20]，反应式为：

$$[^{18}O]H_2O + {}^1p \longrightarrow [^{18}F]FH + n$$

该方法使用液体靶系统，如图 2-12 所示。质子束流从回旋加速器真空腔引出后经真空膜、氦气和靶膜后轰击高纯$[^{18}O]H_2O$，靶材前后分别通过氦气和循环水进行冷却，真空膜和靶膜材质均为 Havar 膜（Co 42.5%，Cr 20%，Fe 17.46%，Ni 13%，W 2.8%，Mo 2.4%，Mn 1.6%，C 0.2%）。辐照时，质子能量为 5～20 MeV，束流强度为 20～80 μA，轰击时间为 20～80 min，真空膜厚度为 10μm，靶膜厚度为 50μm，氦气冷却层厚度为 6mm，$[^{18}O]H_2O$的腔室厚度为 3mm，体积约为 2.1mL。辐照得到的无载体$[^{18}F]F^-$通过氦气流从靶中转移至接收瓶中，然后将其富集在季铵型阴离子交换柱上，再用 1mL 含 4,7,13,16,21,24-六氧-1,10-二氮双环[8.8.8]二十六烷 [4,7,13,16,21,24-hexaoxa-1,10-diazabicyclo(8.8.8) hexacosane，Kryptofix 222]和 K_2CO_3的混合溶液洗脱即可得到$[^{18}F]F^-$溶液，并在 100℃的氦气流中共沸蒸干水分后直接用于药物合成。目前，^{18}F 的生产已实现自动化，其自动化生产模块见图 2-13。

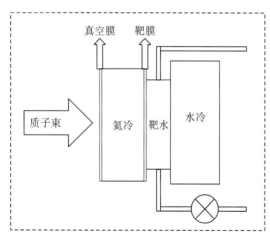

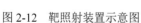

图 2-12 靶照射装置示意图

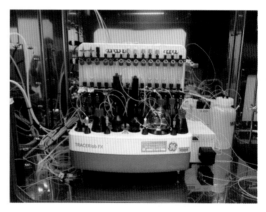

图 2-13 ^{18}F 的自动化生产模块

对于加速器质子能量的选择，北京大学肿瘤医院王风等使用蒙特卡罗 FLUKA 程序建立了质子辐照靶室模型，模拟计算正电子同位素 ^{18}F 在单位束流和单位时间的相对产量与质子能量的关系，结果如图 2-14 所示。在该质子辐照模型下，当质子能量为 17～19 MeV 时，可获得最大的正电子同位素 ^{18}F 产量，质子能量过高或过低，同位素产量都会降低，能量在 5 MeV 以下的质子因无法引发核反应将不会产出正电子同位素 ^{18}F，当质子能量超过 30 MeV 时，^{18}F 同位素的产量约为峰值产量的 10%[21]。

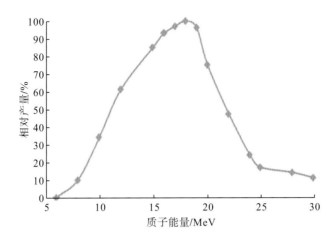

图 2-14　^{18}F 相对产量与质子能量的变化关系

2. $^{18}O(p, n)^{18}F$ 反应 ($[^{18}O]O_2$)

该方法以含 ^{18}O 的氧气为靶材，用质子轰击，可以得到含 ^{18}F 的氟气，反应式为

$$[^{18}O]O_2 + 2\,^1p \longrightarrow [^{18}F]F_2 + 2n$$

具体生产流程为：使用 18MeV 质子束通过由 10μm 厚 Havar 制成的真空箔和由 600μm 厚铝制成的靶箔，将其减速至 14.4 MeV。富集的 $[^{18}O]O_2$ 气体（>98%）用作靶气体填充至靶盒内并使其压力为 15.0 kg/cm^2，然后用 17～30 μA 的质子束辐照 150 min。辐照后，采用混合 2% 氟气的氩气回收含 ^{18}F 的 F_2 气体[22]。

该方法相对困难，因为 ^{18}F 很活泼。该方法涉及一项关键技术——将辐照的中间产物借助化学法于微量冷氟气体中转化成 ^{18}F-CH$_3$F，该技术的操作难度大，难以从气态介质中回收 $[^{18}F]F_2$，理论产量不高。

3. $^{20}Ne(d, \alpha)^{18}F$ 反应

该方法用高能的氘核轰击氖气，以制备出含 ^{18}F 的氟气，反应式为

$$^{20}Ne + d \longrightarrow {}^{18}F + \alpha$$

该方法的反应能量较低，活性不高，生产时间较长，辐照产物中 ^{18}F 所占比例极低，不利于 ^{18}F 的采集，故目前已不使用该方法[23]。

2.2.6　^{64}Cu 制备技术

^{64}Cu 可通过加速器和反应堆制备得到，加速器制备的核反应包括 $^{64}Ni(p, n)^{64}Cu$、$^{64}Ni(d, 2n)^{64}Cu$、$^{64}Zn(d, 2p)^{64}Cu$ 等，反应堆制备的核反应包括 $^{64}Zn(n, p)^{64}Cu$、$^{63}Cu(n, \gamma)^{64}Cu$ 等。

1. 加速器制备 ^{64}Cu

目前，加速器制备高比活度 ^{64}Cu 最常用的核反应为：

$$^{64}\text{Ni} \xrightarrow{\text{(p, n)}} {}^{64}\text{Cu}$$

该核反应对加速器的能量要求低，产率高，制备得到的 ^{64}Cu 具有高比活度和放射化学纯度。制备流程如图 2-15 所示。通过小型回旋加速器轰击 ^{64}Ni 固体靶，采用 AG1-X8 离子交换树脂进行分离纯化得到高纯度的 ^{64}Cu。辐照靶材为 ^{64}Ni 富集固体靶，天然丰度为 0.93%，需求富集度为 91.0%以上，形式为金属 Ni 或 NiO$_2$[24, 25]。

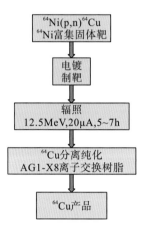

图 2-15 ^{64}Cu 制备技术流程图

(1) ^{64}Ni 固体靶的制备：采用 ^{64}Ni(纯度为 99.32%)进行 ^{64}Ni 固体靶的制备，通过电镀池将 ^{64}Ni 电镀在圆形金靶上。制备得到的 ^{64}Ni 固体靶上的 ^{64}Ni 镀层应平滑、均匀、致密、没有凹坑和裂纹，同时 ^{64}Ni 镀层应牢固地黏附在靶衬底(铜片或金片)上，以防在靶片轰击时，^{64}Ni 镀层发生脱落。^{64}Ni 电镀装置及制得的固体靶如图 2-16 所示。

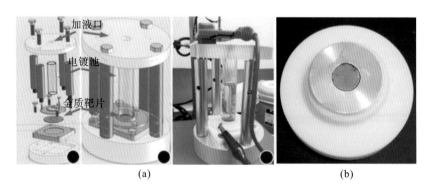

图 2-16 ^{64}Ni 固体靶的制备：(a) ^{64}Ni 电镀装置；(b) 制得的固体靶图片[25]

(2) ^{64}Ni 固体靶的轰击：采用回旋加速器对制备好的 ^{64}Ni 固体靶进行辐照，质子能量为 12.5MeV 左右，轰击束流为 20μA，辐照时间为 5~8 h。^{64}Ni 固体靶被轰击后，也可能会发生一些其他的核反应，如 ^{64}Ni(p, α)^{61}Co($T_{1/2}$=1.65h)、^{60}Ni(p, n)^{60}Cu($T_{1/2}$=23.7min)、^{62}Ni(p, n)^{62}Cu($T_{1/2}$=9.7min)、^{61}Ni(p, n)^{61}Cu($T_{1/2}$=3.4h)。因此，辐照结束后，其整体的放射性比较高。为了减少不必要的辐射，可在停止轰击 2 h 后将固体靶转移至热室进行 ^{64}Cu 的纯化。另外，应尽量采用高纯度的 ^{64}Ni 金属来制备 ^{64}Ni 固体靶，以减少不必要的杂质放射性核素生成。

(3) 靶件溶解：将轰击完成后的 ^{64}Ni 固体靶传递到纯化系统，放入溶解槽中。采用高浓度(6M)超纯盐酸加热(185℃左右，40 min)溶解靶件。

(4) ^{64}Cu 的分离纯化：^{64}Cu 的自动化分离纯化过程如图 2-17 所示，主要工艺流程如下：将溶解后的产物加入预处理好的 AG1-X8 离子交换树脂中，用 6M 超纯盐酸淋洗回收 ^{64}Ni，并用 1M 的超纯盐酸洗脱收集 ^{64}Cu 产品。随后，在加热条件下通入高纯氮气鼓泡，吹干酸体系，再用 0.1M 的超纯盐酸复溶以获得放射性 ^{64}CuCl$_2$ 溶液。

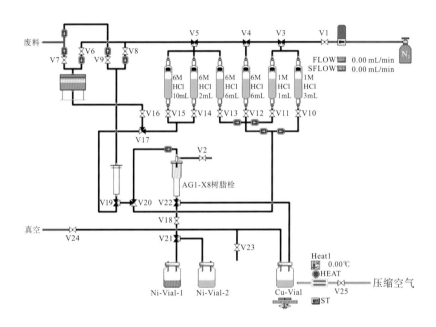

图 2-17 ^{64}Cu 自动化分离纯化操作系统图

2. 反应堆制备 ^{64}Cu

利用反应堆生产 ^{64}Cu 也是可选择的方案。反应堆生产 ^{64}Cu 主要有两种途径，其一是利用热中子反应 ^{63}Cu(n, γ)^{64}Cu，其二是利用快中子反应 ^{64}Zn(n, p)^{64}Cu。^{63}Cu(n, γ)^{64}Cu 热中子捕获截面为 4.5 b，即 4.5×10^{-28} m^2。

《简明放射性同位素应用手册》给出了 ^{63}Cu(n, γ)^{64}Cu 反应生产 ^{64}Cu 的理论产额(表 2-3)，辐照 7d 产额基本饱和。

表 2-3　　^{63}Cu(n，γ)^{64}Cu 生产 ^{64}Cu 的理论产额

中子通量 /(n·cm^{-2}·s^{-1})	1×10^{13}	4×10^{13}	1×10^{14}	5×10^{14}
7d	8.00	31.6	77.3	335

注：中子通量单位为(n·cm^{-2}·s^{-1})，产额单位为 Ci/g。

　　2011 年，印度曾报道分别采用天然 CuO 粉末（光谱级，99.99%化学纯）和富集 CuO（99.9% ^{63}Cu）粉末作为靶材，在中通量研究堆上生产 ^{64}Cu[26]。先将 10～200mg 天然 CuO 粉末封装在石英管中，再将其冷焊密封在标准铝罐中，然后在反应堆中以 6.6× 10^{12} (n·cm^{-2}·s^{-1})的热中子通量辐照 3d。辐照后的靶材在 6M HCl 溶液中进行加热溶解，再将溶液蒸发至接近干燥并在 0.1M HCl 溶液中复溶，即可得到 ^{64}CuCl$_2$ 溶液。对于富集 CuO 粉末靶材，先将其溶于 0.1M HCl 制成 0.2 mg/L 的储备溶液，再将该溶液等分至石英安瓿瓶中，并小心蒸发干。随后，将安瓿瓶封口并密封在标准铝罐中进行中子辐照。辐照结束后，将靶材置于 5 mL 的 2M HCl 中温和加热溶解，再将所得溶液蒸发至接近干燥并在 2 mL 超纯水中复溶，即可得到 ^{64}CuCl$_2$ 溶液。经过测试，通过天然 CuO 粉末和富集 CuO 粉末制备的 ^{64}Cu 的比活度分别为 254GBq/g（6.8Ci/g）和 348GBq/g（9.4Ci/g）。考虑到天然 CuO 粉末易得，后处理简单，因此这不失为一种经济的 ^{64}Cu 的生产方法，适用于对 ^{64}Cu 比活度要求不高的应用。

2.2.7　^{68}Ge-^{68}Ga 发生器制备技术

　1. ^{68}Ge-^{68}Ga 发生器制备

　　^{68}Ge-^{68}Ga 发生器是 ^{68}Ga 的主要生产方式，^{68}Ga 由其母体同位素 ^{68}Ge 衰变得到，衰变链见图 2-18。

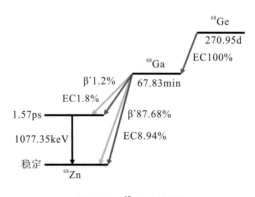

图 2-18　^{68}Ge 衰变链

　　目前，^{68}Ge-^{68}Ga 发生器主要采用动态吸附法制备[27]。取一定量吸附剂（TiO$_2$、SnO$_2$、改性 SiO$_2$ 树脂等）填充于硼硅酸盐玻璃柱内，玻璃柱顶部和底部均放置有多孔过滤板，以避免引入颗粒杂质，并防止在洗脱液流动过程中对柱床造成扰动。填充完毕后，用一定浓

度的盐酸洗去填充柱上的细小颗粒和杂质并预平衡柱体。随后，将 ^{68}Ge 原料液以自然流速通过冷柱，并再次用一定浓度盐酸淋洗柱子除去可能的杂质和游离 ^{68}Ge，即制得 ^{68}Ge-^{68}Ga 发生器分离柱。分离柱的入口和出口均用聚四氟乙烯管分别与注射泵和 ^{68}Ga 产品瓶相连接，将分离柱置于铅屏蔽圆柱体中并组装，即得到待用 ^{68}Ge-^{68}Ga 发生器，发生器结构见图 2-19。

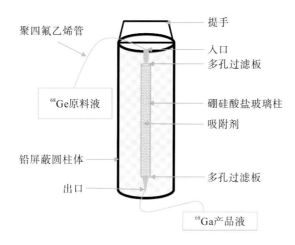

图 2-19　^{68}Ge-^{68}Ga 发生器结构示意图

2. 母体同位素 ^{68}Ge 制备

作为发生器的原料和 ^{68}Ga 的母体同位素，^{68}Ge 的制备至关重要。制备 ^{68}Ge 的常用核反应为：

$$^{nat}Ga \xrightarrow{(p,\,xn)} {}^{68}Ge$$

$$^{69}Ga \xrightarrow{(p,\,2n)} {}^{68}Ge$$

上述核反应的激发函数如图 2-20 所示[28]。从图中可以看出，两个核反应在质子能量为 19MeV 时的反应截面均最大(470mb)，并且在低质子能量范围内(≤30 MeV)的反应截面远高于高能量范围(30～60 MeV)，但最佳辐照能量的选择仍依赖于加速器型号和靶件类型、组分及厚度等因素。制备 ^{68}Ge 时，采用能量为 20～60 MeV 和电流为 40～125μA 的质子轰击装载于各种靶件上的 ^{nat}Ga(化学纯度为 99.99%)或 ^{69}Ga(需求富集度≥99.60%)，时间为 60～640 h，即可获得 ^{68}Ge。入射的质子能量根据靶的性质和厚度而变化，靶件形式通常为纯镓铌窗靶件、镓/镍合金靶件等。

1) 采用镓/镍合金靶件制备 ^{68}Ge

通常采用电沉积法制备镓/镍合金固体靶件，具体工艺流程如图 2-21 所示。将厚铜基底进行打磨和清洗后装配于电镀槽中，加入电镀液，在镀槽外层套上橡胶手套以绝缘，接好电源，电镀数小时后拆下电镀元件并清洗晾干，即得到目标靶件[29]。

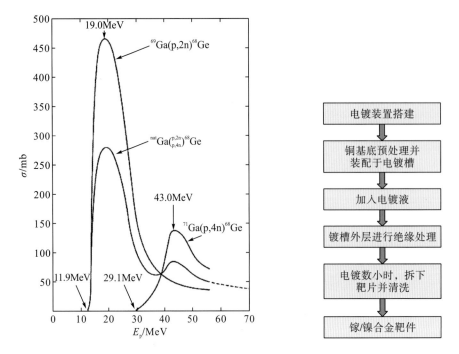

图 2-20　不同能量质子生产 ^{68}Ge 的激发函数[28]　　　图 2-21　镓/镍合金靶件制备的工艺流程图

　　辐照结束后，靶件冷却放置约两周，以使短寿命同位素(如 ^{69}Ge 和 ^{67}Ga 等)衰减，然后进行 ^{68}Ge 的提取，提取流程如图 2-22 所示。首先将辐照后的靶件置于硫酸/过氧化氢混合液进行溶解，采用甲苯进行萃取并用稀盐酸反萃，然后将反萃得到的 ^{68}Ge 粗产品用离子交换树脂(如 Sephadex©G25 树脂等)进行分离纯化，即得到 ^{68}Ge 产品。

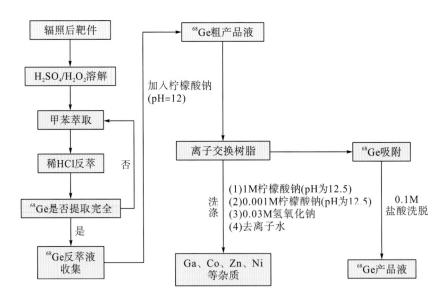

图 2-22　辐照后镓/镍合金靶件中 ^{68}Ge 的提取流程

2) 采用纯镓铌窗靶件制备 ^{68}Ge

纯镓铌窗靶件的结构如图 2-23 所示[30]，其制备流程如下：首先将两半 Nb（化学纯度为 99.9%）圆盘用电子束焊接在一起形成小盒，然后将 Nb 盒在电热板上加热至 70 ℃，再将液体 Ga（化学纯度为 99.99%）通过填充口注入 Nb 盒。通过排气口抽掉靶件内部的空气，再用电子束焊接并将装料口和排气口进行真空密封，靶件即制备成功。铌盒规格：直径 6.98cm，厚度 5.08mm。Nb 窗口可将位于靶堆背面的 Ga 靶材料封装起来，并且保持密封状态以包裹和容纳熔融的 Ga。此外，Nb 窗口还必须很薄（0.3mm），以避免质子束能量的不必要衰减。Nb 通常在生产 ^{68}Ge 的加速器设备中用作包裹材料，并且已在美国 LANL 使用了十多年。由于很少有金属能承受熔融 Ga 的化学侵蚀，除 Nb 外，其他可能的抗侵蚀候选元素还包括 Re、W 和 Ta。但是，原子密度相对较低的 Nb 可以更好地避免质子束的能量损失。

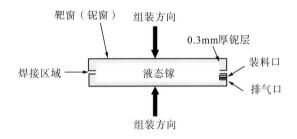

图 2-23　纯镓铌窗靶件示意图[30]

辐照结束后，加热靶件使镓液化，然后倒入烧杯，加入 6mL 4M HCl 和 2mL 30%的 H_2O_2，温和搅拌，^{68}Ge 即以 $GeCl_4$ 的化学形式从镓中被萃取出来，而镓基本不溶解。以上萃取过程重复数次，将 ^{68}Ge 全部提取出来后，同时有毫克量级的 ^{65}Zn 作为共萃物存在于 ^{68}Ge 粗产品液中。将萃取得到的 ^{68}Ge 粗产品用离子交换树脂进行分离纯化（分离纯化过程与镓/镍合金靶件制备 ^{68}Ge 的过程相同，见图 2-21），即可得到 ^{68}Ge 产品[31]。

2.2.8　^{89}Zr 制备技术

目前，^{89}Zr 的生产主要通过回旋加速器产生质子或氘核轰击 ^{89}Y 获得，主要的两个核反应为：

$$^{89}Y \xrightarrow{(p,\,n)} {}^{89}Zr$$

$$^{89}Y \xrightarrow{(d,\,2n)} {}^{89}Zr$$

其中，^{89}Y$(p, n)^{89}$Zr 核反应因需要的质子能量较低而被广泛使用，制备流程如图 2-24 所示[32]。

（1）固体靶的制备及装载：靶材为天然丰度 ^{89}Y（100%），形式为金属钇，化学纯度为 99.9%。靶材 ^{89}Y 在常温下为固体，通常将靶材以薄膜、薄片、溅射镀层或电镀的方式装载到铜靶托或铝靶托上，然后将靶托安装于回旋加速器固体靶系统，固体靶前端接入回旋加速器的氦气冷却系统，后端接入水冷系统。安装完成后检查固体靶的密封性，保证水冷和氦冷循环系统正常。靶薄膜/薄片可以直接购买，装载较为方便，但是产量略低，需要及时散热；溅射镀层可以进行高束流、长时间轰击，但制备方法略为复杂；使用电镀的方法将靶材料沉淀到靶托上进行轰击是一种创新方法，但电镀需要在无水溶液中进行，沉淀物的黏合度和均匀性仍值得研究。薄膜/薄片因成本低廉，装载方便，是目前最常用的靶材。

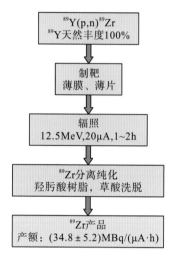

图 2-24 ^{89}Zr 制备技术流程图

(2) ^{89}Y 固体靶的轰击：调节能量衰减膜厚度，使质子能量衰减至约 12.5MeV，轰击束流为 20 μA，轰击时间为 1~2 h，轰击完成后使用自动化回收系统收集靶片。

(3) ^{89}Zr 的分离纯化：通过自动回收装置将轰击后的靶片收集至热室，放置 24 h 以去除短寿命的放射性杂质。将靶片从固体靶托中卸下，并置于浓盐酸(6 M)溶液中完全溶解，溶解液通过预处理的羟肟酸树脂后分别用盐酸(2M)和高纯水冲洗，最后用草酸(1M)溶液从树脂中淋洗出 ^{89}Zr 产品。

^{89}Y 在自然界中只有一种稳定的同位素，但 ^{89}Y (p, n) ^{89m}Zr、^{89}Y (p, 2n) ^{88}Zr、^{89}Y (p, pn) ^{88}Y 等副反应会引入杂质，同时制靶过程中使用的铜靶托或铝靶托会引入微量的铜、铁、镍等元素，对竞争性标记产生影响，故必须清除，只有高纯的 ^{89}Zr 才能进行有效的药物标记。离子交换树脂法简单方便，已成为目前最常用的分离提纯方法。将 ^{89}Y/^{89}Zr 混合溶液经过活化的异羟肟酸树脂，并使用草酸溶液淋洗即可得到高纯度的 ^{89}Zr 溶液[33]。

2.2.9 ^{14}C 制备技术

^{14}C 发生 β 衰变，半衰期为 5730 年，射线平均能量为 49.47 keV。

^{14}C 的生产是利用反应堆辐照高纯氮化铝靶，通过 ^{14}N(n, p) ^{14}C 反应得到 ^{14}C，然后将 ^{14}C 制成较稳定的[^{14}C]BaO$_3$ 原料，^{14}C 继续衰变为 ^{90}Y 的半衰期高达 5730 年。^{14}N 的天然丰度为 99.634%，该(n, p)反应的热中子反应截面为 1.83b。根据氧化剂的不同，辐照靶料的

后处理分为湿法和干法。湿法主要使用溶液氧化剂，干法则使用高温氧气作为氧化剂。

$$^{14}N \xrightarrow{(n,\,p)} {}^{14}C \xrightarrow{\beta^-} {}^{14}N$$

湿法处理的典型流程如下：将氮化铝粉末放入辐照靶罐中，使用氮气置换靶罐内的空气，然后将其密封，得到氮化铝辐照靶件。在反应堆中辐照高纯氮化铝靶件，辐照后的靶件使用氢氧化钠溶液溶解，溶液加入重铬酸钾作为氧化剂，得到氮气、氮氧化合物、二氧化碳的混合气体，然后使用酸性高锰酸钾溶液吸收氮氧化合物气体，再使用氢氧化钠溶液分级吸收二氧化碳，继续加入氯化钡溶液，形成 $Ba^{14}CO_3$ 沉淀。通过分级串联吸收和工艺控制，二氧化碳的回收率不低于 98%。氧化剂也可以使用碘酸钾、三氧化铬、硫酸和磷酸的混合溶液[34, 35]。制备流程如图 2-25 所示。

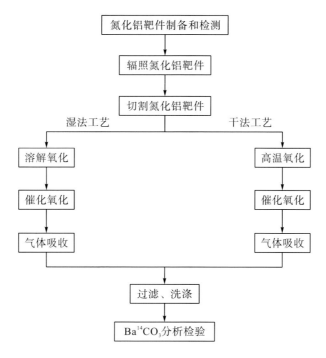

图 2-25　$Ba^{14}CO_3$ 制备流程图[34, 36]

干法处理与湿法处理的区别主要是氧化阶段，使用高温氧气作为氧化剂，缓慢通过氮化铝辐照靶料，得到的一氧化碳、二氧化碳混合气体经过氧化铜催化氧化，得到二氧化碳气体，然后经过氢氧化钠溶液吸收，氯化钡沉淀，最后得到 $Ba^{14}CO_3$ 沉淀[36]。

2.2.10　^{32}P 制备技术

^{32}P 的半衰期为 14.3d，发射纯 β^- 射线（平均能量为 0.69 MeV），在组织内的最大射程可达 8.6mm，平均射程为 4mm。^{32}P 在临床上的应用较为广泛，$Na_2H^{32}PO_4$ 或 $NaH_2^{32}PO_4$ 化合物的口服液或注射针剂主要用于治疗真性红细胞增多症和原发性血小板增多症等疾病，疗效显著；$Cr^{32}PO_4$ 胶体可用于治疗耳廓假性囊肿等疾病；^{32}P 还可制成外用敷贴器治

疗皮肤病，如疤痕、尖锐湿疣、血管瘤等；^{32}P 制成的放射性支架可以防止冠状动脉血管成形术后的再狭窄；$Na_3{}^{32}PO_4$ 可用于缓解骨转移疼痛；^{32}P 玻璃微球也可用于原发性肝癌治疗[37]。

^{32}P 最早是在回旋加速器上利用核反应 ^{31}P(d, p)^{32}P 制得，但是加速器生产的产额低、成本高，无法满足临床对 ^{32}P 迅速增长的需求，这使得 ^{32}P 生产转向产量较大的反应堆生产。用反应堆生产 ^{32}P 的方法主要有三种[38]。第一种是以含硫(S)靶材料(硫磺或硫化物)通过 ^{32}S(n, p)^{32}P 反应制备。该方法适合快中子反应堆生产，可得到无载体的高纯 ^{32}P，比活度高。但该方法辐照所需的靶材量较大，后处理需从百克硫中分离出毫克级 ^{32}P，同时还有一定量的放射性废物产生。第二种方法是利用 ^{31}P(n, γ)^{32}P 反应通过辐照磷(P)靶材料(赤磷或磷化物)制备 ^{32}P。此法生产所得 ^{32}P 含有大量的 ^{31}P 载体，比活度远低于 ^{32}S(n, p)^{32}P 法。其优点是该法制备产品比活度可满足医用要求，辐照靶件不需要经过复杂的化学分离纯化，产生的放射性废物少，是高通量热中子堆生产 ^{32}P 的首选方法。第三种是以含氯(Cl)材料通过 ^{35}Cl(n, α)^{32}P 反应制备 ^{32}P，但是该方法制备 ^{32}P 的产率很低且没有得到实际应用。

2.2.11 ^{89}Sr 制备技术

^{89}Sr 发生 β 衰变，射线平均能量为 587 keV，半衰期为 50.56d[39]。^{89}Sr 主要是通过反应堆辐照得到的。根据辐照靶件和中子类型的不同，辐照方式和制备工艺也有所不同。

第一种方法是利用热中子辐照，通过 ^{88}Sr(n, γ)^{89}Sr 反应制备，但是该反应的反应截面很小(5.8 mb)，如图 2-26 所示。天然锶存在四种同位素，分别是 ^{84}Sr、^{86}Sr、^{87}Sr 和 ^{88}Sr，相对丰度分别为 0.56%、9.86%、7.02%和 82.56%。如果使用天然碳酸锶辐照，会产生 ^{85}Sr 杂质。^{85}Sr 的半衰期为 65d，发生 γ 射线，能量为 514 keV，化学上很难分离。采用富集度高的 ^{88}Sr，则可以避免该问题，但原料成本较高。此外，该方法还会产生有剧毒的 ^{90}Sr 杂质。经辐照的靶件切割后使用 1M 盐酸溶解，蒸发后再次溶解，然后检测比活度和放射性杂质，调整比活度和 pH，即可分装得到 ^{89}SrCl$_2$ 产品(图 2-27)。该方法的优点是靶料装载量小，辐照后的化学处理工艺简单，产生的放射性废物少。但是，该方法生产的 ^{89}SrCl$_2$ 溶液产品的比活度较低，含有大量载体及放射性杂质 ^{85}Sr 和 ^{90}Sr，而且需要高的热中子通量和长时间的连续照射才能获得满足临床使用要求的 ^{89}Sr[40-43]。

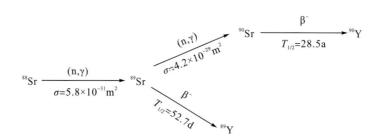

图 2-26 ^{88}Sr 辐照的核反应[42]

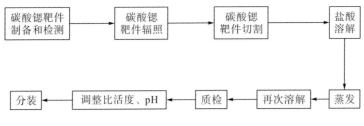

图 2-27　$^{89}SrCl_2$ 生产流程图[43]

第二种方法是利用快中子辐照，通过 $^{89}Y(n, p)^{89}Sr$ 反应制备。采用天然丰度的高纯氧化钇，经过辐照后分离，可以得到无载体的 ^{89}Sr。该方法可以得到高比活度的 $^{89}SrCl_2$ 溶液，但是该反应的截面更小(<1 mb)，反应需要能量较高的快中子，但会发生 $^{89}Y(n, \gamma)^{90}Y$ 反应，产生放射性 ^{90}Y 杂质。辐照靶料的装载量高，辐照靶料的化学处理技术远高于第一种方法，会产生较多的放射性废物[42]。

处理 Y_2O_3 辐照靶料，一般是在加热条件下使用硝酸溶解，然后分离得到 ^{89}Sr。分离时可以联合使用溶液萃取和树脂分离，也可以使用多级树脂串联分离。溶液萃取可以使用磷酸三丁酯(tributyl phosphate，TBP)从硝酸溶液中将大部分的 Y^{3+} 分离，再使用 P204 萃淋树脂除去微量的 Y^{3+}。P204 萃淋树脂在硝酸浓度低于 0.2 M 时对 Y^{3+} 的吸附能力较好，当硝酸浓度为 5～7M 时对 Y^{3+} 的吸附能力不好。利用该特性可将萃取后溶液中少量的 Y^{3+} 除去。P204 萃淋树脂在较高 pH 条件下对 Sr^{2+} 具有吸附能力，当 pH 为 1.0 时对 Sr^{2+} 的吸附能力很弱。使用 0.1M 硝酸溶液上柱，可以分离除去溶液中的 Y^{3+}。然后，用 HZ-001 型阳离子交换树脂除去 Rb^+ 杂质，用 HZ-803 大孔径树脂除去残留的有机物，最后得到 $^{89}SrCl_2$ 产品[41]。锶-钇的溶液萃取分离也可以使用二(2-乙基己基)磷酸[bis(2-ethylhexyl) phosphate，HEDHP]作为萃取剂[44]，单独使用 P204 萃淋树脂也可以达到较好的锶-钇分离效果[45]。

锶树脂是一类对锶有特殊吸附能力的树脂，也可用于锶-钇分离。锶树脂使用冠醚 4,4′(5′)-二叔丁基环己基-18-冠-6 作为萃取剂，其对 Sr 的吸附能力随着硝酸浓度的增加而增强，在 8M 硝酸中，除了金属钡，锶树脂对所有碱金属和碱土金属没有任何吸附能力。基于锶树脂的锶-钇分离，首先使用浓硝酸溶解氧化钇，然后调节溶液中硝酸浓度为 3～4M 后上柱，锶被吸附在树脂上后，再使用去离子水将锶从树脂上淋洗下来，浓缩淋洗液并调节硝酸浓度至 3～4M，然后进入第二级锶树脂并进行进一步纯化，使用去离子水解吸附，解吸附淋洗液直接进入 Dowex 50-X8 阳离子交换树脂除去有机物，最后调节 pH，分装[46]，如图 2-28 所示。

第三种方法是通过医用同位素反应堆(medical isotope production reactor，MIPR)从 ^{235}U 裂变产物中提取 ^{89}Sr。^{235}U 裂变会产生 ^{89}Kr 和 ^{90}Kr 等放射性气体。这些气体很快从溶液中逸出并进入气体回路。^{89}Kr 的半衰期为 197.7s，在铀裂变中的产额为 4.88%，^{89}Kr 衰变为 ^{89}Rb，再衰变成为 ^{89}Sr。^{90}Kr 的半衰期为 33s，在铀裂变中的产额为 5.93%，^{90}Kr 衰变为 ^{90}Rb，再衰变成为 ^{90}Sr。衰变产物 ^{89}Sr 和 ^{90}Sr 很难使用化学方法进行分离，但可以利用 ^{89}Kr 和 ^{90}Kr 半衰期不同的特性分别得到衰变产物 ^{89}Sr 和 ^{90}Sr[47, 48](图 2-29)。

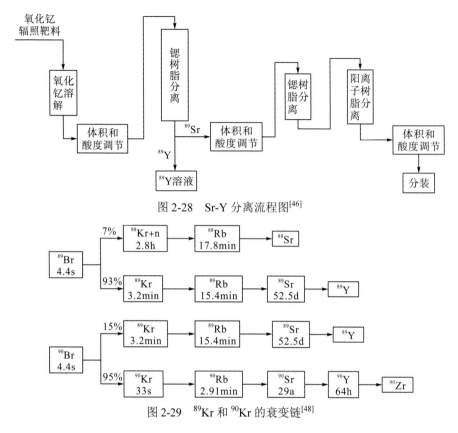

图 2-28 Sr-Y 分离流程图[46]

图 2-29 ^{89}Kr 和 ^{90}Kr 的衰变链[48]

从裂变气体中提取 ^{89}Sr 需要在 MIPR 气回路中设置气回路旁路,裂变气体在 MIPR 气回路旁路中完成 ^{89}Sr 的提取(图 2-30)。当裂变气体进入气回路旁路时,气体首先通过 ^{90}Sr 沉降段。在 ^{90}Sr 沉降段,绝大部分 ^{90}Kr 衰变为 ^{90}Rb,然后再衰变为 ^{90}Sr 并沉降在管壁,未沉降部分则在通过过滤器 A 时被过滤。气体通过过滤器 A 后进入 ^{89}Sr 提取段。在 ^{89}Sr 提取段,大部分 ^{89}Kr 衰变为 ^{89}Rb,然后再衰变为 ^{89}Sr 并沉降在管壁,没有沉降的 ^{89}Sr 则在通过过滤器 B 时被去除。^{90}Sr 沉降段的长度由气体通过时间和气体流速决定,^{89}Sr 提取段的长度可根据 ^{89}Kr 的衰变时间和气体流速决定。^{89}Sr 提取段中 ^{89}Sr 与 ^{90}Sr 的放射性活度比可以达到 10^8。沉降结束后,^{89}Sr 提取段和过滤器 B 中的固体可以通过化学方法分离出 Cs、Ba、Ce、La 等杂质,从而得到符合医用标准的 ^{89}SrCl$_2$ 产品[47, 48]。

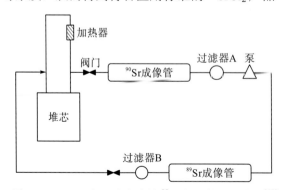

图 2-30 MIPR 气回路旁路的 ^{89}Sr 提取装置示意图[48]

2.2.12　^{90}Y 制备技术

^{90}Y 的半衰期较短，仅 64.2h，发射纯 β 粒子（β 衰变占比约 99.99%），β 射线的能量高（E_{max} 为 2.28MeV，E_{ave} 为 0.93MeV），相比 γ 射线而言辐射范围小，可使肿瘤在短时间内接受到较大的辐照剂量，以保证治疗效果，目前已成为实体肿瘤放射性介入治疗及放射性免疫治疗常用的同位素。^{90}Y 主要通过以下两种途径获得：一是在反应堆中利用中子轰击高纯度的 ^{89}Y$_2$O$_3$ 靶，通过 ^{89}Y$(n, γ)^{90}$Y 反应产生 ^{90}Y；二是利用 ^{90}Sr 衰变平衡体系，从 ^{235}U 裂变产物中提取 ^{90}Sr（裂变产额约为 5.93%），制备成 ^{90}Sr-^{90}Y 发生器，再淋洗获得 ^{90}Y[49, 50]。

其反应如图 2-31 所示。

^{90}Y生成的核反应图——$(n, γ)$法（有载体^{90}Y）

$$^{89}\text{Y} \xrightarrow[(n, γ)]{σ=1.28\text{b}} {}^{90}\text{Y} \xrightarrow[E_{max}=2.28\text{MeV}]{T_{1/2}=64.2\text{h}, β^-} {}^{90}\text{Zr}（稳定）$$

^{90}Y生成的核反应图——^{90}Sr-^{90}Y发生器法（无载体^{90}Y）

$$^{235}\text{U} \xrightarrow[(n, f)]{裂变产额5.93\%} {}^{90}\text{Sr} \xrightarrow[E_{max}=0.546\text{MeV}]{T_{1/2}=28.78\text{a}, β^-} {}^{90}\text{Y} \xrightarrow[E_{max}=2.28\text{MeV}]{T_{1/2}=64.2\text{h}, β^-} {}^{90}\text{Zr}（稳定）$$

图 2-31　^{90}Y 生成的核反应图

1. $(n, γ)$法

$(n, γ)$法制得的 ^{90}Y 是有载体的 ^{90}Y。主要用途是制备 ^{90}Y 玻璃微球，可用于原发性肝癌的治疗。此外，也可直接将被活化的 Y$_2$O$_3$ 溶解后制成放射性敷贴剂，用于治疗皮肤脉管性疾病和瘢痕疙瘩。

^{90}Y 玻璃微球的制备工艺流程如图 2-32 所示，主要包括 ^{89}Y 冷玻璃微球的获取、辐照靶件的制备、反应堆辐照、出堆后 ^{90}Y 玻璃微球的分装和湿热灭菌、产品包装出货等过程。

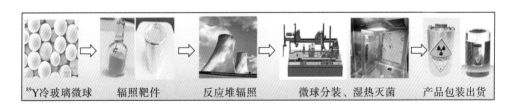

^{89}Y冷玻璃微球　　辐照靶件　　反应堆辐照　　微球分装、湿热灭菌　　产品包装出货

图 2-32　^{90}Y 玻璃微球制备的工艺流程

其中，^{89}Y 冷玻璃微球是氧化钇[^{89}Y]与其他金属氧化物混合，经熔炼、退火、粉碎、火焰喷雾重熔、冷却、过筛等工艺制成的具有特定粒径分布的实心玻璃球，^{89}Y 则均匀分布于玻璃球体内。所使用的其他金属氧化物要求辐照后不产生放射性同位素或仅产生半衰期很短的放射性同位素，文献报道的可用于制造医用玻璃微球的其他金属氧化物主要包括碱金属和碱土金属氧化物，如 Na$_2$O、MgO、Al$_2$O$_3$、SiO$_2$、K$_2$O 等[51, 52]。目前，美国食品

药品监督管理局(Food and Drug Administration，FDA)已批准的 ^{90}Y 玻璃微球(商品名：TheraSphere®)的玻璃体由 Y_2O_3、SiO_2、Al_2O_3 三种氧化物构成，三者的质量分数分别为 40%、40%、20%，平均粒径为 20～30μm。

^{89}Y 冷玻璃微球辐照时的靶件形式一般为双层密封结构，内层为石英瓶，外层为高纯铝盒，可有效避免辐照过程中放射性物质的溢出，在保证安全性的同时避免了 ^{89}Y 冷玻璃微球直接与辐照铝盒接触而引入杂质。石英瓶和铝盒分别进行熔封，经密封性、无损渗透检测合格后进入反应堆辐照。

^{89}Y 发生(n，γ)反应制备 ^{90}Y 的反应截面为 1.28b，基于 ^{90}Y 的半衰期，理论计算表明，辐照时间≥14d，^{90}Y 玻璃微球的比活度趋于稳定，根据反应堆热中子通量的不同，活化后的 ^{90}Y 玻璃微球的比活度为 1～5 mCi/mg。因 ^{90}Y 玻璃微球的比活度直接决定了临床的给药量，与用药安全性和治疗有效性密切相关，因此应尽量选用热中子通量高的孔道辐照，以保证 ^{90}Y 玻璃微球产品的比活度尽可能高。

出堆后的 ^{90}Y 玻璃微球靶件在热室切割外铝盒后转移至屏蔽工作箱内，借助相应的工装完成微球的精确分装、湿热灭菌等工序。^{90}Y 玻璃微球注射剂的产品形式为 20～250 mg 的 ^{90}Y 玻璃微球固体分散于 0.6mL 生理盐水中，活度范围为 81～540 mCi。制得的 ^{90}Y 玻璃微球注射液，除留样质检外，直接出货。

2. $^{90}Sr\text{-}^{90}Y$ 发生器法

$^{90}Sr\text{-}^{90}Y$ 发生器法制得的 ^{90}Y 为无载体的 ^{90}Y，其比活度较高，主要用途是与靶向分子结合后用于肿瘤的放射性免疫治疗，以及制备成 ^{90}Y 树脂微球用于肝癌的放射性介入治疗。裂变法无载体 ^{90}Y 制备的工艺流程如图 2-33 所示。

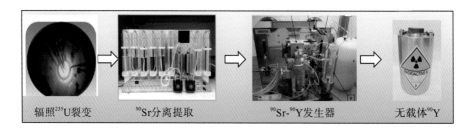

辐照^{235}U裂变　　　^{90}Sr分离提取　　　$^{90}Sr\text{-}^{90}Y$发生器　　　无载体^{90}Y

图 2-33　$^{90}Sr\text{-}^{90}Y$ 发生器法制备无载体 ^{90}Y 的工艺流程

该方法的原理是从回收 U 和 Pu 后的高放废液或生产 ^{99}Mo 后的放射性废物中提取获得 ^{90}Sr 原料，然后制备成 $^{90}Sr\text{-}^{90}Y$ 发生器，$^{90}Sr\text{-}^{90}Y$ 衰变平衡后进行定期淋洗，获得无载体的 ^{90}Y。该方法的优点是能在远离反应堆的地方快速方便地获得无载体的 ^{90}Y，易在医院使用和推广。

其中，反应堆辐照 ^{235}U 裂变为 ^{90}Sr 的份额为 5.93%，^{90}Sr 的回收需通过工业级的 ^{90}Sr 及其他裂变同位素回收设施进行。目前，俄罗斯(Mayak)、美国(西北太平洋国家实验室，Pacific Northwest National Laboratory，PNNL)、印度(Bhabha Atomic Research Centre，Mumbai)、中国(404 厂)等相关国家均已具备相应能力。回收后的 ^{90}Sr 基于 $^{90}Sr\text{-}^{90}Y$ 配位

螯合、离子价态、化学电位、吸附性能等性质的差异被制备成 ^{90}Sr-^{90}Y 发生器，当 ^{90}Sr 不断自发衰变为 ^{90}Y 且 ^{90}Sr-^{90}Y 平衡时，二者的活度比为 $1：0.9991$，分离 ^{90}Y 约 20d 后重新达到平衡。制备 ^{90}Sr-^{90}Y 发生器各方法的原理及优缺点见表 2-4。

表 2-4　不同类型 ^{90}Sr-^{90}Y 发生器的原理及优缺点[49, 53, 54]

方法	原理	具体路径	优缺点
电化学沉积	酸性介质中 Sr^{2+}、Y^{3+} 电极电位存在差异，化合价高的 $^{90}Y^{3+}$ 优先沉积到阴极上 $Sr^{2+}+2e \rightarrow Sr$　$E^0=-2.89V$ $Y^{2+}+3e \rightarrow Y$　$E^0=-2.27V$	pH 为 2～3、0.1M 硫酸铵或硝酸铵溶液、电压为 -2.5V、两个铂片电极（关键指标：pH 与电流或电压）	操作复杂，分离时间长（单次电沉积约 1h），产生的废液量大（主要为 ^{90}Y 纯化电沉积液）
沉淀法	通过控制条件或添加载体使 ^{90}Sr 和 ^{90}Y 具有不同的溶解度以实现分离	^{90}Y 与 $Fe(OH)_3$ 共沉淀	适用于从大量 ^{90}Sr 中分离 ^{90}Y，缺陷在于 Fe^{3+} 不易去除
		磷酸溶液中，控制酸度，形成磷酸氢钇胶体沉淀	需添加天然钇作为载体
		浓硝酸中，$^{90}Sr(NO_3)_2$ 形成晶体析出	^{90}Sr 析出不彻底且产生大量放射性废液
溶剂萃取法	^{90}Sr 和 ^{90}Y 在互不相溶的有机萃取剂和水相间的分配系数不同	HDEHP，选择性萃取 ^{90}Y，^{90}Y 进入有机相	用时短，但操作复杂，^{90}Y 产品中有引入有机物的风险且会产生大量的有机废液
		冠醚类萃取剂，选择性萃取 ^{90}Sr，^{90}Y 留在水相	
柱分离法	母体吸附型（选择性吸附 ^{90}Sr）	无机离子交换剂：水合氧化锰、沸石、铁酸钾、硅钛类化合物	耐热、耐辐照，但洗脱剂一般为螯合剂，如柠檬酸、羟胺等，洗脱得到的 ^{90}Y 化学形态复杂，必须经过处理才能用于 RIT
		阳离子交换树脂：Dowex50W-X8，Sr^{2+}、Y^{3+} 均吸附于树脂上，使用 Y 螯合剂将其洗脱	树脂所受辐照大，寿命短，洗脱剂为柠檬酸、EDTA、DTPA 等，需进一步处理
		有机萃淋树脂：骨架为高分子化合物，如苯乙烯二乙烯苯或无机化合物氧化铝、氧化锆、硅胶等，萃取剂为冠醚类，如 18-冠-6	萃取剂易脱落，长期耐辐照能力差
	子体吸附型（选择性吸附 ^{90}Y）	无机离子型：钒酸钠、TiO_2、ZrO_2 等	交换容量有限，分离过程会产生大量的放射性废液
		有机萃淋型：HDEHP 等对 ^{90}Y 选择性好的萃取剂	化学稳定性好但耐辐照稳定性不足

2.2.13　^{131}I 制备技术

^{131}I 的半衰期为 8.02d，是 β 衰变同位素，发射 β 射线（99%）和 γ 射线（1%），β 射线的最大能量为 606.5 keV，主要 γ 射线的能量为 364.0 keV，已成为核医学中诊断和治疗多种疾病的重要同位素之一[55,56]。

^{131}I 可通过以下方式获取：①从铀的早期裂变产物中分离获得；②利用反应堆以热中子轰击 ^{130}Te，通过 (n，γ) 反应生成 ^{131}Te，^{131}Te 再经过 β 衰变获得 ^{131}I；③利用回旋加速器以氘核轰击 ^{130}Te，通过 (d，n) 反应生成 ^{131}I。其反应如图 2-34 所示。

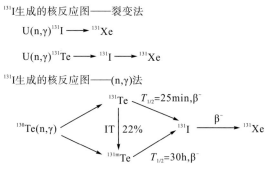

^{131}I生成的核反应图——裂变法

$$U(n,\gamma)^{131}I \longrightarrow {}^{131}Xe$$

$$U(n,\gamma)^{131}Te \longrightarrow {}^{131}I \longrightarrow {}^{131}Xe$$

^{131}I生成的核反应图——(n,γ)法

图 2-34 ^{131}I 生成的核反应图[57]

1. 裂变法

^{131}I 是浓缩铀靶裂变生产 ^{99}Mo 的副产品之一，通过辐照浓缩铀靶，经化学处理，使 ^{131}I 从其他裂变产物中分离出来，经过纯化后制成产品。^{235}U 裂变生成 ^{131}I 的产额为 3.1%，该生产方式多采用在酸性溶液蒸发并收集挥发出来的 ^{131}I，具有提取效率低(效率仅为 60%)、放射性废物量大等缺点，如图 2-35 所示。同时，由于裂变产物中还含有上百种放射性核，所以要求生产工艺的除污系数较高，这样才能制备出符合药典要求的 ^{131}I 产品。由于该方法需要较高的制靶技术、靶件解体技术、分离纯化技术和放射性废物处理技术等，目前只有俄罗斯、比利时、美国等少数废物处理水平较高的国家从事裂变 ^{131}I 的生产。

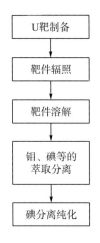

图 2-35   裂变法生产 ^{131}I 的流程图

2. (n, γ)法

(n, γ)法以单质碲或碲的各种化合物为原料入堆辐照生成 ^{131}Te，再经 β 衰变生成 ^{131}I，最后将 ^{131}I 从靶材料中分离出来。(n, γ)法生产 ^{131}I 具有工艺流程简单、生产周期相对较短、废物产生量小、废物处理简单等优点。

通过该法获得 ^{131}I 的提取方法主要有湿法蒸馏分离、干法蒸馏分离、电解法分离等。

1) 湿法蒸馏分离

印度原子能委员会(Department of Atomic Energy，DAE)报道，在 CrO_3 或重铬酸钾存在的情况下将辐照过的碲溶于硫酸中，以草酸作为还原剂，将 ^{131}I 蒸馏出来，用含有亚硫酸盐或硫代硫酸盐的碱性溶液吸收，^{131}I 的总产率可达到 90%。具体反应方程式如下。

第一阶段：辐照靶件溶解：

$$Te + 2H_2CrO_4 + 3H_2SO_4 \longrightarrow Cr_2(SO_4)_3 + H_2TeO_4 + 4H_2O$$

$$3I_2 + 10H_2CrO_4 + 15H_2SO_4 \longrightarrow 5Cr_2(SO_4)_3 + 6HIO_3 + 22H_2O$$

第二阶段：酸去除，形成单质碘：

$$H_2TeO_4 + H_2C_2O_4 \longrightarrow H_2TeO_3 + 2CO_2\uparrow + H_2O$$

$$2HIO_3 + 5H_2C_2O_4 \longrightarrow I_2 + 10CO_2\uparrow + 6H_2O$$

第三阶段：碘蒸馏吸收：

$$I_2 + Na_2SO_3 + H_2O \longrightarrow Na_2SO_4 + 2HI$$

$$2HI + 2NaOH \longrightarrow 2NaI + 2H_2O$$

除此之外，还可以在过氧化氢存在的情况下，用硫酸溶解碲，然后蒸馏得到 ^{131}I。此外，使用少量 NaOH 或 KOH 熔化碲，经冷却、研磨、过滤后，加入过量高锰酸钾、硫酸、草酸进行蒸馏分离 ^{131}I，总回收率为 85%～95%。湿法蒸馏对设备的要求低，但蒸馏时间长，产品的比活度和蒸馏效率较低。同时，该方法使用强酸体系，操作过程复杂且产生高放废液量大。

2) 干法蒸馏分离

干法蒸馏可采用金属 Te、TeO_2 作为辐照材料。例如，TeO_2 经过反应堆辐照后，直接进行高温蒸馏，通过 NaOH 溶液吸收产生的 ^{131}I 蒸气，可直接得到 $Na^{131}I$ 溶液，工艺流程如图 2-36 所示。该技术中的 ^{131}I 分离时间仅为 3～5 h，收率达到 95%以上[57, 58]。

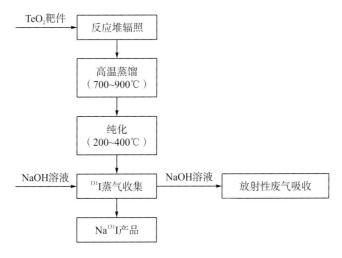

图 2-36　干法蒸馏法制备 ^{131}I 的工艺流程

2.2.14 ^{153}Sm 制备技术

^{153}Sm($T_{1/2}$＝46.3h)主要发射三种 β$^-$粒子[$T_{1/2}$＝46.3h，$E_{\beta max}$＝810keV(20%)，$E_{\beta max}$＝710keV(50%)，$E_{\beta max}$＝640keV(30%)，平均能量 $E_{\beta av}$＝224keV]，同时发射主要能量为 103keV(29%)的 γ 射线。^{153}Sm 发射的 β$^-$粒子在人体组织中的最大射程为 2～3mm，平均射程约为 0.6mm。由于能够同时发射 β 粒子和 γ 射线，^{153}Sm 通过与不同化合物偶联后，分别可用于癌症和其他疾病的同位素治疗及各种功能的同位素显像，在临床诊治和实验科学研究中具有广阔的应用前景[59-61]。

^{153}Sm 主要来源于反应堆辐照生产。制备方法为反应堆辐照 ^{152}Sm 得到 ^{153}Sm，热中子反应截面为 206b。具体的核反应如下：

$$^{152}Sm \xrightarrow{(n,\gamma)} {}^{153}Sm$$

通过反应堆辐照 ^{152}Sm 制备 ^{153}Sm 的方法比较简便，辐照产物不需要分离。缺点是天然钐中 ^{152}Sm 的丰度为 26.7%，而富集 ^{152}Sm 较为昂贵[60]。辐照天然 Sm_2O_3 靶件制备的 ^{153}Sm 具有较高的比活度，能够用于骨肿瘤姑息治疗和放射性滑膜切除[59]；而辐照富集 $^{152}Sm_2O_3$ 靶件制备的 ^{153}Sm 具有更高的比活度，能够用于靶向放射性同位素治疗[62]。^{153}Sm 制备的工艺流程主要包括以下几步。

^{152}Sm 靶件制备：一般采用氧化钐形式的靶件进行堆内辐照，天然 Sm_2O_3 靶件和富集 $^{152}Sm_2O_3$ 靶件均可，但使用富集靶可显著提高 ^{153}Sm 的比活度。

堆内辐照：^{153}Sm 的半衰期较短，辐照 7 d 其活度就可达到相对高点。同时在辐照过程中，^{153}Sm 可能产生衰变子体 ^{153}Eu，^{153}Eu 受中子辐照会形成少量长寿命的 ^{154}Eu。^{154}Eu 的存在将严重影响 ^{153}Sm 的使用，因此反应堆辐照时间不宜过长。此外，中子通量对 ^{153}Sm 的产量有很大影响，辐照中子通量越高，^{153}Sm 的产量也越高。因此，应尽量选择较高通量的反应堆。

靶件溶解：加入高浓度盐酸溶解堆照靶件，在加热条件下将 ^{153}Sm 由氧化物形态转化为三价离子形态；也可使用 0.1M 的盐酸微热溶解，然后直接使用，而不再经过下面所述的溶液蒸干和稀酸再溶解步骤处理[63]。

溶液蒸干：高温加热 ^{153}Sm(III)溶液，将水分蒸干，除去溶液中的过量盐酸。

稀酸再溶解：用浓度为 0.1M 的盐酸重新溶解，得到三氯化钐[^{153}Sm]产品。

2.2.15 ^{161}Tb 制备技术

^{161}Tb 的半衰期为 6.9 d，能发射低能量 β$^-$射线(平均能量为 154 keV)，射程为 0.29 mm，LET 约为 0.32 keV/μm。同时，其伴随发射 γ 射线($E\gamma$＝25.7 keV、48.9 keV、74.6 keV)，因而也可用于 SPECT 显像。^{161}Tb 的独特之处在于其发出相当数量的内转换电子和俄歇电子(≤40 keV)。由于俄歇电子具有 LET 高(4～26 keV)和射程短(2～500nm)的特点，所以非常适合于单个癌细胞和小癌细胞簇的治疗，这也是 ^{161}Tb 相较于 ^{177}Lu 的主要优势所在。另一个优势在于 Tb 的其他同位素，如 ^{155}Tb 可用于 SPECT 显像，而 ^{152}Tb 可用于 PET

显像，如果将这些同位素与 ^{161}Tb 进行配对使用，那么将有利于实现诊疗一体化和个性化治疗。

^{161}Tb 的生成方式单一，目前报道的 ^{161}Tb 主要通过堆照方式获得，但也有利用加速器获得少量 ^{161}Tb 的报道。其核反应图如图 2-37 所示。

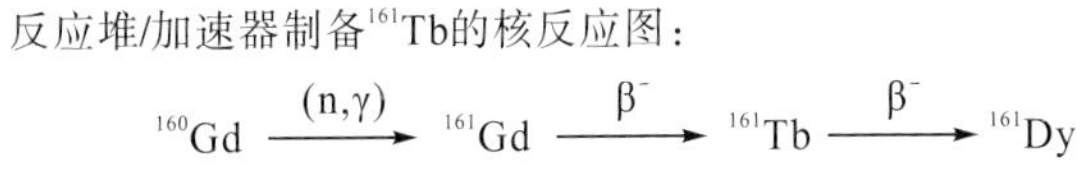

反应堆/加速器制备 ^{161}Tb 的核反应图：

$$^{160}\text{Gd} \xrightarrow{(n,\gamma)} {}^{161}\text{Gd} \xrightarrow{\beta^-} {}^{161}\text{Tb} \xrightarrow{\beta^-} {}^{161}\text{Dy}$$

图 2-37　^{161}Tb 制备的核反应图

1. 堆照制备 ^{161}Tb

利用反应堆，以 ^{160}Gd$_2$O$_3$ 为靶料，发生 ^{160}Gd(n，γ)^{161}Gd $\longrightarrow$ ^{161}Tb 中子反应，得到 ^{161}Tb 产品。具体的工艺制备流程图如图 2-38 所示。

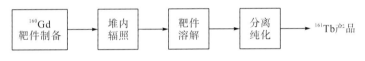

图 2-38　^{161}Tb 制备的工艺流程图

^{160}Gd 靶件制备：同位素 ^{160}Gd 的天然丰度相对较高，为 21.66%；但中子反应截面很小，只有 1.5b。此外，Gd 的其他天然同位素如 ^{157}Gd(天然丰度为 21.66%，$\sigma=2.3$b)能够通过多次中子反应生成 ^{159}Tb 等放射性杂质。为了得到满足使用要求的 ^{161}Tb 产品，目前 ^{161}Tb 的堆照制备工艺建议选用富集的 ^{160}Gd。目前报道的 ^{160}Gd 靶件的化学形态有 ^{160}Gd$_2$O$_3$、^{160}Gd(NO$_3$)$_3$ 两种。值得注意的是 ^{160}Gd(NO$_3$)$_3$ 为易潮物质，辐照过程中容易产生水汽，所以密封 ^{160}Gd(NO$_3$)$_3$ 靶料的安瓿瓶在反应堆内辐照时存在压力过大而破裂的风险[64]。

堆内辐照：^{160}Gd 的反应截面较小，只有 1.5b。为了提高 ^{161}Tb 反应的产额，建议在高中子注量条件下进行辐照。理论上在热中子通量为 1×10^{14}(n·cm^{-2}·s^{-1})的条件下堆照 14d，即可获得较高比活度的辐照产物。

靶件溶解：加入高浓度酸液溶解堆照靶件，在加热条件下辐照产物 ^{161}Tb、靶件原料 ^{160}Gd 均由氧化物形态转化为三价离子形态。

分离纯化：在 ^{161}Tb 堆照制备工艺中，分离纯化是最关键的环节。^{161}Tb 在堆内累积的过程中，会伴随自然衰变产生的 ^{161}Dy 子体同位素。在 ^{161}Tb 放射性标记的过程中，^{161}Dy、^{161}Tb 与螯合剂存在配位竞争关系。因此，^{161}Tb 的分离纯化过程既要完成痕量 ^{161}Tb($\sim10^{-4}$)从 ^{160}Gd 靶料中的富集提取，还要实现衰变子体 ^{161}Dy 的去除，整个分离过程涉及三种相邻镧系元素 Gd、Tb、Dy 的分离。由于镧系具有收缩规律(从镧到镥，随着原子量的增加，三价镧系元素的原子/离子半径呈现逐渐收缩的趋势)，导致镧系元素的物理化学性质极为相似，这进一步增加了 ^{161}Tb 的分离纯化难度[65]。

目前的 ^{161}Tb 分离纯化工艺主要包括：溶剂萃取法、离子交换色谱法、萃取色谱法。

溶剂萃取法又称液-液萃取法，该工艺主要采用传统有机溶剂萃取的方式来实现 ^{161}Tb 的分离纯化，文献报道的萃取剂种类非常丰富，包括二(2-乙基己基)正磷酸[di(2-ethylhexyl) orthophosphoric acid，HDEHP]、磷酸三丁酯[tributyl phosphate，TBP]、羧酸类[环烷酸(naphthenic acids)、正己酸(n-hexanoic)、正辛酸(n-octanoic)、3-环己基丙酸(3-cyclohexylpropanoic)、异壬酸(iso-nonanoic)、环己烷羧酸(cyclohexanecarboxylic acids)、2-乙基己酸(2-ethylhexanoic)、2-甲基环己烷羧酸(2-methyl-cyclohexanecarboxylic)、2,2,3-三甲基丁酸(2,2,3-trimetylbutanoic)、2-丁基-2-乙基己酸(2-butyl-2-ethylhexanoic)]、多元胺(versatic amines)类等[66,67]。该方法的缺点在于分离过程中不可避免地使用大量的有机溶剂，容易造成较为严重的环境后处理问题。

离子交换色谱法主要采用阳离子交换树脂进行 ^{161}Tb 的分离纯化，一般用 α-羟基异丁酸(α-hydroxyisobutyric acid，α-HIBA)缓冲液对装载有靶料的阳离子交换色谱柱进行淋洗[67-69]，将衰变子体 ^{161}Dy、辐照产物 ^{161}Tb、靶件原料 Gd 依次淋洗下来。这三种镧系元素在阳离子交换色谱柱上的保留时间顺序为 Dy＜Tb＜Gd，该方法所用阳离子交换柱为 Aminex A6(粒径为 17.5 μm，NH$_4^+$ 型)[70]或 Skyam(粒径为 12～22 μm，NH$_4^+$ 型)[64]。用该方法分离的 ^{161}Tb 溶解在 α-HIBA 缓冲液中，无法直接用于放射性标记。因此，需要通过离子交换柱(bio-rad AG 50W-X8，200～400 目，H$^+$形式)[70]或镧系柱(法国 Triskem International 公司，LN3 型)[64]将有机溶液置换为无机酸(HCl)溶液，得到最终的 ^{161}TbCl$_3$ 产品。该方法的缺点在于分离流程较慢，分离效率较低(^{161}Tb 的分离率为 80%～90%，Gd 靶料的去污因子约为 10^5)，难以满足规模化、高剂量 ^{161}Tb 制备工艺的需求。

萃取色谱法通过固载有配体分子的树脂(如 Ln SPS 树脂)进行镧系元素的分离。最常用作固定相的配体分子主要是有机磷化合物，包括 HDEHP、TBP、二苯基(二烷基氨基甲酰基甲基)氧化膦[diphenyl(dialkylcarbamoylmethyl) phosphine oxides]等。其中，HDEHP 是最常用且分离性能表现最佳的固载分子，其对相邻镧系元素的分离因子可高达 2.5。用于固载 HDEHP 的固定相有多种类型，包括硅藻土(kiselguhr)、聚(氯乙烯-醋酸乙烯酯)共聚物[poly(vinyl chloride-vinyl acetate)copolymer，Corvic]、聚氯三氟乙烷(polychlorotrifluoroethane，Kel-F)、多孔二氧化硅(porous silica，Zorbax-SIL)、聚甲基硅烷(polymethysilane，PMS)、硅藻土(celite®)等。而流动相一般选用无机酸液，如 HNO$_3$、HCl、HClO$_4$ 等[71-77]。该方法充分结合了溶剂萃取法的高选择性与离子交换色谱法多级分离各自的优点，具有分离快速、高效、产生废物少等优势，目前萃取色谱法已经在镧系元素的分离中得到了越来越广泛的应用。

2. 加速器制备 ^{161}Tb

目前可选用的利用加速器制备 ^{161}Tb 的核反应种类在理论上比较多(表 2-5)，但大部分还处于理论研究阶段，真正用于实际制备的很少。理论上利用核反应 ^{160}Gd(d，n)^{161}Tb 通过回旋加速器可获得无载体的 ^{161}Tb[78]；而利用氚核诱导 ^{160}Gd 制备 ^{161}Tb 的反应截面最大(277 mb)；利用 α 核诱导 ^{158}Gd 制备 ^{161}Tb 的反应截面则只有 2.62 mb。

表 2-5　利用 Gd 同位素制备 ^{161}Tb 的核反应路线

靶料	中子反应	σ_{max}/mb	$E_{\sigma max}$/MeV	靶料	中子反应	σ_{max}/mb	$E_{\sigma max}$/MeV
					(p, γ)	0.93	15
					(d, n)	13.9	10
^{158}Gd	(α, p)	2.62	30	^{160}Gd	(t, 2n)	277	10
					(^{3}He, pn)	14.6	20
					(α, p2n)	32.8	50

目前有报道的实例是匈牙利科学院核研究所利用 MGC-20E 回旋加速器，通过 ^{160}Gd(n, γ)^{161}Gd→^{161}Tb 反应实现 ^{161}Tb 的加速器制备。其工艺流程图如图 2-39 所示。

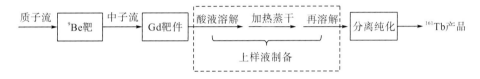

图 2-39　加速器制备 ^{161}Tb 的工艺流程

靶件制备：采用天然 Gd$_2$O$_3$ 粉末压制成 1cm 的压片，样品用薄聚乙烯袋密封，放入 AlMgSi 样品支架（9cm×9cm×0.1cm）上。

中子束流产生：能量为 17.8 MeV 且电流为 15.3 μA 的质子束轰击 3 mm 厚的铍（^{9}Be）靶，生成中子束流。

中子辐照：产生的中子束流轰击到 Gd$_2$O$_3$ 压片上，持续 9 h，总中子注量为 $1×10^{14}$n·cm^{-2}，得到 ^{161}Tb 产品。

上样液制备：加入盐酸溶解靶料，加热，待溶剂完全蒸发后，用 0.05 M NH$_4$Cl 再次溶解，得到用于下一步分离纯化用的上样液。

分离纯化：用阳离子交换柱，pH 为 4.5 的 α-HIBA 作为梯度洗脱剂，0.14 M、0.2 M、0.5M 的 α-HIBA 能够依次将 Dy、Tb、Gd 从阳离子交换柱上洗脱下来。从辐照靶料中对痕量 ^{161}Tb 进行提取纯化，得到 ^{161}Tb 产品。

此外，瑞士保罗谢尔研究所（Paul Scherrer Institute，PSI）利用瑞士散裂中子源（Swiss spallation neutron source，SINQ）进行了 ^{161}Tb 的制备，但其靶件制备及辐照后处理工艺路线与反应堆的堆照方式类似。

2.2.16　^{166}Ho 制备技术

^{166}Ho 的 $T_{1/2}$ 为 26.8h，主要发射两种 β 粒子[$E_{\beta max}$＝1854keV（50%），$E_{\beta max}$＝1774keV（48.7%），平均能量 $E_{\beta av}$=666 keV]，同时发射主要能量为 80.6 keV 的 γ 射线。

^{166}Ho 发射的高能 β$^-$粒子能够用于疾病治疗，而 80.6keV 的 γ 射线能够用于显像诊断。

由于 ^{166}Ho 的半衰期为 26.8h，4d 内将有超过 90% 的 ^{166}Ho 发生衰变；^{166}Ho 在软组织中的最大射程为 8.7mm，平均射程约为 2.2mm，并且 90% 的辐射剂量沉积在最初 2.1mm 的范围内。相对于目前临床使用的更长半衰期的 ^{32}P（$T_{1/2}$=14.262d）、^{90}Y（$T_{1/2}$=2.667d），^{131}I（$T_{1/2}$=8.021d）、^{177}Lu（$T_{1/2}$=6.734d）和 ^{186}Re（$T_{1/2}$=3.7183d），病变组织接受 ^{166}Ho 的照射剂量率更大。同时，^{166}Ho 还发射主要能量为 80.6keV 的 γ 射线，这使得 ^{166}Ho 具有疾病诊断与治疗一体化的功能，在现代核医学临床应用中具有独特的优势和广阔的应用前景[79]。

^{166}Ho 当前的主要用途是制备 ^{166}Ho 微球和标记膦酸化合物。^{166}Ho 微球可用于原发性肝癌及结直肠癌和神经内分泌肿瘤肝转移的放射性栓塞治疗（radioembolization）[80-83]，^{166}Ho 标记膦酸化合物可用于骨癌和癌症的骨转移治疗[84,85]。此外，^{166}Ho 还可用于皮肤敷贴[86]、放射性滑膜切除[87]等的治疗，并在抗体、多肽和小分子的标记中得到了广泛的应用研究[79,88]。

^{166}Ho 来源于反应堆辐照生产，其制备方法主要有两种：一种是直接制备法，即利用天然的 ^{165}Ho（丰度 100%）进行反应堆辐照，发生（n，γ）反应，得到有载体的 ^{166}Ho[80-82,89]；另一种是间接制备法，即利用 ^{164}Dy 进行反应堆辐照，发生 ^{164}Dy（n，γ）^{165}Dy（n，γ）^{166}Dy 反应，^{166}Dy（$T_{1/2}$=81.6 h）再进行 β 衰变后得到无载体的 ^{166}Ho[88,90-95]。其具体的核反应图如图 2-40 所示。

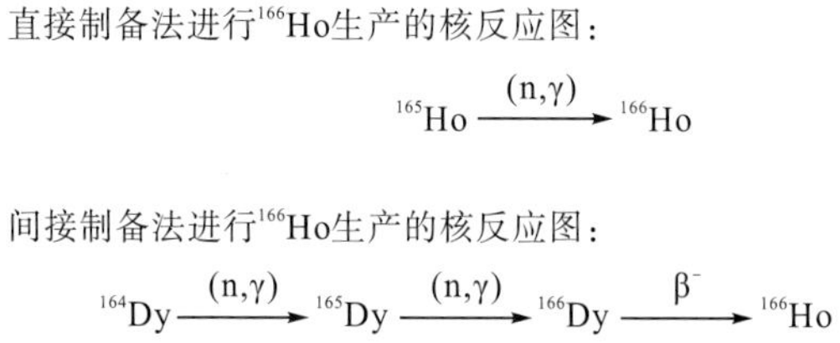

直接制备法进行 ^{166}Ho 生产的核反应图：

$$^{165}\text{Ho} \xrightarrow{(n,\gamma)} {}^{166}\text{Ho}$$

间接制备法进行 ^{166}Ho 生产的核反应图：

$$^{164}\text{Dy} \xrightarrow{(n,\gamma)} {}^{165}\text{Dy} \xrightarrow{(n,\gamma)} {}^{166}\text{Dy} \xrightarrow{\beta^-} {}^{166}\text{Ho}$$

图 2-40　^{166}Ho 制备的核反应图

1. 直接法制备 ^{166}Ho

直接法利用天然的 ^{165}Ho（天然丰度 100%）进行反应堆辐照，发生（n，γ）反应，得到 ^{166}Ho。该方法的优势在于辐照产物无须分离、后处理简便。但是，由于 ^{165}Ho 的反应截面（61.2 b）不高，所以产物中含有大量的 ^{165}Ho 载体，很难得到高比活度的 ^{166}Ho，并且还有长半衰期的 ^{166m}Ho（$T_{1/2}$=1200a）等副产物。其制备工艺流程主要包括以下几步。

^{165}Ho 靶件制备：一般采用氧化钬形式的靶件进行堆内辐照，^{165}Ho 的天然丰度为 100%，这对于制备 ^{166}Ho 比较有利。

堆内辐照：由于 ^{166}Ho 的半衰期较短，辐照 7~14d 其活度就能达到相对高点，即使辐照更长时间，^{166}Ho 的比活度也不会有明显增加。其产率主要依赖于反应堆的中子通量，中子通量从 1×10^{13}（n·cm^{-2}·s^{-1}）增加到 1×10^{15}（n·cm^{-2}·s^{-1}），^{166}Ho 的理论产率也相应提高近 100 倍。因此，采用直接法制备 ^{166}Ho 应尽量选择较高通量的反应堆。

靶件溶解：加入高浓度盐酸溶解堆照靶件，在加热条件下将 ^{166}Ho 由氧化物形态转化为三价离子形态。

溶液蒸干：高温加热 ^{166}Ho(III) 溶液，将水分蒸干，除去溶液中的过量盐酸。

稀酸再溶解：用 0.1M 盐酸重新溶解，得到三氯化钬[^{166}Ho]产品。

2. 间接法制备 ^{166}Ho

间接制备法利用 ^{164}Dy 进行反应堆辐照，发生 ^{164}Dy(n, γ)^{165}Dy(n, γ)^{166}Dy 反应，^{166}Dy($T_{1/2}$＝81.6h) 进行 β$^-$衰变后得到 ^{166}Ho。该方法的优势在于原料 ^{164}Dy 的反应截面(2720b)和中间产物 ^{165}Dy($T_{1/2}$＝2.334h)的反应截面(3900b)都很高，分离后能够得到比活度很高的无载体的 ^{166}Ho。但是，该法的分离流程较为复杂，且废液量较大。间接法制备 ^{166}Ho 的工艺流程主要包括以下几步。

靶件制备：一般采用氧化镝形式的靶件进行堆内辐照。^{164}Dy 的天然丰度为 28.18%，同时市面上也有富集 ^{164}Dy 出售，所以 ^{164}Dy 的含量能提高到 96%～98%。在经济条件许可的情况下，选择高富集度的 ^{164}Dy 能够显著提高 ^{166}Dy 的产率，进而获取更高活度的 ^{166}Ho。

堆内辐照：^{164}Dy 和 ^{165}Dy 发生(n, γ)反应的中子截面都很高，辐照 14～21d^{166}Dy 的活度就能够达到峰值平台，辐照过程中 ^{166}Ho 的含量随辐照时间缓慢累积，直至达到暂时平衡，继续延长辐照时间，^{166}Ho 的活度将随着 ^{166}Dy 活度的降低而同步降低。^{166}Ho(^{166}Dy) 的产率同样依赖于反应堆的通量，中子通量的提高能够显著提高 ^{166}Ho(^{166}Dy)的活度。采用间接法制备 ^{166}Ho 也应尽量选择较高通量的反应堆。

靶件溶解：加入高浓度酸液溶解堆照靶件，在加热条件下将辐照靶件由氧化物形态转化为三价离子形态。

分离纯化：由于 Dy 和 Ho 为紧邻的镧系元素，其物理和化学性质极其相似，所以对其的分离非常困难。在文献公开报道的现有技术中，分离 ^{166}Dy/^{166}Ho 的常用方法主要有两种。一种是阳离子交换分离法[88, 90, 91]，使用阳离子交换树脂作为固定相，用 α-HIBA 淋洗实现 ^{166}Ho 与 ^{166}Dy 的分离，将获得的 ^{166}Ho-α-HIBA 络合物重新上柱，再用较浓的 HCl 洗脱，可得到不含 α-HIBA 的 ^{166}Ho。另一种是萃取色谱分离法[93,95]，将 LN2 树脂作为固定相，使用 HNO$_3$ 进行淋洗，得到的 ^{166}Ho 再使用 DGA 树脂进行纯化即可获得高放射性柱素纯度的 ^{166}Ho。

2.2.17 ^{177}Lu 制备技术

^{177}Lu 的 $T_{1/2}$ 为 6.734d，主要发射 β 射线($E_{\beta max}$＝0.497MeV)，同时伴随发射低能 γ 射线，γ 射线的主要能量峰为 113keV(6.6%)和 208keV(11%)。由于 ^{177}Lu(III)的配位性质和体内分布行为与 ^{68}Ga(III)非常类似，故 ^{68}Ga/^{177}Lu 组成的显像/治疗同位素对也是目前最受认可的诊疗一体化同位素对。^{177}Lu 是最近十年研究最热门的放射性治疗同位素，目前已经有 Lutathera(^{177}Lu-DOTATATE)、Pluvicto(^{177}Lu-PSMA 617)两款 ^{177}Lu 标记药物分别于 2018 年、2022 年经 FDA 批准上市，分别用于胃肠胰腺神经内分泌肿瘤、前列腺癌的临床治疗。

高比活度的 ^{177}Lu 主要采用反应堆辐照方式获得，根据使用的富集靶料及中子反应的不同，^{177}Lu 的制备方式可分为直接法和间接法两种。直接法是以 ^{176}Lu 作为辐照原料，发生 (n, γ) 反应得到有载体的 ^{177}Lu；间接法是以 ^{176}Yb 作为辐照原料，发生 (n, γ) 反应得到 ^{177}Yb，再通过 β 衰变得到无载体的 ^{177}Lu。直接法和间接法的辐照靶料一般主要采用 ^{176}Lu$_2$O$_3$、^{176}Yb$_2$O$_3$ 氧化物形式，这主要是基于其在辐照条件下良好的热稳定性及在稀酸溶液中良好的溶解度[96]。此外，对于使用加速器制备 ^{177}Lu 的方式也有所研究，但仍然停留在理论层面，暂未有实际生产的报道。其具体的核反应图如图 2-41 所示。

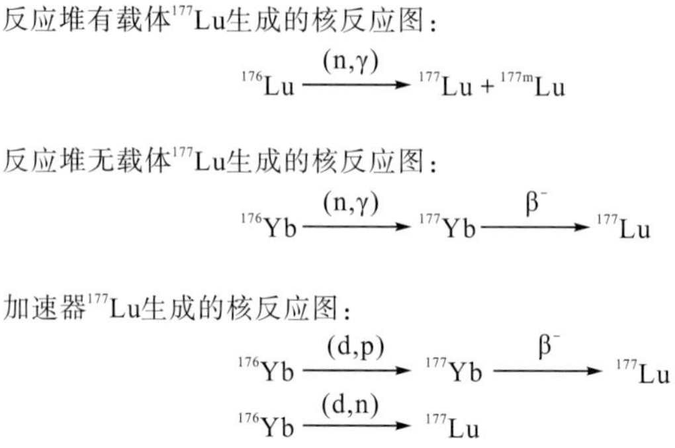

反应堆有载体^{177}Lu生成的核反应图：

$$^{176}\text{Lu} \xrightarrow{(n,\gamma)} {}^{177}\text{Lu} + {}^{177m}\text{Lu}$$

反应堆无载体^{177}Lu生成的核反应图：

$$^{176}\text{Yb} \xrightarrow{(n,\gamma)} {}^{177}\text{Yb} \xrightarrow{\beta^-} {}^{177}\text{Lu}$$

加速器^{177}Lu生成的核反应图：

$$^{176}\text{Yb} \xrightarrow{(d,p)} {}^{177}\text{Yb} \xrightarrow{\beta^-} {}^{177}\text{Lu}$$
$$^{176}\text{Yb} \xrightarrow{(d,n)} {}^{177}\text{Lu}$$

图 2-41 ^{177}Lu 制备的核反应图

1. 有载体 ^{177}Lu 的制备（直接法）

直接法制备 ^{177}Lu 是通过反应堆对辐照靶料 ^{176}Lu$_2$O$_3$ 进行辐照，发生中子反应 ^{176}Lu(n, γ) ^{177}Lu，生成有载体的 ^{177}Lu。由于 ^{176}Lu 具有非常高的热中子俘获截面（$\sigma = 2090$b），所以由直接法制备的 ^{177}Lu 的辐照产率较高，并能获得比活度相对较高的 ^{177}Lu 产品。然而，该方法会伴随有长半衰期副产物 ^{177m}Lu$(T_{1/2} = 160.4$d$)$ 的累积，而 ^{177m}Lu 的存在会对使用 ^{177}Lu 药品的临床患者造成额外的辐射损伤，并给放射性排泄废物的处理带来困难。其制备的工艺流程图及流程步骤如图 2-42 所示。

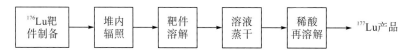

图 2-42 有载体 ^{177}Lu 制备的工艺流程图

（1）^{176}Lu 靶件制备：一般采用氧化镥形式的靶件进行堆内辐照，Lu 的天然同位素包括 ^{175}Lu（97.41%）、^{176}Lu（2.59%）。如果采用天然 Lu$_2$O$_3$ 作为辐照靶件，^{177}Lu 的制备产额及产品的比活度较低。为了提高最终产物的放化纯度，建议使用富集的 ^{176}Lu 作为靶件。现有商业可得的富集 ^{176}Lu 主要有 61%、82% 两种。考虑到 ^{176}Lu 的反应截面很高（$\sigma = 2090$b），其他的 Lu 同位素基本上不会产生放射性杂质，故无须进一步提高靶件的富集度。

（2）堆内辐照：无载体 ^{177}Lu 依赖高通量反应堆（$> 10^{14}$（n·cm^{-2}·s^{-1}））进行中子反应，在美国 HFIR 堆、俄罗斯 SM 堆中，在 2.52×10^5n·cm^{-2} 或 2.26×10^5n·cm^{-2} 中子注量下，辐照

4.5d 左右即可得到具有合适比活度的 ^{177}Lu 产品。时间延长反而会出现 ^{177}Lu 的比活度降低、^{177m}Lu/^{177}Lu 比值增大等问题。

(3) 靶件溶解：加入高浓度酸液溶解堆照靶件，在加热条件下将 ^{177}Lu 由氧化物形态转化为三价离子形态。

(4) 溶液蒸干：高温加热 ^{177}Lu(III) 溶液，将水分蒸干，除去溶液中的过量盐酸。

(5) 稀酸再溶解：用稀盐酸重新溶解，得到三氯化镥[^{177}Lu]产品，并将产品溶解于稀盐酸中。

总体而言，该方法具有堆照时间短、后处理操作简单、不产生放射性废液、生产规模大($13×10^5$ GBq)等优点。缺点是制备方式仅适合高通量中子堆($>10^{14}$n·cm^{-2}·s^{-1})、产品 ^{177}Lu 中含有非放射性的 Lu 同位素(^{175}Lu、^{176}Lu)和长半衰期的 ^{177m}Lu($T_{1/2}$=160.1d)，所以产品的比活度较低，另外 ^{177m}Lu 的毒性较大，这也是限制有载体 ^{177}Lu 应用的重要因素。有载体的 ^{177}Lu 主要用于基础科研和少数骨镇痛及治疗中，而应用前景更广阔的多肽/单抗靶向放射性药物基本不采用该工艺。

2. 无载体 ^{177}Lu 的制备(间接法)

间接法进行无载体 ^{177}Lu 的制备是以 ^{176}Yb 作为起始堆照靶料，通过 ^{176}Yb$(n,\gamma)^{177}$Yb$\rightarrow$ ^{177}Lu 中子反应得到含有辐照产物 ^{177}Lu 的混合物，再经过分离获得 ^{177}Lu。

由于 ^{176}Yb 的热中子反应截面非常低(σ=2.85b)，所以由间接法进行无载体 ^{177}Lu 制备的产率远低于直接法。因此，该方法需要成熟且性能优异的放化分离工艺才能实现无载体 ^{177}Lu 的分离纯化。为了降低制备成本，有必要对未发生中子反应的 ^{176}Yb 的靶料进行回收再利用。除此之外，用于辐照的 ^{176}Yb 富集靶料中通常含有少量的^{174}Yb，而 ^{174}Yb 可在辐照条件下生成 ^{175}Yb($T_{1/2}$=4.18d)，进而衰变为 ^{175}Lu。而 ^{175}Lu 的存在会降低无载体 ^{177}Lu 产品的比活度，因此辐照靶料中 ^{174}Yb 的含量在无载体 ^{177}Lu 制备工艺中是影响产品比活度的关键因素。相较于直接法，间接法的制备成本更高，但该方法获得的无载体 ^{177}Lu 的比活度要远高于直接法，并且产品中 ^{177m}Lu 的含量极低，从而最大程度地降低了放药的辐射损伤及废物处理的难度。除此之外，间接法获得的无载体 ^{177}Lu 产品的保质期长于有载体 ^{177}Lu 产品[96]。整体而言，无载体 ^{177}Lu 制备工艺的优势是产品的比活度高(一般不低于 $7.4×10^5$GBq/g)、^{177m}Lu 的含量低、制备工艺对堆功率的要求低。缺点是单次制备量低($7×10^3$GBq)、辐照时间长、生产工艺流程复杂、废液量大等。

具体的工艺流程及步骤如图 2-43 所示。

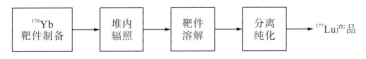

图 2-43　无载体 ^{177}Lu 制备的工艺流程图

^{176}Yb 靶件制备：^{176}Yb 的天然丰度为 12.6%，相比 ^{176}Lu 的丰度更高，更易得。该方法中 ^{176}Yb 的中子截面较小(σ=2.85b)，所以 ^{177}Lu 的辐照产额较低。同时，靶料中含有的

^{174}Yb 将以更高的中子截面 $(\sigma=65b)$ 产生放射性杂质 ^{175}Yb $(T_{1/2}=4.8d)$，进而衰变产生非放射性同位素 ^{175}Lu，从而降低产品的比活度。因此，在靶件制备的质量控制过程中，^{174}Yb 的丰度应尽量小。

堆内辐照：^{176}Yb 的中子反应截面小 $(\sigma=2.85b)$，堆内辐照过程中 ^{177}Lu 的含量随辐照时间缓慢累积，直至达到平台期，继续延长辐照时间，产品的比活度逐渐降低且 ^{177m}Lu 含量升高。无载体 ^{177}Lu 的制备对堆功率的依赖小，绝大多数反应堆都可以满足堆照要求，堆照时间一般为 5~30d。

靶件溶解：加入高浓度酸液溶解堆照靶件，在加热条件下将 ^{177}Lu 由氧化物形态转化为三价离子形态。

分离纯化：从靶料 ^{176}Yb 中实现对痕量 ^{177}Lu 的分离纯化，这是整个无载体 ^{177}Lu 制备工艺的核心步骤。由于 Yb、Lu 与螯合剂的化学配位性质类似，所以最终 ^{177}Lu 产品中 Yb 元素的含量将直接影响 ^{177}Lu 的放射性标记过程。根据反应堆中子辐照条件的不同，辐照靶料中产生 ^{177}Lu 的含量一般在 0.05%~0.3%。假设最终产品的 Yb 元素含量相对于 Lu 不超过 5%，则在高通量反应堆辐照靶料中，Lu/Yb 的分离因子应不小于 10^5；对于中通量反应堆辐照靶料，Lu/Yb 的分离因子应至少再提高一个数量级，才能确保分离纯化后的 ^{177}Lu 产品纯度达到要求[97]。为了实现这一目标，必须根据 Yb 和 Lu 元素的化学和物理特性差异选择合适的分离技术，从而获得所需纯度和产率的 ^{177}Lu。如表 2-6 所示，Yb 和 Lu 的化学性质非常相似，仅有微小差异。其中，Yb/Lu 比较明显的区别在于：只有 Yb 存在相对稳定的 II 价氧化态；金属 Yb 在汞齐中有更高的溶解度。

表 2-6　Lu 和 Yb 的化学和物理性质[98]

性能	Yb	Lu
电子排布	$[Xe]4f^{14}6s^2$	$[Xe]4f^{14}5d^16s^2$
Ln^{3+} 的离子半径/pm	86.8	86.1
Ln^{2+} 的离子半径/pm	114	—
$E_{0(Ln^{3+}/Ln)}$	−2.267	−2.255
$E_{0(Ln^{3+}/Ln^{2+})}$	1.05	—
Hg 中的溶解度	高	低

根据具体工艺的不同，无载体 ^{177}Lu 制备的分离纯化方式可分为以下几种。色谱分离是 Yb/Lu 分离较常用的方式，除此之外，也可以根据 Yb/Lu 还原和形成汞合金能力的不同，进行无载体 ^{177}Lu 的制备。而在实际的无载体 ^{177}Lu 制备中，为了实现预期的分离效果，通常需要综合使用多种方法。

1)离子交换色谱法

离子交换色谱法已广泛应用于放射化学分离纯化的过程中，是一种非常可靠且直接的分离纯化方式，具有操作简单、可远程操控等优点。但由于 Yb 和 Lu 在化学性质上非常相似，因此直接分离 Yb 和 Lu 仍然是一项艰巨的任务。其设计思路是首先将 Yb、Lu 吸附在阳离子交换树脂上，然后通过适当的络合剂将 Yb、Lu 依次洗脱下来，从而实现对 Yb/Lu 的分离纯化。在该方法中，Yb 和 Lu 与络合剂的稳定性常数差异是实现 Yb/Lu 分离的关键因素。而 Yb/Lu 的洗脱顺序及分离率均取决于其各自所形成配合物的稳定性常数。Ln^{3+} 的半径越小，其与络合剂的配位能力就越强，所以 Ln^{3+} 在离子交换色谱上的保留时间为 $Lu^{3+} < Yb^{3+}$。目前常用的洗脱络合溶液为 α-HIBA，但其对 Lu/Yb 的分离因子仅有 1.55，这成为限制该方法分离性能的主要因素[99,100]。由于 Lu/Yb 的分离因子过低，所以 Lu 馏分中因"峰拖尾"而含有部分 Yb。此外，将用该方法获得的无载体 ^{177}Lu 溶解在 α-HIBA 缓冲液中，α-HIBA 的存在会降低 ^{177}Lu 的放射性标记率，因此需要在实际使用前预先除去 α-HIBA。为了去除 α-HIBA，一般用阳离子交换树脂吸附含有 ^{177}Lu 的 α-HIBA 馏分，然后用约 9 M HCl 洗脱，再将洗脱下来的 ^{177}Lu 溶于 HCl 中[101]。也有报道使用 Lu/Yb 分离因子为 1.7 的乙二胺四乙酸酯(ethylene-diamine-tetra-acetate)或 1,2-二氨基环己烷四乙酸酯(1,2-diamino-cyclohexanetetraacetate)代替 α-HIBA，但由于溶解度过低，溶剂体积过大，故需要引入额外步骤进行浓缩处理，从而限制了该方法的应用[102]。1994 年，印度 Balasubramanian 团队使用 Dowex 50W-X8(200～400 目)阳离子交换树脂(Zn^{2+}型)，以 0.04 M α-HIBA(pH 4.6±2)为流动相，历经 4 h 完成了对 10.35mg Yb 辐照靶料的分离纯化，得到 11.1GBq 无载体 ^{177}Lu，其中 ^{177}Lu 的回收率达到 70%[100]。该方法得到的含 ^{177}Lu 的洗脱液中含有 Zn^{2+}，需要在标记前进行 Zn^{2+} 去除处理和体积浓缩。2003 年，日本 Hashimoto 团队使用 Resolve C18 柱作为反相离子对高效液相色谱开展了类似的工作。其中，^{177}Lu 用 0.25 M α-HIBA(络合剂)和 0.1M 1-辛磺酸盐(离子对试剂)的混合物进行洗脱，该方法中 ^{177}Lu 的回收率达到 84%[104]。但该方法只能用于分离少量 Yb_2O_3 靶料(0.01～1mg)，一旦 Yb_2O_3 靶料处理量过高，分离效率将明显下降，导致 Yb 峰拖尾，造成 Lu 馏分的污染。

2) 溶剂萃取法

溶剂萃取法又称为液-液萃取法，是放射化学最成熟的分离技术之一，多年来在高放规模化生产过程中已经积累了丰富的使用经验。该方法基于酸性有机磷萃取剂对 Yb/Lu 具有不同的萃取能力，通过传统萃取的方式实现 Yb/Lu 的分离。但由于分离因子较低，经常需要进行多级分离才能获得满足需求的分离效果，这也是限制该方法大规模应用的主要因素。其中，阳离子交换剂二-(2-乙基己基)磷酸[di-(2-ethylhexyl)phosphoric acid, HDEHP]作为萃取剂能够用于从 Yb 靶料中分离 Lu[105]。在该方法中，将 Yb_2O_3 靶料溶解于 1 M HCl，用含有 1% HDEHP 的环己烷溶液进行多次萃取，Lu 可在有机相中富集，从而实现 Yb/Lu 的分离。目前液-液萃取技术在 ^{177}Lu 分离中的应用仍处于起步阶段，尚需进一步详细研究。

3) 负载型液膜萃取法

用于 Lu/Yb 分离的负载型液膜(supported liquid membrane，SLM)萃取方法起源于液-液溶剂萃取法。将对 Lu 有选择性的有机萃取剂附着在惰性半透膜上，只有 Lu 能够选择性地通过半透膜上的微孔，才能实现 Yb/Lu 的分离。为了进一步提升 SLM 对 Yb/Lu 的分离能力，己烷中的 HDEHP 负载在由两个相同尺寸的模块组成的膜上(一个模块由 PVDF 制成，另一个模块由 PTFE 制成)。膜厚度为 200μm，孔径为 0.2μm。膜的供体侧含有 0.2 M、pH 5～5.5 的醋酸铵缓冲液，并在其中添加了中子辐照后的 Yb 靶料；受体侧含有

2 M 的 HCl，其中含有富集的 ^{177}Lu[106]，具体分离设备见图 2-44。截至目前，这种分离方法尚未真正应用到 ^{177}Lu 的制备工艺中。该方法的 ^{177}Lu 分离规模有限，但在满足当地对 ^{177}Lu 使用需求方面仍然具有一定的吸引力和实用性。

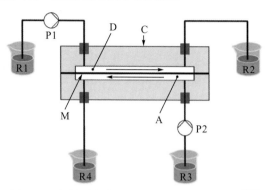

图 2-44   负载型液膜萃取法的实验装置示意图[106]

注：R1～R4. 存放溶液的容器；P1～P2. 蠕动泵；C. 接触器；M. 微孔膜；D. 供体侧；A. 受体侧

4）萃取色谱法

萃取色谱（extraction chromatography，EXC）法是液-液溶剂萃取法的一种改良替代方案。该方法将萃取剂包裹在惰性基底材料表面，制成色谱柱，利用色谱技术进行 Yb/Lu 分离。EXC 技术充分结合了液-液溶剂萃取技术的选择性及色谱分离技术的易操作性和快速性。与液-液溶剂萃取相同，选择合适的萃取剂以提供令人满意的 Lu/Yb 分离因子是评价萃取色谱法分离效果的关键因素。1995 年，美国 ORNL 的 Knapp 团队利用镧系（lanthanide，LN）树脂，对 EXC 法分离的 Yb/Lu 进行了详细的探索研究，开发了一步萃取色谱分离工艺[107-109]。该工艺所用 LN 树脂为包裹有 HDEHP 的市售树脂，分别用 3 M、6 M 的 HCl 溶液淋洗预先吸附有 Yb 和 Lu 的 LN 柱，依次将 Yb、Lu 洗脱下来。该方法实现了从 10mg Yb 靶料中对 ^{177}Lu 的分离纯化，所得无载体 ^{177}Lu 产品的比活度为 3.7 TBq/mg（100 Ci/mg）。

2005 年，美国 Horwitz 团队在上述工作的基础上进行了优化，形成了 EXC 工艺概念流程图，利用该方法理论上能够实现 300 mg Yb 靶料中 ^{177}Lu 的分离纯化[110]。该工艺流程主要使用两种不同的 EXC 树脂，即包裹有 HEH[EHP]的 LN2 树脂和吸附在 Amberchrom® CG-71 基底上的四辛基二甘醇酰胺（tetraoctyl diglycolamide，DGA）树脂。整个分离过程大致可以分为三步，三个步骤的工艺流程图分别如图 2-45～图 2-47 所示。

（1）前端靶料去除：首先利用 LN2 柱将富集 Yb 靶料与 ^{177}Lu 分离开，再利用 DGA 柱对含有 ^{177}Lu 的 LN2 洗脱液进行体积浓缩与酸度调整。

（2）初级分离：利用 LN2 柱将 ^{177}Lu 从少量的 Yb 中纯化出来，再利用 DGA 柱对含有 ^{177}Lu 的 LN2 洗脱液进行体积浓缩与酸度调整。

（3）二级分离：去除 ^{177}Lu 中的外来杂质，最后利用阴离子交换柱消除痕量的硝酸根离子。

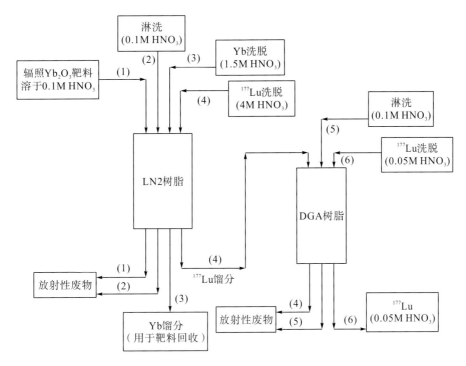

图 2-45　前端靶料去除步骤流程图[110]

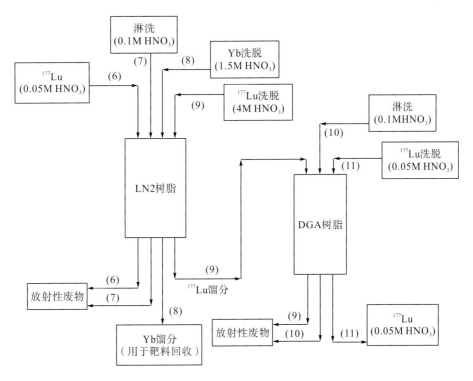

图 2-46　初级分离步骤流程图[110]

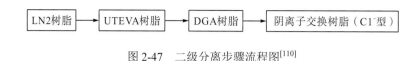

图 2-47　二级分离步骤流程图[110]

虽然，每个分离步骤的目标不同，但基本上包括使用 LN2 树脂分离 Yb 和 Lu，再使用 DGA 树脂对富含 Lu 的洗脱液进行体积浓缩和酸度调整。其中，DGA 树脂的使用是该工艺的创新之处，能够避免连续在 LN2 树脂柱之间运行所需要的高温蒸发和酸度调整等烦琐操作，并且能同时有效去除 ^{177}Lu 馏分中的外来金属离子杂质。除此之外，在前端靶料去除、初级分离、二级分离三个步骤中，含有 ^{176}Yb 的淋洗馏分均能够进行回收利用，从而降低了无载体 ^{177}Lu 的制备成本。整体而言，前端靶料去除步骤、初级分离步骤和二级分离步骤的去污因子分别达到了 10、10^2 和 10^3，^{177}Lu 的总回收率为 73%，整个流程耗时 4 h。该方法的优势在于所用的 LN2、DGA 树脂柱均为商用产品，工艺流程耗时短，流程操作及自动化程度的可适用性强，^{176}Yb 靶料可回收能进一步降低生产成本。该工艺有潜力成为无载体 ^{177}Lu 规模化制备的常规流程。

2008 年，澳大利亚核科学和技术组织(Australian Nuclear Science and Technology Organisation，ANSTO)使用传统的多级固相萃取(solid phase extraction，SPE)色谱技术，从 Yb 靶料中分离得到了无载体 ^{177}Lu[111, 112]。该技术所用的色谱柱填料为附着有 HDEHP 的 OASIS-HLB 吸附型 SPE 树脂(OASISHDEHP)。利用 OASISHDEHP 树脂在不同浓度的 HCl 溶液中对 Lu 的选择性吸附-洗脱特性并在不同色谱柱上进行连续加载-洗脱循环，达到了使 Yb/Lu 分离的目的。通过该技术，可从中等中子通量反应堆(ϕ= $5×10^{13}$(n·cm^{-2}·s^{-1}))辐照后的 50mgYb 靶料中成功分离得到几百毫居里的无载体 ^{177}Lu。整个分离流程耗时 5～6 h。

5)胶结工艺法

为了进一步挖掘电化学方法的潜力，Lebedev 等报道了一种新的 Yb/Lu 分离方法，该方法首先将辐照过的 Yb$_2$O$_3$ 溶解在盐酸中，加入乙酸钠形成钠汞齐，然后通过钠汞齐从 Cl$^-$/CH$_3$COO$^-$ 电解质中提取 Yb 到汞中。20 世纪 40 年代，Marsh 团队提出可以通过钠汞齐还原 Yb 并形成镱汞齐，以此来分离 Lu 和 Yb[110, 111]。2000 年，德国 Frank Rösch 团队尝试利用该原理将 ^{177}Lu 从 Yb 靶料中分离出来[112]。其具体分离流程如下。

(1)钠汞齐制备：汞做阳极，25cm^2 铂箔做阴极，在 10V 电压下电解 20%的 NaOH 溶液，制备好的钠汞齐经水、乙醇洗涤。钠汞齐的特点是在较低 pH 的条件下，汞齐开始分解，因此需要较高的钠含量；而在略呈中性的介质中，镧系元素将以氢氧化物的形式沉淀，并阻止 Na 转移到汞合金中。

(2)胶结：将 200 mg Yb$_2$O$_3$ 溶解于 1.4 mL 4 M HCl 中；再加入 3 mL 4.5 M CH$_3$COONa 和 H$_2$O，溶液总体积为 6 mL，pH 约为 3.4。将该溶液转移到特殊的搅拌容器中，加入 4 mL Na(Hg)汞齐(含有 0.4% Na)并搅拌 90 s，Yb(III)被还原为 Yb 并转移到汞齐中，再从系统中除去汞齐(含有 Yb)，利用这种方式可以除去靶料溶液中的 Yb 元素。该过程可以重复多次，每次加入 0.2mL 8M CH$_3$COOH 以保持 pH 为 3.4，后续每个胶结时间增加 30 s。经过该步骤，200mg 的 Yb 靶料将减少到 30 mg 以下。

（3）离子交换树脂纯化：为了达到所需的纯度，胶结工艺初纯化后的靶料还需要使用阳离子交换色谱法进行二次纯化，即从剩余的 Yb(III)（<30 mg）中进一步纯化 ^{177}Lu。调节 pH 使无载体 ^{177}Lu 与残留 Yb 以氢氧化物形式共沉淀，再通过离心除去残留的汞化合物 Hg_xCl_y，然后将含有痕量镥的 ^{177}Lu 沉淀物重新溶解在 0.1M HCl 中。溶解后的溶液用离子交换色谱法进行二次纯化，其中镧系元素被色谱柱（Aminex A6 柱，2.0×80 mm）吸附，再使用 0.07 M pH 为 4.7 的 α-HIBA 缓冲液淋洗，将 ^{177}Lu 洗脱下来。

该工艺中 ^{177}Lu 的回收率为 75%，Yb 的去污因子>10^6。但该方法的整个分离流程耗时较长，涉及多个复杂的胶结循环过程，这是限制其广泛应用于无载体 ^{177}Lu 规模化制备的主要障碍。2009 年，波兰 Bilewicz 团队开发了新的胶结方法，该方法基于用钠汞齐将 Yb(III) 还原为 Yb(II)，然后通过选择性沉淀以硫酸盐形式去除 Yb[113]。这种沉淀方法的主要缺点是分离得不干净，仍然需要额外的离子交换纯化步骤才能达到适合临床使用的所需纯度。

6) 电化学法

电化学分离策略利用电解质中两种元素(Yb/Lu)标准还原电位之间的差异，在施加特定电位的影响下，选择性地沉积感兴趣的放射性同位素[117, 118]。尽管在特定电压下，将放射性同位素由离子态选择性沉积为金属态已有很多成功的范例，但镧系元素极负的还原电位及难以控制 Ln^{3+} 在固体阴极上的电解沉积过程等特点限制了电化学法在 Yb/Lu 分离中的应用。20 世纪 40～50 年代，多个研究团队分别创造性地设计了新的电化学路线用于解决 Yb/Lu 的分离难题。其技术原理如表 2-6 所示，Yb 存在稳定的二价离子形态，而 Lu 却并没有二价状态；并且 Yb^{2+}能够与汞形成汞合金，但 Lu^{3+}不能，因此 Yb^{2+}能够选择性地被转移到汞阴极上[113, 114, 119-123]。在该方法中，首先用电化学方法在弱酸条件下将 Yb^{3+} 选择性地还原为 Yb^{2+}，然后利用 Yb^{2+}与 Hg 能形成汞齐的特性，将 Yb^{2+}从水相电解液转移到汞阴极上，形成 Yb 汞齐。由于 Hg 具有高密度、与水不互溶、没有吸附作用等特性，从而可以实现从 Yb/Lu 混合物中将 Yb 除去的目的。

7) 电解汞齐化工艺

2010 年，印度 Chakravarty 等开发了新的电解汞齐工艺，在柠檬酸锂介质中将 Yb^{3+} 电解还原为 Yb^{2+}，与 Hg 阴极形成镱汞齐，后续再从汞阴极中提取 Yb，实现 Yb/Lu 的分离。该过程中使用的电化学装置示意图如图 2-48 所示。

该工艺需要进行两次电解循环过程，第一次是对靶料进行预处理，除去其中含有的大部分 Yb 靶料，第二次是对初纯化产物进行二次纯化，得到符合要求的无载体 ^{177}Lu。其具体分离过程为：将辐照后的靶料溶解于 2M HCl 中，得到 Yb/Lu 的混合盐酸溶液并蒸干，加入 0.15 M 柠檬酸锂溶液，滴加 3%的氨水并调节 pH 至 6～7，获得电解液；电解液转移到含有液态汞阴极的电解池中，在 10V 电压、500mA 电流条件下电解 30 min；电解完成后，关闭电源，通过旋塞将汞阴极从电解池中排出；电解液用 Whatman 滤纸过滤，收集含有 ^{177}Lu 的电解液。在新的电解池中，加入新的汞阴极、铂阳极和初纯化后含 ^{177}Lu 的电解液，进行二次电解汞齐化纯化。

该工艺可在 3～4h 得到纯度符合要求的无载体 ^{177}Lu，分离产率大于 90%。迄今为止，这种策略仅限于实验室规模的研究，尚未有规模化制备的报道。

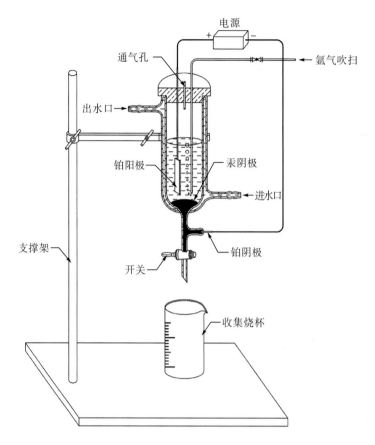

图 2-48 电化学装置示意图[124]

3. 加速器制备 ^{177}Lu

除反应堆外,也有利用加速器进行小规模 ^{177}Lu 制备的报道。目前该方向的研究主要集中在氘核诱导的核反应,如比利时 Hermanne 团队、匈牙利 Ditrói 团队和意大利的 Bonardi 团队,他们在不同能量下(20 MeV、40 MeV、18.18 MeV)利用天然 Yb 靶材,对发生质子诱导核反应制备无载体 Lu 同位素的反应截面进行了测量[125-127]。目前相关研究仍停留在实验室研究阶段,但因其反应截面小,加速器制备 ^{177}Lu 的产率过低,因此很难应用于大规模的 ^{177}Lu 实际生产中。

2.2.18 ^{186}Re 制备技术

^{186}Re 的半衰期为 3.72d,主要发射能量分别为 1.07MeV(77%)和 0.93MeV(23%)的 β^- 射线,β^- 射线的平均能量为 0.35MeV,在组织中的平均射程约为 1.1mm。^{186}Re 同时发射主要能量为 137keV(9.2%)的 γ 射线[128,129]。^{186}Re 发射的中等能量 β 粒子能够用于疾病治疗,137keV 的 γ 射线能够用于显像诊断,这使得 ^{186}Re 具有疾病诊断与治疗一体化功能,是用于肿瘤治疗并同时进行显像诊断的理想同位素之一。

^{186}Re 的化学性质类似于 ^{99m}Tc，许多用 ^{99m}Tc 标记的化合物也可用 ^{186}Re 来标记，这一特性更使它被核医学所青睐，其中应用较多的是用 ^{186}Re 标记膦酸化合物作为骨转移肿瘤的治疗剂和标记亲肿瘤的单克隆抗体作为抗肿瘤治疗剂。

^{186}Re 的制备途径有两种，一种是通过反应堆生产，另外一种是通过加速器生产。

1. 反应堆制备 ^{186}Re

反应堆制备 ^{186}Re 主要是通过热中子辐照 ^{185}Re，发生 ^{185}Re(n, γ)^{186}Re 反应得到有载体的 ^{186}Re。具体制备工艺流程主要包括以下几个步骤[130, 131]。

靶件制备：天然铼中 ^{185}Re 的丰度为 37.4%，^{185}Re(n, γ)^{186}Re 的反应截面为 112b，天然铼中还含有丰度为 62.6% 的 ^{187}Re，^{187}Re 同样能够发生 (n, γ) 反应生成 ^{188}Re，^{187}Re (n, γ)^{188}Re 的反应截面为 72b。通过辐照天然铼靶件生产 ^{186}Re 会产生大量的 ^{188}Re，即使辐照 7d 并冷却 4d，也只能控制 ^{188}Re 的含量小于 5%。因此，通过反应堆制备 ^{186}Re 最好选择富集 ^{185}Re 靶件。由于金属铼具有很高的熔点和良好的导热性能，所以一般采用金属铼靶件进行堆内辐照。

堆内辐照：^{186}Re 的半衰期较短，一般在反应堆辐照 14d 左右就可以得到较高活度的产物。中子通量对 ^{186}Re 有较大的影响，在同样的辐照时间下，中子通量越高，^{186}Re 的产量几乎呈线性增长。

靶料溶解：加入过氧化氢 (H_2O_2) 溶解金属铼靶件，在加热条件下将金属铼转化为高铼酸 ($HReO_4$)。

化学处理：加入一定量的 NaOH，调节 pH 至 6 左右，产物的化学形式转变为 $NaReO_4$。该过程同时可以除掉靶料溶解过程中加入的过量 H_2O_2。

2. 加速器制备 ^{186}Re

加速器制备 ^{186}Re 主要通过质子轰击 ^{186}W 发生 ^{186}W(p, n)^{186}Re 反应[132, 133]或通过氘核轰击 ^{186}W 发生 ^{186}W(d, 2n)^{186}Re 反应[134, 135]得到无载体的 ^{186}Re。具体工艺过程主要包括以下几个步骤[129, 132]。

靶件制备：通常选用金属钨或 WO_3 作为辐照靶件，将粉末压片，固定在铝制圆盘或其他固定装置上。

靶件辐照：用高能量的质子束或氘粒子束轰击靶件，质子束能量在 12 MeV 左右，氘粒子束能量在 15 MeV 左右；束流强度越高，^{186}W 产率越大，通常需辐照数小时以上。

靶件溶解：冷却一定时间后，将辐照靶件取出。金属钨靶件的溶解通常依次加入 30% H_2O_2、1 M NaOH，加热至溶液基本澄清，过滤除去少量不能溶解的残渣，滤除液用盐酸调节 pH 至 3～4。

放化分离：靶溶液通过酸性 Al_2O_3 柱淋洗，将 ^{186}Re 与靶材料 ^{186}W 及其他副产物分离，进而通过阴离子交换柱对 ^{186}Re 进行浓集，洗脱液经过反复蒸干，除去 HNO_3，最后制得 ^{186}Re 的生理盐水溶液。

2.2.19 ^{188}Re 制备技术

^{188}Re 的半衰期为 17h，其发射 β$^-$射线的主要能量分别为 2.12MeV（71%）和 1.97MeV（26%），β$^-$射线的平均能量为 0.76MeV，在组织中的最大射程约为 10mm，平均射程约为 3.5mm，^{188}Re 同时伴随产生主要能量为 155 keV（15%）的 γ 射线。^{188}Re 发射的高能 β 粒子能够用于疾病治疗，155 keV 的 γ 射线能够用于显像诊断，这使得 ^{188}Re 具有疾病诊断与治疗一体化功能，是用于肿瘤治疗并同时进行显像诊断的理想同位素。^{188}Re 的化学性质也与 ^{99m}Tc 类似，可通过直接或间接的方法标记单抗、多肽和核酸等生物分子，制备各种 ^{188}Re 标记的放射性药物[136]。

^{188}Re 的制备途径主要有两种，一种是通过反应堆直接生产，另外一种是通过 ^{188}W-^{188}Re 发生器制备。

1. 反应堆制备 ^{188}Re

反应堆制备 ^{188}Re 主要是通过热中子辐照 ^{187}Re，发生 ^{187}Re(n，γ)^{188}Re 反应得到有载体的 ^{188}Re。具体制备工艺流程与 ^{186}Re 类似，主要包括靶件制备、堆内辐照、靶料溶解和化学处理等步骤。

天然铼中 ^{187}Re 的丰度为 62.6%，^{187}Re(n，γ)^{188}Re 的反应截面为 72 b，天然铼中还有丰度为 37.4%的 ^{185}Re，^{185}Re 同样能够发生(n，γ)反应生成 ^{186}Re，^{185}Re(n，γ)^{186}Re 的反应截面为 112b[61]。反应堆辐照天然铼靶制备 ^{188}Re 会产生大量的 ^{186}Re，所以最好使用富集 ^{187}Re 靶，然而富集 ^{187}Re 靶的价格昂贵。同时，由于 ^{188}Re 的半衰期非常短，在靶料处理及后续过程中会有大量的放射性衰减，因此通过反应堆辐照生产 ^{188}Re 并非一种经济的生产方式。

2. ^{188}W-^{188}Re 发生器制备 ^{188}Re

^{188}W-^{188}Re 发生器的母体同位素为 ^{188}W，^{188}W 主要通过反应堆辐照 ^{186}W，发生 ^{186}W(n，γ) ^{187}W(n，γ)^{188}W 反应生产。^{186}W(n，γ)^{187}W 的反应截面约为 37b，^{187}W(n，γ)^{188}W 的反应截面约为 64 b，反应截面都较低，因此需选择高通量堆辐照生产 ^{188}W[137]。《简明放射性同位素应用手册》给出了 ^{186}W(n，γ)^{187}W(n，γ)^{188}W 反应生产 ^{188}W 的理论计算结果，1g 的 ^{186}W 在中子通量为 $1×10^{15}$（n·cm^{-2}·s^{-1}）时辐照 21d，可以得到约 7.1 Ci 的 ^{188}W[138]。辐照得到 ^{188}W 后，还需经过靶料溶解、化学处理等步骤，将 ^{188}W 转变为 Na$_2$^{188}WO$_4$ 等化学形式，才能进行 ^{188}W-^{188}Re 发生器的制备。

^{188}W 的半衰期为 69.4d，通过制备 ^{188}W-^{188}Re 发生器，在相当长的一段时间内能够淋洗 ^{188}W-^{188}Re 发生器得到高比活度的无载体 ^{188}Re，使用寿命长达一年[139]。^{188}W-^{188}Re 发生器主要有两种，一种是氧化铝色层型发生器[140-144]，另一种是凝胶型发生器[145, 146]。

氧化铝色层型发生器是将 ^{188}WO$_4^{2-}$吸附到酸性 Al$_2$O$_3$ 柱上，选择合适的淋洗剂(如生理盐水或 0.05M NH$_4$NO$_3$ 溶液)淋洗得到 ^{188}ReO$_4^-$。氧化铝色层型发生器的淋洗体积小、洗脱曲线较窄、淋洗效率较高（>70%）、^{188}W 的穿漏小、发生器的淋洗性能稳定可靠。缺点

是氧化铝吸附容量较低,这就要求 $^{188}WO_4^{2-}$ 具有较高的比活度。氧化铝色层型发生器是目前国内外制备 ^{188}W-^{188}Re 发生器的主要选择方法。

凝胶型发生器是将 ^{188}W 制备成疏松多孔的钨酸锆酰凝胶,其颗粒粒径在 0.082~0.25mm,装备制成凝胶柱,选择合适的淋洗剂淋洗,得到 $^{188}ReO_4^-$。凝胶型发生器的工艺过程较复杂,发生器的柱体积较大,从而使淋洗体积偏大,洗脱曲线较宽,产率较低,^{188}W 的穿漏较高。其优点是能够装载较大量的钨,可以使用比活度较低的 ^{188}W 溶液,这对于不具备高通量反应堆的地区是一个较好的选择。

2.2.20　^{212}Pb 制备技术

^{212}Pb 的半衰期为 10.6h,是 β 衰变同位素,它是广泛用于核医学的 ^{212}Bi 的母体同位素。^{212}Pb 是天然钍 (^{232}Th) 在衰变过程中产生的子体同位素(图 2-49),所以理论上从 ^{232}Th 来获取 ^{212}Pb 是完全可行的,但由于整个衰变链较长,包含多种子体同位素,因此最终 ^{212}Pb 的产率及纯度较低[147]。

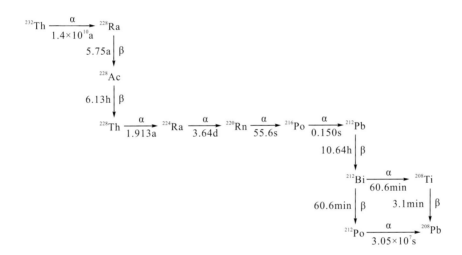

图 2-49　天然钍 (^{232}Th) 的衰变过程

为了提高 ^{212}Pb 的产率和纯度,国际上普遍采用间接制备的方式,先从大量的 ^{232}Th 中提取 ^{228}Th,再进一步以 ^{228}Th 为母体同位素制备 ^{228}Th-^{212}Pb 发生器来获得 ^{212}Pb。而天然钍矿中几乎 100%是 ^{232}Th,只含有 1.35×10^{-8}%(原子百分比)衰变子体 ^{228}Th,其与 ^{232}Th 处于长期的放射性平衡中。因而从天然钍中直接提取 ^{228}Th 的工艺流程复杂、产率低。

为了简化流程,提高 ^{228}Th 的产率,先从大量的 ^{232}Th 中提取 ^{228}Ra,^{228}Ra 衰变成为 ^{228}Th 的时间较短,可采用溶剂萃取法提取放置时间较长的硝酸钍中的 ^{228}Ra;再将获得的 ^{228}Ra 放置适当时间,待重新生产相应量的 ^{228}Th 后,通过溶剂萃取及离子交换方法将 ^{228}Ra/^{228}Th 分离获得母体 ^{228}Th 同位素;最后获得 ^{228}Th 同位素并将其用于制备 ^{228}Th-^{212}Pb 发生器,并由此制备 ^{212}Pb[148, 149]。

^{212}Pb 是 ^{228}Th(4n) 衰变系的成员。从 ^{228}Th 或其子体 ^{224}Ra 里分离并提取 ^{212}Pb 主要有三种方法：钛酸钠做柱填料的无机离子交换法、HNO$_3$ 体系中阴离子交换法和硬脂酸钡 [^{228}Th]气体收集法。

国内有关 ^{228}Th-^{212}Pb 发生器及 ^{212}Pb-^{212}Bi 发生器制备的工作较少，尚未见报道成熟的工艺流程。1991 年，中国科学院近代物理研究所开展了 ^{212}Pb-^{212}Bi 发生器的制备工作，以进口的 ^{228}Th 为原料，详细研究了 ^{228}Th 衰变子体 ^{212}Pb/^{212}Bi 以水合钛酸钠为离子交换剂的吸附和解析条件，建立了从 ^{228}Th 分离 ^{212}Pb/^{212}Bi 的放射化学流程，按照该流程可制成用于放射性免疫治疗的 ^{212}Pb-^{212}Bi 发生器，但后期未见有相关发生器研究的持续报道[150]。

国外 20 世纪就开展了 ^{228}Th-^{212}Pb 发生器的制备工作。1994 年，挪威 Hassfjell 等研制出成品的 ^{228}Th-^{212}Pb 发生器(图 2-50)[147]，该发生器为不锈钢材质，^{228}Th 装载量为 40.7～51.8MBq。其原理基于硬脂酸钡[^{228}Th]气体收集法。在室温室压条件下，^{220}Rn 的扩散距离较短，将其收集于玻璃容器后，待 ^{220}Rn 和 ^{216}Po 衰变后，^{212}Pb 富集在容器壁上，采用 1M NaCl 可将 99%的 ^{212}Pb 淋洗下来，所获得的产品中几乎检测不到 ^{228}Th 和 ^{224}Ra。该方法与离子交换法相比，整个操作仅包括一个 ^{220}Rn 收集容器和 ^{212}Pb 储存容器，操作简单，易实现产业化，但该发生器的 ^{228}Th 装载量较低，远达不到实际医用诊断的需求(^{212}Pb/^{212}Bi 需求约 10 GBq)。

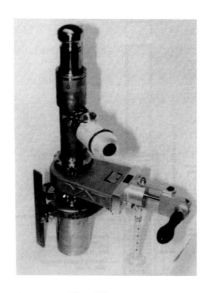

图 2-50　^{228}Th/^{212}Pb 发生器实物图

为了提升 ^{212}Pb 的回收率，2001 年该团队对发生器的原理进行了改进[151]，通过空气将 ^{220}Rn 载带装入有己烷和甲醇的萃取容器，在-72℃时 ^{220}Rn 被萃取到有机相并快速凝固，气体 ^{220}Rn 转化为固体，有效增加了容器中 ^{220}Rn 的含量，提升了 ^{212}Pb 的产率。待 ^{220}Rn 衰变后，采用 1M 的硝酸可将 ^{212}Pb 反萃到水相，^{212}Pb 的反萃效率大约为 70%。通过该工艺，发生器的 ^{228}Th 装载量可明显提高，预计可达 44.4 GBq，可实现单日生产 24.8 GBq ^{212}Pb。

俄罗斯也开展了相关的研究工作,采用离子交换法制备 ^{228}Th-^{212}Pb 发生器[152],将 ^{228}Th 装载在 DOWEX-1 阴离子交换树脂上,其装载量约为 7MBq/5g(0.19 mCi),目前尚未制备出成品的发生器,该工艺可进行远程自动化操作。通过隔膜泵持续地将空气通过 ^{228}Th 发生器,载带的 ^{220}Rn 进入容器 AH,待其衰变后,大量 ^{212}Pb 富集在容器表面,采用 0.1M 盐酸洗涤容器壁上的 ^{212}Pb,通过该流程,经 3d 操作可获得 2.01MBq 的 ^{212}Pb (0.05mCi),这远不能满足医院的实际需求(27mCi)。后期相关报告主要针对提升该发生器的 ^{228}Th 装载量,开展高性能分离树脂的研究工作,希望进一步提升 ^{212}Pb 的产率。

加拿大 Brooke 等建立了一套自动化 ^{228}Th 发生器[153],将分离出的 ^{228}Th 溶液纯化后(含约 0.27 mCi 的 ^{228}Th),通过 Pb 的选择性萃取树脂,经过 72 h 循环,以 NH$_4$OAc 为淋洗剂,对树脂上 ^{212}Pb 进行回收,^{212}Pb 的产率大于 69.3%,产品的放化纯大于 99%,化学纯基本可满足诊断要求。

综上所述,采用硬脂酸钡[^{228}Th]气体收集法是目前国外制备高比活度 ^{228}Th-^{212}Pb 发生器的主要手段,但针对实验工艺开发及小量 ^{228}Th-^{212}Pb 发生器的制备则主要以钛酸钠等无机离子交换剂等做柱填料的离子交换法为主。

2.2.21　^{223}Ra 制备技术

^{223}Ra 的半衰期为 11.4d,主要释放能量高(能量范围 5~7.5 MeV)、LET 高和组织穿透性低(作用区域直径相当于 2~10 个肿瘤细胞大小)的 α 粒子。高线性能量传递的 α 粒子仅在小范围内发挥作用(<100 μm),以引起邻近肿瘤细胞的 DNA 双链断裂,从而产生强效、范围局限的细胞毒效应,适合于医学用途[154]。

^{223}Ra 通过 ^{227}Ac/^{227}Th-^{223}Ra 发生器制得,其母体同位素为 ^{227}Ac。^{227}Ac 的制备方式主要有以下几种:①在反应堆照条件下,通过 ^{226}Ra(n, γ)^{227}Ra→^{227}Ac 反应获得;②通过质子加速器轰击 ^{232}Th 获得[155];③由 ^{235}U 的衰变获得[156];④从 ^{231}Pa 中分离获得[157]。因放化分离难、产量低等,上述部分方法在实际生产中并未获得规模化应用,反应堆照 ^{226}Ra 是大量制备 ^{227}Ac 进而获得 ^{223}Ra 最有效的途径。反应堆照 ^{226}Ra 制备 ^{223}Ra 的反应纲图如图 2-51 所示。反应堆照 ^{226}Ra 制备 ^{223}Ra 的工艺流程如图 2-52 所示。

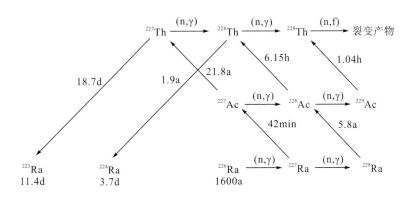

图 2-51　反应堆照 ^{226}Ra 生产 ^{223}Ra 纲图[155]

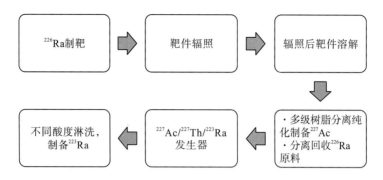

图 2-52 ^{223}Ra 制备的工艺流程

在反应堆辐照 ^{226}Ra 后，靶件除含有 ^{227}Ac 外，还含有大量的 ^{226}Ra 原料及 ^{228}Ac、^{229}Ac、^{228}Th、^{229}Th、^{228}Ra 等其他同位素。所以，为了获得高纯度的 ^{227}Ac 并将大量的 ^{226}Ra 原料进行回收利用，还需要等一些短寿命的同位素自然衰变，并在靶件溶解后，进行放化分离提纯，获得 ^{227}Ac，以进一步制备成 ^{227}Ac/^{227}Th-^{223}Ra 发生器，得到 ^{223}Ra 产品。对于 Ac、Th、Ra 的放化分离（包括其同位素），如图 2-53 所示。主要有两种分离方法。第一种分离方法是萃取法，使用噻吩甲酰三氟丙酮和苯的混合溶液，通过调节 pH，对混合溶液中的 ^{227}Ac 进行萃取，此后可以再通过萃取法对 ^{227}Ac 衰变后的 ^{223}Ra 进行分离[158]。另一种方法可依据它们在不同酸度下、不同树脂上吸附性能的差异，通过多级树脂分离来实现。在靶件解体后，采用 8M 硝酸溶解靶料，在该酸度下，^{226}Ra 可形成沉淀，而 ^{227}Ac 则不会。将料液通过 Dowex 1-X8 阴离子树脂，^{227}Th、^{228}Th 和 ^{229}Th 被保留在树脂上，而 ^{227}Ac 则不保留。将树脂的洗脱液加热，蒸干，再次用 1M 硝酸溶解，重复一次，形成 1M 硝酸溶液。所得溶液通过 Dowex 50W-X8 阳离子树脂，在 1M 硝酸溶液中，^{227}Ac（及衰变子体 ^{227}Th）被保留在树脂上，采用 1M 硝酸溶液洗去可能带来的其他杂质，待衰变平衡后，采用低酸度淋洗即可获得 ^{223}Ra 同位素的溶液。

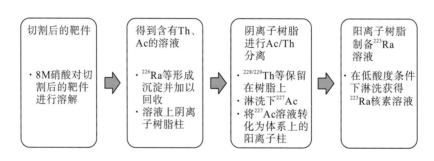

图 2-53 Ac、Th、Ra 放化分离流程示意图

2.2.22 ^{225}Ac 制备技术

^{225}Ac 的半衰期为 9.92d，是 α 衰变同位素，可发射 4 个 α 粒子（5.8～8.4 MeV）和 2 个 β 粒子（最大能量分别为 1.6MeV 和 0.6MeV），最终衰变成稳定的 ^{209}Bi，具有较高的 LEF

和对局部肿瘤造成损伤的能力，是最有前景的靶向放射性治疗同位素之一[159, 160]。

^{225}Ac 主要有两种获得方式：①由 ^{229}Th 衰变生成；②通过加速器粒子轰击 ^{226}Ra 或 ^{232}Th 获得[161]。

1. ^{229}Th 衰变制备 ^{225}Ac

^{225}Ac 是 ^{229}Th（$T_{1/2}$=7917a）的衰变子体，如图 2-54 所示，可从 ^{229}Th 中分离获得 ^{225}Ac[162-165]。

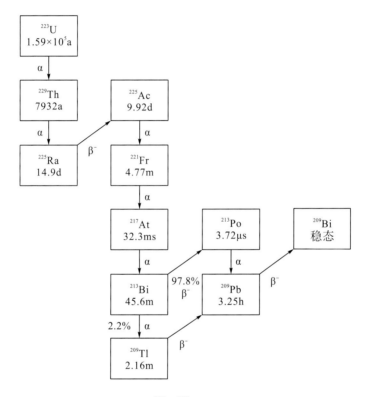

图 2-54　^{233}U/^{229}Th 衰变反应链

^{229}Th/^{225}Ra/^{225}Ac 的分离方法并不唯一，美国 ORNL 采用阴离子交换树脂和阳离子交换树脂联合的分离方法，德国超铀元素研究所（Institute for Transuranium Elements，ITU）采用阴离子交换树脂和色层萃取树脂联合分离法，均获得了可满足临床使用需求的 ^{225}Ac 产品。以德国 ITU 的流程为例，化学分离工艺流程如图 2-55 所示。首先，在 8M HNO$_3$ 体系中利用 Dowex 1X8 阴离子交换树脂将 ^{225}Ac 和 ^{225}Ra 与 ^{229}Th 分离；然后，在 4M HNO$_3$ 体系中利用 UTEVA 树脂实现 ^{225}Ac 与 ^{225}Ra 分离；最后，在 0.05M HNO$_3$ 体系中利用 RE 树脂实现 ^{225}Ac 纯化。利用该分离流程，^{225}Ac 的回收率>95%，^{225}Ac 中 ^{229}Th 的去污因子>10^9，^{225}Ac 的化学纯度>99.5%，^{225}Ac 的放射性核纯度>98%，^{225}Ra<2%，能够满足临床前和临床试验的使用需求[165]。分离获得的 ^{225}Ra 放置几周后可用于提取第二批产量较小的 ^{225}Ac，母体 ^{229}Th

来自 ^{233}U 的衰变。通过这种方式，^{225}Ac 的年产量可达到 70～75 GBq[166]。

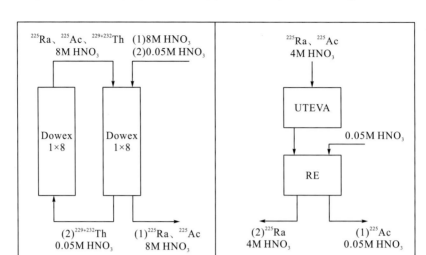

图 2-55　^{229}Th/^{225}Ra/^{225}Ac 分离工艺流程图[165]

^{229}Th 衰变制备 ^{225}Ac 的技术成熟，获得的 ^{225}Ac 已广泛应用于靶向标记药物开发，并进行了大量的临床前和临床试验研究。然而由于 ^{229}Th 的来源有限，所以 ^{225}Ac 的产量低，不能满足日益增长的实际需求。

2. 加速器制备 ^{225}Ac

加速器生产 ^{225}Ac 的方法包括用质子、氘核或 γ 射线轰击 ^{226}Ra 靶及用高能质子辐照 ^{232}Th 靶。

利用回旋加速器产生质子轰击 ^{226}Ra，通过 ^{226}Ra(p, 2n)^{225}Ac 反应可获得 ^{225}Ac，该反应的最大反应截面可达到 710 mb (16.8 MeV)[167]。利用 ^{226}Ra (p, 2n)^{225}Ac 制备 ^{225}Ac 的具体流程如下[167]。

靶件制备：将 30 mg ^{226}Ra 溶液与 300 mg BaCl$_2$ 盐酸溶液混合；加热蒸发所获得的固体粉末经研磨后压制成片状靶芯，其直径为 16 mm、高度为 0.8～1.0 mm；随后将芯块封装于银胶囊中。

辐照条件：入射质子能量范围为 8.8～24.8 MeV，质子电流为 50 μA，辐照时间为 45 h。

化学分离：利用 0.01M HCl 溶解辐照 RaCl$_2$ 靶件，随后利用两级色层萃取分离树脂进行 ^{226}Ra/^{225}Ac 分离，如图 2-56 所示。首先，将溶解料液加载于 Ln 系分离柱，使用 0.1M HCl 淋洗除去 ^{226}Ra 及其他杂质元素，再利用 2M HCl 洗脱 ^{225}Ac 粗产品。然后，将 ^{225}Ac 粗产品直接加载到 Sr 分离柱上，吸附 Pb、Po 等痕量杂质元素，最后利用 2 M HCl 洗脱获得 ^{225}Ac 产品。

利用上述方法，在 50 μA 束流条件下，用 16 MeV 质子辐照 30 mg ^{226}Ra，在 45.3 h 内，^{225}Ac 的产额为 485 MBq (13.1 mCi)。

RaCl₂溶解
上柱：0.01M HCl
淋洗：0.1M HCl
225Ac洗脱
2M HCl
Ln分离树脂
226Ra
Pb，Po..
Sr分离树脂
225Ac

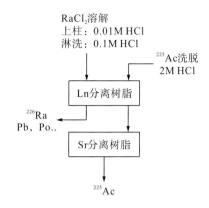

图 2-56　$^{226}Ra/^{225}Ac$ 分离的工艺流程[167]

利用 $^{226}Ra(p，2n)\ ^{225}Ac$ 反应制备 ^{225}Ac 理论上可实现 ^{225}Ac 的规模化生产，然而，由于 ^{226}Ra 原料来源受限，且其经 α 衰变生成的 ^{222}Rn 气体（$T_{1/2}$=3.82d）的放射性强且极易扩散，辐射防护困难，因此限制了该方法的规模化应用。除此之外，通过 $^{226}Ra(\gamma，n)^{225}Ra$ 和 ^{226}Ra（d，3n）^{225}Ac 等核反应也能获得 ^{225}Ac[168-171]。利用 $^{226}Ra(\gamma，n)^{225}Ra$ 核反应，在 26 μA 束流条件下，打靶 2.9 h，40 mg ^{226}Ra 仅能获得 2.9μCi ^{225}Ac。同时，这两种方法均面临 ^{226}Ra 使用和回收及 ^{222}Rn 子体辐射防护等瓶颈问题，相关研究尚处于基础研究阶段，未获得满足临床使用需求的 ^{225}Ac 产品。

^{232}Th 是利用加速器制备 ^{225}Ac 的另一种重要靶材，如图 2- 57 所示，利用中高能量粒子束流轰击 ^{232}Th，通过 $^{232}Th(p，x)^{225}Ac$ 核反应产生 ^{225}Ac[172,173]。早在 1956 年，林德纳（Lindner）和奥斯本（Osborne）就首次开展了利用中能质子（<340 MeV）轰击 ^{232}Th 制备 ^{225}Ac 和其他放射性同位素的研究，并通过共沉淀和溶剂萃取法从辐照 ^{232}Th 中分离出微量 ^{225}Ac 等用于裂变截面和产额的测量[174]。

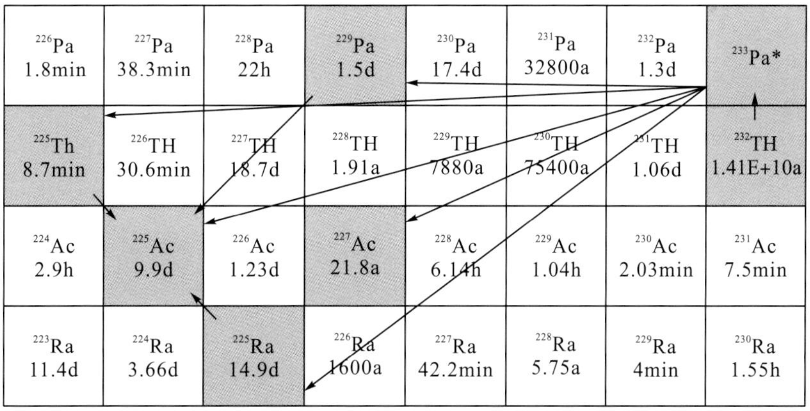

226Pa 1.8min
227Pa 38.3min
228Pa 22h
229Pa 1.5d
230Pa 17.4d
231Pa 32800a
232Pa 1.3d
233Pa*
225Th 8.7min
226TH 30.6min
227TH 18.7d
228TH 1.91a
229TH 7880a
230TH 75400a
231TH 1.06d
232TH 1.41E+10a
224Ac 2.9h
225Ac 9.9d
226Ac 1.23d
227Ac 21.8a
228Ac 6.14h
229Ac 1.04h
230Ac 2.03min
231Ac 7.5min
223Ra 11.4d
224Ra 3.66d
225Ra 14.9d
226Ra 1600a
227Ra 42.2min
228Ra 5.75a
229Ra 4min
230Ra 1.55h

图 2-57　高能质子辐照 ^{232}Th 产生 ^{225}Ac 的主要核通道

利用高能回旋加速器产生高能质子束轰击 ^{232}Th，除产生锕同位素（^{225}Ac、^{226}Ac、^{227}Ac）外，还会产生其他散裂和裂变产物，包括 ^{95}Zr、^{97}Zr、^{95}Nb、^{96}Nb、^{99}Mo、^{103}Ru、^{105}Rh、

^{115}Cd、^{122}Sb、^{126}Sb、^{127}Sb、^{132}Te、^{130}I、^{131}I、^{133}I、^{136}Cs、^{140}Ba、^{140}La、^{141}Ce、^{143}Ce、^{144}Ce、^{147}Nd、^{148m}Pm 等及散裂产物 ^{227}Th、^{228}Th、^{229}Pa、^{230}Pa、^{233}Pa、^{223}Ra、^{224}Ra、^{225}Ra 及其衰变产物。因此，通过辐照 ^{232}Th 分离纯 Ac 是一个复杂的化学过程，辐照靶材中的 ^{225}Ac 活性不超过百分之几，并且还要从大量钍（几十克）中分离出来。此外，镧系和其他稀土元素的化学性质与锕非常相似，所以也会干扰 Ac 的定量分离[172]。

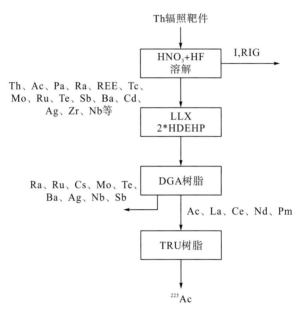

图 2-58 ^{232}Th/^{225}Ac 分离的工艺流程图[172]

不同 ^{225}AC 制备技术各有其优缺点（表 2-7）。从辐照 ^{232}Th 中分离 ^{225}Ac 主要包括以下三个步骤（工艺流程如图 2-58）：①从大量钍中分离锕；②锕和稀土元素的预浓缩和分离；③从稀土元素中分离锕。主要制备技术如下。

靶件制备：将约 10g 的高化学纯度金属 ^{232}Th（>99.9%）压制成金属 ^{232}Th 箔（45～69 μm 厚）后进行封装。

靶件辐照：质子能量范围为 90～141 MeV，质子束流为 50 μA，辐照 10d。

化学分离：首先，利用 8M HNO$_3$ 和 0.004M HF 溶解 Th 靶，然后经过两次连续萃取，用含有二(2-乙基己基)正磷酸(HDEHP)的甲苯(体积比 1∶1)溶液萃取分离溶解大量的 Th^{4+} 和 Zr、Nb、Pa 和 Cd 等裂变同位素。然后，将含有 Ac、Ra 和大多数裂变产物的水相加载于 DGA 色层萃取树脂分离柱上，经 6 M HNO$_3$ 淋洗去除 Ra、Ru、Cs、Mo 等同位素，再利用 0.01M HNO$_3$ 洗脱 Ac 粗产品。最后，将 Ac 粗产品的酸度调节至 3M HNO$_3$ 后，加载于 TRU 色层萃取树脂分离柱上，利用 3M HNO$_3$ 溶液洗脱获得 ^{225}Ac 产品。

按照上述制备方法，10g Th 辐照 10d，冷却 5d 后，经化学分离可获得约 16 mCi ^{225}Ac，化学回收率约为 85%，化学分离耗时为 3d，^{225}Ac 产品中的 ^{232}Th<10^{-6}，^{227}Ac 含量低于 0.1%，满足 Ac-Bi 发生器的使用需求。通过优化钍靶的设计和化学分离工艺，利用该方法单批次可获得居里级 ^{225}Ac，在质子能量范围为 60～140 MeV 的情况下，每 10 d 的辐照可

产生约 96 GBq(2.6 Ci) ^{225}Ac[174]。同时，因 ^{232}Th 原料易得、价格便宜、生产过程易于防护，所以这是大规模生产 ^{225}Ac 的一种有前途的方法。需要注意的是，该方法的副反应复杂，放化分离耗时困难，并伴随产生长寿命副产物 ^{227}Ac($T_{1/2}=21.78$ a)，所以后期临床许可和放射性废物处理难度增大，因此须控制入射质子的能量，以降低 ^{227}Ac/^{225}Ac 的比值。

表 2-7　不同 ^{225}Ac 制备技术比较

制备方式	粒子	核反应	优点	缺点
反应堆	热中子	^{232}Th (n, γ; 2β) ^{233}U；从 ^{233}U 子体 ^{229}Th 中提取	^{225}Ac 的比活度和放化纯度高、技术成熟、性价比高	^{229}Th 来源受限、^{229}Th/^{225}Ac 平衡时间长、^{225}Ac 产量低
加速器	质子	^{226}Ra(p, 2n)^{225}Ac	化学分离流程简单，所需质子回旋加速器的能量低，便于推广应用	^{226}Ra 来源受限且辐射防护困难
	光子	^{226}Ra(γ, n)^{225}Ra	化学分离流程简单	^{226}Ra 来源受限且辐射防护困难，^{225}Ac 产额低
	氘核	^{226}Ra(d, 3n)^{225}Ac	化学分离流程简单	^{226}Ra 来源受限且辐射防护困难，^{225}Ac 产额低
	质子	Th^{232}(p, x)Ac^{225}	^{232}Th 原料易得、价格便宜、生产过程易于防护，是大规模生产 ^{225}Ac 的一种有前途的方法	所需质子束强度高，化学分离流程复杂

参 考 文 献

[1] 范我, 强亦忠. 核药学教程. 哈尔滨: 哈尔滨工程大学出版社, 2005.

[2] 罗顺忠. 核技术应用. 哈尔滨: 哈尔滨工程大学出版社, 2009.

[3] Starovoitova V N, Cole P L, Grimm T L. Accelerator-based photoproduction of promising beta-emitters ^{67}Cu and ^{47}Sc. Journal of Radioanalytical and Nuclear Chemistry, 2015, 305: 127-132.

[4] Starovoitova V N, Tchelidze L, Wells D P. Production of medical radioisotopes with linear accelerators. Applied Radiation and Isotopes, 2014, 85: 39-44.

[5] Howard S, Starovoitova V N. Target optimization for the photonuclear production of radioisotopes. Applied Radiation and Isotopes, 2015, 96: 162-167.

[6] 许晓飞, 马红利. ^{99}Mo 核素生产工艺现状及展望. 科技视界, 2014: 8.

[7] 肖伦. 放射性同位素技术. 北京: 原子能出版社, 2000.

[8] 刘伯里, 贾红梅. 锝药物化学及其应用. 北京: 北京师范大学出版社, 2006.

[9] 周赛, 李龙, 刘宜树. 凝胶型 ^{99}Mo-^{99m}Tc 发生器研究现状. 同位素, 2019, 32: 171-177.

[10] Chakravarty R, Shukla R, Ram R, et al. Practicality of tetragonal nano-zirconia as a prospective sorbent in the preparation of ^{99}Mo/^{99m}Tc generator for biomedical applications. Chromatographia, 2010, 72: 875-884.

[11] Vandegrift G F, Koma Y, Cols H, et al. Production of Mo-99 from LEU targets base-side processing. Argonne National Lab, IL USA, 2000.

[12] 黄伟, 梁积新, 吴宇轩, 等. 我国放射性同位素制备技术的发展. 同位素, 2019, 32: 11.

[13] Lahiri S, Maiti M, Ghosh K. Production and separation of [111] In //An important radionuclide in life sciences: A mini review. Journal of Radioanalytical and Nuclear Chemistry, 2012, 297: 309-318.

[14] 李顺涛, 刘宁, 杨远友, 等. CS-30 回旋加速器制备 [111]In. 核化学与放射化学, 2015, 37: 503-508.

[15] 葛巨龙. [125]I 的生产现状与前景展望. 同位素, 2013, 26(4): 204-207.

[16] 缪增星, 李育成, 于宁文, 等. 间歇循环回路法生产 [125]I 的工艺研究. 中国原子能科学研究院年报, 2003: 114, 115.

[17] Surasi D S, Bhambhvani P, Baldwin J A, et al. ^{18}F-FDG PET and PET/CT patient preparation: A review of the literature. Journal of Nuclear Medicine Technology, 2014, 42: 5-13.

[18] Bakhtiari M, Mokhtari Oranj L, Jung N S, et al. Estimation of neutron production yields from $H_2^{18}O$ as the ^{18}F-production target bombarded by 18-MeV protons. Radiation Physics and Chemistry, 2020, 177: 109-120.

[19] 王凤, 杨建华, 谢卿, 等. 医用回旋加速器生产正电子核素 [18]F 条件分析与优化. 核技术, 2018, 41: 020301.

[20] Naka S, Watanabe T, Kanai Y, et al. Improved stability and practicality for synthesis of 4-Borono-2-[^{18}F]fluoro-l-phenylalanine by Combination of [^{18}O] Single-Use and [^{18}F]CH₃COOF Labeling Agents. Nuclear Medicine and Molecular Imaging, 2022, 56: 86-95.

[21] Sadat K S M, Adlparvar S, Sheibani S, et al. Production of [16]O ([3]He,p) ^{18}F and [20]Ne (d,α) ^{18}F short-lived radioisotopes with a plasma focus. Journal of Fusion Energy, 2011, 30: 459-461.

[22] Qaim S M, Spahn I. Development of novel radionuclides for medical applications. Journal of Labelled Compounds and Radiopharmaceuticals, 2018, 61: 1-15.

[23] 朱华, 王凤, 刘特立, 等. 新型固体靶核素 [64]Cu 的生产、质控及 microPET 显像. 中华核医学与分子影像杂志, 2018, 38: 797-799.

[24] Vimalnath K V, Rajeswari A, Chirayil V, et al. Studies on preparation of ^{64}Cu using (n,γ) route of reactor production using medium flux research reactor in India. Journal of Radioanalytical and Nuclear Chemistry, 2011, 290: 221-225.

[25] Nanaba R, Anees M K, Sasikumar A, et al. Preparation of [^{68}Ga]PSMA-11 for PET-CT imaging using amanual synthesismodule and organicmatrix based [68]Ge/^{68}Ga generator. Nuclear Medicine and Biology, 2016, 43: 463-469.

[26] Meinken G E, Kurczak S, Mausner L F, et al. Production of high specific activity [68]Ge at Brookhaven National Laboratory. Journal of Radioanalytical and Nuclear Chemistry, 2005, 263: 553-557.

[27] 沈亦佳, 傅红宇, 罗文博, 等. 电沉积法制备加速器生产 [68]Ge 用镓镍固体靶. 同位素, 2014, 27: 50-54.

[28] Bach H T, Claytor T N, Hunter J F, et al. Improving the survivability of Nb-encapsulated Ga targets for the production of [68]Ge. Nuclear Instruments and Methods in Physics Research B, 2013, 299: 32-41.

[29] Fitzsimmons J M, Mausner L. Development of a production scale purification of Ge-68 from irradiated gallium metal. Radiochimica Acta, 2015, 103: 117-123.

[30] 王凤, 郭晓轶, 刘特立, 等. 固体靶 PET 核素 [89]Zr 的制备、质量控制和抗体标记. 中华核医学与分子影像杂志, 2020, 40: 294-296.

[31] Boros E, Packard A B. Radioactive transition metals for imaging and therapy. Chemical Reviews, 2018, 119: 870-901.

[32] Jiang B, Cheng Z, Li M. Carbon-14 ([14]C₆), manual for reactor produced radioisotopes. International Atomic Energy Agency, Austria, 2003: 31-34.

[33] Zlokazov S B, Gevirts V B, Korenkova A V, et al. Preparation of ^{14}C by irradiation of aluminum nitride in nuclear reactor. Radiochemistry, 2002, 44: 58-61.

[34] 蒋炳生, 翟盛庭, 韦会祥, 等. 高比活度碳[^{14}C]酸钡的研制. 核动力工程, 1997, 18: 86-90.

[35] 孙志中, 陈云明, 罗宁, 等. $^{31}P(n,\gamma)^{32}P$ 核反应制备高纯度磷[^{32}P]酸钠溶液. 同位素, 2019, 32: 1-6.

[36] 彭述明, 杨宇川, 谢翔, 等. 我国堆照医用同位素生产及应用现状与展望. 科学通报, 2020, 65: 3526-3537.

[37] 韩全胜, 陈铁光, 黄能武. 放射性核素治疗的发展和现状. 标记免疫分析与临床, 2013, 20: 463-466.

[38] 马立勇, 刘水清, 朱磊. 高通量工程试验堆辐照生产 ^{89}Sr 计算研究. 科技视界, 2017: 275.

[39] 罗宁, 曾俊杰, 陈云明, 等. 利用 HFETR 制备高比活度锶-89 溶液. 同位素, 2019, 32: 7-12.

[40] 曾俊杰, 罗宁, 陈云明, 等. ^{89}Sr 制备技术研究进展. 云南化工, 2021, 48: 16-18.

[41] Mikloczak R. Strontium-89 ($^{89}Sr_{38}$), manual for reactor produced radioisotopes. International Atomic Energy Agency, Austria, 2003: 206-211.

[42] 尹帮顺, 杨廷, 邓启民, 等. HEDHP 萃取分离 Sr-Y 的工艺研究. 广州化工, 2015, 43: 117-119.

[43] 尹帮顺, 邓启民, 杨廷, 等. P_2O_4 萃淋树脂用于 Sr-Y 分离的工艺研究. 广州化工, 2015, 43: 84-85.

[44] Kayurin O Y, Nerozin N A, Pavlovich V B, et al. Preparation of high-specific-activity ^{89}Sr. Radiochemistry, 2002, 44: 282-283.

[45] 邓启民, 程作用, 李茂良, 等. 利用 MIPR 生产 ^{99}Mo、^{131}I 和 ^{89}Sr 的可行性研究. 核动力工程, 2011, 32: 115-118.

[46] 邓启民, 李茂良, 程作用. 利用医用同位素生产堆(MIPR)生产 ^{89}Sr. 同位素, 2007, 20: 185-189.

[47] 尹帮顺, 李明起, 邓启民, 等. ^{90}Y 发生器的研究进展. 同位素, 2009, 22: 187-192.

[48] Bokhari T H, Butt M B, Hina S, et al. A review on ^{90}Y-labeled compounds and biomolecules. Journal of Radioanalytical and Nuclear Chemistry, 2017, 314: 1487-1496.

[49] Ehrhardt G J, Day D E. Therapeutic use of ^{90}Y microspheres. International Journal of Radiation Applications and Instrumentation. Part B. Nuclear Medicine and Biology, 1987, 14: 233-242.

[50] Hyatt M J, Day D. Glass properties in the yttria-alumina-silica system. Journal of the American Ceramic Society, 1987, 70(C): 283-287.

[51] Chakravarty R, Dash A, Pillai M R. Availability of yttrium-90 from strontium-90: A nuclear medicine perspective. Cancer Biother Radiopharm, 2012, 27: 621-641.

[52] Dhami P, Naik P, Jagasia P. Development of ^{90}Sr-^{90}Y generator systems for radio therapeutic applications. BARC Newsletter, 2010: 69-75.

[53] 钟文彬, 刘中林, 李兴亮. 干法蒸馏 ^{131}I 生产工艺. 中国工程物理研究院科技年报, 2002: 355-356.

[54] Agency I A E. Manual for reactor produced radioisotopes. International Atomic Energy Agency, 2003.

[55] 张华明, 罗顺忠, 刘国平, 等. 中国工程物理研究院同位素技术研究与应用进展. 同位素, 2011, 24: 116-120.

[56] 刘江, 赵颖如, 徐文贵. 放射性核素钐 153 的应用进展. 国际医学放射学杂志, 2014, 37: 5.

[57] 罗顺忠, 蒲满飞, 李玉谦, 等. 骨肿瘤治疗药物的研究 I . ^{153}Sm 及 ^{153}Sm-EDTMP 的制备, 1991, 13: 233.

[58] Tan H Y, Yeong C H, Wong Y H, et al. Neutron-activated theranostic radionuclides for nuclear medicine. Nuclear Medicine and Biology, 2020, (90-91): 55-68.

[59] Das T, Pillai M. Options to meet the future global demand of radionuclides for radionuclide therapy. Nuclear Medicine and Biology, 2013, 40: 23-32.

[60] Srivastava S S, Mausner L L, Mease R R, et al. Development and evaluation of copper-67 and samarium-153 labeled conjugates for tumor radioimmunotherapy. International Journal of pharmacognosy, 2008, 33: 92-101.

[61] Gracheva N, Muller C, Talip Z, et al. Production and characterization of no-carrier-added ^{161}Tb as an alternative to the clinically-applied ^{177}Lu for radionuclide therapy. EJNMMI Radiopharmacy and Chemistry, 2019, 4: 12.

[62] Monroy-Guzman F, Jaime S E. Separation of micro-macrocomponent systems: ^{149}Pm-Nd, ^{161}Tb-Gd, ^{166}Ho-Dy and ^{177}Lu-Yb by

extraction chromatography. Journal of the Mexican Chemical Society, 2015, 59: 143-150.

[63] Moore F. Liquid-liquid extraction of metal ions from aqueous solutions of organic acids with high-molecular-weight amines. The Trivalent Actinide-Lanthanide Elements, Analytical Chemistry, 1965, 37: 1235-1239.

[64] Nayak D, Lahiri S. Separation of the carrier free radioisotopes of lanthanide series elements. Solvent Extraction and Ion Exchange, 1999, 17: 1133-1154.

[65] Choppin G R, Silva R J. Separation of the lanthanides by ion exchange with llpha-hydroxy isobutyric acid. Journal of Inorganic and Nuclear Chemistry, 1956, 3: 153-154.

[66] Choppin G, Chopoorian J. Complexes of the lanthanide elements with α-hydroxy carboxylate ligands. Journal of Inorganic and Nuclear Chemistry, 1961, 22: 97-113.

[67] Lehenberger S, Barkhausen C, Cohrs S, et al. The low-energy β-and electron emitter [161]Tb as an alternative to ^{177}Lu for targeted radionuclide therapy. Nuclear Medicine and Biology., 2011, 38: 917-924.

[68] Horwitz E P, Bloomquist C A A, Delphin W H. Radiochemical separations by liquid-liquid chromatography using PSM support. Journal of Chromatographic Science, 1977, 15: 41-46.

[69] Cerrai E, Testa C. Separation of rare earths by means of small columns of Kel-F supporting di（2-ethylhexyl）orthophosphoric acid. Journal of Inorganic and Nuclear Chemistry, 1963, 25: 1045-1050.

[70] Turanov A, Karandashev V, Yarkevich A, et al. Recovery of rare-earth elements from nitric acid solutions with a polymeric sorbent impregnated with diphenyl（dialkylcarbamoylmethyl）phosphine oxides. Radiochemistry, 2002, 44: 559-564.

[71] Sochacka R, Siekierski S. Reversed-phase partition chromatography with di-（2-ethylhexyl）orthophosphoric acid as the stationary phase: Part I. Separation of rare earths. Journal of Chromatography A, 1964, 16: 376-384.

[72] Horwitz E, Bloomquist C. Chemical separations for super-heavy element searches in irradiated uranium targets. Journal of Inorganic and Nuclear Chemistry, 1975, 37: 425-434.

[73] Ketring A, Ehrhardt G, Embree M, et al. Production and supply of high specific activity radioisotopes for radiotherapy applications. Rev. Med. Nucl. Alasbimn J, 2003, J19-J22.

[74] Nayak D, Lahiri S, Application of radioisotopes in the field of nuclear medicine: I. lanthanide series elements. Journal of Radioanalytical and Nuclear Chemistry, 1999, 242: 423-432.

[75] Tárkányi F, Hermanne A, Takács S, et al. Cross-section measurement of some deuteron induced reactions on [160]Gd for possible production of the therapeutic radionuclide [161]Tb. Journal of Radioanalytical and Nuclear Chemistry, 2013, 298: 1385-1392.

[76] Klaassen N J M, Arntz M J, Gil Arranja A, et al. The various therapeutic applications of the medical isotope holmium-166: A narrative review. EJNMMI Radiopharmacy and Chemistry, 2019, 4: 19.

[77] Nijsen J F, Zonnenberg B A, Woittiez J R, et al. Holmium-166 poly lactic acid microspheres applicable for intra-arterial radionuclide therapy of hepatic malignancies: Effects of preparation and neutron activation techniques. European Journal of Nuclear Medicine, 1999, 26: 699-704.

[78] Zielhuis S W, Nijsen J F, de Roos R, et al. Production of GMP-grade radioactive holmium loaded poly（L-lactic acid）microspheres for clinical application. International Journal of Pharmaceutics, 2006, 311: 69-74.

[79] Vente M A, Nijsen J F, de Roos R, et al. Neutron activation of holmium poly（L-lactic acid）microspheres for hepatic arterial radio-embolization: A validation study. Biomed Microdevices, 2009, 11: 763-772.

[80] Reinders M T M, Smits M L J, van Roekel C, et al. Holmium-166 microsphere radioembolization of hepatic malignancies. Seminars in Nuclear Medicine, 2019, 49: 237-243.

[81] Ueno N T, de Souza J A, Booser D, et al. Pilot study of targeted skeletal radiation therapy for bone-only metastatic breast cancer. Clin Breast Cancer, 2009, 9: 173-177.

[82] Sohaib M, Ahmad M, Jehangir M, et al. Ethylene diamine tetramethylene phosphonic acid labeled with various β-emitting radiometals: Labeling optimization and animal biodistribution. Cancer Biother Radiopharm, 2011, 26: 159-164.

[83] Chung Y L, Lee J D, Bang D, et al. Treatment of Bowen's disease with a specially designed radioactive skin patch. European Journal of Nuclear Medicine, 2000, 27: 842-846.

[84] Ferro-Flores G, Hernandez-Oviedo O, Arteaga de M C, et al. [^{166}Dy]Dy/^{166}Ho hydroxide macroaggregates: An in vivo generator system for radiation synovectomy. Applied Radiation and Isotopes , 2004, 61: 1227-1233.

[85] Dadachova E, Mirzadeh S, Smith S V, et al. Radiolabeling antibodies with holmium-166. Applied Radiation and Isotopes, 1997, 48: 477-481.

[86] Chakraborty S, Das T, Banerjee S, et al. Preparation and preliminary biological evaluation of a ^{166}Ho labeled polyazamacrocycle for possible use as an intravascular brachytherapy（IVBT）agent. Applied Radiation and Isotopes , 2006, 64: 462-469.

[87] Lahiri S, Volkers K J, Wierczinski B. Production of ^{166}Ho through ^{164}Dy (n, γ) ^{165}Dy (n, γ) ^{166}Dy (β-) ^{166}Ho and separation of ^{166}Ho. Applied Radiation and Isotopes , 2004, 61: 1157-1161.

[88] Dadachova E, Mirzadeh S, Lambrecht R M, et al. Separation of carrier-free holmium-166 from neutron-irradiated dysprosium targets. Analytical Chemistry, 1994, 66: 4272-4277.

[89] Dadachova E, Mirzadeh S, Lambrecht R M, et al. Separation of carrier-free ^{166}Ho from Dy$_2$O$_3$ targets by partition chromatography and electrophoresis. Journal of Radioanalytical and Nuclear Chemistry, 1995, 199: 115-123.

[90] Vosoughi S, Shirvani-Arani S, Bahrami-Samani A,, et al. Production of no-carrier-added Ho-166 for targeted therapy purposes. Iranian Journal of Nuclear Medicine, 2016, 25: 15-20.

[91] Monroy-Guzman F S E J. Separation of micro-macrocomponent systems:^{149}Pm-Nd,^{161}Tb-Gd,^{166}Ho-Dy and^{177}Lu-Yb by extraction chromatography. Journal of the Mexican Chemical Society, 2015, 59: 143-150.

[92] Monroy-Guzman F, Barreiro F J, Salinas E J, et al. Radiolanthanides device production. World Journal of Nuclear Science and Technology, 2015, 5: 111-119.

[93] Talip Z, Favaretto C, Geistlich S, et al. A step-by-step guide for the novel radiometal production for medical applications: Case studies with ^{68}Ga, ^{44}Sc, ^{177}Lu and ^{161}Tb. Molecules, 2020, 25: 966.

[94] Kuznetsov R A, Bobrovskaya K S, Svetukhin V V, et al. Production of lutetium-177. Process Aspects Radiochemistry, 2019, 61: 381-395.

[95] Dash A, Pillai M R, Knapp F F, Jr. Production of ^{177}Lu for targeted radionuclide therapy: Available options. Nucl. Med. Mol. Imaging, 2015, 49: 85-107.

[96] Hammond C. The elements. Handbook of Chemistry and Physics. Boca Raton: CRC Press, 2000: 81.

[97] Stary J. Separation of transplutonium elements. Talanta, 1966, 13: 421-437.

[98] Denzler F O, Lebedev N, Novgorodov A, et al. Production and radiochemical separation of ^{147}Gd. Applied Radiation and Isotopes, 1997, 48: 319-326.

[99] Marhol M. Ion exchangers in analytical chemistry: Their properties and use in inorganic chemistry. Salt Lake: Elsevier, 1982.

[100] Balasubramanian P. Separation of carrier-free lutetium-177 from neutron irradiated natural ytterbium target. Journal of Radioanalytical and Nuclear Chemistry, 1994, 185: 305-310.

[101] Hashimoto K, Matsuoka H, Uchida S. Production of no-carrier-added ^{177}Lu via the ^{176}Yb (n,γ) ^{177}Yb → ^{177}Lu process. Journal of

Radioanalytical and Nuclear Chemistry, 2003, 255: 575-579.

[102] Lahiri S, Nayak D, Nandy M, et al. Separation of carrier free lutetium produced in proton activated ytterbium with HDEHP. Applied Radiation and Isotopes, 1998, 49: 911-913.

[103] Kumrić K, Trtić-Petrović T, Koumarianou E, et al. Supported liquid membrane extraction of [177]Lu (III) with DEHPA and its application for purification of ^{177}Lu-DOTA-lanreotide. Separation and Purification Technology, 2006, 51: 310-317.

[104] Knapp Jr F, Ambrose K, Beets A, et al. Nuclear medicine program progress report for quarter ending 1995. Oak Ridge National Lab. (ORNL), Oak Ridge, TN (United States), September 30, 1995.

[105] Mirzadeh S, Du M, Beets A L, et al. Method for preparing high specific activity [177]Lu. Google Patents, 2004.

[106] Knapp Jr F, Mirzadeh S, Beets A, et al. Production of therapeutic radioisotopes in the ORNL high flux isotope reactor (HFIR) for applications in nuclear medicine, oncologyand interventional cardiology. Journal of Radioanalytical and Nuclear Chemistry, 2005, 263: 503-509.

[107] Horwitz E P, McAlister D R, Bond A H, et al. A process for the separation of ^{177}Lu from neutron irradiated [176]Yb targets. Applied Radiation and Isotopes , 2005, 63: 23-36.

[108] Van So L, Morcos N, Zaw M, et al. Alternative chromatographic processes for no-carrier added ^{177}Lu radioisotope separation. Journal of Radioanalytical and Nuclear Chemistry, 2008, 277: 675-683.

[109] Van So L, Morcos N, Zaw M, et al. Alternative chromatographic processes for no-carrier added ^{177}Lu radioisotope separation. Journal of Radioanalytical and Nuclear Chemistry, 2008, 277: 663-673.

[110] Marsh J K. Rare-earth metal amalgams. Part I. The reaction between sodium amalgam and rare-earth acetate and chloride solutions. Journal of the Chemical Society, 1942, 2: 398-401.

[111] Marsh J K. Rare-earth metal amalgams. Part III. The separation of ytterbium from its neighbours. Journal of the Chemical Society, 1943, 3: 8-10.

[112] Lebedev N A, Novgorodov A F, Misiak R, et al. Radiochemical separation of no-carrier-added ^{177}Lu as produced via the [176]Yb (n,γ) [177]Yb$\rightarrow$ [177]Lu process. Applied Radiation and Isotopes, 2000, 53: 421-425.

[113] Bilewicz A, Żuchowska K, Bartoś B. Separation of Yb as $YbSO_4$ from the [176]Yb target for production of ^{177}Lu via the [176]Yb (n, γ) [177]Yb$\rightarrow$ [177]Lu process. Journal of Radioanalytical and Nuclear Chemistry, 2009, 280: 167-169.

[114] Chakravarty R, Dash A, Pillai M RA . Electrochemical separation is an attractive strategy for development of radionuclide generators for medical applications. Current Radiopharmaceuticals, 2012, 5: 271-287.

[115] Dash A, Chakravarty R. Electrochemical separation: Promises, opportunities, and challenges to develop next-generation radionuclide generators to meet clinical demands. Industrial & Engineering Chemistry Research, 2014, 53:3766-3777.

[116] Marsh J K. Rare-earth metal amalgams. Part IV. The isolation of europium. Journal of the Chemical Society, 1943, 1: 531-535.

[117] Marsh J K. Rare-earth metal amalgams. Part II. The separation of neodymium, samarim, and gadolinium. Journal of the Chemical Society, 1942, 2: 523-526.

[118] McCoy H N. Europium and ytterbium amalgams. Journal of the American Chemical Society, 1941, 63: 1622-1624.

[119] Onstott E. Separation of the lanthanons at amalgam cathodes. II. The separation of samarium from gadolinium and purification of europium at a lithium amalgam cathode1. Journal of the American Chemical Society, 1956, 78: 2070-2076.

[120] Onstott E. The separation of Europium from samarium by electrolysis1. Journal of the American Chemical Society, 1955, 77: 2129-2132.

[121] Chakravarty R, Das T, Dash A, et al. An electro-amalgamation approach to isolate no-carrier-added ^{177}Lu from neutron

irradiated Yb for biomedical applications. Nuclear Medicine and Biology, 2010, 37: 811-820.

[122] Hermanne A, Takacs S, Goldberg M B, et al. Deuteron-induced reactions on Yb: Measured cross sections and rationale for production pathways of carrier-free, medically relevant radionuclides. Nuclear Instruments and Methods in Physics Research Section B: Beam Interactions with Materials and Atoms, 2006, 247: 223-231.

[123] Manenti S, Groppi F, Gandini A, et al. Excitation function for deuteron induced nuclear reactions on natural ytterbium for production of high specific activity ^{177g}Lu in no-carrier-added form for metabolic radiotherapy. Applied Radiation and Isotopes , 2011, 69: 37-45.

[124] Tárkányi F, Ditrói F, Takács S, et al. Activation cross-sections of longer lived products of deuteron induced nuclear reactions on ytterbium up to 40 MeV. Nuclear Instruments and Methods in Physics Research Section B: Beam Interactions with Materials and Atoms, 2013, 304: 36-48.

[125] 罗顺忠, 蒲满飞. ^{186}Re 标记博莱霉素的研究. 核技术, 1995, 18: 4.

[126] 王全基, 金建南. 从 WO$_3$ 靶中分离 ^{186}Re 的实验研究. 四川大学学报:自然科学版, 1996, 33: 634-636.

[127] 王凡, 金小海, 刘跃民, 等. ^{186}Re(S$_n$)-HEDP 的制备及色层分析研究. 同位素, 1995, 8(4): 210-212.

[128] Cimpeanu C, Sahagia M. High specific activity Re-186 and Re-188 perrhenates to be used for biomolecule labeling. Journal of Radioanalytical and Nuclear Chemistry, 2002, 252: 601-604.

[129] 张晓东, 李文新, 方克明, 等. 无载体 ^{186}Re 的制备. 核化学与放射化学, 1999, 21: 178.

[130] Ram R, Chakravarty R, Jadhav S, et al. Radiochemical separation of no-carrier-added ^{186}Re from proton irradiated tungsten target. Journal of Radioanalytical and Nuclear Chemistry, 2020, 325: 875-883.

[131] 张晓东, 李晴暖, 李文新, 等. 从氘束照射后的 ^{186}W 靶中分离无载体 ^{186}Re. 核化学与放射化学, 2000, 22: 60-64.

[132] 张晓东, 李晴暖, 李文新, 等. ^{186}W(d,2n)^{186}Re 反应制备无载体 ^{186}Re. 核技术, 2000, 23: 142-143.

[133] 尹端止, 于俊峰, 汪勇先. ^{188}Re——一个有希望的治疗用放射性核素. 核技术, 2000, 23: 347-352.

[134] Dash A, Knapp Jr F F. An overview of radioisotope separation technologies for development of ^{188}W/^{188}Re radionuclide generators providing 188Re to meet future research and clinical demands. RSC Advances, 2015, 5: 39012-39036.

[135] 卢玉楷. 简明放射性同位素应用手册. 上海: 上海科学普及出版社, 2004.

[136] Boschi A, Uccelli L, Pasquali M, et al. ^{188}W/^{188}Re generator system and its therapeutic applications. Journal of Chemistry, 2014, 2014: 1-14.

[137] 尹端, 胡伟青, 施锡昌, 等. 居里级的 ^{188}W-^{188}Re 发生器的研制. 核技术, 2000, 23: 4.

[138] 杜进, 白红升, 金小海, 等. 医用 ^{188}W-^{188}Re 发生器的制备. 核化学与放射化学, 1998, 20(3): 183-189.

[139] Jr F, Callahan A P, Beets A L, et al. Processing of reactor-produced ^{188}W for fabrication of clinical scale alumina-based ^{188}W/^{188}Re generators. Applied Radiation and Isotopes, 1994, 45:1123-1128.

[140] Hsieh B T, Lin W Y, Luo T Y, et al. Production of carrier-free ^{188}Re in the past ten years in Taiwan. Journal of Radioanalytical and Nuclear Chemistry, 2007, 274: 569-573.

[141] Guzman F M, Paz M H, Cohen L G, et al. Tungsten and rhenium sorption study on alumina to prepare ^{188}W/^{188}Re generators. Separation Science and Technology, 2009, 44: 1120-1143.

[142] Ehrhardt G J, Ketring A R, Liang Q. Improved W-188/RE-188 zirconium tungstate gel radioisotope generator chemistry. 204th American Chemical Society National Meeting, 1992: 27-NUCL.

[143] Dadachov M S, Lambrecht R M. ^{188}W-^{188}Re gel generators based on metal tungstates. Journal of Radioanalytical and Nuclear Chemistry Letters, 1995, 200: 211-221.

[144] Hassfjell S P, Hoff P. A generator for production of ^{212}Pb and ^{212}Bi. Applied Radiation and Isotopes, 1994, 45:1021-1025.

[145] 林灿生, 黄美新. 无载体 ^{228}Th 的制备. 原子能科学技术, 1984, 5: 563.

[146] He Z, Xiao D, Lv L, et al. Controlling ^{212}Bi to ^{212}Pb activity concentration ratio in thoron chambers. J. Environ Radioact, 2017, 178-179: 77-83.

[147] 牛芳, 马桃桃, 孙秀华, 等. ^{212}Pb-^{212}Bi 发生器的分离研究. 核化学与放射化学, 1991, 13: 71-77.

[148] Hassfjell S. A ^{212}Pb generator based on a ^{228}Th source. Applied Radiation and Isotopes, 2001, 55: 433-439.

[149] Boldyrev P, Egorova B, Kokov K, et al. Physical and chemical processes on the ^{212}Pb radionuclide production for nuclear medicine. Journal of Physics: Conference Series, IOP Publishing, 2018: 12003.

[150] McNeil B L, Robertson A K H, Fu W, et al. Production, purification, and radiolabeling of the ^{203}Pb/^{212}Pb theranostic pair. EJNMMI Radiopharmacy and Chemistry, 2021, 6: 6.

[151] Lassmann M, Nosske D. Dosimetry of ^{223}Ra-chloride: Dose to normal organs and tissues. European Journal of Nuclear Medicine and Molecular Imaging, 2013, 40: 207-212.

[152] Kukleva E, Kozempel J, Vlk M, et al. Preparation of ^{227}Ac/^{223}Ra by neutron irradiation of ^{226}Ra. Journal of Radioanalytical and Nuclear Chemistry, 2014, 304: 263-266.

[153] Weidner J W, Mashnik S G, John K D, et al. Proton-induced cross sections relevant to production of ^{225}Ac and ^{223}Ra in natural thorium targets below 200 MeV. Applied Radiation and Isotopes , 2012, 70: 2602-2609.

[154] Henriksen G, Hoff P, Alstad J, et al. ^{223}Ra for endoradiotherapeutic applications prepared from an immobilized ^{227}Ac/^{227}Th source. Radiochimica Acta, 2001, 89: 661-666.

[155] Shishkin D N, Krupitskii S V, Kuznetsov S A. Extraction generator of ^{223}Ra for nuclear medicine. Radiochemistry, 2011, 53: 404-406.

[156] Kocher D C. Radioactive decay data tables. Oak Ridge National Lab., TN, USA, 1981.

[157] Huber R, Seidl C, Schmid E, et al. Locoregional α-radioimmunotherapy of intraperitoneal tumor cell dissemination using a tumor-specific monoclonal antibody. Clinical Cancer Research, 2003, 9: 3922s-3928s.

[158] Bruchertseifer F, Kellerbauer A, Malmbeck R, et al. Targeted alpha therapy with bismuth-213 and actinium-225: Meeting future demand. J. Labelled Comp. Radiopharm., 2019, 62: 794-802.

[159] Boll R A, Malkemus D, Mirzadeh S, Production of actinium-225 for alpha particle mediated radioimmunotherapy. Applied Radiation and Isotopes, 2005, 62: 667-679.

[160] Samsonov M, Nerozin N, Podsoblyaev D, et al. Isolation of alpha-emitting radionuclides for nuclear medicine in JSC "SSC RF-IPPE". Proceedings of the 10th International Symposium on Targeted Alpha Therapy, Kanazawa, Japan, 2017.

[161] Apostolidis C, Molinet R, Rasmussen G, et al. Production of Ac-225 from Th-229 for targeted α therapy. Analytical Chemistry, 2005, 77: 6288-6291.

[162] Zielinska B, Apostolidis C, Bruchertseifer F, et al. An improved method for the production of Ac-225/Bi-213 from Th-229 for targeted alpha therapy. Solvent Extraction and Ion Exchange, 2007, 25: 339-349.

[163] Ferlay J, Steliarova-Foucher E, Lortet-Tieulent J, et al. Cancer incidence and mortality patterns in Europe: Estimates for 40 countries in 2012. European Journal of Cancer, 2013, 49: 1374-1403.

[164] Apostolidis C, Molinet R, McGinley J, et al. Cyclotron production of Ac-225 for targeted alpha therapy. Applied Radiation and Isotopes , 2005, 62: 383-388.

[165] Melville G, Meriarty H, Metcalfe P, et al. Production of Ac-225 for cancer therapy by photon-induced transmutation of Ra-226.

Applied Radiation and Isotopes, 2007, 65:1014-1022.

[166] Maslov D A, Sabel'nikov A V, Dmitriev S N. Preparation of ^{225}Ac by ^{226}Ra (γ, n) photonuclear reaction on an electron accelerator, MT-25 microtron. Radiochemistry, 2006, 48: 195-197.

[167] Kuznetsov R, Butkalyuk P, Andreev O, et al. Determination of effective rates of nuclear reactions under irradiation of radium-226 in the high flux reactor SM. 6th Russian Conference on Radiochemistry, Moscow, Russia, 2009: 356.

[168] Melville G, Melville P. A theoretical model for the production of Ac-225 for cancer therapy by neutron capture transmutation of Ra-226. Applied Radiation and Isotopes , 2013, 72: 152-159.

[169] Aliev R A, Ermolaev S V, Vasiliev A N, et al. Isolation of medicine-applicable actinium-225 from thorium targets irradiated by medium-energy protons. Solvent Extraction and Ion Exchange, 2014, 32: 468-477.

[170] Pommé S, Marouli M, Suliman G, et al. Measurement of the ^{225}Ac half-life. Applied Radiation and Isotopes, 2012, 70: 2608-2614.

[171] Ermolaev S V, Zhuikov B L, Kokhanyuk V M, et al. Production of actinium, thorium and radium isotopes from natural thorium irradiated with protons up to 141 MeV. Radiochimica Acta, 2012, 100: 223-229.

第3章 放射性药物制备技术

3.1 概　　述

　　放射性标记是指将放射性同位素加载到化合物分子中，使该化合物具有放射性且能够被识别，并可用作示踪或治疗。通常放射性标记最大限度地保持了前体分子的结构，例如，在金属同位素的放射性标记中，在前体分子中接入连接基团及配体；非金属同位素的放射性标记通常采用共价结合的方式使放射性标记产物与前体分子的结构保持一致。因此，被放射性标记的化合物与其相应的前体(即未标记的相应化合物)通常在一定程度上具有相同或极其相似的化学和生物学性质，区别在于是否带有放射性。

　　加载到化合物中的放射性同位素和相应的普通原子一样，与被放射性标记的前体物质在生物体内运输、转移并参与新陈代谢。由于放射性同位素自发地发射射线，所以放射线很容易被探测仪器追踪发现，从而显示它们的位置和数量。因此，通过探测引入生物体的放射性同位素信号，就可以实现放射性示踪。

　　放射性标记的方法包括化学合成法、生物化学法和同位素交换法。根据所需标记的前体化合物的组成、结构及应用要求选择合适的放射性同位素，再根据可提供的含有所需放射性同位素的原料，结合应用要求设计放射性标记路线。原料的物理化学性质不同，所采用的标记路线也不同。采用易于检测的放射性同位素对前体化合物分子进行放射性标记，放射性同位素可以是前体化合物分子中原有元素的同位素，也可以在保持前体分子功能位点结构不变的基础上，通过对前体分子的修饰引入放射性同位素。无论通过上述哪种方式实现放射性标记，由于前体分子中的功能基团结构保持不变，所以标记后的化合物除具有特定的放射性并具有足够的比活度和放化纯度外，其化学和生物学性质与放射性标记前的相应化合物相同或在实用意义上非常相似。

　　化学合成法是应用传统的化学合成路线在微量操作的条件下，采用最简短的放射性操作程序完成放射性标记的方法。其优点是能控制标记原子在被标记分子中的位置(亦有例外)和产品的纯度、比活度等，但在采用某些特定的合成路径进行放射性标记时，不能得到纯的光学异构体形式，例如，在部分使用亲核或亲电取代反应进行的 ^{18}F 放射性标记中，^{18}F 可以从两个方向对前体分子进行取代反应。生物化学法基于单细胞生物(如藻类)和植物(如离体叶片)及粗制酶或纯酶的应用，近年来已经成为制备高比活度、高产额并保持其天然构型的标记化合物的重要方法。同位素交换法采用前体分子中原有元素的同位素取代该元素。同位素交换法操作简便，适用于对天然化合物或结构复杂的药物进行标记，缺点是放射性同位素的利用率低、标记位置通常不可预知、比活度低、产品纯化困难等。

根据放射性同位素在被放射性标记分子中的分布，可将放射性标记方法分为以下几种：①特殊标记，放射性同位素精准地加载到前体分子中已知的特定位置上；②均匀标记，放射性同位素以统计均匀的方式加载并分布在整个前体分子当中；③一般标记，放射性同位素以不确定的形式分布在前体分子当中；④标称标记，放射性同位素被标记的位置未经实验证实；⑤双标记，在标记分子中出现两种不同的放射性同位素或在分子中的两个不同位置上出现同种放射性同位素，以及先对两种前体分子单独进行放射性标记，再将获得的两种标记化合物加以混合使用。

由于放射性同位素自身的衰变将发射不同能量的射线，所以放射性标记的化合物在医学和生物学中已经成为一种重要的工具，可用于机体微量活性物质的测定和示踪研究中最重要的分析试剂和示踪剂。放射性标记化合物作为灵敏的检测剂和示踪剂，除在医学、生物学及药学领域的应用外，在其他领域如农业、工业及遗传工程等领域也都得到了广泛的应用。

下面介绍几种典型且常用的放射性标记方法。

3.2 碘放射性药物标记技术

碘有 23 种放射性同位素且性质各不相同，其中在放射性药物中应用较多的是 ^{123}I、^{124}I、^{125}I 和 ^{131}I。^{123}I 和 ^{124}I 是加速器同位素，其中 ^{123}I 属于短半衰期同位素，通过电子俘获衰变，半衰期为 13h。^{124}I 的半衰期为 4.2d，其标记化合物已经成为具有应用价值的核医学 PET 分子探针。^{125}I 和 ^{131}I 均属于堆照同位素，价格便宜，^{125}I 和 ^{131}I 的半衰期分别为 60.14d 和 8.05d，适合储存并运送到边远地区。其中，^{131}I 在放射性药物中发挥的作用非常突出，既可以作为 β^- 发射体用于治疗，也因其能发射适量的 γ 射线可用于显像。

放射性碘的标记有多种方法，如放射性碘脱铊化、放射性碘脱卤化、放射性碘脱锡化和放射性碘的直接碘化，尽管一般来说这些方法可应用于每种碘同位素，但因反应路线的不同，其放射化学产率、非活性杂质和比活度均有所不同，见表 3-1。

表 3-1 放射性碘标记方法汇总

放射性碘标记方法	使用试剂	优缺点
放射性碘脱铊化	铊化芳基前体	在室温下的较短反应时间内获得高放射化学产率、具有区域选择性
放射性碘脱卤化	溴化或碘化的前体	可能有消除反应等副反应发生、碘化脂肪族化合物通常在代谢中不稳定、反应条件苛刻
放射性碘脱锡化	卤化物及其类似物	具有区域选择性、反应时间快、产物具有高比活度
放射性碘直接碘化	氯胺-T 和碘原™	可以在温和条件下进行放射性碘标记，但对于更复杂的前体分子结构，引入放射性碘的位置不可预测

3.2.1　放射性碘脱铊化

放射性碘脱铊化法是最早用于标记放射性碘的方法之一，以铊化芳基前体引入放射性碘。该策略特别适合活化的芳香族化合物，可以在室温下的较短反应时间内获得高放射化学产率。铊化前体的合成通常在碘标记前完成，但有时也可以在碘标记过程中完成。碘标记是具有区域选择性的，通常选择激活取代基的对位。非活化的芳基化合物也可以进行放射性碘化，但反应条件极为苛刻，如需要更高的温度和更长的反应时间等条件。由于吸电子取代基的性质，铊化也发生在间位。用于心肌显像的一种碘化脂肪酸——15-(p-[*I]碘苯)-2,2-二甲基十五烷酸就是用碘脱铊化法合成的[1]（图 3-1）。

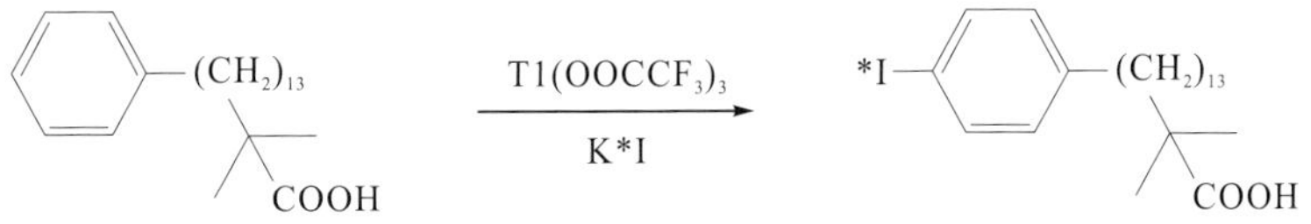

图 3-1　15-(p-[*I]碘苯)-2,2-二甲基十五烷酸的碘脱铊化法合成[2]

3.2.2　放射性碘脱卤化

将放射性碘引入分子的一个非常有效的方法是将溴化或碘化的前体进行选择性脱卤。与脱溴反应相比，虽然不像同位素交换一般可以在较温和的条件下进行，但脱溴反应可获得较高的特异性活度，通常作为引入碘的首选。放射性碘脱卤可用于脂肪族或芳香族前体，但二者的反应条件有很大不同。

脂肪族化合物的放射性碘脱卤反应遵循 SN1 或 SN2 机制，遵循的反应机制取决于前体的结构、离去基团及亲核试剂的性质和反应条件，如溶剂或温度。在 SN1 反应中，离去基团的键在碘化之前就已发生断裂，所以可能有消除反应等副反应的发生，但在动力学方面的反应速度较快。在 SN2 反应中，离去基团键的断裂与放射性碘的引入同时发生，形成立体专一性取代。虽然，放射性碘脱卤反应通常在适中的条件下进行，但碘化脂肪族化合物在代谢中通常不稳定。然而，还是有碘化脂肪族分子被合成并成功地用于 SPECT，如 17-[^{123}I]碘-十七酸[3]。

相反，芳香族化合物的脱卤反应条件通常比较苛刻，如去碘的反应温度为 160℃，而去溴的反应温度为 200℃[4]。为了获得良好的放射化学产率，芳香族化合物必须通过吸电子取代基团激活或采用金属盐如 Cu(I) 或 Cu(II) 化合物作为催化剂。这些放射性碘标记反应可以在溶剂、熔体或固态条件下进行。由于碘化芳香族化合物的代谢稳定性较好，所以它比脂肪族碘化物更常用，但因反应条件苛刻而受到限制。

然而，一些临床相关的 SPECT 放药就是通过这种方法合成的，如[^{123}I]碘西尼，一种苯二氮受体配体，可用于可视化 GABA$_A$ 受体，其放射性碘化就是通过溴化前体和放射性碘在 155℃的醋酸溶液中反应 1 h 得以实现[5]（图 3-2）。

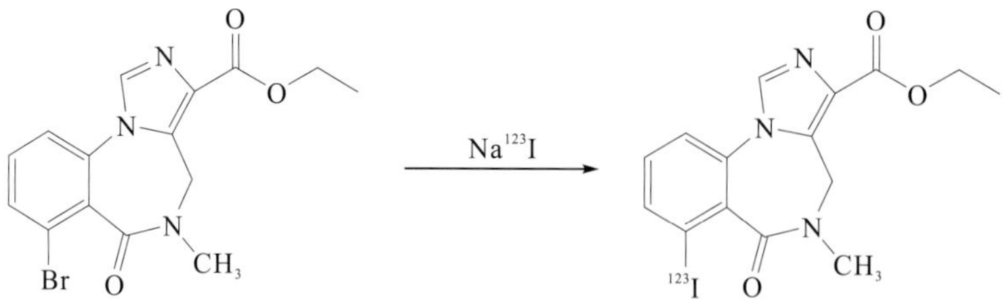

图 3-2   [^{123}I]碘西尼的碘脱溴化法合成[2]

3.2.3 放射性碘脱锡化

放射性碘脱锡化法是放射性碘标记最有效的方法之一，该方法具有区域选择性，反应时间快，产物比活度高的优势。而且，该策略所需要的前体可从卤化化合物及其类似物通过一步反应制得[6]。因此，大量临床相关的放射性碘化示踪剂可通过该法合成，如多巴胺转运体配体[^{123}I]β-CIT 已用于检查精神障碍[7]（图 3-3 和图 3-4）。

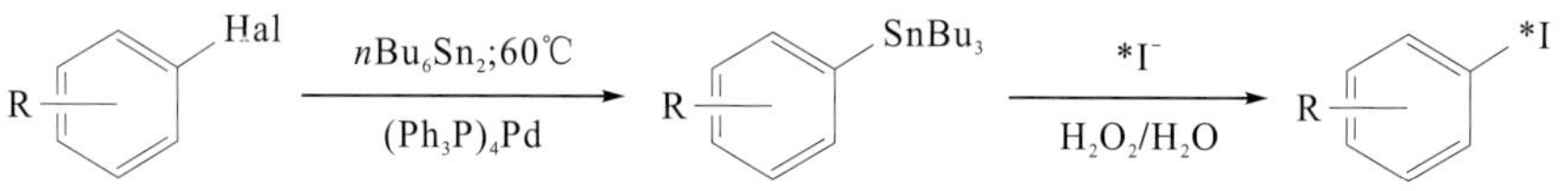

图 3-3   苯基前体的合成及其进一步碘化[2]

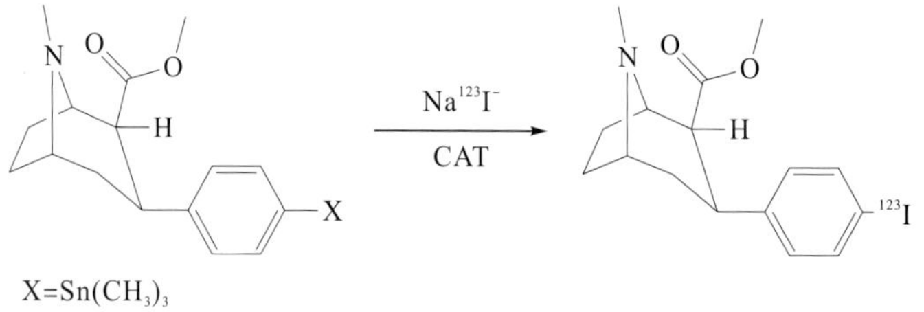

图 3-4   放射性碘脱锡化合成[^{123}I]β-CIT[2]

3.2.4 放射性碘直接碘化

在直接放射性碘化作用中，使用氧化剂与放射性碘作用使其转化，将 I 氧化成 I_2 或 I^+，成为适用于亲电性芳香取代反应的化学形式。通常用氧化剂来定义放射性碘的碘化方法，包括氯胺-T法、亚硝酸钠法、过氧化氢法、碘酸法、过硫酸钾法和氯化碘法。其中，氯胺-T法是目前最常用的放射性碘标记方法，可用于激素、蛋白及多肽等的放射性碘标记。它较其他方法而言操作更简单、反应时间更短、产物的比活度更高。在实际应用中，可使用氯胺-T 和碘原 ^{TM} 作为氧化剂，将放射性碘转化为反应性*I-Cl[8]（图 3-5）。通过*I-Cl 与活性芳香族化合物的反应，在温和条件下进行放射性碘标记（图 3-6）。但是，标记放射性碘的位置受芳香族化合物取代基位置的影响，对于更复杂的前体分子结构，引入放射性碘的位置将不可预测。

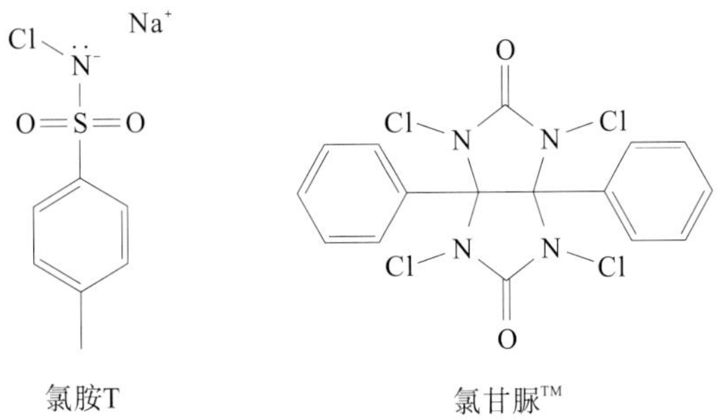

图 3-5　氯胺-T 和碘原™结构[2]

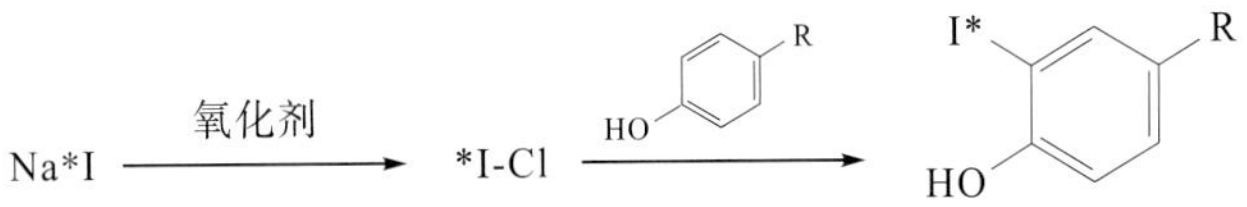

图 3-6　活化芳香化合物的直接放射性碘化[2]

　　放射性碘在直接碘化的过程中，氧化剂可能在标记反应期间与前体分子发生反应，导致产物降解。通常对氧化敏感的前体分子会出现该情况，特别是使用氯胺-T 时，可能会发生显著的降解作用。使用碘原™可以避免这种前体的氧化作用[9]。碘原™不溶于水，反应前在反应容器内壁上是薄膜，可最大限度地减少氧化剂和前体间的接触时间，反应后缓慢倒出溶液即可结束反应。此外，也可以使用碘珠替代碘原™，以 N-氯苯磺酸酰胺功能化聚苯乙烯珠[10]。加入碘珠反应开始，取出碘珠反应结束，从而减少与前体的接触时间，最大限度地减少副产物。直接放射性碘化的经典案例是合成碘标记的 D2 受体配体 [*I]IBZM 用于神经异常的研究(图 3-7)。

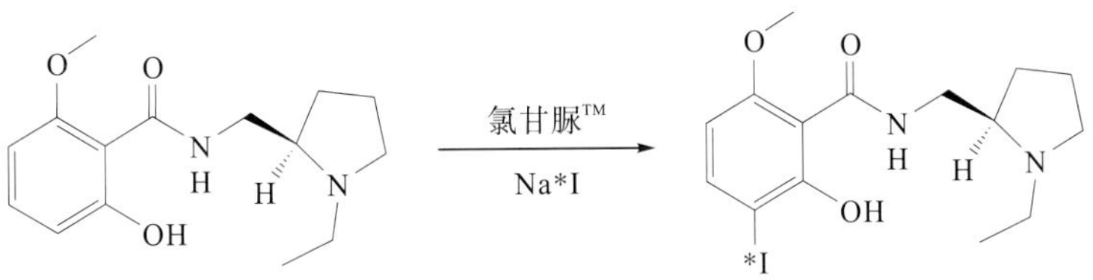

图 3-7　[*I]IBZM 的直接碘化法合成[2]

3.3　氟-18 放射性药物标记技术

　　氟-18 是目前临床应用最广的正电子发射同位素，其中 90%以上的临床 PET 研究使用 ^{18}F 放射性药物。这不仅是因为其优异的同位素特性，如低正电子能量 $E_{\beta+max}$ 可实现高空间分辨率和低辐射剂量，更主要的是因为其半衰期为 109.8min，较为合适。在进行 ^{18}F 的放射性标记时，不仅可以实现多步反应及纯化，还可以保证放射性药物能够运往较远的地点。

^{18}F 的放射性标记可以分为三种基本方法，即亲电氟化、亲核氟化和通过辅基的氟化。

3.3.1 亲电氟化

亲电氟化是第一个用于 ^{18}F 放射性标记的常规方法。使用极性氟化剂与富含电子的不饱和化合物发生反应，富含电子的不饱和化合物通常为芳香族化合物。常用的氟化剂为 $[^{18}F]F_2$、$[^{18}F]XeF_2$、$[^{18}F]$乙酰基次氟酸酯，后两种是较温和的氟化剂，可通过向氖气靶中加入氙气或向醋酸铵/乙酸溶液中通入 $[^{18}F]F_2$ 得到。然而，该氟化方法缺乏区域特异性，进行芳香族取代反应时会形成放射性标记物的位置异构体，亲电氟化剂的比活度较低，因为 $[^{18}F]F_2$ 只有一个氟原子是具有放射性的，其最大放射化学产率为 50%。这种方法仅用于不需要高比活度的分子标记，如内源性物质氨基酸、碳水化合物或脂肪酸。

最初，临床上最重要的 PET 放射性药物 2-$[^{18}F]$FDG 就是通过亲电氟化合成的。然而，该反应不仅使 2-$[^{18}F]$FDG 具有低比活度及低放射化学产率，同时还伴随着副产物 2-$[^{18}F]$氟-2-脱氧-D 甘露糖的形成。因此，该方法最终被更有效的亲核氟化所取代。

由于这些限制，目前仅有一些芳香族氨基酸通过亲电氟化合成，如 2-$[^{18}F]$氟酪氨酸或 6-$[^{18}F]$氟左旋多巴(图 3-8)。

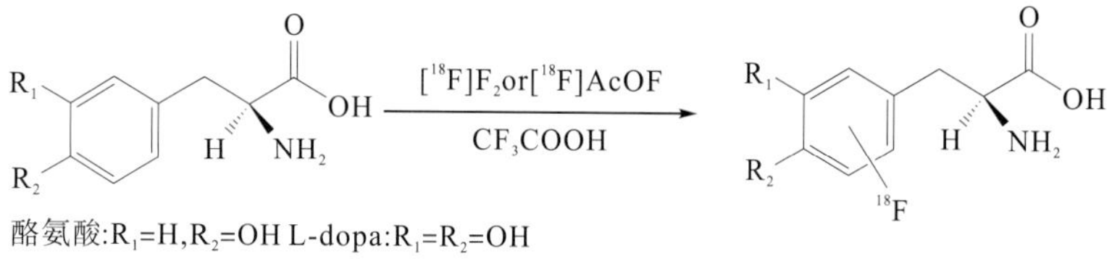

酪氨酸:R$_1$=H,R$_2$=OH L-dopa:R$_1$=R$_2$=OH

图 3-8　芳香族氨基酸的亲电 ^{18}F 放射性标记[2]

提高亲电氟化区域选择性的一种可行方法是通过脱金属作用引入 ^{18}F。因此，一些金属前体被合成出来，特别是能够经过脱汞和脱锡反应得到良好的放射化学产率，如 6-$[^{18}F]$氟左旋多巴的合成(图 3-9)。

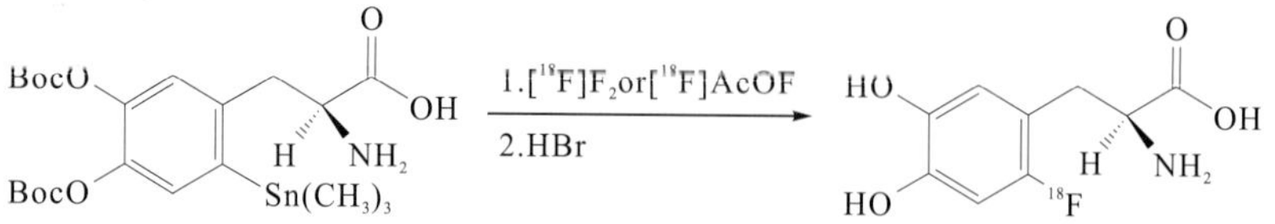

图 3-9　脱锡法 ^{18}F 放射性标记 6-$[^{18}F]$氟左旋多巴[2]

3.3.2　直接亲核氟化

直接亲核氟化反应是将氟-18 引入分子的最重要的方法。所需的 ^{18}F 通过 ^{18}O(p, n)^{18}F 核反应生产，具有很高的比活度（6.3×10^4GBq/μmol）。因其电荷密度高，所以氟在水溶液中会形成很大的溶剂壳，很容易在酸性溶液中被质子化。因此，氟在水环境中不具有反应活性，放射性标记氟需要特殊的反应条件和步骤，从而防止裸氟的高亲核性被前面所述的进程所掩盖。

通常使用偶极非质子溶剂，如乙腈、二甲基甲酰胺及二甲基亚砜，通过溶剂化阳离子将盐进行解离，但又与 ^{18}F 的相互作用很小。为了促进[^{18}F]氟化钾的溶剂化，需添加相转移催化剂，如氨基聚醚（Kryptofix$^©$ 2.2.2）或四烷基氢氧化铵或碳酸盐。Kryptofix$^©$ 2.2.2 对于 ^{18}F 活化的影响特别大，因为钾离子与穴状配体的三维络合可使 ^{18}F 裸露出来而具有较强的亲核性。此外，碱性非亲核阴离子的加入，如草酸盐或碳酸盐，其形成的碱性反应条件将阻止[^{18}F]HF 的形成。同时，其还可以作为非同位素载体，避免 ^{18}F 在反应容器壁上的过度吸附。为了使亲核氟化反应顺利进行，反应必须在无水条件下进行。为此，由靶输送的含有 ^{18}F 的水溶液须先通过阴离子交换盒将 ^{18}F 固定，并将含有 ^{18}O 的水分离。使用辅助碱水溶液和相转移催化剂乙腈溶液，将 ^{18}F 从阴离子交换介质中洗脱至反应容器中，在 80～100℃使水分蒸发并干燥。共沸蒸馏可用来去除水分并形成阴离子活化的复合物。用于脂肪族 ^{18}F 放射性标记的最常用的相转移催化剂/辅助碱搭配 Kryptofix$^©$ 2.2.2/碳酸钾，通常可以获得最高的放射化学产率（图 3-10）。

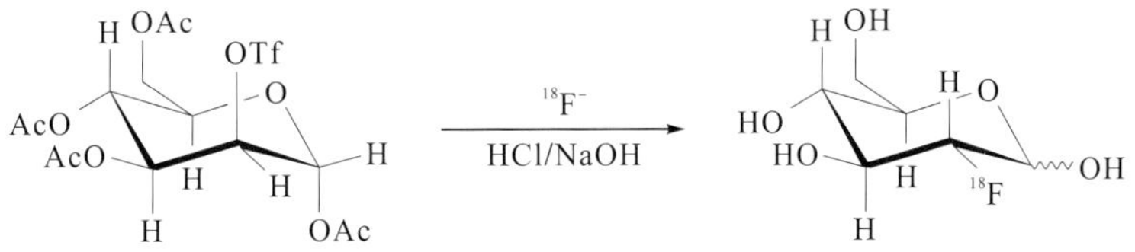

图 3-10　脂肪族 ^{18}F 亲核取代合成 2-脱氧-2-[^{18}F]-D-葡萄糖[2]

亲核氟化遵循 SN2 机制。因为标记发生在离去基反转（walden 反转）的情况下，采用合适的标记前体可以实现立体定向取代。最典型的例子是 2-[^{18}F]FDG，从完全乙酰化的甘露糖前体开始，以 ^{18}F 取代三氟酸盐离去基团，再去除乙酰基保护基团[11]。

引入 ^{18}F 的另一个重要方法是亲核芳香取代。因为含氟的芳香族化合物通常具有非常高的代谢稳定性，所以该 ^{18}F 的放射性标记方法比较合适。为了实现芳香族的 ^{18}F 亲核放射性标记，在芳香环上离去基团的邻位或对位上需要存在强吸电子基团以活化芳香族化合物。因此，硝基、羧基及氰基常用于活化，而硝基、三甲基铵基团、氯、溴、碘都是典型的离去基。碳酸钾、草酸钾及碳酸氢钠用作碱，由于反应温度较高，该类型的反应常伴随分解反应。该标记策略的典型案例是以 ^{18}F 取代对甲苯磺酸酯(OTs)合成多巴胺 D2 受体拮抗剂 (S)-(-)-N-(1-烯丙基吡咯烷-2-氨基甲基)-5-氟[^{18}F]丙基-2,3-二甲氧基苯甲酰胺[12]（图 3-11）。

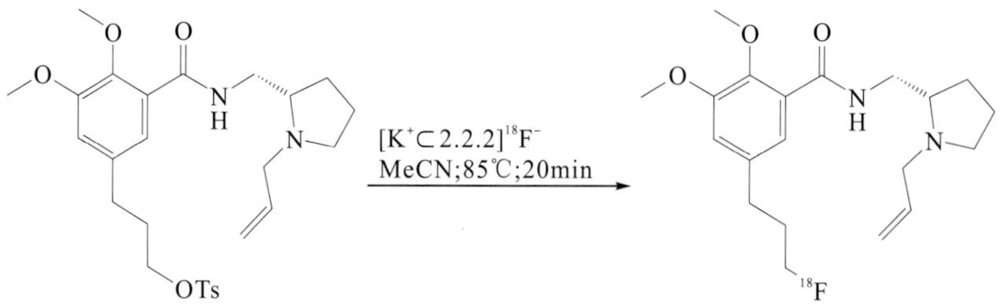

图 3-11 ^{18}F 亲核取代合成 (S)-(-)-N-(1-烯丙基吡咯烷-2-氨基甲基)-5-氟[^{18}F]-2,3-二甲氧基苯甲酰胺[2]

3.3.3 通过辅基进行氟化

通过辅基向目标分子中引入 ^{18}F 也是一种重要的 ^{18}F 的放射性标记方法。为了实现 ^{18}F 的放射性标记，^{18}F 首先与容易氟化的小分子反应，然后再与实际需要标记的生物分子前体实现放射性标记。该方法的优点在于通过过渡分子的氟化反应避免了目标前体直接氟化需要的特殊或苛刻的反应条件。因此，标记反应可以在水溶液或在酸性溶液中进行。

因此，多种可用于酰基化、烷基化、酰胺化、酰化、形成肟和光耦合的前体得以研究并合成。在这些化合物中，特别是 ^{18}F 标记的烷基甲苯磺酸盐、三氟醚、溴化物和碘化物均可作为日常生产中的 ^{18}F 烷基化试剂，其中最具代表性的是 2-[^{18}F]氟乙基甲苯磺酸盐 (图 3-12)。

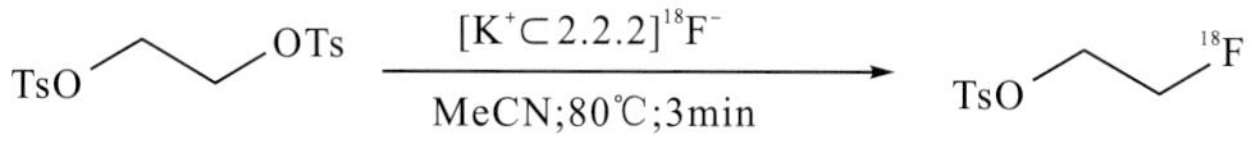

图 3-12   2-[^{18}F]氟乙基甲苯磺酸盐的合成[2]

生产的 2-[^{18}F]氟乙基甲苯磺酸盐的提纯可通过固相萃取或高效液相色谱法进行。该化合物的总合成时间为 30～45min，放射化学产率在 60%～80%。2-[^{18}F]氟乙基甲苯磺酸盐通常与氨基、羟基及硫醇基等亲核基团反应，可获得高放射化学产率的 ^{18}F-氟乙基化。该策略的典型应用是[^{18}F]氟乙基胆碱[13]及 O-(2-[^{18}F]氟代乙基)-L-酪氨酸的合成[14](图 3-13)。

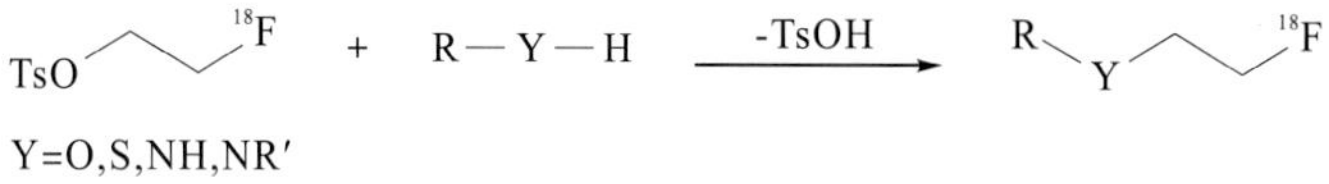

Y=O,S,NH,NR′

图 3-13   2-[^{18}F]氟乙基甲苯磺酸盐进行[^{18}F]氟代乙基放射性标记[2]

与 ^{11}C 甲基化试剂类似，本节也合成了对应的 ^{18}F 标记合成物，如[^{18}F]氟溴甲烷及[^{18}F]氟碘甲烷，它们可用于制备放射性药物。然而，上述衍生物的代谢稳定性通常较低，由于酶的脱氟作用使 ^{18}F 在骨中的摄取较高。通过使用氘化烷基化试剂并将其用于外围苯二氮杂草受体配体的合成可以削弱这种酶脱氟作用[15]。由于 C-D 键的稳定性高于 C-H 键，所以在大鼠体内的酶脱氟作用显著减弱，同时药物的器官吸收动力学特性并没有发生大的改变(图 3-14)。

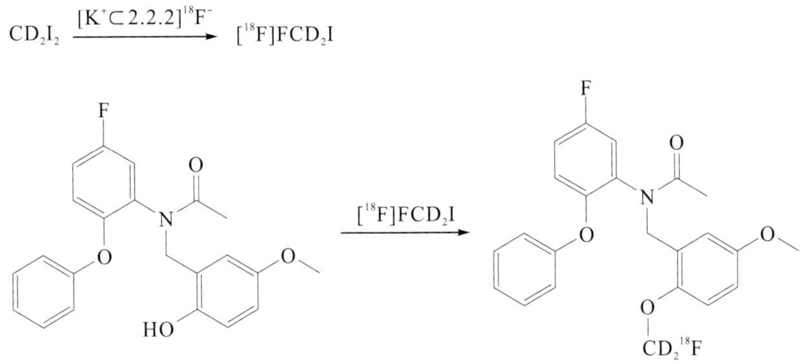

$$CD_2I_2 \xrightarrow{[K^+ \subset 2.2.2]^{18}F^-} [^{18}F]FCD_2I$$

图 3-14　使用[^{18}F]CD$_2$I 进行 ^{18}F 甲基化放射性标记合成[^{18}F]FDDAA1106[2]

3.4　碳-11 放射性药物标记技术

碳是一种普遍存在的元素，所有生物分子都含有碳元素。^{11}C 是 PET 放射性药物合成当中重要的正电子发射体。由于 ^{11}C 标记的示踪剂通常是其原结构的同位素类似物，所以无须进行重新评估，可作为快速检查分子体内行为的有效方法。^{11}C 的另一个优点是其化学性质已熟知，合成路线较为成熟。

3.4.1　采用 ^{11}CO$_2$ 进行放射性标记

^{11}CO$_2$ 不仅是一种用于合成标记中间产物的重要的起始原料，也可直接用于许多放射性药物的合成，如通过该策略标记氨基酸[16]（图 3-15）。

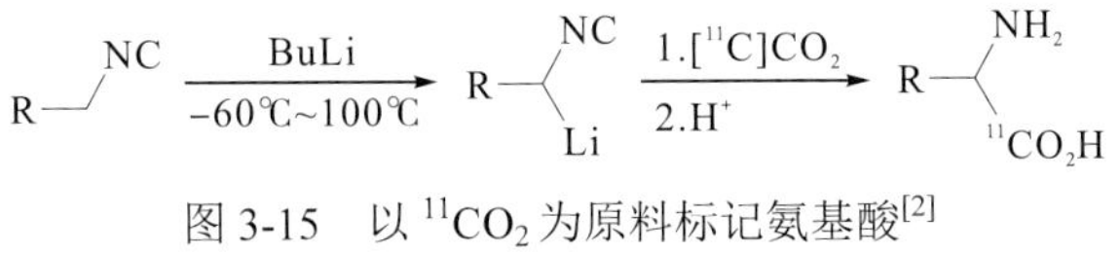

图 3-15　以 ^{11}CO$_2$ 为原料标记氨基酸[2]

以 ^{11}CO$_2$ 为原料也实现了羧酸衍生物的放射性标记，如 5-HT1A 受体配体[^{11}C]WAY100634 的合成（图 3-16）。

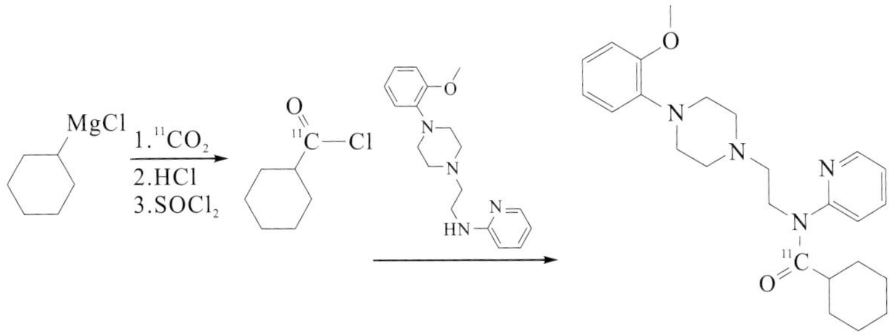

图 3-16　以 ^{11}CO$_2$ 为原料标记羧酸衍生物[^{11}C]WAY100634[2]

3.4.2　采用 ^{11}CO 进行放射性标记

尽管首批 ^{11}CO 已应用于临床 PET 研究，但由于其在有机溶剂中的溶解性差且反应性低等劣势，已经退出实际应用[17]。然而，可以通过羰基化反应对其他分子进行 ^{11}C 放射性标记。以 Pd(PPh$_3$)$_4$ 为催化剂将 ^{11}CO 引入前体分子成为采用 ^{11}CO 进行 ^{11}C 标记的有效方法，如已经采用该方法进行了 5-HT1A 受体配体的标记[18]（图 3-17）。

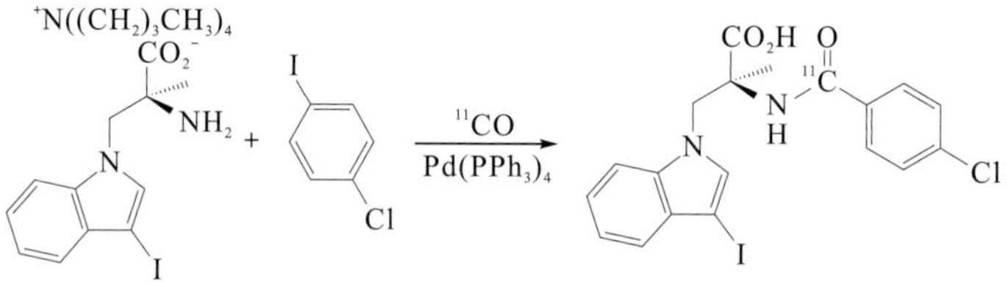

图 3-17　采用 ^{11}CO 标记 5-HT1A 受体配体[2]

3.4.3　采用 ^{11}CH$_3$I 进行 ^{11}C 放射性标记

将 ^{11}CH$_3$I 作为 ^{11}C 载体直接提高了 ^{11}C 标记物的产量。由于 ^{11}CH$_3$I 的反应活性高，标记反应通常在较为温和的条件下即可进行，而且可以在较短反应时间内实现较高的标记产率。临床上采用该策略成功实现了 ^{11}C 放射性标记的蛋氨酸[19]（图 3-18）及氟马西尼的合成[20]（图 3-19）。

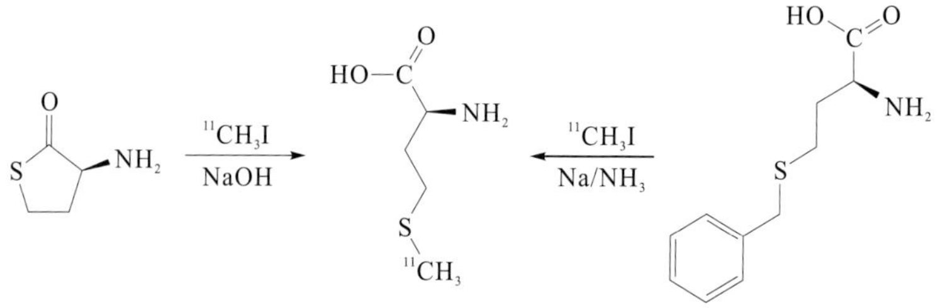

图 3-18　采用 ^{11}CH$_3$I 放射性标记蛋氨酸[2]

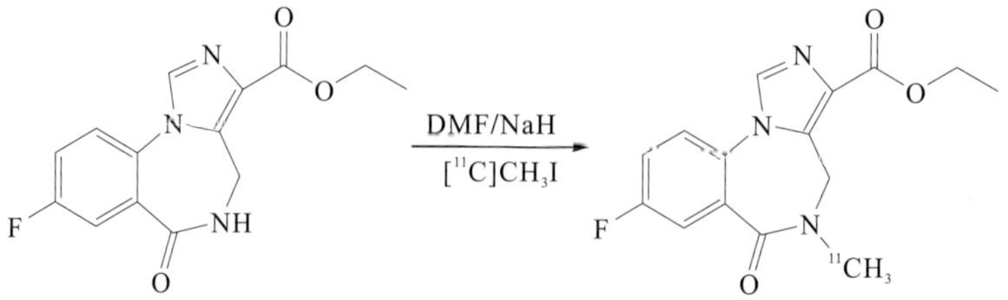

图 3-19　采用 ^{11}CH$_3$I 放射性标记氟马西尼[2]

3.4.4 采用 $^{11}CH_3OSO_2CF_3$ 进行 ^{11}C 放射性标记

^{11}C 标记的三甲基磺酸酯因其烷基化反应活性高，所以标记条件温和且可以获得较高产率，如已经采用该方法进行了 D2 样多巴胺受体配体的标记[21]（图 3-20）。

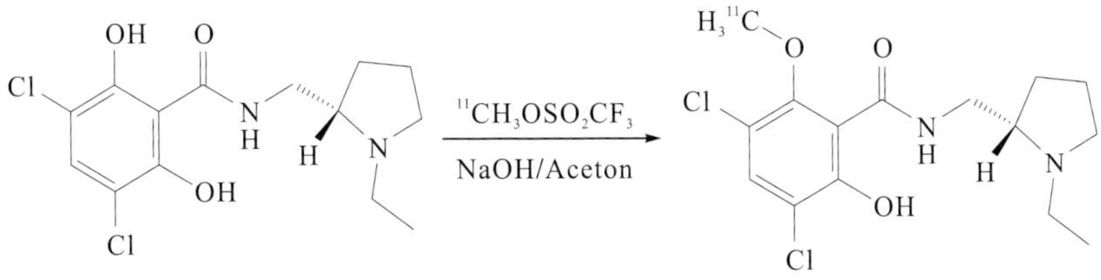

图 3-20 采用 $^{11}CH_3OSO_2CF_3$ 对 D2 样多巴胺受体配体的标记[2]

3.5 重要放射性金属同位素的标记技术

3.5.1 锝-99m 放射性药物标记技术

^{99m}Tc 是用于分子成像的最重要的放射性同位素。每年应用该同位素进行的诊断为 2500 万次，相当于全年进行放射性诊断总量的 70%。由于 ^{99}Mo-^{99m}Tc 发生器容易制得且具有理想的性质，所以对核医学的发展具有重要作用。该同位素的应用非常广泛，其示踪剂不仅可用于对肾脏、心脏、骨骼及肿瘤疾病的诊断，对神经系统疾病也同样适用。

与共价结合同位素如 ^{11}C、^{18}F 及 *I 的放射化学不同，^{99m}Tc 是一个多组分系统，至少由 ^{99m}Tc 和具有螯合作用的分子组成。因此，生成的复合物本身就具有所需的药理学特性，可直接用作示踪剂或只作为与临床靶向分子共价结合的载体。以上三种情况对应第一代、第二代及第三代 ^{99m}Tc 放射性药物。

第一代放射性药物通常通过一步法合成，在日常应用中以药盒的形式存在。药盒是一个由隔片密封并抽真空的小瓶，内部包含所有化学物质(缓冲液、前体、还原剂和抗氧化剂)。由于发生器洗脱液是生理盐水，所以整个过程必须在水溶液中进行，因此有时会限制对放射性药物合成方法的选择。制备药盒的优势是工作量小、可靠性高。

几乎所有 ^{99m}Tc 放射性药物的最初原料都是[^{99m}Tc]TcO_4^-的水溶液，由 ^{99}Mo-^{99m}Tc 发生器获得的 ^{99m}Tc 的化学形态就是[^{99m}Tc]TcO_4^-。高锝酸盐的还原可以使用多种还原剂，如 $SnCl_2$、硼氢化钠、抗坏血酸、肼及叔膦。^{99m}Tc 可能达到的氧化态不仅取决于还原剂，还取决于螯合剂与 ^{99m}Tc 形成稳定络合物时锝所处的氧化态。因此，基于 ^{99m}Tc 的不同化学形态，有多种放射性标记方法。

1. 采用[^{99m}Tc]Tc=O^{3+}进行放射性标记

[^{99m}Tc]Tc=O^{3+}在放射性标记反应中较容易检测，因此被用于多种^{99m}Tc标记的放射性药物合成。因为锝在该基团呈+5价，所以通常用Sn^{2+}还原[^{99m}Tc]TcO$_4^-$。为了形成稳定的复合体，[^{99m}Tc]Tc=O^{3+}基团需要与四齿配体反应。它主要是以氮和硫为配位原子的配体N$_x$S$_{4-x}$。其侧链可以进一步功能化，进而与具有靶向功能的分子连接（图3-21）。

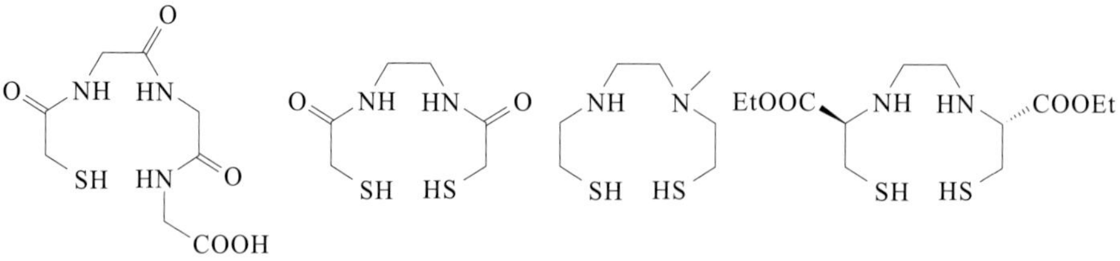

图 3-21　[^{99m}Tc]Tc=O^{3+}基团常用的 N$_x$S$_{4-x}$ 配体[2]

采用此放射性标记方法的典型例子主要包括：用于多巴胺转运蛋白分子成像的TRODAT-1[22]、肾脏显像剂 Technescan®（MAG3）[23]及脑血流显像剂 Neurolite®（[^{99m}Tc]-L，L-ECD）[24]（图3-22）。

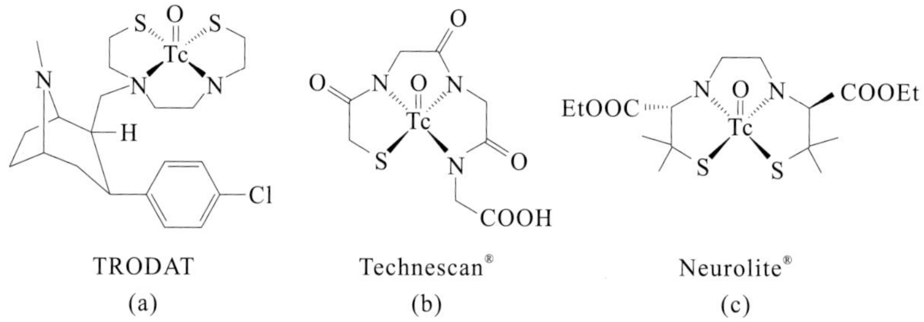

TRODAT　　　　　Technescan®　　　　Neurolite®
(a)　　　　　　　(b)　　　　　　(c)

图 3-22　典型结构：（a）多巴胺转运蛋白分子成像剂 TRODAT-1；（b）肾脏显像剂 Technescan®（MAG3）；
（c）脑血流显像剂 Neurolite®（[^{99m}Tc]-L，L-ECD）[2]

2. 采用[^{99m}Tc]Tc(CO)$^{3+}$进行放射性标记

该标记策略采用[^{99m}Tc(OH$_2$)$_3$(CO)$_3$]$^+$作为中间体[25]，该中间体可通过市场上的试剂盒（ISOLINK^{TM}，Mallinckrodt）来获得[26]。反应中使用的K$_2$[H$_3$BCO$_2$]不仅是锝的还原剂，也是酸性条件下 CO 的来源，用于形成[^{99m}Tc(OH$_2$)$_3$(CO)$_3$]$^+$的配合物（图3-23）。

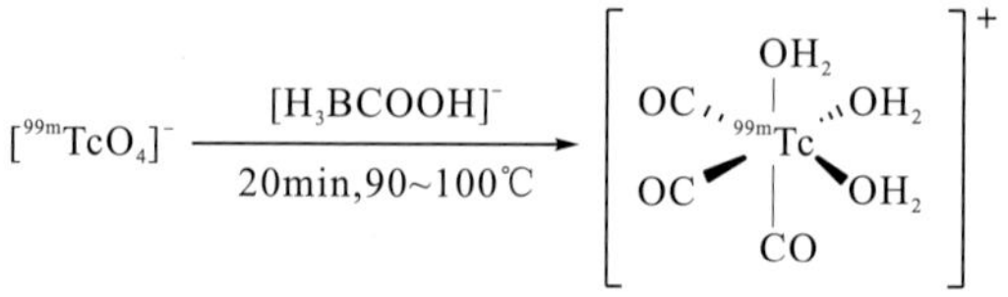

图 3-23　[^{99m}Tc]Tc(CO)$^{3+}$放射性标记中间体的合成[2]

　　在后面的步骤中，复合物的三个水分子被双齿或三齿配体所取代，通常与具有靶向性质的分子耦合形成 ^{99m}Tc 标记的放射性药物。这些配合物具有高热力学及动力学稳定性，这使它们成为体内应用的理想材料。

　　除典型的含 N 和 O 的双齿及三齿配体外，[(R-CO-C$_5$H$_5$) ^{99m}Tc (CO)$_3$]型半夹层络合物是合成神经受体配体的重要方法，其具有分子小、中性及亲脂的优势。最初的研究表明，与 N$_x$S$_{4-x}$ 类型的配体相比，环戊二烯基衍生物对受体亲和力的影响最小[27]。通过在环戊二烯基上引入羰基来提高其合成的配合物在水和空气中的稳定性，所以该配合物的合成可在水溶液中一步完成[28]。该方法已被验证是以 ^{99m}Tc 放射性标记潜在神经受体配体的一种有效方法，如标记雌二醇可获得高放射化学产率[29]（图 3-24）。

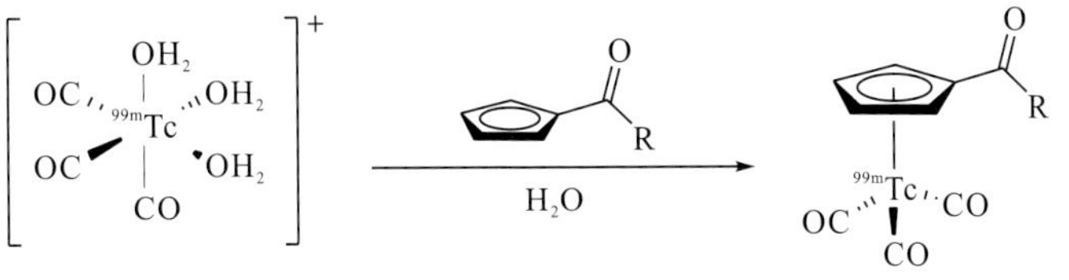

图 3-24　[(R-CO-C$_5$H$_5$) ^{99m}Tc (CO)$_3$]-标记物的合成[2]

3. 采用 ^{99m}Tc (III) 基团的标记反应

　　虽然目前关于 ^{99m}Tc (III) 配位化学的研究相对成熟，但很少将其应用于放射性药物的制备中。对于此标记方法要考虑当锝被还原到+III 的氧化态时，螯合剂会很快将其稳定住，进而在随后的反应步骤中转化金属。该标记方法常用的是六齿配体乙二胺四乙酸（EDTA），可被 NS3 型四齿配体以高产率取代。因此，^{99m}TcNS$_3$-配合物中的锝（III）可以提供一个位置以进一步偶联引入的靶向分子。由于在这种标记机制中，使用了一个四齿和一个单齿配体，故这种方法通常称为"4+1"[30]。常用的单齿配体是与生物分子偶联的异氰化物或硫醚。通过该标记方法形成的配合物通常呈伞状（图 3-25）。

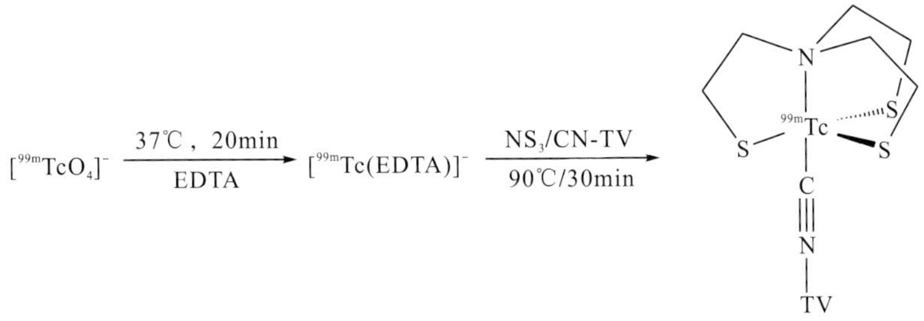

图 3-25　^{99m}Tc (III) 基团标记物的合成[2]

　　此外，该法最终形成的复合物不带电且亲脂性很强，所以通常用于 ^{99m}Tc 标记的神经受体配体的合成[31]。

4. 采用 HYNIC 进行标记反应

采用 2-肼-烟酸(HYNIC)放射性标记 ^{99m}Tc 已广泛用于标记多肽和抗体。HYNIC 可以与多肽的 N 端结合,该过程可以在多肽的固相合成中完成[32]。此外,也可以与抗体结合,在连接多肽或抗体后 ^{99m}Tc 再进行标记。因为此时形成的复合体并不稳定,还需要采用其他配体如乙二胺二乙酸(EDDA)或三(羟甲基)甲基甘氨酸才能形成稳定的最终复合物。虽然,HYNIC 常用于 ^{99m}Tc 的标记,但其配位化学机制尚不清楚。因此,^{99m}Tc-HYNIC 复合物的确切结构尚不清楚,通常认为它是通过 Tc=N=N 双键实现 ^{99m}Tc 与 HYNIC 的连接。然而,此类二元标记体系(HYNIC 和共配体)的缺点是不稳定,通过再添加单齿配体形成三元体系可实现显著改善[33](图 3-26)。

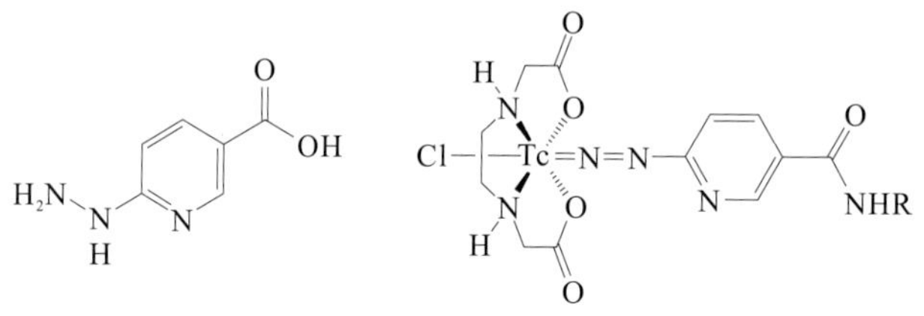

图 3-26   HYNIC 及[Tc(HYNIC)(EDDA)]结构[2]

3.5.2   镧系同位素的放射性标记技术

1. 镧系元素的配位化学

镧系元素是 f 区 6 周期元素,电子构型为$[Xe]6s^2 5d^1 4f^n$ 或$[Xe]6s^2 4f^n$。电负性值为 1.1~1.27,多数镧系元素可释放 2 个 6s 电子及 1 个 5d 或 4f 电子并形成稳定的三价氧化态 Ln^{3+},有些镧系元素呈 2 价或 4 价[34]。

镧系元素与钇的配位化学性质相似,钇的电子构型为$[Kr]5s^2 4d^1$,其最外层的 2 个 5s 轨道电子及 1 个 4d 轨道电子形成稳定的 Y^{3+},电子构型为[Kr]。不同于镧系元素,Y 的价态只能为+3 价,电负性为 1.22。Y^{3+} 八配位的离子半径为 101.9pm,以上数据与镧系元素相当。Y^{3+} 的配位化学性质与镧系元素后期的元素具有相似性,因此可用于 Y^{3+} 配位的配体也可直接用于镧系后期元素的配位。

第八族 p 区元素的化学性质与镧系元素相似,二者的配体也可通用,如 Ga 和 In,二者的电子构型分别为$[Ar]4s^2 3d^{10} 4p^1$ 及$[Kr]5s^2 4d^{10} 5p^1$,其最外层的 s 及 p 轨道的电子可形成三价的稳定氧化态,由 d 轨道的电子不参与键的形成,因此与配体的配位反应主要依靠静电作用。第八族 p 区元素的化学性质及 Y 与镧系元素相似,二者配体也可通用。六配位的三价 Ga 的离子半径为 62pm,八配位的三价 In 的离子半径为 92pm,均比三价镧系元素的离子半径小,二者的配体在镧系元素中的应用并不是最佳选择,但第八族 p 区元素的配体设计给镧系元素的配体设计提供了参考。

2. 镧系元素配体设计

镧系元素的配体设计主要是针对其三价氧化态，因 4f 电子不参与成键，所以与配体的配位主要依靠静电作用。三价态的镧系元素属于路易斯硬酸，故路易斯硬碱，如羧化物通常存在于其配体当中，因镧系元素的核为三价正电，所以配体负电部分的数量决定了金属-配体配合物的稳定性。为了使配合物具有更好的稳定性，所以不可以有拉紧的键角，同时路易斯碱与金属核的距离也要合理。三价镧系元素的离子具有收缩效应，即随着原子序数的增加，离子半径显著减小。这是由 4f 电子对 5s 及 5p 电子的弱屏蔽效应导致的。因此，原子序数大的镧系元素离子具有更大的电荷密度和更窄的配位场。因其具有不同的电子密度和原子半径，所以非刚性结构的配体分子更适合每一种镧系元素离子。

具有多配位点且结构符合熵值趋向的多齿配体对镧系元素具有更好的亲和力。用于镧系放射性元素的配体需要满足的特殊要求：①标记率，标记过程中同位素的使用量很少，要实现高标记率，配位反应为动力学可行；②金属-配体组成的配合物具有活体稳定性，在生理条件下不容易水解，与放射性金属的配位应强于与竞争性蛋白的配位，如人血清蛋白及转铁蛋白；③金属选择性，配体不与体内其他金属配位，如 Na^+、Mg^{2+}、K^+、Ca^{2+}、Fe^{2+}、Fe^{3+}、Co^{2+} 及 Zn^{2+}。配体应对放射性镧系元素离子具有配位选择性。

3. 镧系元素配体的选择

在配体类型方面，脂肪族非环氨基羧酸是与镧系元素配位的重要选择，其中包括 EDTA 及 DTPA。但 EDTA 与镧系元素的配合物在生理状态下并不稳定，不适用于体内研究。此外，DTPA 与镧系元素配合物在体内的稳定性也较低，但其衍生物 CHX-A″-DTPA 具有较好的体内稳定性，并在临床实现应用。

另一类用于镧系金属同位素配位的是环状氨基羧酸，其比非环状具有更强的选择性，其中包括 DOTA、NOTA、TETA、NETA 及 PCTA。其中，DOTA 是三价金属的标准配体，如 Ga^{3+}、In^{3+}、Y^{3+} 及 Ln^{3+}，当骨架上有四个羧酸臂和四个三级胺基团与含一个水合水分子的 Ho^{3+} 配位时，可形成有顶的方形反棱柱配位的几何形状。羧基氧与 Ho 的键长为 2.322～2.336 Å，三级胺上的 N 与 Ho 的键长为 2.627～2.664 Å，Lu 和 DOTA 配合物的几何构型类似于 Ho，羧基氧与 Lu 的键长为 2.269～2.285 Å，三级胺上的 N 与 Lu 的键长为 2.597～2.640Å。其他三价镧系金属元素如 Ce^{3+}、Pr^{3+}、Nd^{3+}、Eu^{3+}、Gd^{3+}、Dy^{3+} 及 Tm^{3+} 与 DOTA 的配位与二者相似，配合物的稳定常数与中心金属的性质相关。镧系元素与 DOTA 的配合物在血清中均展现了稳定性，故可用于活体研究。

NOTA 环的尺寸小，与镧系元素形成的配合物不及 DOTA 稳定。TETA 与镧系元素的亲和性更弱。NETA 与镧系元素配位的反应条件温和，反应速度快，用于 RGD 及曲妥珠单抗时，体内稳定且肿瘤摄取率高。PCTA 与镧系元素的反应比 DOTA 快但稳定性不及 DOTA，可用于热敏感蛋白的标记。相比较而言，DOTA 对镧系元素展现了良好的热力学稳定性，从而得到了广泛应用。不足之处是其反应条件较为苛刻，在 80℃ 以上需要反应 10min 以上，在 25～37℃ 需要反应 1 h 以上。

能够与镧系金属配位的还有吡啶羧酸酯配体，其中包括 H_2dedpa、H_4octapa、

H₄C₃octapa、H₂azapa 及 H₆phospa。H₂dedpa 是一个无环六齿螯合剂，含有两个叔氨基、两个吡啶和两个羧基基团。但只有六个配位点，所以并不适合用于镧系元素的配位。H₄octapa 是以 H₂dedpa 为基础的八齿螯合物，其中包含四个羧酸基、两个叔氨基和两个吡啶基，与各种镧系元素的配位能力强，形成的配合物稳定性较好。以 ^{177}Lu 标记 H₄octapa-曲妥珠单抗在环境温度下 15 min 内实现了 95% 的放射化学产率，而采用 DOTA-曲妥珠单抗在 37℃ 反应 1 h 后，仅实现了 50%～90% 的放射化学产率。此外，采用 H₄octapa 衍生物的血清稳定性优于相应的 DOTA 衍生物。这些结果表明，Lu 与 H₄octapa 形成的配合物与 DOTA 相比，在动力学和热力学上都具有较高的稳定性。H₄C₃octapa 是 H₄octapa 的同源物，以三亚甲基取代乙烯链。Lu-H₄C₃octapa 复合在体外或体内的稳定性都低于 Lu-H₄octapa。密度泛函理论（DFT）的计算结果表明，其键长和键角不利于稳定络合[33]。H₂azapa 和 H₆phospa 是以 H₂dedpa 为基础的八齿配体。H₂azapa 有两个四唑基团参与配位。虽然，H₂azapa 的标记率尚可，但稳定性与 Lu-H₄octapa 相比还是不足。H₆phospa 有两个磷酸基参与配位。当采用 ^{177}Lu 标记 H₆phospa-曲妥珠单抗结合物时，在室温下反应 30 min 可以获得 40%～80% 的放射化学产率，标记物在血清中有显著的不稳定性，24h 后仅 8% 的标记物完整存在，不适合在临床中使用。因此，在这些吡啶羧酸螯合剂中，H₄octapa 是镧系元素的最佳配体。

此外，与镧系元素配位的还有氨基磷酸配体，包括 EDTMP 和 DOTMP。镧系元素与氨基膦酸配体形成的复合物比相应的镧系元素与氨基羧酸配体形成的复合物更稳定。综上所述，用于镧系放射性金属同位素的配体汇总见表 3-2。

表 3-2　用于镧系放射性金属同位素的配体汇总

配体类型	配体名称	配合物性质
用于镧系放射性金属核素的配体 脂肪族非环氨基羧酸	EDTA 	生理状态下不稳定，不适用于体内研究
	DTPA 	体内稳定性低，较少用于临床。衍生物 CHX-A″-DTPA 具有更好的体内稳定性，已获得临床应用
环状氨基羧酸	DOTA 	配合物在血清中均稳定，可用于体内研究，已获得临床应用

续表

配体类型	配体名称	配合物性质
	NOTA 	不及相应的 DOTA 配合物稳定，已获得临床应用
	TETA 	与镧系元素的亲和性比 DOTA 高
	NETA 	配位速度快，配合物的稳定性高
	PCTA 	配位速度比 DOTA 快但稳定性不及相应的 DOTA 配合物
吡啶羧酸酯	H_2dedpa 	不适合用于镧系元素的配位
	$H_4octapa$ 	与各种镧系元素的配位能力强，形成的配合物稳定性较好
	$H_4C_3octapa$ 	Lu-H_4C_3octapa 体外或体内的稳定性均低于 Lu-H_4octapa

配体类型	配体名称	配合物性质
	H$_2$azapa	标记率尚可，但稳定性低于 Lu-H$_4$octapa
	H$_6$phospa	血清中有显著的不稳定性，不适合在临床中使用
氨基膦酸配体	EDTMP	比相应的氨基羧酸类配合物的稳定性好，^{153}Sm-EDTMP、^{177}Lu-EDTMP 已作为骨靶向剂
	DOTMP	比相应的氨基羧酸类配合物的稳定性好，^{166}Ho-DOTMP、^{177}Lu-DOTMP 已作为骨靶向剂

4. 医用镧系金属同位素

1) ^{153}Sm

^{153}Sm 的半衰期为 46.7 h，可作为治疗同位素，同时其衰变特性也有利于在 SPECT 显像中得到应用。^{153}Sm-EDTMP 作为骨疼痛的缓解药物已经在美国获批上市并作为临床使用。在 25℃且 0.1M HNO$_3$ 的条件下，Sm^{3+}与几种常用镧系元素配体的结合常数 logK_b 分别为 logK_b(Sm-EDTA)=16.3，logK_b(Sm-DTPA)=22.34，logK_b(Sm-DOTA)=23。在 25℃且 0.2M NaNO$_3$ 的条件下，logK_b(Sm-TETA)=14.47。

2) ^{161}Tb

^{161}Tb 的物理性质与 ^{177}Lu 相似，因其会产生俄歇电子，所以靶向治疗效果优于 ^{177}Lu。在 25℃且 0.1M HNO$_3$ 的条件下，Tb^{3+}与几种常用镧系元素配体的结合常数 logK_b 分别为 logK_b(Tb-EDTA)=17.38，logK_b(Tb-DTPA)=22.71。在 25℃且 0.1M NaCl 的条件下，

$\log K_b$(Tb-DOTA)=24.2。在 25℃且 0.2 M NaNO$_3$ 的条件下，$\log K_b$(Tb-TETA)=14.81。

3）^{166}Ho

^{166}Ho 的半衰期为 26.8h，衰变会产生高能 β 粒子，对组织的穿透能力小于 9mm。在 25℃且 0.1M KNO$_3$ 的条件下，Ho^{3+} 与几种常用镧系元素配体的结合常数 $\log K_b$ 分别为 $\log K_b$(Ho-EDTA)=18.31，$\log K_b$(Ho-DTPA)=22.78。在 25℃且 0.1M NaCl 的条件下，$\log K_b$(Ho-DOTA)=24.5。在 25℃且 0.2M NaNO$_3$ 的条件下，$\log K_b$(Ho-TETA)=14.95。

4）^{177}Lu

^{177}Lu 作为镧系金属元素，在标记方面，pH 和温度是重要参数。配体上与 Lu^{3+} 配位的路易斯碱的质子化作用会极大程度地削弱配位率，因此在较高 pH 条件下的配位反应较快。但是当 pH>6 时，Lu^{3+} 会形成稳定的氢氧化物，为确保没有沉淀产生并获得较高的标记率，Lu 的标记反应可在 pH 为 4～6 时进行。在标记结束后，标记物在 pH>6 的环境中稳定存在。对于 DOTA，在 25～37℃的条件下标记需要 1h 以上，在 80℃以上反应，标记时间需要 10 min 以上。对于其他配体如 CHXA-DTPA 和 1B4M-DTPA，通常在 4～25℃条件下标记需要 1h。总的来说，较低的温度及较短的标记时间可以避免非必要的降解，尤其是对热敏感的蛋白尤为重要。

　　Lu 与几种常见配体在 25℃且 0.1M HNO$_3$ 的条件下形成的金属配合物的结合常数 $\log K_b$ 分别是：Lu-EDTA 为 19.65，Lu-DTPA 为 22.44，Lu-DOTA 为 25.4。Lu-TETA 在 25℃且 0.2M NaNO$_3$ 的条件下形成的金属配合物的结合常数 $\lg K_b$ 为 15.31。相比之下，DOTA 与 Lu 形成的配合物的热力学稳定性优于其他常用脂肪类或环状氨基羧酸酯类配体与 Lu 形成的配合物。虽然，其稳定常数很高，但 Lu^{3+} 与 DOTA 及其他大环配体进行配位的反应速度很慢，特别是在 ^{177}Lu 放射性药物制备时，^{177}Lu 及配体的浓度一般都很低。这是 ^{177}Lu 标记药物在制备方面的一个劣势。对于多肽类药物，为了获得可观的标记率，需要将 ^{177}Lu 的标记温度提升到 95℃以上，并将标记时间缩短至 25～30 min，如果在 25～37℃的条件下，那么要反应 1 h 以上。

　　以 ^{177}Lu 放射标记或络合并与 DOTA 偶联的生物分子是制备以抗体、多肽和其他一些小分子为基础的 ^{177}Lu 放射性药物的一项重要内容，Lu-DOTA 配合物结构如图 3-27 所示。放射性标记反应遵循镧系离子（Ln^{3+}）与 DOTA 衍生物配位化学的一般规律，螯合剂如聚氨基多磷酸盐也可用来直接进行放射性标记，可用于缓解骨疼痛。在放射性标记反应中，各种参数如 pH、温度、配体与金属的比例及缓冲液的选择均需要进行优化以稳定 ^{177}Lu 标记物。由动力学测试可知，镧系元素与 DOTA 衍生物形成配合物的第一步是快速形成单或双质子化的中间体，而决定反应速率的步骤是碱辅助的中间体重排。在某些情况下，质子化中间体的形成可由紫外可见光谱仪、荧光光谱仪和核磁共振波谱仪测得。基于 DOTA 的配体与 ^{177}Lu 的配位反应速度较慢，这是基于该配体的 ^{177}Lu 放射性药物制备的一个显著缺点。因此，在大多数情况下需要通过加热来提高螯合过程的速率。一般来说，为了获得高标记率，对于 ^{177}Lu-DOTA-生长抑素类似物制备所需的加热温度是 95℃并持续 25～30min，而对于 DOTA 的配合物来说，温度可以降低到 60℃。在放射性标记的过程中，pH 也起着关键作用。当 pH 在 6 以上时，镧系离子会形成不溶的氢氧化物，所以放射标记的最佳 pH 在 5～6，通常可以由醋酸钠或醋酸铵缓冲液获得。

放射性标记中通常使用与 ^{177}Lu 相比数倍过量的配体，故只有小部分的螯合位点进行了标记，大量过量的配体通过快速形成中间复合体来阻止不溶性金属氢氧化物的形成。所以也可以在较高的pH(pH 为 7～8)下实现络合。高比活度对于放射性药物是至关重要的，特别是那些靶点位置和密度有限的，与特定受体结合位点有限的靶向药物，但对于 ^{177}Lu 标记的聚氨基多磷酸盐并不涉及靶点部位的受体表达。

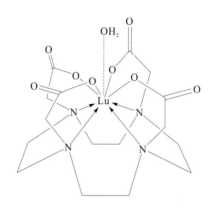

图 3-27   Lu-DOTA 配合物结构[2]

金属离子污染物的存在也会对放射性药物的比活度产生不利影响,因其可与 Lu^{3+}竞争与配体的络合。因此，所有使用的溶剂和试剂都应该保证高纯度。大量 ^{177}Hf 金属离子作为 ^{177}Lu 放射性同位素的衰变产物将存在于标记反应中,然而 Hf^{4+}对 DOTA 的亲和性较低,所以并不会影响 Lu 与 DOTA 的螯合作用。

值得注意的是，有研究报道了 Ln(III)离子与多肽序列高亲和力的结合，这可能会干扰其与 DOTA-多肽间的络合。然而，就热力学稳定性而言，DOTA 与 Lu 的螯合物比多肽-金属配合物高了几个数量级，因此该影响并不存在。

治疗用的放射性药物有很高的放射性活度浓度，因此经常发生放射性降解。所以，常加入抗坏血酸或龙胆酸清除自由基来提高产品的稳定性。

3.5.3 锕-225 放射性标记技术

由于缺乏稳定的锕同位素，这使得对锕的化学研究受到了限制，所以 Ac(III)的化学性质实际上是未知的。直到最近，才开始探讨这一高放射性元素的基础配位化学。锕同位素是典型的+3 价离子，离子半径为 112pm(CN 6)。其大尺寸适合大型多齿螯合剂，因此 Ac(III)最常用的螯合剂具有 8～12 个配位点。锕类似于其他锕系元素和稀土元素，在没有螯合作用的情况下，在溶液中发生水解产生[Ac(OH)$_{3-x}$]$_x$。亚皮摩尔浓度的 ^{225}Ac 将产生氢氧化物进而形成放射性胶体，并结合到物体表面，如反应试管的表面。

目前，发现能够与 Ac(III)结合，具有足够稳定性且能够控制其子同位素释放的螯合剂仍然是一个挑战。多数初始 ^{225}Ac 螯合的研究专注于筛选各种商用的多齿大环或无环配体，同时评价其是否能够在体外或体内与 ^{225}Ac 结合并形成稳定的复合物。Ac(III) 独特的配位特点，使其可用的配体较少。其中的一些配体虽然在特定实验条件下可以与 ^{225}Ac 实现可观的放射性标记率，但其体内或体外的稳定性却不尽如人意。DOTA 在众多候选配体中脱颖而出，既实现了与 ^{225}Ac 的高放射性标记率，也形成了稳定的复合物[35]（表 3-3）。

表 3-3　用于 ^{225}Ac 放射性标记的配体汇总

配体	结构	标记条件	标记率	稳定性
DOTA[36] 配位点为 N4O4，共 8 个位点可供配位		0.02M 的配体，在 pH=6 的 NH₄Ac 溶液中，在 37℃下反应 2 h	99%	在体外稳定性方面，90% 的标记物在 37℃、10d 后保持稳定状态
DOTMP[36] 配位点为 N4O4，共 8 个位点可供配位		0.02M 的配体，在 pH=6 的 NH₄Ac 溶液中，在 37℃下反应 2 h	78%	在体外稳定性方面，标记物在 37℃的人血清中可快速分解
PEPA[37] 配位点为 N4O4，共 8 个位点可供配位		0.01M 的配体，在 pH=5.8 的 NH₄OAc 溶液中，在 40℃下反应 30 min	80%	生物体内的稳定性不足
HEHA[38] 配位点为 N6O6，共 12 个位点可供配位		0.01M 的配体，在 pH=5.8 的 NH₄OAc 溶液中，在 40℃下反应 30 min	>98%	在体内清除快、肝的摄取较低，在体内短时间内可以保持稳定
CHX-A″-DTPA[37] 配位点为 N3O5，共 8 个位点可供配位		0.01M 的配体，在 pH=5.8 的 NH₄OAc 溶液中，在 40℃下反应 30 min	>95%	活体内在肝的摄取较高，在体内的稳定性不足
EDTA[39] 配位点为 N2O4，共 6 个位点可供配位		0.01M 的配体，在 pH=5 的 NH₄OAc 溶液中，在 40℃下反应 30 min	80%~90%	活体内在肝的摄取较高，在体内的稳定性不足

3.5.4　其他几种常见金属同位素的放射性标记技术

1. ^{111}In

放射性金属^{111}In作为一种常用同位素,通常用来进行SPECT显像和俄歇电子/β$^-$治疗,并用于典型的靶向载体如多肽、抗体和纳米颗粒等。铟在水溶液中主要形成三价的阳离子。^{111}In在放射性标记时主要使用双齿配体或六齿配体。一般来说,放射性药物需要形成高度稳定的配合物,^{111}In放射性药物是通过使用多齿螯合剂来实现的。^{111}In的配体可以是无环或大环氨基聚碳酸酯衍生的蛋白质或多肽的多功能螯合剂。同时,也有将^{111}In的放射性药物首先设计成高度稳定的配合物或不稳定的配合物,在体内再进行转化配位的典型案例,如采用两种常用的双齿配体奥辛(8-羟基喹啉)和环庚三烯酚酮(2-羟基-2,4,6-环七烯-1-酮)使亲脂中性的^{111}In与双齿配体形成的配合物用于标记血细胞(图3-28)。

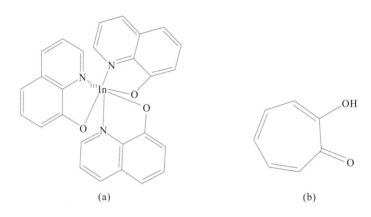

(a)　　　　　　　　　　　　　(b)

图3-28　典型结构:　(a)环庚三烯酚酮(2-羟基-2,4,6-环七烯-1-酮);
(b)^{111}In-奥辛(8-羟基喹啉)配合物示意图[40]

有许多配体可与^{111}In实现充分的放射性标记,如DOTA、NOTA、CHX-A''-DTPA、H$_4$octapa。新的非环二嘧啶螯合剂(BPCA)因在环境温度下可实现快速的^{111}In放射性标记和体内稳定性强而具有广阔的应用前景。大环配体DOTA是研究放射性金属^{111}In的放射化学行为的主要配体。当标记^{111}In时,DOTA因其有固定的几何构型及与放射性金属结合的孔穴,所以比非环类配体更受青睐。缺点是将其用于定量放射性标记时,需要加热至40~90℃并延长反应时间至30~180 min。与大多数非环配体一样,DTPA表现出比DOTA更快的反应动力学,并且可以在环境温度下的几分钟内实现定量^{111}In的放射性标记,但标记物在体内的稳定性不如DOTA[41]。

2. ^{64}Cu

^{64}Cu的半衰期为12.7 h,衰变发射的β$^+$及β$^-$粒子使其可用于PET显像及同位素治疗,尤其是^{64}Cu标记的抗体在靶向同位素治疗与诊断方面受到了高度关注。尽管在标记抗体

时 ^{64}Cu 可以采用直接标记法，但为了追求标记物的稳定性，采用双功能配体进行的间接标记法更受青睐。采用适合 ^{64}Cu 的配体及标记方法能够保证标记物将同位素输送到肿瘤组织当中。能够与 Cu(II) 形成稳定配合物的配体包括 DOTA、NOTA、PCTA、CB-DO2A、p-NH$_2$-Bn-Oxo-DO3A、TETA、CB-TE2A、Diamsar、H$_2$dedpa 及 H$_2$azapa，上述配体目前都已实现商业化[42]。

3. ^{89}Zr

^{89}Zr 作为 PET 放射性同位素之一，多用于免疫 PET。这是因为：①其具有 78.4h 的半衰期，可适用于抗体与靶组织的结合；②具有较低的最大能量(0.9MeV)和良好的空间分辨率。目前，^{89}Zr 已经用来标记多种单克隆抗体，如 c-mAb U36、DN30(抗 cMet)、G250、西妥昔单抗、伊布单抗-妥昔坦、利妥昔单抗、贝伐单抗及曲妥珠单抗。

锆属于 IV 族金属，在水溶液中主要以 +4 价离子的形式存在。Zr^{4+} 相对较大，带有高电荷的离子通常与配体形成高配位数的配合物，作为"硬"阳离子，它通常倾向于与阴离子的氧形成配位。Zr^{4+} 形成八配位时的离子有效半径是 0.84 Å。锆水溶液化学行为的复杂性在一定程度上限制了其在该领域的研究。锆的氧化物和氢氧化物在水中的溶解性很小($<10^{-8}$M)，且 Zr 的存在形式受溶液 pH 的影响。在非常低的 pH 条件下(<0)，锆将在水解作用下形成多核形态，而在 pH 处于 0～2 时，单核水解形态占主导地位。当 pH 为 2 时，锆的溶解性会下降，这时将有沉淀产生。即使在很低的 pH 下，锆的不同多核形态也存在着微妙的平衡，pH 的微小变化将导致聚集发生。与锆的氢氧化物相比，Zr^{4+} 盐如卤化物、高氯酸盐和硫酸盐可溶于酸性溶液。

在用于 PET 显像的 ^{89}Zr 放射性药物方面，需要稳定溶液状态及具有生物相容性的标记化合物，其基础就是形成稳定的 ^{89}Zr 放射性金属配合物。目前使用 Zr^{4+} 最主要的螯合剂是 DFO，这是一个六齿的双功能螯合剂，具有三个羟肟基用于螯合金属，其伯胺基团可以被修饰并偶联到生物分子。最早采用 ^{89}Zr 作为 PET 放射性同位素的效用评价研究，DFO 表现出快速和高效的放射性标记，标记物具有良好的稳定性，在血清中 24h 后，^{89}Zr 的释放量小于 0.2%。利用密度泛函理论(DFT)模拟了 Zr-DFO 复合物，其结构是八配位复合物，其中 Zr^{4+} 与两个水分子及 DFO 分子中的 6 氧结合。更长时间的稳定性研究表明，标记物在血清中 7d 后 ^{89}Zr 的释放量仍低于 2%。到目前为止，还没有对 Zr-DFO 物理结构的研究和热力学稳定性常数的报道。形成稳定 Zr^{4+} 配位的配体需具有八个配位点，同时富含可参与配位的氧原子。例如，吡啶磷酸酯类配体 H$_6$phospa 可与 ^{89}Zr 形成稳定标记物，稳定的 ^{89}Zr 配位能够使 ^{89}Zr^{4+} 在体内的释放达到最小化，从而缓解对骨和其他非靶器官的辐照[43]。

4. ^{90}Y 的放射性标记

^{90}Y 是核医学领域中重要的同位素，电子构型为[Kr]5s^{2}4d^1，最外层的 2 个 5s 轨道电子及 1 个 4d 轨道电子可形成稳定的 Y^{3+}，电子构型为[Kr]。不同于镧系元素，Y 的价态只能为 +3 价，电负性为 1.22。Y^{3+} 八配位的离子半径为 101.9pm，以上数据与镧系元素相当。Y^{3+} 的配位化学性质与镧系元素后期的元素具有相似性，因此镧系后期元素的配位也可直接用于 Y^{3+} 配位的配体(表 3-4)[34]。

表 3-4　用于放射性金属标记的常用配体汇总[44]

配体	放射性金属	放射性标记条件	配合物稳定常数 $\log K_{ML}$	配合物几何构型
DOTA 配位点 N4O4 最大配位数 8	$^{90}Y^{3+}$	温度控制在 25~100℃，反应时间为 15~90min，pH 为 4.0~6.0	24.3~24.9	四方反棱柱
	$^{111}In^{3+}$	温度控制在 37~100℃，反应时间为 15~60min，pH 为 4.0~6.0	23.9 pM=17.8~18.8	四方反棱柱
	$^{64}Cu^{2+}$	温度控制在 25~90℃，反应时间为 30~60min，pH 为 5.5~6.5	22.2，22.7	扭曲八面体
	$^{177}Lu^{3+}$	温度控制在 25~100℃，反应时间为 15~90min，pH 为 4~6	23.5，21.6 pM=17.1	四方反棱柱
	$^{225}Ac^{3+}$	温度控制在 37~60℃，反应时间为 30~120min，pH=6.0		四方反棱柱
CB-DO2A 配位点 N4O2 最大配位数 6	$^{64}Cu^{2+}$	温度控制为 80℃，反应时间为 30~60min，pH 为 5~7		变形八面体
p-NH2-Bn-Oxo-DO3A 配位点 N3O4 最大配位数 7	$^{64}Cu^{2+}$	温度控制在 25℃，反应时间为 10min，pH 为 5.5		扭曲八面体
TETA 配位点 N4O4 最大配位数 8	$^{64}Cu^{2+}$	温度控制在 25℃，反应时间为 60min，pH 为 5~7	21.9，21.6	扭曲八面体
CB-TE2A 配位点 N4O2 最大配位数 6	$^{64}Cu^{2+}$	温度控制在 95℃，反应时间为 60min，pH 为 6~7		扭曲八面体
Diamsar 配位点 N6 最大配位数 6	$^{64}Cu^{2+}$	温度控制在 25℃，反应时间为 5~30min，pH 为 5.5		扭曲八面体或三方柱

续表

配体	放射性金属	放射性标记条件	配合物稳定常数 $\log K_{ML}$	配合物几何构型
NETA 配位点 N4O4 最大配位数 8	$^{90}Y^{3+}$	温度控制在 25℃，反应时间为 5min，pH 为 4.0		四方反棱柱
	$^{177}Lu^{3+}$	温度控制在 25℃，反应时间为 5min，pH 为 4.5		四方反棱柱
NOTA 配位点 N3O3 最大配位数 6	$^{64}Cu^{2+}$	温度控制在 25℃，反应时间为 30～60min，pH 为 5.5～6.5	21.6	扭曲三方柱
	$^{111}In^{3+}$	温度控制在 25℃，反应时间为 5～10min，pH 为 4.5～5.5	26.2 pM=21.6	扭曲八面体
DTPA 配位点 N3O5 最大配位数 8	$^{111}In^{3+}$	温度控制在 60～95℃，反应时间为 20～30min，pH 为 4.0～5.0	29.0 pM=24.9	五棱锥或四方反棱柱
	$^{177}Lu^{3+}$	温度控制在 25℃，反应时间为 10～20min，pH 为 5.5	22.6	四方反棱柱
	$^{90}Y^{3+}$	温度控制在 25℃，反应时间为 10～20min，pH 为 5.5	21.2, 22.0, 22.5	单帽四方反棱柱
CHX-A'-DTPA 配位点 N3O5 最大配位数 8	$^{111}In^{3+}$	温度控制在 25～60℃，反应时间为 30～60min，pH 为 5.5		四方反棱柱
	$^{177}Lu^{3+}$	温度控制在 37～75℃，反应时间为 30～60min，pH 为 5.0～5.5		四方反棱柱
	$^{90}Y^{3+}$	温度控制在 37～75℃，反应时间为 30～60min，pH 为 5.0～5.5		四方反棱柱
H$_2$dedpa 配位点 N4O2 最大配位数 6	$^{64}Cu^{2+}$	温度控制在 25℃，反应时间为 5～10min，pH 为 5.5	19.2 pM=18.5	扭曲八面体
H$_4$octapa 配位点 N4O4 最大配位数 8	$^{111}In^{3+}$	温度控制在 25℃，反应时间为 5～10min，pH 为 4.5	26.8 pM=26.5	四方反棱柱
	$^{177}Lu^{3+}$	温度控制在 25℃，反应时间为 5～10min，pH 为 4.5	20.1 pM=19.8	四方反棱柱

配体	放射性金属	放射性标记条件	配合物稳定常数 $\log K_{ML}$	配合物几何构型
H₂azapa 配位点 N6O2 最大配位数 8	$^{64}Cu^{2+}$	温度控制在 25℃，反应时间为 5～10min，pH 为 5.5		扭曲八面体
SHBED 配位点 N2O4 最大配位数 6	$^{111}In^{3+}$	温度控制在 25℃，反应时间为 10～20min，pH 为 4.0～7.0	29.4 pM=20.6	扭曲八面体
BPCA 配位点 N4O4 最大配位数 8	$^{111}In^{3+}$	温度控制在 25℃，反应时间为 60min，pH 为 5		四方反棱柱
PCTA 配位点 N4O3 最大配位数 7	$^{64}Cu^{2+}$	温度控制在 25℃，反应时间为 5min，pH 为 5.5	19.1	扭曲八面体
DFO 配位点 O6 最大配位数 6	$^{89}Zr^{4+}$	温度控制在 25℃，反应时间为 60min，pH 为 7～7.3		扭曲八面体
H₆phospa 配位点 N4O4 最大配位数 8	$^{89}Zr^{4+}$	温度控制在 25℃，反应时间为 60min，pH 为 7.4		四方反棱柱

3.6　放射性药物的纯化和质量控制

3.6.1　放射性药物的纯化

放射性药物的纯化过程是去除放射性标记反应中过量的反应物及有机溶剂,进而获得纯的放射性标记产物的过程(如 Kryptofix© 2.2.2)。采用一次性纯化盒简单快捷,尤其是在涉及固相支撑的放射性标记的过程中[45]。相比于采用纯化盒进行纯化,采用 HPLC 纯化能更好地解决更具复杂性的纯化问题,从放射性药物中分离化学结构相似的前体。

应注意避免降低放射性药物和杂质之间的分辨率,对标记反应混合溶液的大体积注射及高通量洗脱均会造成放射性药物和杂质间分辨率的降低。如果使用含有机溶剂如乙醇的生物相容性流动相,那么将乙醇稀释到适当浓度可以分离出放射性药物的峰[46]。

如果是 I 类或 II 类溶剂,如将乙腈用于制备型高效液相色谱,那么需要采用固相萃取色谱法和乙醇解吸使得分离峰再形成。用于放射性药品提纯的高效液相色谱柱在每次使用后都要冲洗干净,并储存在溶剂中以抑制微生物的生长。

对于小量放射性药物的生产,放射合成方法已应用于微流及微升级液滴技术并成功实现了小型化[47]。

生产的最后一步是使用一次性过滤膜对放射性药物进行无菌过滤,一次性过滤膜应与药物溶液具有化学相容性,且不会阻止少量放射性药物成分通过。为了避免亲脂性化合物粘在滤膜上,高浓度放射性药物的溶液在稀释前可先进行过滤。由于放射性药物在获得无菌检查结果之前会进行有条件的释放,所以在过滤后应进行过滤器完整性测试(“气泡点测试”)[48]。

3.6.2　放射性药物的稳定性和质量控制

放射性药品的质量控制主要分为放射性药物的物理鉴定、化学鉴定和生物学鉴定。其中物理鉴定主要包括放射性药物的包装、外观现状、比活度及放射性核纯度等;化学鉴定主要包括药物的 pH、化学纯度及放射化学纯度等;生物学鉴定则主要包括无菌、热原检验等。对于放射性药品的质量控制过程需要尽量做到用样少、速度快、结果准确,以避免放射性药物因衰变而损失活性。

放射性核纯度是指所指定放射性同位素的放射性活度占药物中总放射性活度的百分比。该指标主要用于监测放射性药品中其他放射性同位素(放射性杂质)的沾染程度,这些放射性杂质通常是在放射性同位素生产过程中的杂质或其衰变过程中产生的子体(如 ^{212}Pb)[49]。发射 γ 射线的放射性同位素可以通过配有 NaI(Tl)闪烁探测器或高纯锗(HPGe)半导体探测器的多通道 γ 谱仪来鉴别并对其放射性核纯度进行检测[50, 51]。

在放射性药品的合成或纯化中使用的有机溶剂或重金属可能会对患者产生毒副反应,因此对于放射性药品化学纯度的控制至关重要。这些化学成分的杂质在制剂溶液中的残留量可以分别用气相色谱法或电感耦合等离子体质谱法进行定量测得。放射性药物注射体积中有机溶剂的水平应低于国际人用药品注册技术协调会(ICH)发布的 ICH Q3C-R7128 和 ICH Q3D138 规定的残留溶剂的每日暴露限值。

在放射性药物的制备和存放过程中,其放射化学纯度极易发生变化。目前,纸色谱法、薄层色谱法、电泳法及高效液相色谱法是几种常用的放射化学纯度的检测方法。例如,^{99m}Tc-放射性药物的放射化学纯度通常使用(即时)薄层色谱法([i]TLC)测定。对于放射性药物,[i]TLC 通过对色谱纸的分割和计数可以实现对其放射化学纯度进行快速和精确的定量,也可以通过放射自显影系统或切伦科夫发光定量测定其活动分布[52,53]。除成本低和操作便捷的优势外,放射性[i]TLC 具有对所有(除挥发性的)放射性标记化合物检测的能力,包括目前已经投入应用的放射性药物。与薄层色谱法相比,高效液相色谱法具有更高的分辨率,并可以搭配使用多种不同类型的检测器(如 UV-VIS、荧光、电化学、蒸发光散射、放射性、质谱等),从而实现同时测定药物的化学及放射化学纯度,并通过同时测定放射性药物的放射性活度和质量对其摩尔放射性活度进行测定。需注意的是,当放射性标记化合物未从柱中有效洗脱时,该法可造成对药物放射化学纯度的误判,例如,用酸性流动相从 C18 色谱柱中洗脱 ^{18}F 时,发现 ^{18}F 只能进行部分回收,这可能会使制剂的放射化学纯度偏高[54]。与放射性高效液相色谱法相比,采用放射性超高压液相色谱仪分析或微流体质量控制系统可缩短分析时间并提高检测灵敏度[55, 56]。

放射分解是指由辐射直接或间接作用引起的放射性药物的分解,是放射性药品需要面对的特定问题。放射分解由活性浓度、摩尔活度、化学结构及放射性药物的标记位置决定,可发生在放射性药物生产过程中或生产后的任何阶段。放射性药物以特定的放射性浓度存在于制剂溶液中,通过验证其稳定性来确定其保质期。抗坏血酸、抗坏血酸钠、乙醇等可以用来清除自由基,从而有效降低放射分解[57]。但是,抗坏血酸的存在会在高效液相色谱中产生较大的紫外吸收峰,从而影响对放射性药物化学纯度、放射性纯度等的测定,同时需要验证抗坏血酸对制剂溶液 pH 的影响。

由于大多数放射性药物是通过静脉注射的,所以微生物含量至关重要。放射性药物溶液的无菌性检查是通过将放射性药物溶液直接接种于适当的生长介质,并培养一定时间(不少于 14d)后检查生长介质中菌落的生长情况。因为放射性药物的有效期较短,故其无菌性检查结果通常只能在用药后获得,因此在放射性药物生产的整个过程中,药品的无菌性验证非常重要。

参 考 文 献

[1] Knapp F, Goodman M, Callahan A, et al. Radioiodinated 15-(p-Iodophenyl)-3,3-Dimethyl pentadecanoic acid: A useful new agent to evaluate myocardial fatty acid uptake. Journal of Nuclear Medicine, 1986, 27: 521-531.

[2] Piel M, Rösch F. Radiopharmaceutical chemistry. Neuromethods, 2012, 71: 41-73.

[3] Mertens J, Vanryckeghem W, Bossuyt A, et al. Fast low temperature ultrasonic synthesis and injection ready preparation of carrier free 17-I-123-heptadecanoic acid. Journal of Labelled Compounds and Radiopharmaceuticals, 1984, 21: 843-856.

[4] Sinn H, Schrenk H H, Maier-Borst W. A new radioiodine exchange labeling technique. International Journal of Radiation Applications And Instrumentation. Part A, Applied Radiation and Isotopes, 1986, 37: 17-21.

[5] Beer H, Bläuenstein P, Hasler P, et al. In vitro and in vivo evaluation of iodine-123-Ro 16-0154: A new imaging agent for SPECT investigations of benzodiazepine receptors. Journal of Nuclear Medicine, 1990, 31: 1007-1014.

[6] Baldwin R, Zea-Ponce Y, Zoghbi S, et al. Evaluation of the monoamine uptake site ligand [131I]methyl 3β-(4-Iodophenyl)-tropane-2β-carboxylate ([123I]β-CIT) in non-human primates: Pharmacokinetics, biodistribution and SPECT brain imaging coregistered with MRI. Nuclear Medicine and Biology, 1993, 20: 597-606.

[7] Neumeyer J, Wang S, Milius R, et al. [123I]-2-beta-carbomethoxy-3-beta-(4-iodophenyl)tropane: High-affinity SPECT radiotracer of monoamine reuptake sites in brain. Journal of Nuclear Medicine, 1991, 34: 3144-3146.

[8] Kung H, Kasliwal R, Pan S, et al. Dopamine D-2 receptor imaging radiopharmaceuticals: Synthesis, radiolabeling, and in vitro binding of (R)-(+)- and (S)-(-)-3-iodo-2-hydroxy-6-methoxy-N-[(1-ethyl-2-pyrrolidinyl)methyl]benzamide. Journal of Medicinal Chemistry, 1988, 31: 1039-1043.

[9] Fraker P, Speck J. Protein and cell membrane iodination with sparingly soluble chloroamide, 1,3,4,6-tetra chloro-3a, 6a-Diphenylglycoluril. Biochemical and Biophysical Research Communications, 1978, 80: 849-857.

[10] Markwell M. A new solid-state reagent to iodinate proteins. I. Conditions for the efficient labeling of antiserum. Analytical Biochemistry, 1982, 125: 427-432.

[11] Hamacher K C H, Coenen H, Stöcklin G. Efficient stereospecific synthesis of no-carrier-added 2-[18F]-fluoro-2-deoxy-D-glucose using aminopolyether supported nucleophilic substitution. Journal of Nuclear Medicine, 1986, 27: 235-238.

[12] Mukherjee J, Yang Z Y, Das M, et al. Fluorinated benzamide neuroleptics-III. Development of (S)-N-[(1-allyl-2-pyrrolidinyl) methyl]-5-(3-[18F]fluoropropyl)-2,3-dimethoxybenzamide as an improved dopamine D-2 receptor tracer. Nuclear Medicine and Biology, 1995, 22: 283-296.

[13] Hara T, Kosaka N, Kishi H. Development of 18F-Fluoroethylcholine for Cancer Imaging with PET: Synthesis, biochemistry, and prostate cancer imaging. Journal of Nuclear Medicine, 2002, 43: 187-199.

[14] Wester H J, Herz M, Weber W, et al. Synthesis and radiopharmacology of O-(2-(18F)fluoroethyl)-L-Tyrosine for tumor imaging. Journal of Nuclear Medicine, 1999, 40: 205-212.

[15] Zhang M R, Maeda J, Ito T, et al. Synthesis and evaluation of N-(5-fluoro-2-phenoxyphenyl)-N-(2-[18F]fluoromethoxy-d2-5-methoxybenzyl)acetamide: A deuterium-substituted radioligand for peripheral benzodiazepine receptor. Bioorganic& Medicinal Chemistry, 2005, 13: 1811-1818.

[16] Vaalburg W, Molen H D, Reiffers S, et al. Preparation of carbon-11 labelled phenylalanine and phenylglycine by a new amino acid synthesis. The International Journal of Applied Radiation and Isotopes, 1976, 27: 153-157.

[17] Tobias C, Lawrence J. The elimination of carbon monoxide from the human body with reference to the possible conversion of CO to CO_2. The American Journal of Physiology, 1945, 145: 253-263.

[18] Kihlberg T, Langstrom B. Biologically active 11C-labeled amides using palladium-mediated reactions with aryl halides and [11C]carbon monoxide. Journal of Organic Chemistry, 1999, 64: 9201-9205.

[19] Comar D, Cartron J C, Maziere M, et al. Labelling and metabolism of methionine-methyl-11C. European Journal of Nuclear Medicine, 1976, 1: 11-14.

[20] Litton J E, Neiman J, Pauli S. PET analysis of [11C]flumazenil binding to benzodiazepine receptors in chronic alcohol-dependent men and healthy controls. Psychiatry Res: Neuroimaging, 1992, 50: 1-13.

[21] Langer O, Någren K, Dollé F, et al. Precursor synthesis and radiolabelling of the dopamine D2 receptor ligand [^{11}C]raclopride from [^{11}C]methyl triflate. Journal of Labelled Compounds and Radiopharmaceuticals, 1999, 42: 1183-1193.

[22] Kung H. Development of Tc-99m labeled tropanes: TRODAT-1, as a dopamine transporter imaging agent. Nuclear Medicine and Biology, 2001, 28: 505-508.

[23] Fritzberg A R, Kasina S, Eshima D, et al. Synthesis and biological evaluation of technetium-99m MAG3 as a hippuran replacement. Journal of Nuclear Medicine, 1986, 27: 111-116.

[24] Walovitch R, Hill T C, Garrity S T, et al. Characterization of technetium-99m-L,L-ECD for brain perfusion imaging, Part 1: Pharmacology of technetium-99m ECD in nonhuman primates. Journal of Nuclear Medicine, 1989, 30: 1892-1901.

[25] Alberto R, Ortner K, Wheatley N, et al. Synthesis and properties of boranocarbonate: A convenient in situ CO source for the aqueous preparation of [^{99m}Tc$(OH_2)_3(CO)_3$]$^+$. Journal of the American Chemical Society, 2001, 123: 3135-3136.

[26] Alberto R, Schibli R, Egli A, et al. A novel organometallic aqua complex of technetium for the labeling of biomolecules: Synthesis of [^{99m}Tc$(OH_2)_3(CO)_3$]$^+$ from [^{99m}TcO$_4$]$^-$ in aqueous solution and its reaction with a bifunctional Ligand. Journal of the American Chemical Society, 1998, 120: 7987-7988.

[27] Jaouen G, Top S, Vessières A, et al. First anti-oestrogen in the cyclopentadienyl rhenium tricarbonyl series. Synthesis and study of antiproliferative effects. Chemical Communications, 2001: 383-384.

[28] Wald J, Alberto R, Ortner K, et al. Aqueous one-pot synthesis of derivatized cyclopentadienyl-tricarbonyl complexes of ^{99m}Tc with an in situ CO source: Application to a serotonergic receptor ligand. Angewandte Chemie, International Edition, 2001, 40: 3062-3066.

[29] Jaouen G, Top S, Vessières A, et al. New paradigms for synthetic pathways inspired by bioorganometallic chemistry. Journal of Organometallic Chemistry, 2000, 600: 23-36.

[30] Spies H, Glaser M, Pietzsch H J, et al. Synthesis and reactions of trigonal-bipyramidal rhenium and technetium complexes with a tripodal, tetradentate NS$_3$ ligand. Inorganica Chimica Acta, 1995, 240: 465-478.

[31] Drews A, Pietzsch H J, Syhre R, et al. Synthesis and biological evaluation of technetium(III) mixed-ligand complexes with high affinity for the cerebral 5-HT1A receptor and the alpha1-adrenergic receptor. Nuclear Medicine and Biology, 2002, 29: 389-398.

[32] Maecke H. Radiopeptides in imaging and targeted radiotherapy: Ligands. European Journal of Nuclear Medicine and Molecular Imaging, 2004, 31: 296-299.

[33] Liu S, Edwards D. ^{99m}Tc-labeled small peptides as diagnostic radiopharmaceuticals. Chemical Reviews, 1999, 99: 2235-2268.

[34] Mishiro K, Hanaoka H, Yamaguchi A, et al. Radiotheranostics with radiolanthanides: Design, development strategies, and medical applications. Coordination Chemistry Reviews, 2019, 383: 104-131.

[35] Robertson A, Ramogida C, Schaffer P, et al. Development of ^{225}Ac radiopharmaceuticals: TRIUMF perspectives and experiences. Current Radiopharmaceuticals, 2018, 11: 156-172.

[36] McDevitt M, Ma D, Simon J, et al. Design and synthesis of Ac-225 radioimmunopharmaceuticals. Applied Radiation and Isotopes, 2003, 57: 841-847.

[37] Deal K, Davis I, Mirzadeh S, et al. Improved in vivo stability of actinium-225 macrocyclic complexes. Journal of Medicinal Chemistry, 1999, 42: 2989-2992.

[38] Chappell L, Deal K, Dadachova E, et al. Synthesis, conjugation, and radiolabeling of a novel bifunctional chelating agent for ^{225}Ac radioimmunotherapy applications. Bioconjugate Chemistry, 2000, 11: 510-519.

[39] Davis I A, Glowienka K A, Boll R, et al. Comparison of (225) actinium chelates: Tissue distribution and radiotoxicity. Nuclear

Medicine and Biology, 1999, 26: 581-589.

[40] Saw M. Medicinal radiopharmaceutical chemistry of metal radiopharmaceuticals. COSMOS, 2012, 8: 11-81.

[41] Price E, Ferreira C, Adam M, et al. High denticity ligands based on picolinic acid for In-111 radiochemistry. Canadian Journal of Chemistry, 2014, 92: 1-11.

[42] Cooper M, Ma M, Sunassee K, et al. Comparison of Cu-64-complexing bifunctional chelators for radioimmunoconjugation: Labeling efficiency, specific activity, and in vitro/in vivo stability. Bioconjugate Chemistry, 2012, 23: 1029-1039.

[43] Deri M, Zeglis B, Francesconi L, et al. PET imaging with ^{89}Zr: From radiochemistry to the clinic. Nuclear Medicine and Biology, 2013, 40: 3-14.

[44] Price E W, Orvig C. Matching chelators to radiometals for radiopharmaceuticals. Chemical Society Reviews, 2014, 43: 260-290.

[45] Boudjemeline M, Hopewell R, Rochon P L, et al. Highly efficient solid phase-supported radiosynthesis of [^{11}C]PiB using tC18 cartridge as a "3-in-1" production entity. Journal of Labelled Compounds and Radiopharmaceuticals, 2017, 60: 632-638.

[46] Serdons K, Verbruggen A, Bormans G. The presence of ethanol in radiopharmaceutical injections. Journal of Nuclear Medicine, 2008, 49: 2071-2076.

[47] Matesic L, Kallinen A, Greguric I, et al. Dose-on-demand production of diverse ^{18}F-radiotracers for preclinical applications using a continuous flow microfluidic system. Nuclear Medicine and Biology, 2017, 52: 24-31.

[48] Hayashi K, Douhara K, Kashino G. Evaluation of the bubble point test of a 0.22-μm membrane filter used for the sterilizing filtration of PET radiopharmaceuticals. Annals of Nuclear Medicine, 2014, 28: 586-592.

[49] Westrøm S, Generalov R, Bønsdorff T, et al. Preparation of ^{212}Pb-labeled monoclonal antibody using a novel ^{224}Ra-based generator solution. Nuclear Medicine and Biology, 2017, 51: 472-486.

[50] Perez-Andujar A, Pibida L. Performance of CdTe, HPGe and NaI(Tl) detectors for radioactivity measurements. Applied Radiation and Isotopes, 2004, 60: 41-47.

[51] 郭景儒. 裂变产物分析技术. 北京: 原子能出版社, 2008.

[52] Sherma J, Dolcie D. Review of advances in planar radiochromatography. Journal of Liquid Chromatography and Related Technologies, 2015, 38: 381-389.

[53] Ha Y S, Lee W, Jung J M, et al. Visualization and quantification of radiochemical purity by cerenkov luminescence imaging. Analytical Chemistry, 2018, 90: 8927-8935.

[54] Ory D, Van den Brande J, de Groot T, et al. Retention of [^{18}F]fluoride on reversed phase HPLC columns. Journal of Pharmaceutical and Biomedical Analysis, 2015, 111: 209-214.

[55] Franck D, Nann H, Davi P, et al. Faster analysis of radiopharmaceuticals using ultra performance liquid chromatography (UPLC$^{®}$) in combination with low volume radio flow cell. Applied Radiation and Isotopes, 2009, 67: 1068-1070.

[56] Noel S H, Saman S, Dam R M V. Recent progress toward microfluidic quality control testing of radiopharmaceuticals. Micromachines, 2017, 8: 337-340.

[57] Scott P J H, Hockley B G, Kung H F, et al. Studies into radiolytic decomposition of fluorine-18 labeled radiopharmaceuticals for positron emission tomography. Applied Radiation and Isotopes, 2009, 67: 88-94.

第4章 医用放射性同位素的发展现状与趋势

4.1 反应堆照医用放射性同位素的发展现状与趋势

随着现代医学和核医学仪器的发展,医用同位素在疾病诊断和临床治疗中发挥着越来越重要的作用。在发达国家,约 1/5 的患者需要用到医用同位素。根据 2022 年市场研究机构(Brand Essence)发布的行业调研报告显示:2021 年全球放射性药物的市场规模为 63.2 亿美元,预计 2028 年底达到 88.3 亿美元,复合年增长率为 4.9%[1]。其中,美国占据全球同位素市场约 50%的份额,西欧占据约 20%的份额。

裂变 ^{99}Mo 和 ^{131}I 是目前世界上产量和用量最大的两种放射性同位素,医学诊断中最常用的放射性同位素是 ^{99m}Tc,每年约有 4000~4500 万次诊断过程,占全世界所有核医学诊断过程的 80%,而 ^{99}Mo-^{99m}Tc 发生器是 ^{99m}Tc 最主要的来源方式。全球每周 ^{99}Mo 的需求量约为 $3.7×10^{14}$ Bq(10000 Ci)或每年约 $1.85×10^{16}$ Bq(500000 Ci),其中北美 53%,欧洲 23%,亚洲 20%,其他国家 4%,每年全球 ^{99}Mo 市场的价值大约为 5.5 亿美元。由于世界 ^{99}Mo 供应的短缺及 PET 放射性诊断药物的迅速发展,^{99}Mo 的用量近年来呈稳定趋势,^{99}Mo 主要由加拿大生产提供,其供货量约占全世界的 80%。^{131}I 主要用于治疗,约占核医学治疗药物的 90%,年销售额达 4 亿美元以上。用于治疗骨转移癌的 ^{89}Sr 和 ^{125}I,用量增长迅速。目前,^{99}Mo 和 ^{131}I 的主要生产方式都是从 ^{235}U 靶件的裂变产物中进行分离提取。在 ^{235}U 裂变中,^{99}Mo 产额为 6.06%,^{131}I 产额为 3.1%。由反应堆制备的诊断或治疗用放射性同位素还包括 ^{14}C、^{32}P、^{89}Sr、^{153}Sm、^{125}I、^{103}Pd、^{192}Ir 等。

除常用的 ^{99}Mo 和 ^{131}I 外,随着精准医学的发展,靶向治疗用 α 和 β 放射性同位素的需求及相关创新性研究也迅速增加。

常见的靶向治疗 α 同位素主要包括 ^{223}Ra、^{225}Ac、^{211}At、^{213}Bi 和 ^{212}Bi 等。2013 年,美国 FDA 批准了拜耳前列腺癌新药多菲戈®(Xofigo®,通用名:Radium-223 Dichloride,氯化镭[^{223}Ra]注射液)的上市许可,用于治疗晚期骨转移性去势抵抗性前列腺癌,这是首个获批的 α 同位素治疗药物。2020 年 8 月,Xofigo®正式获得中国国家药品监督管理局(National Medical Products Administration,NMPA)上市批准。图 4-1 为 Xofigo^R 自上市以来(2014~2020 年)全球销售额增长图。2017 年,Xofigo®的全球销售额达到 4.08 亿欧元(最高值),后虽出现下滑,但 2020 年仍达到 2.62 亿欧元[2]。^{223}Ra 主要通过反应堆辐照 ^{226}Ra 生成 ^{227}Ac 衰变获得。美国 ORNL 是全球为数不多的拥有开发和执行新 ^{227}Ac 生产方法所需人员和设施的机构之一。ORNL 利用高通量同位素反应堆(high flux isotope reactor,HFIR)辐照 ^{226}Ra 生产 ^{227}Ac,再提供给拜耳用于 ^{223}Ra 的提取。由于 ^{226}Ra 原料获取困难,来源受限，所以 ^{227}Ac 目前的供应量不能满足 Xofigo® 不断增长的需求。

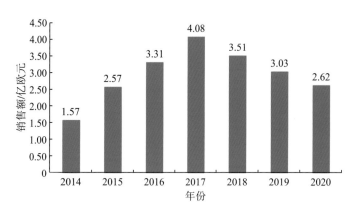

图 4-1 Xofigo® 2014～2020 年全球销售额增长图[2]

2015 年起美国核科学咨询委员会同位素分委员会（Nuclear Science Advisory Committee Isotopes Subcommittee，NSACIS）大力支持医用 α 放射性同位素的发展与生产，并重点关注 ^{225}Ac 靶向治疗研究及 ^{225}Ac 的生产。目前，^{225}Ac 的主要生产方式是通过反应堆辐照 ^{232}Th 生成 ^{233}U 衰变获得，由于 ^{233}U/^{229}Th 的来源有限，所以 ^{225}Ac 的产量低，不能满足日益增长的实际需求。目前，^{225}Ac 的全球年产量约为 66.6 GBq（1.8 Ci），其中德国卡尔斯鲁厄（Karlsruhe）欧盟核安全与保障联合研究中心（Directorate for Nuclear Safety and Securiy of the Joint Research Centre，DNSS-JRC）的年产量约为 13.0 GBq（351 mCi），美国 ORNL 的年产量约为 33.4 GBq（892mCi），俄罗斯奥布宁斯克（Obninsk）物理和动力工程研究所（Institute of Physics and Power Engineering，IPPE）的年产量约为 22.0 GBq（595 mCi）。当使用 ^{225}Ac 药物进行治疗时，每次治疗的剂量范围为 4～50 MBq（0.11～1.35 mCi）[3]。目前的供应量远不能满足全球医院的广泛使用和常规治疗应用。因此，各种大规模生产 ^{225}Ac 的替代方法正在研究中。

常见的靶向治疗用 β 放射性同位素主要包括 ^{131}I、^{177}Lu、^{166}Ho、^{90}Y、^{47}Sc、^{67}Cu、^{161}Tb、^{188}Re、^{186}Re 等。这些同位素在 2020 年共产生了约 10 亿美元的销售收入，预计未来 6～7 年将呈指数增长，达到 40 亿美元[4]。其中，^{177}Lu 和 ^{90}Y 是目前靶向放射性治疗药物研究中最常用的两种同位素，^{177}Lu 更是最近十年研究最热门的放射性治疗同位素。目前正在进行的临床试验分析表明，在 β 发射体中，以 ^{177}Lu 为中心的临床试验约有 51 项[4]。^{177}Lu 目前主要通过反应堆辐照 ^{176}Lu 或 ^{176}Yb 靶材的方式生产。2010 年，珀金埃尔默公司（Perkin Elmer）、ORNL、密苏里大学研究堆（the University of Missouri Research Reactor，MURR）等多家单位已经取得了 ^{177}Lu 生产的药品生产质量管理规范（Good Manufacturing Practice of Medical Products，GMP）资质。特别值得关注的是，FDA 在 2018 年 1 月批准法国 Advanced Accelerator Applications（AAA）公司生产的 Lutathera（^{177}Lu-DOTATATE）用于治疗生长抑素受体阳性的胃肠胰腺神经内分泌肿瘤，在美国和欧盟，Lutathera（镥氧奥曲肽）均被授予"孤儿药"地位。AAA 公司于 2017 年 10 月被诺华公司以 39 亿美元收购。Lutathera 上市以后，销售额快速增长，2018 年的销售额达到 1.7 亿美元，2019 年达到 4.4 亿美元，尽管

2020 年受新冠疫情影响，但仍实现了微增长[5]。以此进入放射治疗药物领域的诺华公司又在 2018 年 10 月 18 日以 21 亿美元收购美国生物医药公司 Endocyte，获得其处于III期阶段的用于治疗转移性去势抵抗性前列腺癌的 ^{177}Lu-PSMA-617 项目，目前 Pluvicto（曾用名 ^{177}Lu-PSMA-617）已于 2022 年 3 月获得 FDA 批准上市。

^{90}Y 常用于大体积肿瘤和多靶点肿瘤的靶向放射性治疗。^{90}Y 一般通过堆照 ^{89}Y(n, γ) ^{90}Y 反应获得，或者堆照 ^{235}U(n, f)^{90}Sr，再由 ^{90}Sr 衰变成高比活度的 ^{90}Y。Yttrium Y-90 Ibritumomab Tiuxetan Injection（美国药典）是仅有的几个获批的放射免疫治疗药物之一，可用于淋巴癌的治疗。^{90}Y 微球放射性栓塞目前主要用于治疗中晚期肝脏恶性肿瘤及关节疾病，包括已上市的 Yttrium(^{90}Y) Silicate Injection（国际药典）和 Sirtex。

^{161}Tb 也是近年来备受关注的治疗同位素。^{161}Tb 与 ^{177}Lu 的化学性质类似，但其发射俄歇电子的 LET 相对更高、射程更短，非常适合治疗单个癌细胞和小癌细胞簇，再配合其本身的长程 β 射线，可对不同类型的肿瘤起到治疗效果。在 ^{161}Tb 的其他放射性同位素中，^{155}Tb 可用于 SPECT 显像，^{152}Tb 可用于 PET 显像，将这些同位素与 ^{161}Tb 配对使用，有利于实现诊疗一体化和个性化治疗。此外，^{166}Ho、^{67}Cu、^{47}Sc 等同位素在靶向治疗中也展现了重要的应用前景。

4.1.1　国外反应堆照医用放射性同位素的供给现状与发展趋势

美、俄、欧等国家及地区依靠其庞大的核工业设施、先进的生产工艺和坚实的技术基础，经过数十年对放射性同位素及技术和产品战略持续地开发研究，建立了大规模生产 ^{99}Mo、^{131}I、^{89}Sr 等堆照医用同位素的生产体系，基本控制了 ^{99}Mo、^{131}I、^{223}Ra 等具有重要经济战略价值的同位素生产与供应，并持续在具有应用前景的新型同位素研发制备上储备技术、引领未来发展，以此形成核技术及应用的核心竞争力。

目前，全球同位素生产体系较为完整，世界上主要的同位素供应商有美国-爱尔兰马林克罗制药（Mallinckrodt）、加拿大诺迪安（Nordion）、比利时国家放射性元素研究所（National Institute for Radioelements，IRE）、南非 NTP Radioisotopes 公司、俄罗斯同位素区域联盟股份公司（Isotope-Regional Alliance，Joint Stock Company，Isotope JSC）和澳大利亚核科学和技术组织（Australian Nuclear Science and Technology Organisation，ANSTO）。全球共有 96 座研究堆可进行放射性同位素的制备技术研究和生产，包括美国的 HFIR、MURR，荷兰的高通量反应堆（the high flux reactor，HFR），法国的 SILOE，比利时 2 号反应堆（BR2），澳大利亚的高通量反应堆（the high flux Australian reactor，HFAR）、开放池轻水（the open pool Australian lightwater，OPAL）反应堆，南非的基础原子反应堆装置-1（South African fundamental atomic reactor installation-1，SAFARI-1），加拿大的国家研究通用反应堆（National Research Universal Reactor，NRUR；2018 年已停堆）。此外，还有波兰的 Maria 堆、德国的 FRJ-2/FRM-2、捷克共和国的 LWR-15、埃及的试验和研究堆-2（Egypt test and research reactor-2，ETRR-2）和俄罗斯的 SM-3 堆。

　　然而，这些反应堆中大部分建于 20 世纪 50～60 年代，严重老化，预计在 2030 年前后将陆续关闭，其中国际 ^{99}Mo 主要提供者加拿大的 NRUR 反应堆已于 2018 年停堆。近 15 年来，影响医用同位素生产的事件频发，导致 ^{99}Mo 供应中断的事件就发生了十余起。虽然，印尼、韩国和澳大利亚已建成投产三个堆（GASMPR，30MW；HANRARO，30MW；OPAL，20MW），但放射性同位素的产量有限。目前，改造现有的反应堆设施使之延寿运行是当务之急，但旧堆改造后的寿命不能确定，寿期有限；建设新堆投资大、周期长，面临技术风险。例如，加拿大在 NRUR 反应堆即将退役时，拟投资建造两座 10 MW 的新堆 MAPLE-1 和 MAPLE-11 及放射性同位素生产相关设施，原计划 2002 年投产，但因技术问题，最终停止了该项目。因此，在一定时期内放射性同位素的生产供应，特别是短寿命医用放射性同位素的供应已成为亟需解决的问题。

　　为保障放射性同位素的稳定供应，降低生产成本，提高产品质量，提高同位素生产过程中的安全性，提升同位素的应用水平，实现各领域的新目标和新需求，经济合作与发展组织核能署（Nuclear Energy Agency，Organization for Economic Cooperation and Development，OECD NEA）、国际原子能机构（International Atomic Energy Agency，IAEA）、影像生产者和设备供应商协会、欧洲委员会（Council of Europe，CE）及美国能源部（U.S. Department of Energy，US DOE）等国际组织建立了良好的合作关系，通过增加或升级反应堆资源、发展高浓铀替代技术等方面进行战略部署，增加了放射性同位素的稳定供应能力。

　　一方面，增加用于生产同位素的反应堆。近年来，虽然医用放射性同位素的应用蓬勃发展，需求量与日俱增，但生产同位素的主要反应堆的运行时间大多超过了 40 年，面临停堆检修、关停或退役等问题。法国欧西里斯（OSIRIS）反应堆已于 2015 年关停；占全球裂变 ^{99}Mo 市场供应 40%的加拿大 NRUR 反应堆已于 2018 年关停；如果其他反应堆不增加产量或不建设新的反应堆，那么必将导致全球 ^{99}Mo、^{131}I 等放射性同位素的严重短缺，也将严重影响世界上大多数国家与地区核医学的发展，进而危及人类健康保健。为缓解医用同位素供应的需求压力，增强反应堆同位素的稳定供给，一些国家正在建造或计划建造新的研究堆。据 OECD NEA 报道，近几年用于放射性同位素生产的新建反应堆如表 4-1 所示。

表 4-1　近几年新建成放射性同位素生产反应堆

反应堆	国家	靶件	^{99}Mo 产能/（居/周）	^{99}Mo 产能/（居/年）	投产时间
FRM-II	德国	LEU	2100	67200	2019
SHINE	美国	LEU 溶液靶	4000	200000	2020
KJRR	韩国	LEU	400	17200	2020
RA-10	阿根廷	LEU	2500	120000	2020
CARR	中国	LEU	1000	34000	2021
RMB	巴西	LEU	1000	41400	2021
JHR	法国	LEU	4800	153000	2021

另一方面，升级用于生产同位素的反应堆。2014 年，比利时政府宣布 BR-2 反应堆将延寿 10 年至 2025 年并升级改造增加产能；MARIA、LVR-15 等反应堆则通过提高运行的灵活性，增强了反应堆和供应商之间的协调性；荷兰、比利时、澳大利亚等也增强了同位素生产设施的处理能力。

除此之外，还可以发展高浓缩铀替代技术：目前，全球 75%的 ^{99}Mo 仍然是利用高浓缩铀（highly enriched uranium，HEU）生产，且绝大部分 HEU 由美国提供给各大反应堆。国际原子能机构和经济合作与发展组织都在关注 HEU 生产裂变 ^{99}Mo 的替代技术。因此，发展高浓铀替代技术生产裂变 ^{99}Mo 是今后的发展趋势，主要包括用低浓缩铀（low enriched uranium，LEU）生产 ^{99}Mo 和加速器制造 ^{99}Mo。2010 年，美国就已经开展高浓铀靶生产裂变 ^{99}Mo 的替代技术研究。2013 年 5 月 13 日 LANL 宣布首次从辐照后的低浓铀燃料中提取 ^{99}Mo。近年来，LEU 技术逐步成熟，澳大利亚 OPAL、南非 SAFARI-I 等反应堆已完成 LEU 的成功转化。例如，澳大利亚 OPAL 建成采用 LEU 裂变 ^{99}Mo 的分离生产线，且已于 2017 年完成调试并实现了 3000 Ci/周的量产，年产量为 15 万居里。但俄罗斯的反应堆仍维持 HEU 靶件辐照技术。

不依赖反应堆的同位素生产技术，如加速器生产 ^{99}Mo，可以在非计划停堆造成同位素供给不足时，作为同位素的后备生产线。由于大部分医用同位素的半衰期较短，所以无法建立充裕的库存，因此不依赖反应堆的生产技术对确保医用同位素的安全、稳定供应具有重要意义。此外，对于人口少、需求量小的国家或交通不便的地区，尤其是技术和经济能力不足以承担反应堆运行的国家，建立回旋加速器或直线加速器用于医用同位素的生产是摆脱同位素产品全部依赖进口局面的最佳选择。

4.1.2　国内医用放射性同位素的发展现状与趋势

我国自 20 世纪 50 年代后期开始发展医用同位素。目前，除秦山三期 2 座 CANDU 重水堆外，我国在役的可用于放射性同位素制备的反应堆有 5 座：中国原子能科学研究院（简称原子能院）的中国先进研究堆（China advanced research reactor，CARR）和 49-2 游泳池式反应堆，中国核动力研究设计院（简称核动力院）的高通量工程试验堆（high flux engineering test reactor，HFETR）和岷江试验堆（Minjiang test reactor，MJTR），中国工程物理研究院（简称中物院）的中国绵阳研究堆（China Mianyang research reactor，CMRR）。同样用于医用同位素生产制备的技术和设备也都掌握在国内研究院所手里。目前，掌握医用同位素生产技术的单位主要有原子能院、核动力院和中物院等。

在我国，同位素生产技术的发展以原子能院为起点。1958 年，由苏联援建的重水反应堆和回旋加速器在原子能院投运，并成功研制了 33 种反应堆照射的放射性同位素，开创了我国同位素技术的应用事业。1967 年，原子能院建成游泳池式轻水堆，系统开展了放射性药物的研究工作。在轻水反应堆上，原子能院自主研究并建立了堆照 ^{176}Lu 制备 ^{177}Lu 的工艺，单次生产 ^{177}Lu 的能力达到居里级水平，同位素质量能够满足骨治疗药物 EDTMP 及多肽标记的要求。2012 年 3 月 1 日，CARR 成功实现满功率运行。原子能院利用 CARR 通过辐照氮化铝（2466.4 g，365 d）生成百居里级 ^{14}C（99.43 Ci）。目前，原子能院正积极开展使用低浓铀制备千居里级医用裂变 ^{99}Mo 和使用间歇循环回路法制备百居里级 ^{125}I 的工艺研究，以满足国内主要医用同位素的需求，缓解因国际短缺对国内医学临床的困境。此外，原子能院正在研究分析中国实验快堆(China experimental fast reactor，CEFR)生产相应同位素的性能，为后续在 CEFR 上开展同位素生产的辐照实验奠定基础。大部分生产同位素的反应堆是热中子堆，但由于快中子堆具有中子能量高、中子通量密度大等特点，所以利用快堆生产某些同位素具有热堆所不具备的优势。适宜在快堆中生产的同位素主要有 ^{32}P、^{33}P、^{35}S、^{89}Sr、^{14}C、^{60}Co 等。

20 世纪 80 年代起，核动力院利用拥有的 HFETR(125 MW) 和 MJTR(5 MW) 生产了 ^{131}I、^{125}I、^{32}P、^{89}Sr 等放射性同位素。自 1994 年起，核动力院立足自主，大力开展新型医用放射性同位素生产堆(medical isotope production reactor，MIPR)技术研究开发。该堆型是以硝酸铀酰为燃料的均匀水溶液型反应堆，具有堆芯设计弹性大、堆芯固有安全性高、中子利用率高、放射性废物少、可有效获取多种医用放射性同位素、反应堆建设和运行成本低等多重特性，技术水平已达到世界先进水平。目前，MIPR 已突破了主要关键技术，完成了主要试验研究验证和以工程应用为背景的深化设计，为工程应用奠定了重要的技术基础。2014 年，核动力院正式向国家国防科技工业局提出建设我国新型医用同位素生产堆试验工程的申请，希望通过试验工程的建设，充分验证 MIPR 技术的先进性、成熟性和可靠性，进而实现应用推广，满足我国核医学发展的需求。2021 年，MIPR 立项获得主管部门首阶段审批。

中国工程物理研究院核物理与化学研究所依托 CMRR 的高功率运行和强放热室的建成，开展了放射性同位素及药物的研究。目前，中物院核物理与化学研究所已建成约 1.1 万平方米的同位素生产线，建设有国际先进水平的放射性同位素生产热室、医用同位素生产线，并在医用同位素制备领域取得了一系列成果。包括：自主研制开发了 TeO_2 干法蒸馏技术，实现了医用 Na^{131}I 口服溶液从原料到成品的全部国产化，在国内率先恢复了 ^{131}I 的自主化供给，年产能为 $1.85×10^{14}$ Bq (5000 Ci)，覆盖了全国大部分地区，已经实现了自主化稳定供货，每年可治疗上万例甲癌患者；突破了 ^{99}Mo 制备关键技术，已具备从靶件制备、辐照、溶解到提取分离的全流程生产能力，掌握了柱分离关键技术，并开展了高锝酸钠注射液 (^{99}Mo-^{99m}Tc 发生器) 药品批号申请，具有年产 10000 支 (规格 18.5GBq) 的生产能力；在国内率先成功自主化生产居里级医用无载体 ^{177}Lu，并已提供给南京一院、北京协和、北肿、武汉协和、武汉同济、西南医大等医院使用，打破了该同位素一直依赖进口的局面，为国内放射性治疗药物研发提供稳定了同位素来源，具备相应的工程化能力；此外，已经掌握 ^{14}C、^{90}Y、^{161}Tb 等同位素制备的关键技术，正在进行工程化生产系统开发，具备相应同位素的生产供应能力。

4.1.3　国内外的差距与发展趋势

近年来，医用同位素用量的年增幅维持在 10%左右，预计未来供应缺口很大。鉴于其重要用途和供求关系，医用同位素的研究和生产是核技术应用领域的热点之一。虽然我国放射性同位素及制品的研究获得了一定发展，在制备和应用等方面取得了较好成绩，但是从整体上看，与国外相比还有明显的差距。

一方面，国产堆照同位素制备产能低下。从功能来看，我国在役的 5 座反应堆均可开展放射性同位素的生产。但事实上，仅中物院利用 CMRR 开始批量生产 ^{131}I 及无载体 ^{177}Lu，而 HFETR 的任务重，仅具备部分 ^{89}Sr、^{14}C 的供给能力，CARR 尚未实现周期性运行，游泳池反应堆中子通量低，可辐照的同位素有限，MJTR 正在建设配套同位素分离能力，实际上均未进行放射性同位素的批量化生产，从而导致放射性同位素的产能严重受限，^{99}Mo、^{125}I 等重要医用同位素基本依赖进口。

另一方面，配套放化操作与基础能力严重不足。2008 年后我国的放射性同位素生产几乎全部停产，反应堆配套的热室、设备和仪器逐年老化，部分人才队伍流失，一些基础研究与技术开发成果没有得到有效应用，这加剧了我国放射性同位素制备的基础研究、工艺技术研究的停滞和落后及关键同位素的规模商业化制备工艺的欠缺。我国主要医用放射性同位素（^{99}Mo）的制备技术比国外落后 10 年以上。

此外，涉核活动的安全问题一直备受各国政府和公众的关注，相关标准和要求也越来越严苛，国内对涉核活动的管控更是严格，这在一定程度上影响了国内堆照医用同位素的迅速发展。

综上所述，医用同位素的生产和使用不涉及军事、国防等政治因素，全球集中供应的模式仍将沿用，但掌握生产规模大、综合成本低的同位素生产技术将有助于提高其在供应市场中的竞争力，提升国内放射性药物行业的整体水平，保障国内医用同位素的需求。

4.1.4　新型堆照技术——溶液堆的发展

20 世纪 40～60 年代，由于核能的迅速兴起，溶液堆（solution reactor）的概念被提出。与通常使用固体燃料棒作为核燃料不同，溶液堆直接使用易裂变同位素 ^{235}U 的均相水溶液作为燃料。使用液体燃料，理论上有利于简化乏燃料的后处理流程，减少后处理过程产生的放射性废物。溶液堆的燃料具体包括 UO_2SO_4-H_2SO_4 体系、$UO_2(NO_3)_2$-HNO_3 体系、UO_2-H_3PO_4 体系、UO_3-CrO_4 体系等，其中以 UO_2SO_4-H_2SO_4 和 $UO_2(NO_3)_2$-HNO_3 体系较为常见[6]。

1944 年，美国 LANL 建成了世界上第一座功率为 0.01 kW 的均匀性溶液堆（LOPO），此后科研工作者对溶液堆进行了大量的研究开发工作[7]。世界各国设计和建造了数十座不同的研究型溶液堆，如美国 Los Alamos 国家实验室建成的 HYPO、SUPO、洛斯阿拉莫斯动力实验反应堆-1（Los Alamos power reactor experiment-1，LAPRE-1）、LAPRE-2 溶液堆、英国的 HAZEL 溶液堆、俄罗斯的阿格斯研究反应堆（ARGUS）等。溶液堆先后用于动力发电、核物理实验、中子活化分析、中子照相等方面的研究，但因其热容量小、运行功率受限等，通常达不到建造目标，相关工作从 20 世纪 60 年代起进入了低潮。

20 世纪 90 年代后，由于医用同位素需求的激增，方便、快捷、廉价的溶液堆又得到了人们的重视，研究者们开始探索将溶液堆应用于医用同位素生产的可行性。1997 年，美国巴布科克·威尔斯克（Babcock＆Wilcox）公司提出了使用弱酸性硝酸铀酰溶液为核燃料，运行功率为 100kW 的医用同位素生产溶液堆(MIPR)的概念设计,并申请了专利[8],其结构示意图见图 4-2。此后,俄罗斯、日本、法国、阿根廷、中国等国的科学家也在此方面进行了不少研究。其中,最具代表性的是美国能源部与俄罗斯库尔恰托夫研究所(Kurchatov Institute)合作,在俄罗斯 20kW 的 ARGUS 堆上开展的 ^{99}Mo、^{131}I、^{89}Sr 的提取和生产等相关工作。

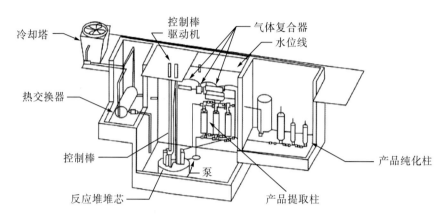

图 4-2　MIPR 溶液堆结构示意图

与辐照靶件生产同位素的其他堆型相比,溶液堆具有如下优势。

(1)建堆成本低、负温度系数大、安全性高。生产相同量的 ^{99}Mo、^{131}I 和 ^{89}Sr 等放射性同位素产品,理论上建堆成本仅为辐照靶件堆的 1/3,考虑运行、热室、设备、废物、反应堆退役等因素,总成本约为靶件堆的 1/2。同时,溶液堆的负温度系数大,反应自调节性、固有安全性好。

(2)燃料溶液提取同位素的工序简单、效率高、可循环使用。溶液堆直接以易裂变同位素的水溶液作为燃料,入堆前不需要靶件制备,辐照后不需要靶件切割、溶解等步骤,可以极大地减少工艺步骤。同时,生产相同质量的同位素(^{99}Mo),其 ^{235}U 的消耗量仅为反应堆辐照靶件 ^{235}U 消耗量的 0.36%,并且辐照后的液体燃料在经过去除中子毒物、调节 pH、补充燃料等处理后可以重复利用。

(3)同位素产量高。以 200kW 的溶液堆为例,理论上全年可以生产 3.33×10^{15} Bq 的 ^{99}Mo、生产 7.4×10^{14} Bq 的 ^{131}I、生产 1.48×10^{15} Bq 的 ^{89}Sr。

溶液堆在生产医用同位素方面具备诸多优势,并且为了进一步增加同位素的产量,美国和俄罗斯提出了开发多堆芯溶液堆和高功率溶液堆的发展方向,虽然理论上是可行的,但在实际操作中也存在诸多问题。

(1)^{235}U 溶液裂变产生的裂变同位素不像固体燃料那样集中在燃料元件内,而是均匀存在于溶液中,其能量与水作用,可使水裂解为 H_2、O_2 等爆炸性气体。

(2)裂变碎片中的某些元素对反应堆结构材料具有极大的腐蚀作用,某些元素对反应堆的中子具有较大的毒性,这些因素将导致核安全问题。

(3)高功率运行时,UO_2^{2+} 的沉淀问题。

（4）由于空泡、化工和温度效应等，运行时溶液堆的功率水平会有很大变化，可能导致控制问题。

（5）堆的散热问题。

此外，针对医用同位素提取技术本身来说，溶液堆燃料的辐射化学、同位素产额、放射性同位素提取、放射性三废处理等领域的部分科学问题或关键工艺技术难题也尚未完全攻克，还需开展进一步的研究工作。

4.2　加速器制备医用放射性同位素的发展现状与趋势

通过反应堆生产的放射性同位素不能完全满足医学应用的需求，加速器作为一种生产手段，在很大程度上弥补了堆照放射性同位素种类的不足。与反应堆生产及从后处理废液中分离提取的同位素相比，加速器生产的同位素具有比活度高、半衰期短、一般发射 β^+ 或单能 γ 射线等特点，所以是制备放射性同位素，特别是医用同位素的重要方式之一[9]。

回旋加速器是利用加速器制备医用放射性同位素最主要的设备之一。小型医用回旋加速器的质子能量通常低于 20 MeV，提供的质子束电流通常在 60～100 μA。这些加速器大多安装在医院、大学和小型工业放射性同位素生产厂。尽管发展中国家正在迅速推进回旋加速器的装机和应用，但大多数小型医用回旋加速器仍位于发达国家，且主要由四家公司制造（按照市场份额排序）：General Electric Healthcare 公司（GE Healthcare）、Ion Beam Applications 公司（IBA）、Siemens 公司和 Advanced Cyclotron Systems Incorporated 公司（ACSI）。还有其他几家生产小型或中型能量回旋加速器的公司正在稳步发展。一般来说，小型医用回旋加速器专注生产用于 PET 研究的短寿命放射性同位素（^{18}F、^{11}C、^{13}N、^{15}O）。中能回旋加速器主要输送能量在 20～35 MeV 的质子束，同时也能提供氘束和极少 α 束。这些加速器通常位于较大规模的放射性药物商业工厂或研究机构。它们的主要目的是生产典型的 SPECT（^{123}I、^{111}In 等）和新型 PET 放射性同位素（^{64}Cu、^{89}Zr 等）或用于发生器的母体同位素制备（^{68}Ge 等）。高能回旋加速器发射的粒子能量高于 35 MeV。这些机器针对特定的研究需求进行量身定制，可设计用于加速多种粒子：质子、氘核、^{3}He、α 和重离子束。同时，可以生产许多独特的新型放射性同位素，尤其是用于发生器的母体放射性同位素的制备，如 ^{68}Ge。大型临床癌症中心也安装了高能回旋加速器，用于质子束治疗[10]。因产额的要求，回旋加速器多采用外部离子源，由外部离子源注入中心区的负氢离子被射频系统俘获，在回旋加速器的真空室内经过磁场回旋偏转、高频系统反复加速，最后经束流引出系统的碳膜剥离电子，产生用于轰击靶的质子束。根据靶材料的形态，可分为气体靶、固体靶与液体靶。常见的 ^{18}F 与 ^{13}N 为液体靶生产，而 ^{11}C 和 ^{15}O 通过气体靶生产，金属放射性同位素 ^{64}Cu、^{89}Zr 及 ^{44}Sc 等主要通过固体靶生产。目前，可用加速器生产的放射性同位素种类占已知放射性同位素种数的 60% 以上，常见加速器制备的医用同位素种类及其生产所需的加速器质子能量如表 4-2 所示[11]。

表 4-2 最常见的医用同位素种类及其生产所需的质子能量

质子能量/MeV	可生产的医用放射性同位素
0~10	^{18}F、^{15}O
11~16	^{18}F、^{11}C、^{13}N、^{15}O、^{22}Na、^{48}V
17~30	^{123}I、^{124}I、^{67}Ga、^{111}In、^{201}Tl、^{64}Cu、^{109}Cd、^{68}Ga、^{89}Zr、^{103}Pd
>30	^{67}Ga、^{82}Sr、^{68}Ge、^{67}Cu、^{47}Sc

其中，^{123}I 是较纯净的 γ 射线源，能量与 SPECT 显像用经典同位素 ^{99m}Tc(140 keV) 相近，是较理想的 SPECT 显像同位素；$^{123}I/^{124}I$ 符合诊疗一体化理念，具有良好的发展前景；^{64}Cu 同时释放 β⁻ 与 β⁺ 射线，理论上可用于 PET/CT 显像及同位素治疗，与传统显像同位素 ^{18}F 和 ^{68}Ga 相比，其在中等分子质量的前体标记中具有突出优势；^{89}Zr 作为正电子同位素可用于 PET/CT 显像，物理半衰期为 78.4 h，在抗体标记上具有绝对优势，较长的物理半衰期也为异地生产与运输带来便利；^{47}Sc 与 ^{44}Sc 具有相同的药物代谢与动力学和化学特性，可实现诊疗一体化[12]。

4.2.1 国外加速器医用放射性同位素的供给现状与发展趋势

在 IAEA 的成员国中，回旋加速器已超过 500 台，大部分用于正电子发射显像同位素的生产，尤其是制备 ^{18}F-FDG 的 ^{18}F。微型回旋加速器的体积小、操作方便、建造费用低，适合在医院就地制备 ^{18}F、^{11}C、^{13}N、^{15}O 等短寿命同位素。大型加速器则可用于制备较长寿命或一般情况下难以制备的同位素，如 ^{82}Sr、^{52}Fe 等。静电加速器和直线加速器在放射性同位素制备中的应用相对较少。目前各国加速器制备的医用同位素供应存在较大差距，发达国家如美国、德国等已实现加速器同位素的稳定供应，可满足本国的临床使用需求并能对外出售，而许多发展中国家加速器同位素的自主供应能力较弱，同位素使用供不应求。

南非粒子加速器实验室(The iThemba Laboratory for Accelerator Based Sciences，iThemba LABS)是南非首屈一指的原子粒子加速器实验室。该实验室的同位素研究主要基于分离扇区回旋加速器，这是一种可产生用于放射性同位素生产和质子、中子治疗的粒子束加速器。iThemba LABS 使用束流高达 250 μA、能量为 66 MeV 的质子束为整个南部非洲的私人和公共医疗机构的 20 多个核医学部门生产放射性药物。同时，其还生产和出口寿命更长的放射性同位素，以帮助回收成本。它们在全球拥有 40 多家客户，供应 ^{82}Sr-^{82}Rb 发生器和 ^{68}Ge、^{22}Na 等放射性同位素。

许多发展中国家只有为数不多的加速器，通常只能生产几种放射性同位素，因此对放射性同位素的需求远超过其供应能力。例如，直到 2012 年，卡塔尔还没有放射性同位素生产设施，该国公民经常前往邻国阿联酋进行 PET 诊断和其他核医疗诊疗活动。2012 年，多哈的哈马德医疗公司(Hamad Medical Corporation，HMC)安装了一台低能质子回旋加速器，并开始生产 ^{18}F 和制造 ^{18}F-FDG。从那时起，HMC 最先进的 PET/CT 中心已为数千名癌症、心脏病学和神经病学患者提供服务。然而，^{18}F 是目前卡塔尔唯一可用的放射性同位素。

　　基于加速器医用同位素的供应，本节简要介绍回旋加速器的国际供应和发展现状。

　　ACSI 公司制造和销售的回旋加速器型号有 TR-19、TR-24、TR-FLEX 和 TR-30 等。其中，TR-19 回旋加速器能够以 100%的正常运行时间运行，可用于生产常用的放射性同位素，如 ^{18}F、^{13}N、^{15}O、^{11}C 和 ^{103}Pd 等。典型的生产计划是每周 5 天，2～3 次生产运行，每次照射 2～3h。TR-24 回旋加速器适用于生产各种 PET/SPECT 放射性同位素，包括 ^{11}C、^{13}N、^{15}O、^{18}F、^{124}I、^{64}Cu、^{68}Ge（PET 同位素 ^{68}Ga 的母体核素）和 ^{123}I、^{111}In、^{67}Ga、^{57}Co、^{99m}Tc（SPECT 同位素）。IBA 公司是粒子加速器技术的世界领导者之一。IBA 销售的 PET 和 SPECT 回旋加速器的质子束能量范围在 3.8～30 MeV。Cyclone-30 回旋加速器可将 H 加速到 30MeV，并且可以提供两个独立的质子束（双束）。质子束电流可设置为 400 μA、750 μA 和 1500 μA，并可在整个产品生命周期内升级。15～30 MeV 的质子束能量范围为生产各种放射性同位素提供了灵活性，包括 ^{18}F、^{64}Cu、^{89}Zr、^{68}Ge、^{123}I、^{111}In、^{201}Tl 和 ^{225}Ac 等。Cyclone-30XP 提供的 30 MeV α 束非常适合生产同位素 ^{211}At。Cyclone -70P 可将 H 加速至 70 MeV，同时加速 α 光束。能量范围从 30～70 MeV，可生产用于 PET 的 ^{68}Ge、^{82}Sr 及其他核医学同位素，如 ^{123}I、^{111}In、^{201}Tl。

　　GE Healthcare 公司有两种用于 PET 的回旋加速器产品，即 MINItrace 和 PETtrace。MINItrace 在垂直方向的回旋加速器中加速 H$^-$，该回旋加速器在 9.6 MeV 的固定能量下可提供 50μA 的质子束电流。MINItrace 适用于通过 ^{18}O（p，n）^{18}F 反应生产 ^{18}F。PETtrace 回旋加速器专门设计用于定期生产正电子放射性同位素，可根据情况按日生产 ^{18}F 或按月生产 ^{64}Cu 和 ^{89}Zr。

4.2.2　国内加速器医用放射性同位素的供给现状与发展趋势

　　目前，国内加速器制备医用同位素供应方面，^{18}F、^{11}C、^{13}N、^{15}O 等短寿命医用同位素可在国内依托小型回旋加速器自主生产以满足临床需要。我国有百余台小型回旋加速器用于 ^{18}F-FDG 的生产，基本可满足大中城市综合性医院的临床需求。此外，原子能院、北京师范大学、四川大学、高能物理所和兰州近代物理所等拥有中高能回旋加速器，可少量制备 ^{111}In、^{89}Zr、^{64}Cu、^{123}I、^{211}At 等新型医用同位素并将其应用于科研，其中原子能院在 Cyclone-30 加速器上建立了用气体靶制备 ^{123}I 的系统，形成了批产 111 GBq（3 Ci）的能力。但是，除小型回旋加速器生产 ^{18}F 支撑了我国核医学近年来的快速发展外，我国其他加速器生产同位素处于次要地位，如利用加速器生产 ^{99m}Tc 等重点品种的医用同位素技术尚处于起步阶段，加速器制备 ^{89}Zr、^{64}Cu、^{124}I 等的研究较少，与国外差距较大。同位素品种少、产量低、成本高、应用推广难，始终没能开展起来，没有形成规模化生产，未能形成产业[13, 14]。

　　在加速器配备方面，我国在役的专用于同位素制备的加速器主要有三台。

　　原子能院与比利时 IBA 公司合作建造的 Cyclone-30 及上海安盛科兴药业公司从 IBA 引进的同类型加速器（图 4-3），这两台加速器可提供能量为 15.5～30MeV 的质子，束流强度可达 350μA，配备固体靶、液体靶与气体靶系统，主要用于医用同位素的生产。原子能院已利用 Cyclone-30 加速器进行了 ^{18}F、^{57}Co、^{109}Cd、^{201}Tl、^{123}I、^{64}Cu、^{89}Zr 等同位素的研制[15]。

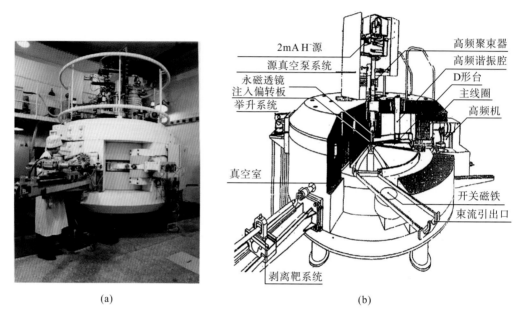

(a)　　　　　　　　　　　　　　　　　　　　(b)

图 4-3　Cyclone-30 质子回旋加速器：(a)实物图；(b)主体结构示意图

四川大学原子核科学技术研究所的 CS-30 回旋加速器是美国 The Cyclotron Corporation(TCC)公司生产的专门用于同位素研制和生产的加速器，其性能稳定、可靠，每周可运行 100h 以上。其主要性能指标列于表 4-3。基于该加速器，四川大学已成功研制出 ^{64}Mn、^{89}Zr、^{98}Tc、^{111}In、^{211}At、^{236}Np 等十余种同位素[15]，并在国内率先研制出 ^{89}Zr、高纯 ^{111}In 等医用同位素并已提供给多家单位使用。CS-30 回旋加速器也是目前国内唯一能提供毫居级 ^{211}At 的加速器。对于世界上一些从事医用同位素和放射性药物研究的大学和科研机构，如美国杜克(Duke)大学、密歇根(Michigan)大学和美国国立卫生研究院(National Institutes of Health，NIH)等，CS-30 目前仍是不可缺少的重要设备。

表 4-3　CS-30 回旋加速器的主要性能指标

| 粒子 | 能量/MeV | 束流/μA | | 可提供同位素 | | | 耗电量/(kW/h) |
		内靶	外靶	医用	工业	科研教学	
p	26	200	60	^{11}C、^{13}N、^{15}O、^{18}F、^{62}Cu、^{64}Cu、^{67}Cu、^{67}Ga、^{77}Br、^{103}Pd、^{111}In、^{123}I、^{201}Tl、^{109}Cd、^{211}At、^{89}Zr 等	^{57}Co、^{109}Cd 等	^{56}Co、^{109}Cd、^{98}Tc、^{178m}Hf 等	220
d	15	300	100				
^{3}He	38	185	60				
α	30	90	40				

在小型医用回旋加速器研制方面，中国工程物理研究院流体物理研究所于 2007 年底开始研制内离子源小型回旋加速器，以服务于 PET 同位素的生产制备，2016 年形成了医用回旋加速器工程化样机，2017 年实现了医用回旋加速器商业化产品定型。该加速器加速负氢离子，引出质子束能量 $\geqslant 11$ MeV，平均流强达到 50 μA，可用于 ^{18}F、^{11}C、^{13}N、^{15}O 等同位素生产，^{18}F 产量达到 92.5 GBq (2.5 Ci)，目前已在多家医院装机商用。

在中高能加速器研制方面，原子能院研制的 100 MeV 强流质子回旋加速器 (CYCIAE-100) 是国际上最大的紧凑型强流质子回旋加速器，已稳定运行 3 年。截至目前，该加速器已实现质子能量在 70~100 MeV 连续可调，束流强度可达 520μA，并可双向引出，且已完成用于同位素制备靶站的建造和调试，已初步具备同位素生产的条件[16]。但是，目前还鲜有在该加速器上开展同位素研制的相关报道。

尽管如此，国内小型医用回旋加速器的商业化才刚刚起步，但辐照生产新型医用同位素的 20 MeV 以上的中能回旋加速器及高能直线加速器研制工程化水平还有待提高，目前难以满足日益增长的同位素生产需求。

4.2.3　国内外差距与发展趋势

在新兴加速器医用同位素发展方面，截至 2020 年，美国 FDA 批准上市的加速器制备医用同位素标记的放射性药物（包括 ^{68}Ga、^{68}Ga、^{111}In、^{123}I、^{201}Tl 等的放射性药物）已达十余种。^{68}Ga 标记药物已在靶向神经内分泌肿瘤方面取得了较好的成绩，FDA 批准了 ^{68}Ga-DOTATATE 和 ^{68}Ga-DOTATOC 药物用于生长抑制素受体阳性神经内分泌肿瘤的诊断，批准 ^{68}Ga-PSMA-11 药物用于前列腺癌的诊断。今后，肿瘤显像依旧是 ^{68}Ga 显像剂的主要应用领域，在心肌灌注显像剂的研究有望实现定量诊断，以弥补 ^{99m}Tc 的不足；临床上对炎症和感染定性和定量的要求将促进 ^{68}Ga 制剂的发展；^{68}Ga 放射性药物在前列腺癌方面的研究已成为核医学研究的热点。筛选理想的配体化合物和受体分子，制备稳定性强、特异性好、生物活性高的 ^{68}Ga 放射性药物，提高诊断及治疗效果，这些仍是长期而艰巨的任务。^{68}Ga 放射性药物作为可实现药盒化的 PET 显像剂，具有很大的发展空间。

此外，IAEA 推荐了两种可称为"新兴 PET 同位素"的医用同位素，即 ^{64}Cu 和 ^{124}I；另一种备选同位素为 ^{89}Zr，由于其表现出与单抗相匹配的半衰期，所以有望加入"新兴 PET 同位素"的小家族中。《中国固体靶放射性核素制备与应用共识》特别强调了 ^{64}Cu、^{89}Zr、^{124}I 三种固体靶放射性同位素[17]，基于三者标记的正电子放射性药物在特定疾病的 PET 诊断方面具有独特优势，表现出较好的临床应用前景，因此在欧洲、美国、日本、韩国等主要放射性药物生产的地区与国家中已有大量固体靶 PET 同位素标记的探针用于临床或临床前研究。

在回旋加速器发展方面，全球已有 1200 余台专用回旋加速器用于医用同位素生产，主要分布在北美、欧洲、中国、日本、印度及东南亚等地区与国家。其中，英国现有至少 50 台专用回旋加速器可用于放射性同位素的制备。在短寿命同位素生产的回旋加速器中，美国大都采用即时药物配送中心统一生产、定时给各医院配送的方式。日本大力推广日本住友的回旋加速器，拥有 PET 的医院大都配置一台回旋加速器，自行生产放射性同位素。欧洲市场基本两种方式并存。

我国在加速器制备同位素方面的起步较晚且发展较慢。截至 2020 年，我国在役的制备放射性同位素的专用回旋加速器仅有三台，共有 PET 小型医用回旋加速器 200 多台（含已订货、未安装及安装后尚未使用的），而且主要依赖进口。与国外相比，国内 PET 小型医用回旋加速器还存在较大市场，每百万人口仅有 0.3 台，特别是县级医疗机构，随着"一县一科"政策的推行，发展潜力很大。对于 30～100 MeV 回旋加速器而言，市场中 ^{68}Ge、^{225}Ac 等同位素供不应求，半衰期较长，适合全球供应，但国内对此的研究尚处于空白状态。因此，发展国产医用加速器，加快基于加速器的核素制备开发步伐，建立我国加速器医用同位素稳定自主供给体系迫在眉睫。但是，我国对回旋加速器装机商用及其生产的放射性同位素商业化仍然存在许多问题。除监管、财务、制药和化学问题外，还有技术问题，包括产量低、富集材料的成本及固体靶方法的改进等。因此，只有加大中高能加速器的研制投入，促进其商业化，才能有效推动我国加速器医用同位素早日实现全面有效的市场供应。

4.3   重要医用同位素的发展现状与趋势

4.3.1 ^{99}Mo

1. 反应堆生产 ^{99}Mo 的发展现状与趋势

1）高浓铀靶（HEU）裂变法生产 ^{99}Mo 的发展现状

裂变法是大规模生产 ^{99}Mo 的主要方式，该工艺流程最早由布鲁克海文实验室提出，采用丰度为 93% 的 ^{235}U-Al 合金为靶材料，经反应堆辐照后的靶件采用 6M HNO$_3$ 溶解，进一步采用氧化铝色层柱分离法制备 ^{99}Mo[18]。早期裂变 ^{99}Mo 的制备工艺主要包括高丰度 ^{235}U 靶件（HEU）的制备与辐照、靶件的切割与溶解、裂变 ^{99}Mo 的提取与分装等工序。常用的靶件主要有铀铝合金靶、铀镁弥散靶等，再采用强酸或强碱对辐照后的靶件进行溶解。一般铀铝合金靶采用碱性溶液进行溶解，在溶靶过程中，除 ^{99}Mo、放射性碘等少数同位素外，大部分裂变产物与未裂变的铀均以沉淀形式分离出来。而铀镁弥散靶使用强酸进行溶解，未裂变的铀和绝大多数裂变产物均在溶解液中，通过萃取、反萃及色谱纯化等工序，分离提取裂变产物中的 ^{99}Mo[19]。

随着核医学的快速发展，对 ^{99m}Tc 的需求量日益剧增，从而增大了对高纯 ^{99}Mo 的需求。众多国家对裂变法制备 ^{99}Mo 的工艺进行了广泛而深入的研究，目前美国、比利时、南非及中国都具有较为成熟的裂变 ^{99}Mo 生产线。

Ⅰ. 美国

Cintichem 流程是 20 世纪 70～80 年代美国 Cintichem 公司用高丰度 ^{235}U 方法生产 ^{99}Mo 料液的一个工艺流程（图 4-4）。该工艺采用丰度为 93% 的 ^{235}U 靶在反应堆中辐照 100h，辐照后用硫酸和硝酸的混合溶液对靶件进行溶解，再用 α-安息香肟（α-BO）沉淀 ^{99}Mo。沉淀经过 NaOH 溶解后，再将溶解液经过涂银活性炭、水合氧化锆及活性炭色层柱（活性炭）进一步纯化获得 ^{99}Mo，在此过程中释放的放射性气体从溶解液中排出，并用活性炭或碱液吸收[20]。印度尼西亚也使用该工艺流程生产裂变 ^{99}Mo。该工艺流程的主要优点是铀靶溶解液中杂质元素铝的含量较低，且处理液体积小，可快速高效地在单一热室中进行，产生的放射性废液体积小，所获得 ^{99}Mo 的比活度高[21]。

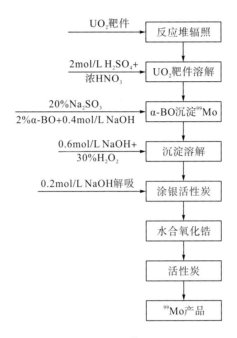

图 4-4　美国 Cintichem 裂变 ^{99}Mo 提取工艺流程图[20]

II. 比利时

比利时 IRE 利用 BR2 反应堆，采用高浓铀铝合金靶生产 ^{99}Mo，靶件辐照冷却后，采用 NaOH 和 NaNO$_3$ 混合溶液溶解靶件，溶解液过滤后采用硝酸进行酸化处理，再经过氧化铝色层柱、阴离子交换柱和活性炭色层分离柱进一步纯化，从而获得 ^{99}Mo。工艺过程中产生的 ^{131}I 和 ^{133}Xe 可作为 ^{99}Mo 的副产品进行回收利用。该生产流程中 ^{99}Mo 的最终产率可达到 85%～90%。该工艺的优点是采用碱法溶靶，未裂变的高浓铀和主要裂变产物以沉淀形式经过滤除去，减少了对后续工艺的影响。其缺点是铀靶溶解液体积大，蒸馏除碘耗费时间长，洗脱时会产生大量放射性液体废物[18]。

III. 南非

南非 AEC 采用富集度为 46% 的铀铝合金靶进行裂变生产 ^{99}Mo。辐照后的靶件用 NaOH 进行溶解，溶解液经过包含两个离子交换树脂柱和一个螯合树脂柱的三步纯化步骤获得 ^{99}Mo，最后将洗脱液过滤、蒸干，残渣用 0.2M NaOH 进行溶解，产品最终转变成钼酸钠。该工艺流程的主要优点是采用碱法溶靶，高浓铀和主要裂变产物以沉淀形式经过滤除去，缺点是不能综合利用 ^{131}I 和 ^{133}Xe[20]。

而南非核能公司旗下子公司(NTP Radioisotopes SOC Ltd，NTP)使用丰度为 90%～93%的 HEU 铀铝合金靶件，辐照后用 NaOH 或 KOH 溶解靶件，过滤后溶液经 AG1-X8 离子交换柱、Chelex-100 螯合树脂交换柱和氧化铝色层柱进行分离纯化，可获得高比活度的 ^{99}Mo，工艺流程见图 4-5。阿根廷国家原子能委员会(The Argentine Comision Nacionalde Energía Atómic，CNEA)、澳大利亚 ANSTO 等 ^{99}Mo 供应商也使用该流程生产裂变 ^{99}Mo[21]。

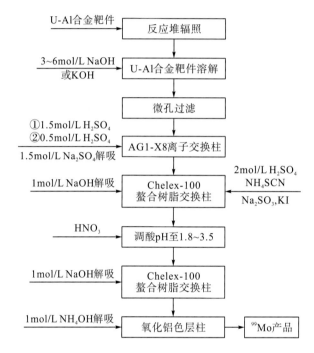

图 4-5 南非 NTP、阿根廷 CNEA 和澳大利亚 ANSTO 裂变 ^{99}Mo 的提取工艺流程图[20]

IV. 中国

中国原子能科学研究院(China Institute of Atomic Energy，CIAE)于 20 世纪 70 年代末开始裂变 ^{99}Mo 生产工艺的研究，先后以 ^{235}U 丰度为 10%的 UO^2 弥散体、U-Mg 弥散体和 ^{235}U 丰度为 0.39%的贫铀铀铝合金作为靶材。20 世纪 90 年代初，CIAE 利用 10MW 的重水堆和 3.5 MW 的泳池堆建立了以 ^{235}U 丰度为 93%的 HEU 铀铝合金为靶材的百居里级裂变 ^{99}Mo 生产线，^{99}Mo 的分离纯化流程与比利时 IRE 裂变 ^{99}Mo 的提取流程一致(图 4-6)，建立了单次生产 3700～7400 GBq(100～200Ci)裂变 ^{99}Mo 的工艺线，目前因各种原因该工艺已停止运行[22]。

中国工程物理研究院(China Academy of Engineering Physics，CAEP)利用 CMRR 堆建立了裂变法制备 ^{99}Mo 的生产线，^{99}Mo 的产能约为 185 TBq/年(5000 Ci/年)，计划于 2023 年试生产运行。

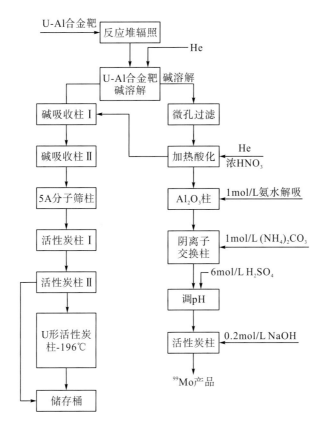

图 4-6　原子能院裂变 ^{99}Mo 提取工艺流程图[23]

2) 低浓铀靶（HEU）裂变法生产 ^{99}Mo 的发展现状

近些年受核不扩散的影响，裂变法制备 ^{99}Mo 时所使用的 HEU 靶件逐步转向低浓铀 LEU 靶件（^{235}U 富集度小于 20%），但与 HEU 生产裂变 ^{99}Mo 相比，使用 LEU 生产等量 ^{99}Mo 有以下不利因素：①靶件中 ^{235}U 浓度降到 20%，辐照靶件的体积增大；②^{99}Mo 分离过程的溶液使用量大，产生的放射性废液体积增大；③辐照后所产生锌和钚的量增大了 20 倍。近些年，德国、美国、巴基斯坦、印度等国也相继开展了采用 LEU 规模化生产 ^{99}Mo 的生产工艺流程[20,24]。

Ⅰ. 德国

20 世纪 60 年代，德国中央核研究所（The Central Institute for Nuclear Research，CINR）建立了 LITEMOL 流程来生产 ^{99}Mo，主要用于小规模裂变 ^{99}Mo 的生产，供应欧洲 ^{99}Mo-^{99m}Tc 发生器（图 4-7）。该工艺采用天然铀靶件进行辐照，采用盐酸溶解辐照后的靶件，再进一步采用氧化铝色层法分离 ^{99}Mo。为了实现规模化生产，采用 LEU 裂变 ^{99}Mo，后期德国卡尔斯鲁厄理工学院（Karlsruher Institut für Technologie，KIT）提出了 KAS 和 KSS 流程（图 4-7），前者采用 UAl$_x$ 弥散体低浓铀靶，而后者采用 U$_3$Si$_2$-Al 低浓铀靶。靶件辐照后分别用 NaOH、KOH 进行溶解，溶解液用装载氧化银的过滤器过滤后依次通过阴离子交换柱、色层柱及阴离子交换柱，并对溶解液中的 ^{99}Mo 进行分离纯化。Covidien 公司采用该工艺流程成功实现了从 HEU 生产裂变 ^{99}Mo 转化为利用 LEU 制备 ^{99}Mo[21]。

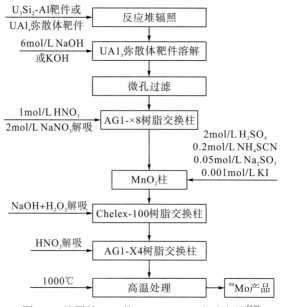

图 4-7 德国的 KIT 的 KAS/KSS 工艺流程图[19]

Ⅱ.美国

美国阿贡国家实验室(Argonne National Laboratory,ANL)研发了 LEU 金属铀箔靶,现已成功完成金属铀箔靶的堆照实验,并进一步对原有 Cintichem 工艺生产裂变 ^{99}Mo 的流程进行优化改进(图 4-8),实现了小规模 ^{99}Mo 的分离提取实验。在改进的 Cintichem 工艺中采用硝酸溶解辐照过的 U-Ni 型金属铀箔,先采用 α-安息香肟沉淀分离 ^{99}Mo,然后进一步通过活性炭/水合氧化锆色层法纯化 ^{99}Mo。

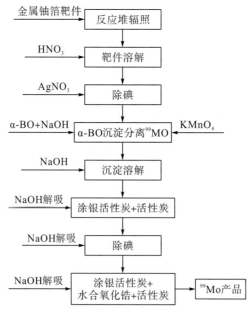

图 4-8 改进后的 Cintichem 工艺流程图[20]

Ⅲ. 巴基斯坦

巴基斯坦核科学与技术研究所开展了以 LEU 金属铀箔靶生产 ^{99}Mo 的工艺研究。以 U-Ni 型金属铀箔进行堆照实验，以改进的 Cintichen 流程来生产裂变 ^{99}Mo。另外，该研究所也以 U-Al 型金属铀箔靶件辐照生产 ^{99}Mo，辐照后的靶件采用 NaOH 进行溶解，再通过离子交换柱分离纯化获得 ^{99}Mo[25]。

Ⅳ. 印度

印度研究者采用天然铀铝合金靶件堆照生产 ^{99}Mo，辐照后靶件采用 NaOH 进行溶解，调节溶解液 pH 为 8～9 后，过滤除去其中的 Al(OH)$_3$ 沉淀，并对滤液进行蒸干，蒸干后依次加入浓硝酸和铋酸钠以进一步去除 ^{103}Ru，加入硝酸银除去碘，再加入 α-安息香肟沉淀分离 ^{99}Mo，最后通过色层法纯化 ^{99}Mo[26]。

鉴于高浓铀具有核扩散的风险，因此以 LEU 靶制备裂变 ^{99}Mo 是解决世界范围内 ^{99}Mo 短缺的主要方式之一。目前，世界各实验反应堆运营商正越来越多地与相关国家和国际机构开展合作，积极推进从 HEU 到 LEU 靶的转换过程，同时也在积极发展多种新型生产技术，以满足 ^{99}Mo-^{99m}Tc 的稳定供应需求。

3) 中子活化法

利用反应堆辐照天然 Mo/富集 ^{98}Mo，通过中子活化法制备 ^{99}Mo。与裂变法生产 ^{99}Mo 相比，辐照后的天然 Mo/富集 ^{98}Mo 靶件易溶解，分离纯化 ^{99}Mo 的过程较为简单且产生的放射性废物量较少。但使用该法所得 ^{99}Mo 的产量和比活度低，因而制备的发生器体积大、淋洗液体积大、比活度低，从而限制了该方法用于 ^{99}Mo 的规模化生产。

在国内，中国核动力研究设计院于 20 世纪 90 年代在 HFETR 堆辐照三氧化钼靶件，通过中子活化法获得 ^{99}Mo 产品，并规模化制备凝胶型 ^{99}Mo-^{99m}Tc 发生器，但目前已停产[23]。

2. 加速器生产 ^{99}Mo

目前，随着核医学的快速发展，反应堆生产放射性同位素已不能完全满足临床应用的需求。利用加速器产生的高速带电粒子轰击含有特定稳定同位素的靶件，可制备多种类放射性同位素，这在很大程度上可以丰富放射性同位素种类[27]，并具有一定优势(表 4-4)。

近年来，利用加速器制备 ^{99}Mo 的相关技术备受关注(图 4-9)，涉及 ^{100}Mo(γ, n)^{99}Mo、^{238}U(γ, f)、^{232}Th/^{nat}U(p, f)、^{nat}Mo(d, x)^{99}Mo 等多种核反应。美国、加拿大、日本、印度、亚美尼亚等国正积极开展电子加速器轰击 ^{100}Mo 制备 ^{99}Mo 的研究[^{100}Mo(γ,n)^{99}Mo][20, 27-31]。但现阶段大多数国家尚处于概念设计和验证阶段，通常采用理论计算与小量实验验证相结合的研究手段。

1) 加拿大[32]

使用压制并烧结后的天然 Mo 金属片(9.6% ^{100}Mo)和富集 ^{100}Mo 金属片，在 Mevex Stittsville 直线电子加速器辐照 25g 天然 Mo 金属片，经 20 MeV、10 kW 的束流轰击 24 h，得到 1.2～1.5 GBq 的 ^{99}Mo，所获得 ^{99}Mo 的比活度为 4～5 MBq/(g·mA·h)，放射性杂质有 ^{91m}Nb、^{92m}Nb、^{95m}Nb、^{95}Nb、^{96}Nb；辐照 3g 富集 ^{100}Mo 金属片，经 35 MeV、2 kW 的束流轰击 12h，得到 5～6.2GBq 的 ^{99}Mo，^{99}Mo 的比活度为 2.4～3(g·mA·h)。为了减少杂质

核素的生成，加拿大计划使用富集 ^{100}Mo 作为靶材。经测算约 1 kg ^{100}Mo 通过回收工艺即可维持其可持续生产。辐照后的 Mo 金属片溶解后再进行蒸干转化为 MoO_3 粉末后，采用 NaOH 溶解，获得的 Na_2MoO_4 溶液再进样到全自动 ^{99}Mo-^{99m}Tc 萃取发生器。

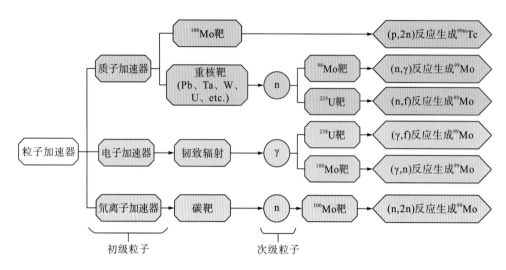

图 4-9　基于加速器的 ^{99}Mo 生产技术[27]

2）日本[33]

采用火焰等离子体热压法制备天然 MoO_3 和富集 $^{100}MoO_3$ 片并密封于高纯铝箔中，在不同能量下进行轰击实验。用 NaOH 溶解轰击后的 MoO_3 靶，采用活性炭色谱法吸附 ^{99m}Tc，加热活性炭柱并用水进行 ^{99m}Tc 的洗脱，再通过活化酸性铝柱进行 Mo 的去除。根据前期实验估算，10 g $^{100}MoO_3$ 在能量为 100 μA，束流分别为 21 MeV、25.5 MeV、32 MeV、35 MeV、41 MeV 下分别辐照 20 h，所得 ^{99}Mo 的活度分别为 5.0 GBq、10.8 GBq、23.6 GBq、44.0 GBq、58.4 GBq。

3）美国

美国 LANL、ANL 与 NorthStar Medical Tech 将联合研发的富集金属 ^{100}Mo 压制成片状，将 25 片叠加在一起后辐照，每片之间留有 0.5 mm 缝隙作为氦冷通道。实验结果显示，浓缩的 ^{100}Mo 靶辐照 24h 后生成 ^{99}Mo 的活度为 1110 GBq（30 Ci），同时 ^{100}Mo 的回收率可达 97%~100%[34]。

另外，美国 SHINE 医药技术有限公司提出通过加速氘离子源轰击气态氘靶或氚靶发生 DD 或 DT 聚变反应产生中子，中子再轰击次临界装置内的硫酸铀酰（UO_2SO_4）溶液引发 LEU 裂变生成 ^{99}Mo[35]。目前，SHINE 已开展了小规模实验研究（Mini-SHINE 系统，图 4-10），5L UO_2SO_4 溶液（浓度为 150g/L）经辐照 20 h 后可获得 51.8 GBq（1.4 Ci） ^{99}Mo，其中 40.7GBq（1.1Ci）成品被送往 GE Healthcare 并成功通过放射性药物测试。SHINE 预计该系统正式投入使用后，产量将达到 148000 GBq/6d（4000 Ci/6d），可进行中等规模 ^{99}Mo 的生产来满足区域需求[27]。

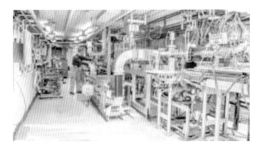
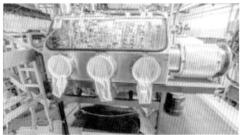
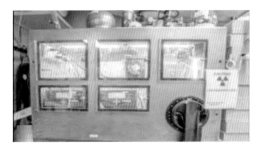
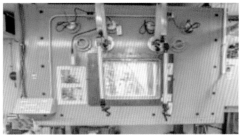

图 4-10　美国 SHINE 公司采用加速器制备 ^{99}Mo[27]

4）印度[36]

采用铝箔双层包裹天然 MoO_3 粉末为辐照靶，分别在 10 MeV 和 15 MeV 强度下进行辐照实验，辐照后的 MoO_3 采用 NaOH 进行溶解后，加入甲乙酮（methyl ethyl ketone，MEK）为萃取剂，制备成溶剂萃取型 ^{99}Mo-^{99m}Tc 发生器。另外，印度率先以 Zr-Mo 凝胶作为辐照靶开展加速器制备 ^{99}Mo 的工作。待辐照后的 Zr-Mo 凝胶冷却后，装入聚丙烯柱，使用生理盐水洗脱 ^{99m}Tc，洗脱液再通过酸性氧化铝柱进行纯化。

5）亚美尼亚[37]

将天然 MoO_3 压制成片状或直接采用 MoO_3 粉末作为辐照靶（图 4-11），辐照电子束能量为 40 MeV，辐照 100 h，获得 $2.96×10^9$ Bq（80 mCi）的 ^{99}Mo，比活度为 0.1558 GBq（g·mA·h）。将辐照后的 MoO_3 溶解于 KOH 溶液中，再加入甲乙酮为萃取剂，制备成溶剂萃取型 ^{99}Mo-^{99m}Tc 发生器。萃取效率＞95%，后处理耗时 13 h。

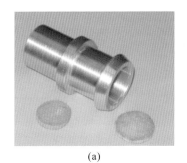
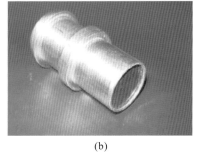

(a)　　　　　　　　　　　　(b)

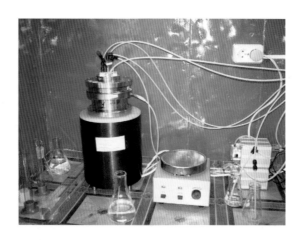

图 4-11　亚美尼亚所使用的两种靶件形式及萃取后处理装置实物图[37]

（（a）：天然 MoO_3 压成片状；（b）：天然 MoO_3 粉末用铜网封于铝管）

目前，使用直线电子加速器辐照 ^{100}Mo 制备 ^{99}Mo，所得 ^{99}Mo 产品的比活度分布范围为 0.1～3 GBq（g·mA·h）（针对富集 ^{100}Mo）。在靶材选择上，美国和加拿大均使用金属 Mo 片，其余国家则使用更为简单的 MoO_3 片。虽然目前在概念设计阶段可使用天然钼作为靶材，但各国均指出在批量生产阶段采用富集 ^{100}Mo 作为靶材可显著降低产物中的杂质种类及含量，并在同等靶材用量下可将 ^{99}Mo 的总活度提高 10 倍左右；同时配合原料回收步骤，还可以降低生产成本。在后处理路径的选择上，各国均充分结合国内成熟的发生器制备技术，如欧美等国普遍选用萃取+氧化铝纯化技术，日本采用活性炭柱分离技术。然而，无论是萃取还是柱分离，^{99}Mo-^{99m}Tc 分离后，Mo 均以溶液形式存在，这对后端 ^{100}Mo 的回收更方便。

加速器生产 ^{99}Mo 相比于传统型裂变法制备 ^{99}Mo 具有生产周期短、无三废废物产生，可作为裂变法生产 ^{99}Mo 的重要补充。加速器辐照钼靶后的杂质成分相较于铀靶裂变后的组成更为简单，大多数杂质为短半衰期同位素，仅有少量 Nb、Zr 同位素杂质存在。因而 ^{99}Mo 的分离提纯较为简单，这在一定程度上可以简化发生器的制备过程并降低经济成本。

3. 中子发生器制备 ^{99}Mo

中子发生器制备 ^{99}Mo 是利用加速器中子源 ^3H（d, n）^4H 反应产生的快中子照射 ^{100}Mo，该过程中的 ^{99}Mo 可通过 ^{100}Mo（n, 2n）^{99}Mo 反应获得。日本 Nagai（长居）等利用加速器中子源 ^3H（d, n）^4H 反应产生的 14 MeV 快中子分别辐照 1g ^{100}Mo（富集度为 100%）和天然钼 198 h，冷却 1d 后所产生 ^{99}Mo 的比活度分别为 79 GBq/g 和 7.6 GBq/g。

日本原子能机构（Japan Atomic Energy Agency，JAEA）用 14 MeV 中子辐照 $^{100}MoO_3$ 靶件，辐照后的靶件经过热色层分离由 ^{99}Mo 衰变产生 ^{99m}Tc[38]。法国 SPIRAL2 则以 10^{15} n/s 的 14 MeV 中子束流照射 251g ^{100}Mo，产生约 7.1 TBq ^{99}Mo。另外，也有研究者报道采用 14 MeV 中子辐照 ^{99}Tc 或 ^{102}Ru 靶，通过 ^{99}Tc（n, p）^{99}Mo 和 ^{102}Ru（n, α）^{99}Mo 反应制备 ^{99}Mo。

通过理论模拟计算可知，以 14 MeV 中子辐照 1kg 靶材（^{102}Ru 或天然钌），辐照 150 h 生产 ^{99}Mo 的比活度为 480000 Ci/g，可得到无载体的 ^{99}Mo[39]。

表 4-4　加速器与反应堆制备 ^{99}Mo 的技术对比[20, 27]

生产方式	优点	缺点
反应堆	生成链条、提纯方法成熟	^{235}U 原材料昂贵且受限，建设成本高，制作周期长
电子加速器	体积小、结构简单、建设成本低、生产成本低、周期短、环境污染小	转化靶设计难度大、反应截面小、产物比活度低
质子加速器	反应截面大、生产成本低、周期短	体积庞大、加速器设计复杂、建设成本高、环境活化严重、产物比活度低

4. 展望

总体来看，以反应堆生产裂变 ^{99}Mo 的产量高、比活度大，仍是未来市场 ^{99}Mo 的主要供应方式；以天然钼或富集 ^{98}MoO$_3$ 为靶材料辐照后得到的 ^{99}Mo 活度低且有载体，后期制备的 ^{99}Mo-^{99m}Tc 发生器的比活度也较低；加速器制备 ^{99}Mo 是未来补充全世界 ^{99}Mo 短缺的有效方式，但目前相关研究正在进行中，尚未形成成熟的技术。

另外，随着核医学的快速发展，对 ^{99}Mo 的需求量也在逐年递增，但从全世界范围来看，多数生产 ^{99}Mo 的反应堆将面临停堆检修、关停或退役等问题，进而将导致全球 ^{99}Mo 的供应短缺。一方面，不仅需升级或增加同位素生产的反应堆，而且开发环境友好型同位素的生产技术可减少放射性废物的产生，保证裂变 ^{99}Mo 持续规模化供应的同时减少放射性废物的量。例如，加快推进从 HEU 转化 LEU 技术制备裂变 ^{99}Mo。另一方面，积极开展 ^{99}Mo 其他生产方式的研发与工程化，以有效的方式补充 ^{99}Mo 的市场供给不足，如加速器制备 ^{99}Mo。

4.3.2　^{99}Mo-^{99m}Tc 发生器

目前全球医用 ^{99}Mo-^{99m}Tc 发生器面临严重的供应困难，95%的医用 ^{99}Mo 来自荷兰（HFR 堆）、比利时（BR-2 堆）、法国（Orisis 堆）、波兰（Maria 堆）、加拿大（NRUR）、澳大利亚（OPAL 堆）和南非（Safari-1 堆）的 7 座实验堆[28]。除澳大利亚的轻水堆（OPAL）外，其他实验堆的运行时间均超过 50 年，由于长时间的超负荷运转及安全、技术等方面的问题，预期及非预期的停堆事件屡次发生，进而导致全球 ^{99}Mo-^{99m}Tc 的供应严重紧缺[24]。

国内 ^{99}Mo-^{99m}Tc 的供应状况亦不乐观。20 世纪 80 年代，原子能院和核动力院成功研制了裂变型 ^{99}Mo-^{99m}Tc 发生器，并成功研制了高比活度的凝胶型 ^{99}Mo-^{99m}Tc 发生器，中物院成功研制了色层型 ^{99}Mo-^{99m}Tc 发生器，均应用于核医学临床。但此后，由于国内未能形成完善的医用同位素及其药物生产体系，虽然有一些单位具有医用同位素的生产能力，但因生产品种少、产量低、成本高和应用推广难等问题，始终未能形成规模化生产。

2008 年，国内放射性同位素生产几乎全部停止，放射性同位素产品严重依赖进口，仅 ^{99}Mo 母液年进口量就达到 185 TBq 以上，并且随着核医学的快速发展，^{99}Mo-^{99m}Tc 在国内市场的缺口日益增大[24, 27]。

目前已研制了多种类型的 ^{99}Mo-^{99m}Tc 发生器，如色谱型 ^{99}Mo-^{99m}Tc 发生器、凝胶型 ^{99}Mo-^{99m}Tc 发生器、萃取型 ^{99}Mo-^{99m}Tc 发生器和电化学型 ^{99}Mo-^{99m}Tc 发生器等。

1) 色谱型发生器

色谱型 ^{99}Mo-^{99m}Tc 发生器主要以裂变法制备的 ^{99}Mo 为原料。20 世纪 50 年代，美国布鲁克海文国家实验室(Brookhaven National Laboratory，BNL)首次研发成功以裂变 ^{99}Mo 为原料的色谱型 ^{99}Mo-^{99m}Tc 发生器。该发生器具有柱体积小、淋洗峰窄、淋洗效率高等优点[22]。

色谱型发生器以无机离子交换剂作为吸附剂，利用吸附剂对 Mo 和 Tc 吸附能力的差异，通过色谱分离获得 ^{99m}Tc，因而色谱柱填料是确保 ^{99m}Tc 质量的关键，它不仅具有强的吸附能力、高的选择性、快的交换速度，而且具有机械强度高、再生容易、性能稳定等特性。多数商用的色谱柱以 Al_2O_3 作为柱填料，但其吸附容量仍有一定的提升空间。近些年，研究者相继研制了立方型纳米 ZrO_2(t-ZrO_2)、纳米晶型 γ-Al_2O_3、介孔纳米 Al_2O_3 等柱填料，均对 Mo 呈现出良好的吸附效果，其中，t-ZrO_2 的静态吸附容量是(250±10)mg Mo/g t-ZrO_2，动态吸附达到了约 80 mg Mo/g t-ZrO_2[40]。

由于色谱型 ^{99}Mo-^{99m}Tc 发生器具有比活度高、洗脱体积小等特点，所以在未来很长一段时间仍是市场上 ^{99}Mo-^{99m}Tc 发生器的主要类型之一。

2) 凝胶型发生器

凝胶型发生器利用反应堆辐照天然钼或富集 ^{98}Mo 获得有载体的 ^{99}Mo，^{99}Mo 进一步与锆、钛、铝等化合物反应形成钼酸盐胶体并作为柱填料制备成 ^{99}Mo-^{99m}Tc 发生器(图 4-12)。20 世纪 60 年代，Lieberman(利伯曼)和 Gemmill(格米尔)首次进行 MoO_3 靶入堆辐照。80 年代，Evans(埃文斯)和 Matthews(马修斯)等制备了用于 ^{99}Mo/^{99m}Tc 分离的锆钼酸盐胶体，并对其淋洗效率和钼的溶解率进行了验证，在此基础上开发了凝胶型 ^{99}Mo-^{99m}Tc 发生器，对 ^{99m}Tc 的淋洗效率达到 80%～85%[41]。凝胶型 ^{99}Mo-^{99m}Tc 发生器采用的 ^{99}Mo 是通过反应堆辐照 ^{98}Mo 获得的，故无须开展复杂的分离及纯化工艺，其生产工艺简单、成本低、产生的放射性废物少，但所产生 ^{99}Mo 的比活度只有裂变反应的万分之一。目前市面已有成熟的产品供应，因而从整个操作过程及后期产品的市场转化等多个方面考虑，该方法具有一定优势。此外，关于凝胶型发生器中 ^{99}Mo 洗脱效率低的问题，可通过堆照天然氧化钼靶的方式获取 ^{99}Mo，该方法的产额较低(约 10^{10} Bq/g)，洗脱效率低(50%～70%)，但根据目前的文献报道及国外相关实验室工作，采用加速器辐照钼靶可显著提高单位量级钼的活度[0.1～3 GBq(g·mA·h)]，这在一定程度上可显著提高后期发生器的洗脱效率。

为了提升凝胶型发生器 ^{99m}Tc 的比活度，研究者开展了多种类型功能化凝胶材料的研究工作，如锡钼凝胶、钛钼凝胶、铝钼凝胶及功能化的氧化铝、钛的聚合物等新型凝胶材料，这在一定程度提升了 ^{99m}Tc 的比活度。

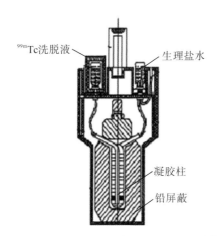

图 4-12　凝胶型 ^{99}Mo-^{99m}Tc 发生器结构[42]

中国、印度、哈萨克斯坦、乌兹别克斯坦、越南、巴西和其他一些国家已经开发了商用凝胶型 ^{99}Mo-^{99m}Tc 发生器[42]。但获得较高比活度的 ^{99}Mo、提高淋洗效率依然是凝胶型 ^{99}Mo-^{99m}Tc 发生器面临的难题。多种阴离子交换树脂和功能化的氧化铝、活性炭等材料在这些方面表现出优良性能。随着新材料和新方法的出现，相信凝胶型 ^{99}Mo-^{99m}Tc 发生器的性能将得到进一步的提高。目前，尽管全球 ^{99m}Tc 的主要来源是裂变型 ^{99}Mo-^{99m}Tc 发生器，但由于部分反应堆的陆续停用，裂变型 ^{99}Mo-^{99m}Tc 发生器的原料 ^{99}Mo 供应紧张或短缺，而凝胶型 ^{99}Mo-^{99m}Tc 发生器有可能作为一种补充方式投入市场。

3) 萃取型发生器

以甲乙酮、三辛胺、三辛甲基氯化铵等作为萃取剂，采用溶剂萃取的方法从 ^{99}Mo-^{99m}Tc 混合溶液中提取 ^{99m}Tc，将 ^{99m}Tc 萃取到有机相后，再通过 Al_2O_3 色谱柱进一步除去 ^{99}Mo，通过干燥 Al_2O_3 柱除去萃取剂，最后用生理盐水洗脱色谱柱获得 ^{99m}Tc。该发生器具有生产成本低、可获得高纯度、高比活度子体 ^{99m}Tc、废物量小等特点。目前国外已经有一些较大的医疗研究中心和商业公司采用此法制成 ^{99m}Tc 自动发生器，可提供甲乙酮萃取后干燥的高锝酸盐，但国内尚未见相关报道。

在澳大利亚、俄罗斯、保加利亚等国，萃取型 ^{99m}Tc 发生器已得到广泛应用，一些医院已经建立了 ^{99m}Tc 溶剂萃取发生器[22]。随着自动化模块控制的快速发展，加拿大等国建立了自动萃取型 ^{99}Mo-^{99m}Tc 发生器，其可自动化控制甲乙酮并从发生器中萃取分离出 ^{99m}Tc，^{99m}Tc 的产率可以达到 90%以上。自动化萃取型 ^{99m}Tc 发生器可实现小型化、快速分离 ^{99}Mo/^{99m}Tc。

萃取型发生器在实际应用中仍存在两方面问题。一方面，溶剂萃取过程较为复杂，需要经过有机萃取剂分离 ^{99m}Tc、有机萃取剂的蒸发、产品中残渣的过滤、杂质去除等步骤；另一方面，需要在医院建立 ^{99m}Tc 萃取的自动化装置，形成"奶站"的供应模式。目前国内尚未有成熟产品，后期市场拓展的难度较大。

未来随着核医学的发展，"牛奶"(发生器子体)的供应方式也在改进。在医院比较集中的大城市建立"牛站"是一种很有前途的供应方式，即采用萃取型发生器将 ^{99m}Tc 进行分离，溶于生理盐水后，可直接供临床使用。利用"奶站"这种方法，不仅可向用户定时供应大量的、立即可用的子体药物，而且还可以减少生产过程中的一些麻烦(如分装数百根柱子和大量的包装等)，此外还可以满足对 ^{99m}Tc 需求量较大的医院要求。

4) 升华型发生器

20 世纪 60 年代第一个高温升华型 ^{99}Mo-^{99m}Tc 发生器研制成功，可操作约 200 g 低比活度的 ^{99}Mo。辐照的 MoO$_3$ 靶在 O$_2$ 流下加热到 850℃，Tc 的氧化物升华出来后在冷凝管中冷凝，最后将 Tc 升华冷凝的产物溶于盐水，获得 TcO$_4^-$ 溶液。该发生器的最大缺点是 ^{99m}Tc 的分离效率低，且因产物中 ^{99}Tc 含量较高，严重影响了 ^{99m}Tc 的显像质量。因而，在 70 年代中期，升华型 ^{99}Mo-^{99m}Tc 发生器的研究一度停滞。后期，兹辛卡(Zsinka)等对升华发生器的工艺进行优化，将升华温度降低到 380～400℃，分离效率达到 45%～60%，且可实现自动化操作。该发生器曾成功在匈牙利 20 多家医院成功应用，成为一种重要类型的发生器，但尚未实现规模化商用生产。

5) 电化学型发生器

为了改进凝胶型 ^{99}Mo-^{99m}Tc 发生器在有效期内出现的洗脱液放射性浓度下降、漏穿增加的缺点，研究者探索了采用电化学方法富集并浓缩 ^{99m}Tc 洗脱液的方法(图 4-13)。该方法将 Pt 作为电极，利用电位差将 ^{99}Mo/^{99m}Tc 混合物中的 ^{99m}Tc 沉淀在 Pt 电极上，待电极上的 ^{99m}Tc 溶解后，将溶解液通过氧化铝色谱柱纯化去除 ^{99}Mo，最后用生理盐水洗脱色谱柱获得 ^{99m}Tc。该发生器目前处于实验室研究阶段，距离商业化生产还有一定的距离，同时对生产人员的电化学操作有较高的要求。

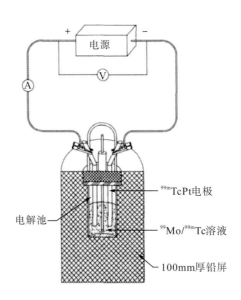

图 4-13 采用电化学法进行 ^{99}Mo/^{99m}Tc 分离

4.3.3　^{111}In

1997 年，原子能院采用 Cyclone-30 加速器制备了 ^{111}In，并将其用于多肽类似物的标记。2000 年，北京师范大学用质子轰击天然 Cd 靶，用二(2-乙基己基)正磷酸

[di（2-ethylhexyl）orthophosphoric acid，HDEHP]萃淋树脂，从辐照后的镉靶中分离出 ^{111}In，^{111}In 的放射化学回收率大于 98%。2013 年，原子高科建立了与北京师范大学相似的天然镉靶制备 ^{111}In 的工艺流程，得到核纯度大于 96%的 ^{111}In[43]。2015 年，四川大学建立了基于 CS-30 加速器制备 ^{111}In 的工艺流程，以天然 Cd 为靶材，采用电沉积方式制备靶件，用质子轰击，经 CL-P204 树脂分离，得到了核纯度大于 99%的 ^{111}In[44]。2021 年，四川大学又在国内率先采用富集 ^{112}Cd 靶建立了高核纯 ^{111}In 的制备工艺路线[45]。

近年来，国际上有利用快中子或裂变中子轰击 ^{112}Sn 靶引发 ^{112}Sn（n，np）^{111}In 反应和 ^{112}Sn（n，2n）^{111}Sn 反应，^{111}Sn 再经电子俘获或 β^+ 衰变制备 ^{111}In 的报道。Arif 等[46]尝试在反应堆中利用裂变中子通过 ^{112}Sn（n，2n）^{111}Sn → ^{111}In 反应和 ^{112}Sn（n，np）^{111}In 反应制备 ^{111}In。但是，这两种反应的反应截面都非常低，分别为 0.12mb 和 0.06mb。此外，杂质 ^{114m}In 的反应截面和产率都远高于 ^{111}In。Bĕtak 等[47]通过实验估算了 14.4 MeV 快中子轰击 Sn 靶引发 ^{112}Sn（n，2n）^{111}Sn 核反应的反应截面为 1100 mb，并且天然 Sn 靶因在该能量快中子的轰击下有多个反应通道，所以会产生很多副产物，故使用快中子辐照生产 ^{111}In 并不具备实际意义，即便使用富集 ^{112}Sn 靶，也很难得到很纯的 ^{111}In。

Malinin 等[48]报道了利用光子辐照 Sn 靶再通过光核反应制备 ^{111}In 的方法，辐照靶件为金属 Sn，^{112}Sn 的富集度为 80%，韧致辐射的光子束能量为 25 MeV。^{111}In 通过 ^{112}Sn（γ，n）^{111}Sn → ^{111}In 或直接通过 ^{112}Sn（γ，p）^{111}In 反应得到 ^{111}In。然而，后者在 25 MeV 韧致辐射光子作用下的反应截面非常低，计算得到的产率为 2.0 mCi/（μA·h·g）。

此外，也有通过重离子活化制备 ^{111}In 的报道。Thakare 等[49]使用 72MeV 的 ^{12}C 轰击铑靶制备 ^{111}In，产率为 0.2MBq/（μA·h）。Nayak 等[50]使用 ^{7}Li 活化天然银靶，通过 ^{nat}Ag（^{7}Li，xn）$^{109-111}$Sn（EC）$^{109-111}$In 反应制备得到 ^{111}In。Mukhopadhyay 等[51]用 ^{11}B 轰击银靶，通过 ^{nat}Ag（^{11}B，3pxn）^{111}Sn→^{111}In 反应也得到了 ^{111}In，^{111}In 的活度在 ^{11}B 能量为 72MeV 时最大，这与 PACE-2 理论计算的结果相符。然而，该实验仅得到 50kBq 的 ^{111}In。目前，公认可行的高核纯 ^{111}In 的制备方法仍是利用富集 ^{112}Cd 靶通过 ^{112}Cd（p，2n）^{111}In 核反应获得[45]。

4.3.4　^{125}I

^{125}I 主要由反应堆热中子辐照 ^{124}Xe 产生的 ^{125}Xe 衰变得到，利用 ^{124}Xe 气体在反应堆中辐照生产 ^{125}I 的方法有高压靶筒分批辐照法、连续循环回路法和间歇循环回路法[52]。

目前世界上 ^{125}I 的主流生产方法是间歇循环回路法，通过技术升级和改造，目前麦克马斯特大学已实现 20 余年持续不间断地生产和供应 ^{125}I，成为世界上最大的 ^{125}I 供应商，2017 年又成为世界唯一的 ^{125}I 供应商（TBq/周）。2004 年，原子能院依托游泳池式轻水反应堆，掌握并建立了一套间歇循环回路工艺，2008 年实现了短暂的正式生产，并部分代替进口，后因反应堆利用率问题停产。2017 年，原子能院在中国先进研究堆（CARR）上建成了 ^{125}I 批生产能力为 100 Ci 的间歇循环回路系统，并且已经成功通过验证试验[53]。

相较于传统方法，连续循环法能够获得更高品质的 ^{125}I 产品并简化操作步骤，已成为主流的发展趋势，连续循环法在辐照过程中的气体（^{124}Xe、^{125}Xe 和 ^{125}I 等）在外力驱动下一直处于单向、连续、动态的循环中。因此最大限度地避免了 ^{125}I 留在反应堆活性区吸收中子生成 ^{126}I 杂质的可能，降低了 ^{126}I 杂质的含量，提高了 ^{125}I 产品的质量。此外，连续循环回路法在反应堆非活性区设计了吸附装置用以专门捕集辐照过程中产生的 ^{125}I，取代了传统间歇循环法的衰变装置，避免了衰变、冷冻等过程，简化了操作步骤。

Baker 等提出了压力差循环法的设计思路，即利用反应堆辐照活性区和非活性区之间介质(气体和液体)的流动压力差形成循环。为了实现气体在回路中的循环，需在非活性区衰变段的进气和出气两端分别设计一个 6.8×10^5 Pa 和-80℃的低温高压装置和加热装置。进气端的高压低温装置使辐照活性区的气态氙(^{124}Xe 和 ^{125}Xe)进入非活性区后变为液态，增加了 ^{125}Xe 在非活性区的衰变时间。出气端的加热装置则使液态 ^{124}Xe 少量缓慢蒸发进入辐照活性区，最终通过气体和液态氙之间的压力差实现 ^{124}Xe 和 ^{125}Xe 在回路内的循环。韩国原子力研究所则提出直接利用 ^{124}Xe 受辐照后产生的热量差实现气体循环。基于此，他们设计了一个辐照盒，包括上辐照装置和下辐照装置，下辐照装置位于反应堆活性区，上辐照装置位于非活性区。由于下辐照装置内的 ^{124}Xe 吸收中子产生 ^{125}Xe，^{125}Xe 衰变释放的热量使装置内的气体加热，同时气体受 γ 射线照射而被加热。待下辐照装置内的气体与上辐照装置内的气体之间形成热量差后，通过上下装置之间的文氏管将形成对流，从而实现气体的内循环。为了实现气体的有效循环和 ^{125}I 在上辐照装置内的固化，还需要在装置的上下部分位置分别增加恒温加热部件和冷却部件。虽然，以上两种设计从理论上可以生产出高纯度的 ^{125}I 产品，但为了实现气体循环，两种方法都需要额外增加辅助的加热或冷却设备，所以装置结构比较复杂。考虑到反应堆可有效利用的资源紧缺，故很多反应堆旁边不便建立这种装置。核动力院依托岷江试验堆，已经自主设计并开展了采用连续循环辐照法生产 ^{125}I 的工艺研究。该连续循环回路系统主要包括辐照瓶、主回路管道、碘吸附装置、循环泵及控制阀门等。生产过程中通过机械泵驱动气体，使其在回路管道内不断实现单向连续循环流动，^{124}Xe 在辐照装置内吸收中子转化为 ^{125}Xe，^{125}Xe 逐渐衰变产生 ^{125}I，当气体循环流经反应堆非活性区的碘吸附器时，^{125}I 进行选择性捕获，而 ^{124}Xe 通过回路管道继续进入辐照装置，再次吸收中子转化为 ^{125}Xe 并衰变产生 ^{125}I，^{125}I 循环通过碘吸附装置被选择性吸附，如此往复连续循环[54]。

4.3.5 ^{18}F

放射性同位素 ^{18}F 的应用已深入生物医学、遗传工程、地球科学、材料科学等诸多领域，尤其是在核医学诊断方面的应用最为广泛。^{18}F 为缺中子同位素，可由医用回旋加速器生产获得。^{18}F 发射的正电子与其周围的负电子作用发生湮没辐射，产生两个方向相反且能量均为 511 keV 的光子。PET 显像仪的探测器以电子准直取代铅准直探头来采集这两个光子信号，该方法比常用的直接测量方法的空间分辨率高、灵敏度好且不受组织厚度的影响。^{18}F 的半衰期为 110 min，因此可以在较短时间内重复给药，以研究不同生理、病理状态下示踪剂的分布。同时，药物的标记要求快速、自动化，所以制备和质控检验需快速可行，这对药物生产的工艺要求比较高[55]。近年来，可全自动合成的 ^{18}F-FDG 已成为 PET 显像的主要放射性药物，其巨大的临床需求也加速了回旋加速器生产 ^{18}F 的步伐。

我国已经解决了 ^{18}F 制备过程中 $H_2^{18}O$ 的回收再利用等关键技术和共性技术问题，从而实现了 ^{18}F 的稳定生产和批量供应。我国有百余台专用加速器用于 ^{18}F 等同位素的生产，基本能够满足大中城市综合性医院的临床需要。原子能院采用 Cyclone-30 加速器进行 ^{18}F 的常规生产。由中物院流体物理研究所研制的内离子源小型回旋加速器生产的 ^{18}F 的产量达到 92.5GBq(2.5Ci)，目前已在多家医院装机商用。上海化工研究院自主开发的稳定同位素——^{18}O 同位素产品已成功应用于 PET/CT 肿瘤诊断药物 ^{18}F-FDG 的研制，实现了国产化替代。目前，我国可自主制备 ^{18}F 正电子药物的单位约 120 家，有 343 家单位需要通过购买或单位互济的方式获得 ^{18}F 标记药物。2019 年全国共有 87.64 万例患者进行 ^{18}F 标记药物 PET 显像。因此，^{18}F 正电子药物的巨大需求也推动了我国 ^{18}F 的生产供应速度的提升及装机区域的扩大。

目前，国外在 ^{18}F 早已实现常规商业化供应的基础上[56]，对 ^{18}F 的制备研究主要集中在生产工艺的改进和优化。保加利亚索非亚大学的化学与药学院痕量分析实验室开发了一种简单、有效、易处理且可靠的新方法，在 ^{18}F 生产中用于纯化和回收体积小于 100mL 的 $H_2^{18}O$。该方法主要基于共沉淀、共结晶和蒸馏等方法的联合使用，$H_2^{18}O$ 回收率为 93% ± 2%，同时可有效消除放射性同位素(去除率为 99.7% ± 0.1%)、有机化合物(去除率为 99.5% ± 0.1%)和痕量金属(去除率为 99.8% ± 0.1%)等杂质，回收 $H_2^{18}O$ 的质量与市售的 ^{18}O 浓缩水相当。从实用角度来看，该方法技术简单，设备、试剂价格低廉，涉及人员所受辐射剂量最小，适用于 ^{18}F 的日常生产[57]。法国 Institut Plurisciplinaire Hubert Curien(IPHC)设计了 1 mL 的小体积靶以减少每次 ^{18}F 生产中使用的 ^{18}O 富集水的体积[58]。在 16.5MeV/35μA 质子束的辐照下，20min 内可生产 25 GBq 的 ^{18}F。该设计适用于 TR24 ACSI 回旋加速器，其能足够快地批量生产 ^{18}F，以便在标准工作时间内实现从生产到临床前成像的整个过程。对于 ^{18}F 的生产，高核反应截面(在 8 MeV 质子时最大，315 mb)和 2.66 MeV 的低阈值能量更有利于实现更高的产能。印度尼西亚国家核能机构加速器科学技术中心采用 CalcuYield 代码预测了在 13MeV 质子束轰击 ^{18}O 富集度为 99.5%的水($H_2^{18}O$)的生产条件下，目标同位素 ^{18}F 在轰击结束时的产量[59]。基于 Calcu Yield 的计算结果，^{18}F 在 13MeV 质子能量下的最大产率为 2.22GBq/(μA·h)[60.07 mCi/(μA·h)]。在 60μA·h 的质子剂量下，产量高达 140GBq(3.78Ci)，可诊断 500 多名患者。计算还发现，对于相同的质子剂量，增加质子束流比增加辐照时间的产额更大。目前，印度尼西亚日惹市正在建造一台 13MeV 的回旋加速器，预计 ^{18}F 的产额可大幅度提高，且处于国际领先，而上述预测结果可对未来使用该加速器生产 ^{18}F 提供有价值的参考。

截至 2019 年，全球 76 个国家可用于放射性同位素制备的回旋加速器共有 1300 余台。在加速器生产的同位素中，^{18}F 的使用量约占核医学诊断用同位素用量的 20%。目前，国内外的医疗单位主要依托小型回旋加速器自主生产 ^{18}F 以满足临床需要，而对 ^{18}F 的研究主要集中在国产加速器研制装机和药物创制方面，这也是其他加速器医用同位素的主要发展趋势。

4.3.6 ^{64}Cu

^{64}Cu 的半衰期为 12.7h，衰变方式为 β$^-$衰变（39%，573 keV）和 β$^+$衰变（17.4%，656 keV），被 IAEA 称为"新兴 PET 同位素"，具有广阔的发展前景。^{64}Cu 能同时发射 β$^+$电子和 β$^-$电子，可用于 PET 成像和放射性治疗，是一种同时具有成像和治疗功能的放射性同位素。鉴于 ^{64}Cu 具有半衰期长、正电子能量低的核特性，所以能够用于 PET 以评估其所标记探针在一定时间内的活体分布和代谢情况。此外，^{64}Cu 能够实现长距离运输，可在一处生产在别处成像或治疗。这些都是短半衰期元素如 ^{18}F 和 ^{11}C 不能实现的[17]。

使用反应堆生产 ^{64}Cu 需要约一周的时间，具备百万居里的 ^{64}Cu 生产能力，但成本极高，因其用量不大，所以会造成极大的浪费。使用医用小型回旋加速器能够降低成本，随时需要随时生产，能够高效率地生产出具有高放射性活度的 ^{64}Cu，以用于肿瘤成像和靶向治疗。目前，采用 ^{64}Ni$(p, n)^{64}$Cu 核反应制备高比活度的 ^{64}Cu 是目前最常用的方法，该方法对加速器能量的要求小、产率高、制备得到的 ^{64}Cu 具有高的比活度和放射化学纯度[60]。

在国外，美国华盛顿大学的 Welch 等从 1995 年开始就采用小型回旋加速器轰击 ^{64}Ni 固体靶，通过 ^{64}Ni$(p, n)^{64}$Cu 核反应制备得到了高比活度的 ^{64}Cu。他们采用电镀的方法将 ^{64}Ni 电镀到直径为 19 mm，厚度为 1.5mm 的圆形金靶上，所制备 ^{64}Ni 靶的厚度在 57.8～441.8μm（相应 ^{64}Ni 的质量为 12.2～79.5mg），采用 CS-15 小型回旋加速器进行轰击，^{64}Ni 靶以 11.4 MeV、20 μA 的质子束轰击 3～4 h，通过 AG1-X8 阴离子交换树脂进行分离纯化。2010 年，他们生产了 48 次 ^{64}Cu，制备的放射性总剂量超过 814 GBq（22 Ci），并采用自动化系统进行 ^{64}Cu 的分离纯化，最大化地减少了对操作者的辐射剂量。从 2008 年开始，欧洲的 Turku PET 中心就采用 ^{64}Ni$(p, n)^{64}$Cu 核反应进行 ^{64}Cu 的生产。目前，该中心将处理辐照后的固体靶用于 ^{64}Cu 的生产，包括放射性液体和气体处理在内的整个过程已经可以通过自动化装备进行处理。美国威斯康星大学采用 ^{64}Ni$(p, n)^{64}$Cu 核反应进行 ^{64}Cu 的生产，通过 AG1-X8 阴离子交换树脂进行分离纯化，所生产 ^{64}Cu 的比活度高达 925 GBq/μmol（25 Ci/μmol）。他们将 ^{64}Ni 电镀到直径为 1.9 cm 且厚度为 0.05 cm 的圆形金靶上（电镀区域为 0.5 cm^2），采用 11.4 MeV、30 μA 质子束轰击薄 ^{64}Ni 固体靶（133 mg/cm^2），轰击 8 h 就能得到约 37GBq（1Ci）的 ^{64}Cu，在两年期间，他们总共进行了超过 60 次的生产，共计大于 481 GBq（13 Ci）的 ^{64}Cu。在日本，Ohya T 等将 ^{64}Ni 电镀到直径为 10 mm 且厚度为 1.5 mm 的圆形金靶上，制备得到了一个直径为 8mm 且厚度为 190μm 的 ^{64}Ni 层，其 ^{64}Ni 的密度为（182±13）mg/cm^2，采用 NIRS-AVF-930 加速器以 24 MeV、10 μA 质子束轰击 1～3 h，再采用阳离子交换树脂 AG50W-X8 通过自动化设备进行纯化，最终获得了 5.2～13 GBq 的 ^{64}Cu，金属杂质非常低，处于 10^{-9} 级。

在国内，随着核医学的高速发展和对新型标记化合物的临床需求，^{64}Cu 的关注度不断提升，对高比活度的 ^{64}Cu 的需求也在不断增加。近几年，随着国内小型回旋加速器设备的不断增多和技术的不断进步，我国有望在较短时间内实现 ^{64}Cu 的供应。原子能院同位素研究所和原子高科股份有限公司对 ^{64}Cu 进行了生产研究，他们采用电镀的方法将 ^{64}Ni

电镀在紫铜靶托的镀金膜上，采用 Cyclotron-30 回旋加速器以 15.6 MeV、30~70 μA 的质子束轰击 ^{64}Ni 固体靶 2~5 h，并采用 AG1-X8 阴离子交换树脂进行分离纯化，得到具有高比活度且核纯度大于 99.0%的 ^{64}Cu 产品。现在原子高科已实现了 ^{64}Cu 的常规生产。北京大学肿瘤医院近年来也发展了基于小型医用回旋加速器的 ^{64}Cu 制备工艺，批生产能力可达到 3.7GBq(0.1Ci)[61]。该院以自行设计组装的一种小型电镀装置，有效地将 ^{64}Ni 电镀到圆形金靶上，成功制备了 ^{64}Ni 固体靶，密度为 64.5~94.0mg/cm^2。采用 Sumitomo HM-20 医用回旋加速器，以 12.5 MeV、20 μA 的质子束轰击 ^{64}Ni 固体靶 5~7h，纯化后得到 4.07 GBq(0.11Ci) 的 ^{64}Cu，放射性浓度为 3700 GBq/L(100 Ci/L)，核纯度为 99.97%。

国外已实现医用回旋加速器 ^{64}Cu 生产制备系统的商品化。该系统主要包括自动电镀单元、自动传输单元、回旋加速器轰击单元、离子交换树脂分离纯化 ^{64}Cu 单元、回收 ^{64}Ni 单元和使用 ^{64}Cu 合成标记的探针单元。由于 ^{64}Ni 的价格昂贵，因此需要对其进行回收，例如，使用 100 mg 的 ^{64}Ni 进行电镀、轰击后，可回收约 90%的 ^{64}Ni，高效的回收方法提高了 ^{64}Ni 的利用率并显著降低了 ^{64}Cu 的生产成本。在 ^{64}Ni 的回收方面，主要使用分离柱的方法将非放射性的 Cu 进行分离，回收 ^{64}Ni，从而实现降低成本的目的。另外，延长轰击时间或增大轰击束流均可提高 ^{64}Cu 的产率。目前常用的参数是以束流 30 μA 轰击 6 h，能够得到最高的 ^{64}Cu 产率[62]。

由于 ^{64}Cu 的制备工艺要求及成本较高，所以该同位素目前在我国尚未形成有效的供应。主要研究难点集中在如何高效回收 ^{64}Ni 及如何提高 ^{64}Cu 的产率，就目前国内对 ^{64}Cu 的相关研究现状而言，生产出高活度的 ^{64}Cu 仅是前期工作的一部分，如何使用 ^{64}Cu 研发制备出用于疾病诊断的新型分子成像探针并开展 ^{64}Cu 的放疗治疗将是下一步研究工作的重心。

4.3.7 ^{68}Ge-^{68}Ga 发生器

^{68}Ga 是正电子放射性同位素，半衰期为 68min，衰变模式为 89.1% β$^+$衰变，能量为 836.02 keV。^{68}Ga 具有较高的正电子发射频率，68 min 的半衰期可以和多肽及其他小分子药物的药代动力学相匹配，这使其能够提供足够的放射性水平以进行高质量的显像，如具有更高的灵敏度、分辨率和动力学扫描速率等，同时又能使患者所接受的放射性剂量最小化。更重要的是，相比于 ^{18}F，^{68}Ga 的优势在于其金属离子具有优良的配位化学性质，标记效率更高，更易于临床转化，并且 ^{68}Ga 主要通过发生器制备，其使用不依赖医用回旋加速器，成本相对较低且方便获得[63]。此外，^{68}Ga 作为一种理想的诊断同位素，可与治疗用同位素如 ^{177}Lu 和 ^{225}Ac 等配对以实现诊疗一体化。^{68}Ga 放射性药物主要应用于肿瘤显像，如生长抑素受体、人表皮生长因子受体、叶酸等受体分子的靶向显像，也可用于心肌灌注、肺灌注和通气、炎症和感染显像等[64]。^{68}Ga 放射性药物在神经内分泌肿瘤(neuroendocrine tumor，NET)和前列腺癌(prostate cancer，PCa)成像方面的优势和大量应用推动了 ^{68}Ga 临床研究的迅速发展，所以近年来有关 ^{68}Ga 的科学研究报道也在逐年增加(图 4-14)。同时，^{68}Ga-DOTATATE、^{68}Ga-DOTATOC 和 ^{68}Ga-PSMA-11 三种药物的先后获批使 ^{68}Ga 标记的成像探针的受欢迎程度迅速增加并成为研究热点。目前，临床上已使

用 ^{68}Ga-PSMA-11 对 7000 多名患者进行了 PET 成像研究。随着 ^{68}Ga 在肿瘤学和诊断学的研究投入继续扩大,目前全球对 ^{68}Ga 的需求远超过其现有供给能力,并且我国使用的 ^{68}Ga 完全依赖进口,国内暂未实现自主供应。

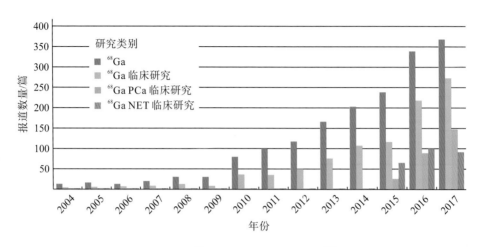

图 4-14　^{68}Ga 的相关科研报道情况[65]

^{68}Ge-^{68}Ga 发生器是 ^{68}Ga 的主要生产方式,^{68}Ga 由其母体同位素 ^{68}Ge 衰变得到,其方便获得,容易实现药盒化。母体同位素 ^{68}Ge 的半衰期较长(270d),一组发生器能够使用近一年,能在较长时间内供应 ^{68}Ga,有利于 ^{68}Ga 放射性药物的生产和应用。使用 ^{68}Ge-^{68}Ga 发生器生产 ^{68}Ga 与医用回旋加速器相比具有使用时间长、可多次使用、不受场地限制及性价比高等优点,对于没有加速器和放射性药品配送中心的偏远地区医院,可通过 ^{68}Ge-^{68}Ga 发生器进行 PET/CT 显像,从而有利于 ^{68}Ga 放射性药物的生产和应用推广。

近年来,我国已有多家机构进行了 ^{68}Ge-^{68}Ga 发生器的研究或试制。1995 年,中国科学院上海原子核研究所对 CeO_2 柱填料的制备条件与发生器的性能进行了研究,以 HCl 溶液为淋洗液实现了 ^{68}Ga 收率大于 60%。1997 年,中科院上海原子核研究所采用自制 SnO_2 制备了 ^{68}Ge-^{68}Ga 发生器,以 HCl 溶液为淋洗液,^{68}Ga 收率可达 60%。同年,原子能院同样研制了以 SnO_2 为柱填料、HCl 溶液为淋洗液的 ^{68}Ge-^{68}Ga 发生器类型,并研究了该发生器的稳定性。2011 年,中国原子高科股份有限公司自制 SnO_2 柱填料,以 HCl 溶液为淋洗液,成功研制了活度为 740 MBq(20 mCi)的 ^{68}Ge-^{68}Ga 发生器,^{68}Ga 的平均洗脱率为 60%,^{68}Ge 的穿透率大部分可以达到 $1×10^{-3}$ % 量级,基本达到国外产品的性能水平。目前国内能够提供自制 ^{68}Ge-^{68}Ga 发生器产品的仅有原子高科一家,其使用最常规的 SnO_2 作为发生器的柱填料,但未形成商品化供应[66]。

国外几种商业化的 ^{68}Ge-^{68}Ga 发生器列于表 4-5,表中对柱填料、淋洗液及其体积、^{68}Ge 穿透率、化学杂质等进行了比较。其中市场占有率较高的是欧洲埃齐(Eckert & Ziegler)公司的产品,如型号为 IGG100 的发生器,其柱填料为 TiO_2,用 0.1M HCl 淋洗,^{68}Ga 的产率大于 75%,使用 200 次后 ^{68}Ga 的产率仍大于 70%,外观为长方体,重量为 10kg。此外,德国 Isotope Technologies Garching GmbH(ITG)公司的 ^{68}Ge-^{68}Ga 发生器是目前市场上性能最好的一款，备受国内外研究所和医疗机构的青睐，我国多家单位已陆续订购和使用，其柱填料为改性 SiO_2，洗脱酸度最低($0.05M$ HCl)且体积最小($4mL$)，洗脱得到的 $^{68}GaCl_3$ 中杂质最少，$1d$ 可多次连续淋洗出 $^{68}GaCl_3$，使用期限长达 1 年[67]。此外，还有研究者对金属氧化物进行改性或功能化制备了多种性能更加优越的发生器吸附剂。例如，Rubel Chakravarty 等以草酸铈为前驱体成功合成了纳米 CeO_2-聚丙烯腈复合物，并以此作为新型吸附剂制备了 $370MBq$($10mCi$)量级的 ^{68}Ge-^{68}Ga 发生器，^{68}Ga 的洗脱率大于 80%，^{68}Ge 的穿透率小于 $1\times10^{-5}\%$，Ce、Fe、Mn 等杂质金属离子浓度小于 10^{-7}，保障了 ^{68}Ga 标记的放射性药物的有效制备[68]。Chirag K. Vyas 等制备了壳聚糖-TiO_2 基微球(C-TOM)作为发生器吸附剂[69]。批次吸附实验结果表明，C-TOM 在 $0.01\sim1M$ 的盐酸浓度下具有较高的 ^{68}Ge-^{68}Ga 分离系数，且在 $0.01M$ 盐酸中的物理化学性质稳定。分离柱在为期两个月的使用过程中，^{68}Ga 的洗脱率大于 95% 且放射性核纯度高于 99.99%，^{68}Ge 的穿透率可忽略不计($2\times10^{-4}\%$)。

表 4-5　商业化 ^{68}Ge-^{68}Ga 发生器

生产厂家	柱填料	淋洗液及其体积	^{68}Ga 洗脱率/%	^{68}Ge 穿透率/%	化学杂质
Cyclotron Co. Ltd(俄罗斯)	TiO_2	0.1 M HCl 5 mL	>80	<5×10^{-3}	<27 μg/GBq(Ga、Ni 等)
Eckert&Zeigler(德国)	TiO_2	0.1 M HCl 5 mL	>70	<1×10^{-3}	<10 μg/GBq(Fe、Zn 等)
iThemba Labs(南非)	SnO_2	0.6 M HCl 6 mL	>80	~1×10^{-3}	<10^{-5}(Zn、Ti 等)
ITG(德国)	改性 SiO_2	0.05 M HCl 4 mL	>80	<5×10^{-3}	^{68}Zn(可忽略)

尽管，当前商用 ^{68}Ge-^{68}Ga 发生器每次洗脱在理论上可提供高达 1.85 GBq(50 mCi)的 ^{68}Ga，但是由于母体同位素 ^{68}Ge 的衰变，随着时间的流逝，^{68}Ga 的活性逐渐下降，使用 200 次后 ^{68}Ga 的洗脱效率大幅降低，使用寿命不足一年。同时，商业化发生器普遍采用金属氧化物作为柱填料，始终存在 ^{68}Ge 穿漏、残留金属杂质(锌、铁、锡、钛、铜、铝等)与 ^{68}Ga 竞争络合等问题，需要预纯化 ^{68}Ga 洗脱液以满足标记使用要求，所以标记过程较为烦琐[70]。值得注意的是，德国 ITG 公司的 ^{68}Ge-^{68}Ga 发生器是目前国际上最先进的，其使用改性 SiO_2 树脂作为吸附剂，发生器洗脱液的酸度最低且体积最小，$^{68}Ga^{3+}$ 的洗脱产率最高且金属杂质最少，可直接用于标记。因此，目前对发生器的技术更新均集中在稳定性好且同位素分离性能优越的新型吸附剂的研制上。

4.3.8 ^{89}Zr

^{89}Zr 是一种新型的医用正电子同位素，其半衰期为 $78.4h$，衰变模式为 22.74% β^+ 衰变(0.9 MeV)和 77.26% 电子俘获。^{89}Zr 具有优良的核物理性质，适用于放射性同位素标记单克隆抗体药物的制备，有望用于临床上肿瘤的靶向诊疗。它可以匹配某些具有相似生物半衰期抗体并对抗体标记进行 PET 免疫显像，从而进行抗体在体内的代谢过程示踪研究。而常用的正电子同位素 ^{18}F、^{11}C、^{68}Ga 的半衰期分别只有 109.7 min、20 min、67.7 min，

它们都是短寿命同位素，其在进入实体肿瘤之前就已经完全衰变，无法反映抗体在体内的代谢过程。由于 ^{89}Zr 衰变的正电子的平动能相对低，仅为 395.5 keV，所以其在成像时具有较高的分辨率。同时，其释放的 909 keV 伽马光子和正电子湮灭时产生的 511 keV 光子能量并不会干扰正电子的探测[71]。

^{89}Zr 的 PET 免疫显像在肿瘤抗体免疫诊断治疗中展现了重要作用，较长的半衰期能够与抗体在体内的代谢过程具有很好的契合，标记抗体能够特异性、靶向性地指示肿瘤的代谢特征，可有效地进行肿瘤适应症筛选和疗效评估[72]。^{89}Zr 除可用于抗体标记外，还可用于标记制备纳米粒子、纳米管和微球等。例如，使用 ^{89}Zr 标记的微球预先对肿瘤部位进行 PET 在体显像，可精确地勾画肿瘤靶区范围，进行治疗剂量计划计算，优化治疗流程，也可以进行疗效评估。

近年来，国内多家单位陆续开展了加速器制备 ^{89}Zr 的研究。其中，2016 年四川大学以纯度大于 99.99% 的 ^{89}Y 为靶材，采用磁控溅射的方式将 ^{89}Y 固定于铜靶托上，用 13 MeV 质子束轰击 ^{89}Y 靶，得到了放射性核纯度大于 99% 的 ^{89}Zr。2017 年，原子能院进行了基于 Cyclone-30 加速器制备 ^{89}Zr 的工艺研究，以纯 ^{89}Y 为靶材，制成电镀靶件与金属箔靶件的形式，以 15.5 MeV 质子束轰击 ^{89}Y 靶件，得到了放射性核纯度大于 99.0% 的 ^{89}Zr[73]。此外，国外报道的 ^{89}Zr 的制备方法和产额比较列于表 4-6[74]。从表 4-6 可以看出，不同的制备工艺、轰击参数和纯化方法等直接决定了 ^{89}Zr 的同位素产量。

表 4-6 ^{89}Zr 的制备方法和产额比较[74]

核反应	质子能量/MeV	束流大小/μA	轰击时间/h	靶厚(密)度	产额/[MBq/(μA·h)]
^{89}Y(p, n)^{89}Zr	14.0	10～30	1	25 μm	44.00
^{89}Y(p, n)^{89}Zr	14.5	20	1	57 mg/cm^2	17.00
^{89}Y(p, n)^{89}Zr	11.6	30	2～3	400 μm	15.00
^{89}Y(p, n)^{89}Zr	9.8	20	2～3	500 μm	8.80
^{89}Y(p, n)^{89}Zr	14.0	10	1	25 μm	48.00
^{89}Y(p, n)^{89}Zr	10.0～18.0	12	2	150 μm	12.50
^{89}Y(p, n)^{89}Zr	11.2～12.6	20	1	50 μm	5.98
^{89}Y(p, n)^{89}Zr	9.5～12.6	20	1	300 μm	19.20

^{89}Zr 的 PET 免疫显像在肿瘤抗体免疫诊断治疗中显现了重要作用，较长的半衰期能够与抗体在体内的代谢过程具有很好的契合，标记抗体能够特异性、靶向性地指示肿瘤的代谢特征，从而有效进行肿瘤适应症筛选和疗效评估。但是，^{89}Zr 目前还存在以下问题。

(1)快速、方便地获得高纯度 ^{89}Zr 和标记产物是开展临床应用的重要前提。虽然，国内外许多机构已经开展了对 ^{89}Zr 的生产和应用的研究，但目前国内还没有机构或厂家可以稳定提供高纯度的 ^{89}Zr 同位素，从而影响了国内 ^{89}Zr 标记放射性药物的发展。

(2)目前 ^{89}Zr 以标记抗体为主，其他 ^{89}Zr 标记的靶向物质还比较少，因此发展其他适合 ^{89}Zr 标记、药代动力学合适的靶向物质(如纳米药物等)以拓宽 ^{89}Zr 的应用领域很有必要。临床上采用的纳米药物(如 Doxil、Abraxane)在体内具有较长的生物代谢，但目前仍无有效且无损实时的探测手段来表征纳米药物在肿瘤内的浓集量。

（3）去铁胺（desferrioxamine，DFO）仍是最常用的 $^{89}Zr^{4+}$ 的双官能团螯合剂，尽管发现 ^{89}Zr 应用于临床时人体内脱 ^{89}Zr 离子的现象并不显著，但 DFO 在小鼠体内仍存在脱 ^{89}Zr 离子现象。目前对 DFO 与 ^{89}Zr 离子配位化学的研究尚不充分。因此，人们仍需探索与 ^{89}Zr 离子稳定配位配体的合成与评价，从而实现标记反应中快速络合动力学和热力学稳定性之间的平衡。

（4）螯合体和蛋白质之间的共价键易断裂，致使标记化合物的稳定性不尽如人意。因此，进一步研究螯合剂和共轭策略，开发具有优化特性的 ^{89}Zr 标记化合物，可为临床提供更精准的诊断和疗效监测信息。

4.3.9　^{14}C

2002 年，俄罗斯 Zlokazov（兹洛卡佐夫）等利用 $^{14}N(n，p)^{14}C$ 反应辐照氮化铝靶件，采用湿法工艺，分离得到 $Ba^{14}CO_3$ 产物。辐照中子通量为 $(3\sim4)\times10^{21}(n\cdot cm^{-2}\cdot s^{-1})$，制备得到的 $Ba^{14}CO_3$ 的比活度为 1961～2035 GBq/mol（53～55 Ci/mol）[75]。

核动力院在 HFETR 辐照氮化铝靶料 180d，中子通量为 $1.2\times10^{15}(n\cdot cm^{-2}\cdot s^{-1})$，辐照后氮化铝的比活度超过 185 MBq/g。1997 年，核动力院比较了流体氧化法、氧气燃烧、85%磷酸、40%氢氧化钠等不同方法处理辐照氮化铝靶件的分离效果（表 4-7）。其中，流体氧化法制备 ^{14}C 的工艺回收率为 94%[76]。

表 4-7　　^{14}C 的不同提取方法比较[76]

^{14}C 提取方法	氮化铝辐照后比活度/(MBq/g)	主反应温度	碱液吸收 ^{14}C 的时间	$Ba^{14}CO_3$ 比活度/(GBq/g)
流体氧化法	166	145 ℃	4 h	5.90
氧气燃烧	166	1180 ℃	2.5 h	6.10
85%磷酸	166	145 ℃	5 h	5.35
40%氢氧化钠	166	煮沸	5 h	0

2009 年以前，加拿大 NRUR 生产了全球大部分的 $Ba^{14}CO_3$，但 2009 年 NRUR 因故障中断生产，国际上 ^{14}C 的供应出现危机，目前只有俄罗斯 MAYAK 公司能够提供少量 $Ba^{14}CO_3$，供应不稳定。核动力院建立了 ^{14}C 干法提取制备工艺，$Ba^{14}CO_3$ 的比活度大于 1961 GBq/mol（53 Ci/mol），可缓解国内 ^{14}C 供应的紧张状态[77]。

4.3.10　^{32}P

1958 年，原子能院依托第一座重水反应堆成功研制了 ^{32}P。1980 年，中物院利用轻水堆成功生产了 ^{32}P。1982 年，核动力院利用高通量堆成功研制了 ^{32}P[43]。

印度 K.V. Vimalnath 等[78]于 2013 年利用 $^{31}P(n，\gamma)^{32}P$ 反应，辐照赤磷靶件制备得到了可用于生产 $Na_3[^{32}P]PO_4$ 注射液的 ^{32}P。辐照热中子通量为 $8\times10^{13}(n\cdot cm^{-2}\cdot s^{-1})$，辐照时间

为 60d，制备得到的 ^{32}P 的比活度为 $(230\pm15)\,GBq/g$，放射性核纯度大于 99.9%。2014 年，K.V. Vimalnath 等[79]分别利用 $^{32}S\,(n,\,p)\,^{32}P$ 反应和 $^{31}P\,(n,\,\gamma)\,^{32}P$ 反应制备得到了 ^{32}P。$^{32}S\,(n,\,p)\,^{32}P$ 法在快中子反应堆中辐照 250g 硫，中子通量约为 $8\times10^{11}\,(n\cdot cm^{-2}\cdot s^{-1})$，辐照时间为 60 d，分离后得到 150 GBq（4.05Ci）的 ^{32}P，比活度为 200 TBq/mmol（5500Ci/ mmol）。$^{31}P\,(n,\,\gamma)\,^{32}P$ 法在快中子反应堆中辐照 0.35g 赤磷，中子通量约为 $7.5\times10^{13}\,(n\cdot cm^{-2}\cdot s^{-1})$，辐照时间为 60 d，得到 75 GBq（2.02Ci）的 ^{32}P，比活度为 7 GBq/mol（190 mCi/mol）。使用 $^{32}S\,(n,\,p)\,^{32}P$ 法制备的 ^{32}P 的比活度远高于 $^{31}P\,(n,\,\gamma)\,^{32}P$ 法。2014 年，印度 G. V. S. Ashok Kumar 等[80]在 KAMINI 堆上经快中子辐照硫酸镁和硫酸锶靶材，通过 $^{32}S\,(n,\,p)\,^{32}P$ 反应，建立了制备无载体 ^{32}P 的工艺流程。该法主要考虑了硫酸镁和硫酸锶靶材能够承受快中子辐照产生的高温。辐照硫酸镁靶材获得 ^{32}P 的比活度为 307.1 Bq/g（8.3 nCi/g），辐照硫酸锶获得 ^{32}P 的比活度为 280 kBq/g（7.58 μCi/g）。

核动力院于 2019 年报道了利用 $^{31}P\,(n,\,\gamma)\,^{32}P$ 反应制备高纯度磷[^{32}P]酸钠溶液[81]。以高纯度的赤磷为靶料，通过 $^{31}P\,(n,\,\gamma)\,^{32}P$ 核反应在高通量工程试验堆（HFETR）内的热中子通量为 $1.1\times10^{14}\,(n\cdot cm^{-2}\cdot s^{-1})$ 时辐照 28d。将辐照后的靶材料用硝酸溶解、过氧化氢氧化、碳酸钠中和，获得 pH 为 7.0、放射性核纯度为 99.999%、放化纯度为 98.7%、放射性浓度为 2.43×10^9 Bq/mL 的有载体磷[^{32}P]酸钠溶液，其中磷含量为 6.13 mg/mL，满足《中国药典》对磷[^{32}P]酸钠口服溶液的技术指标要求。

4.3.11　^{89}Sr

对于 ^{89}Sr 的生产，$^{88}Sr\,(n,\,\gamma)\,^{89}Sr$ 方法适用于热中子反应堆，$^{89}Y\,(n,\,p)\,^{89}Sr$ 方法适用于快中子反应堆，二者各有其优缺点。$^{88}Sr\,(n,\,\gamma)\,^{89}Sr$ 方法的靶料装载量小，工艺简单，产生的放射性废物少，但产品的比活度较低，含有大量载体和放射性杂质 ^{85}Sr 和 ^{90}Sr。$^{89}Y\,(n,\,p)\,^{89}Sr$ 可得到无载体 ^{89}Sr，但靶料装载体高，处理工艺复杂，会产生较多的放射性杂质。波兰、俄罗斯、伊朗、印度等国分别采用不同方法，制备得到了 ^{89}Sr[82-86]。根据辐照条件的不同，得到的 ^{89}Sr 的比活度为 $6.993\times10^7\sim4\times10^9$ Bq/g（表 4-8）。

表 4-8　国外 (n，γ) 和 (n，p) 法制备 ^{89}Sr

方法	国家	反应堆	中子通量/ $(n\cdot cm^{-2}\cdot s^{-1})$	辐照时间	^{89}Sr 比活度/(Bq/g)
$^{88}Sr\,(n,\,\gamma)$ ^{89}Sr	波兰	MARIA	2.5×10^{14}	辐照 5~6 个周期，每个周期 100 h	4×10^9
	俄罗斯	SM-3	快中子 1.37×10^{14}；热中子 1×10^{15}	20d	$(5.5\sim7.4)\times10^9$
	伊朗	TRR[1]	5×10^{13}	25d	7×10^8
$^{89}Y\,(n,\,p)$ ^{89}Sr	俄罗斯	BR-10	1.18×10^{21}	16.1d	6.993×10^7
	俄罗斯	BOR-60	1.22×10^{22}	58.2d	5.217×10^8
	印度	FBTR[2]	2.4×10^{15}	辐照 35d 和 38d，中间间隔 38d	7.03×10^8

注：1 为德黑兰研究反应堆（Tehran research reactor，TRR）；2 为快速增殖试验堆（fast breeder test reactor，FBTR）。

2017 年，核动力院利用高通量工程试验堆（HFETR），采用 $^{88}Sr\,(n,\,\gamma)$ ^{89}Sr 法，热

中子通量为 $2\times10^{14}\,(\mathrm{n\cdot cm^{-2}\cdot s^{-1}})$，辐照 56d，得到 ^{89}Sr 的比活度为 $7.77\times10^{9}\sim1.08\times10^{10}$ Bq/g。2020 年，核动力院生产的 ^{89}SrCl$_2$ 溶液正式交付企业，作为 ^{89}SrCl$_2$ 注射液的同位素原料，活度浓度为 $2.23\times10^{8}\sim5.74\times10^{9}$ Bq/mL，γ 的杂质含量低于 0.06%[82, 87, 88]。

从 ^{235}U 裂变产物中提取 ^{89}Sr 是制备 ^{89}Sr 的另一种重要方法。2002 年，Abalin（阿巴林）等开发了在俄罗斯 ARGUS 反应堆气回路旁路提取 ^{89}Sr 的工艺。ARGUS 反应堆以 20 kW 功率运行 20 min 后可得到 1.3×10^{8} Bq 的 ^{89}Sr[89]。

2011 年，邓启民等进行了气回路旁路提取 ^{89}Sr 的模拟实验，建立了纯化工艺，锶的回收率为 81.7%，锶使用两根吸附柱纯化后的总回收率为 70%。核动力院正在筹建 MIPR，最大设计功率为 200kW，^{89}Sr 的最大设计年产量为 1.48×10^{13} Bq（400 Ci）[90, 91]。

4.3.12　^{90}Y

通过 (n，γ) 法和 ^{90}Sr-^{90}Y 发生器法可以分别获得有载体和无载体 ^{90}Y，可用于实体肿瘤放射性介入治疗及放射性免疫治疗。

1. ^{90}Y 微球

通过 (n，γ) 法制备获得的有载体 ^{90}Y 的主要产品形式为 ^{90}Y 玻璃微球。^{90}Y 玻璃微球由含 ^{89}Y 同位素的玻璃微球在反应堆中接受中子活化而制得。反应堆活化结束后将 ^{90}Y 玻璃微球分装于西林瓶并灌注一定量的灭菌注射水，湿热灭菌后，扎盖密封即形成 ^{90}Y 玻璃微球注射液产品，供给医院使用。在国际上，放射性微球栓塞目前已成为肝癌的常用治疗方案，市面上共有两种商品化的 ^{90}Y 微球产品，除上述提到的 ^{90}Y 玻璃微球外，另一种为 ^{90}Y 树脂微球。与 ^{90}Y 玻璃微球通过反应堆制备获得不同，^{90}Y 树脂微球通过 ^{90}Sr-^{90}Y 发生器获得无载体 ^{90}Y，再采用阳离子交换将 ^{90}Y 吸附在树脂微球上，并转化为磷酸盐进行固定（图 4-15）。

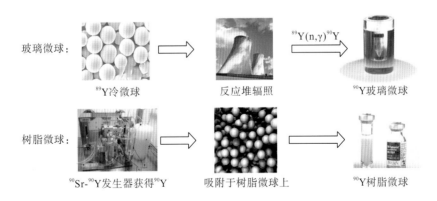

图 4-15　两种 ^{90}Y 微球产品的制备路径

二者制备方式的差异使玻璃微球和树脂微球两种产品各具特性[92]。玻璃微球本身含有 ^{89}Y 成分、性能稳定、球化好、具有化学惰性、无毒性、经高通量中子轰击后的理化性能不变、微球比重较大且容易沉积、单位微球所带放射性活度高、所需微球数量少，因而产生肿瘤血管栓塞的作用小，同时可以降低因反流导致的异位栓塞的发生率。缺点是玻璃本身不能在体内降解，有永久栓塞的作用。树脂微球比重较玻璃微球轻、球化好、易配置成注射用的悬浮液，故使用方便，但 ^{90}Y 是通过离子交换的方式吸附在树脂微球上，因而容易在血液中脱落，产生游离的 ^{90}Y。另外，单位树脂微球的放射性活度低，所以每次使用的微球数量较玻璃微球多，容易发生反流而导致异位栓塞，所以增加了非靶组织放射性损伤的发生率。

国际上使用的 ^{90}Y 微球分别是美国 FDA 于 1999 年和 2002 年批准的英国技术集团（British Technology Group，BTG）公司的 ^{90}Y 玻璃微球（商品名：TheraSphere®）[93]和澳大利亚 Sirtex 医疗公司的 ^{90}Y 树脂微球（商品名：Sir-Sphere）[94]。中国作为肝病大国，肝癌发病率全球第一，新增和死亡病例约占全球一半，然而国内目前尚无自主知识产权的钇[^{90}Y]微球产品。

20 世纪 90 年代末，中国研究机构曾进行了 ^{90}Y 微球的仿制研究[95-97]。同济大学在1992～2002 年掌握了火焰喷雾法和溶胶凝胶法制备 ^{89}Y 玻璃冷微球的工艺[98]，并在原子能院进行了辐照，然后在上海肿瘤生物技术研究所进行了治疗裸鼠荷载结肠癌和肝癌的动物实验，同时在上海中山医院和上海第六医院进行了晚期肝癌、胃癌、胰腺巨大癌等恶性肿瘤治疗的临床试验，不过最终未形成临床用产品。

近年来，远大医药通过收购澳大利亚 Sirtex 医疗公司，并依据境外取得的临床试验数据，成功将国外的钇[^{90}Y]树脂微球（Sir-Sphere）引入中国，并于 2021 年 10 月 10 日在海南博鳌乐城成功实施了中国首例特许准入钇[^{90}Y]树脂微球临床治疗肝癌手术，于 2022 年2 月 9 日获得 NMPA 正式批准上市。中物院核物理与化学研究所联合北京先通国际医药科技股份有限公司，依托四川省重大科技专项和核能开发后补助项目的支持，以及稳定运行的 CMRR，正致力于解决新型肝癌制剂——钇[^{90}Y]微球的国产自主化空白的问题。目前，已突破钇[^{89}Y]冷微球制备、堆内辐照及质控工艺、微球自动精确分装等钇[^{90}Y]玻璃微球制备过程中的关键核心技术，并进行了辐照考核验证，所获得钇[^{90}Y]玻璃微球产品的粒径、比活度和放射性核纯度等关键指标均达到国外同类产品的水平。预计 2024 年自主化的钇[^{90}Y]玻璃微球制剂可实现投产和面世，在填补产品国产化空白的同时，将极大地降低国内广大肝癌患者的用药成本。此外，成都云克药业通过引进俄罗斯的生产线开展 ^{90}Y 树脂微球制备工艺的研究，目前正在开展生产线建设及策划后端的动物和临床试验。成都纽瑞特医疗科技有限公司正自主研制钇[^{90}Y]炭微球（与树脂微球制备工艺类似），目前正处于工艺开发和非临床评价研究阶段。同时，自 2019 年起，成都纽瑞特就开始与 ^{90}Y 玻璃微球（TheraSphere）的原研厂家波士顿科学（BTG）接洽，以推动原研 ^{90}Y 玻璃微球进入中国市场。

2. 无载体 ^{90}Y

利用 ^{90}Sr 的衰变平衡，从 ^{235}U 裂变产物分离提取 ^{90}Sr 并制备成 ^{90}Sr-^{90}Y 发生器，通过淋洗获得的 ^{90}Y 为无载体 ^{90}Y，见图 4-16，除可用于上述提及的 ^{90}Y 树脂微球的制备外，其主要用途是标记单克隆抗体或靶向多肽后用于肿瘤的放射性免疫治疗。

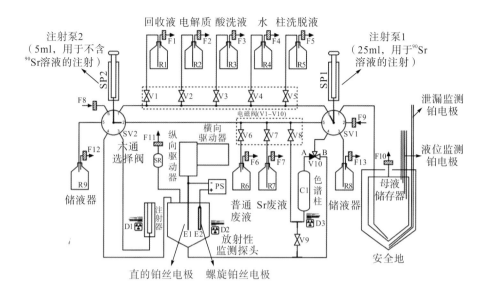

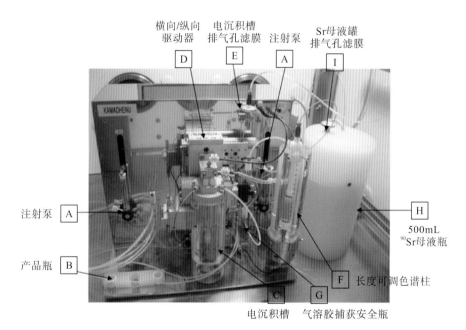

图 4-16 电化学型 ^{90}Sr-^{90}Y 发生器结构图及实物图[100, 101]

过去 60 年，世界上许多科学家基于沉淀、离子交换、溶剂萃取、溶剂萃取色层、电沉积等不同的分离原理和方法开展了大量 ^{90}Sr-^{90}Y 发生器的研制工作，但大部分方法仅停留在基础研究阶段，未真正转化为实用的医用 ^{90}Sr-^{90}Y 发生器。此现状是如下两个原因共同作用的结果。① ^{90}Sr 的半衰期长（$T_{1/2}$=28.9 年），是高度亲骨的高毒性同位素，人体允许的摄入量低，故要求对 ^{90}Sr、^{90}Y 进行分离时，^{90}Sr 的去除应彻底，残留少。人的一生中，

^{90}Sr 的最大允许吸入量仅为 7.4×10^4 Bq $(2\ \mu\text{Ci})$[99]。②^{90}Sr 及 ^{90}Y 的辐射能量高且 ^{90}Sr 的半衰期长，常见的基于色谱法的发生器类型在长期强 β 射线的辐照下，其性能势必下降，导致 ^{90}Sr 穿漏，最终无法实现 ^{90}Sr、^{90}Y 的有效分离。故截至目前，仅电化学沉积型和溶剂萃取型 ^{90}Sr-^{90}Y 发生器获得实际应用，并已在国外实现了商业化应用。

其中，德国 Isotope Technologies Dresden (ITD) 公司研制的基于电化学原理的 ^{90}Sr-^{90}Y 发生器，受 IAEA 资助已在欧洲部分国家安装了原型机，该装置每次进入电沉积槽的 ^{90}Sr 的活度最大为 1.85×10^{12} Bq (50 mCi)。该设备通常需要 3 个电沉积循环以提高 ^{90}Sr 的去污系数，一次生产持续 6 h 左右；产品液中 ^{90}Sr 的去污系数 $\geqslant 10^8$（大部分时候 $\geqslant 10^9$），37 GBq (1 Ci) ^{90}Y 产品中 ^{90}Sr 的残留为 $15 \sim 45$ kBq (406~1228 nCi)；^{90}Y 产品液为 pH 约为 5 的醋酸缓冲液，放射性浓度高，可直接用于标记；^{90}Sr 母液可以循环使用，除调节 pH 外，无须进行其他化学处理；每 $4 \sim 5$ 年加入 10% ^{90}Sr (3.7 GBq) 即可维持 ^{90}Y 的产能[100,101]。

从 1987 年起，溶剂萃取型 ^{90}Sr-^{90}Y 发生器已经在美国及 ORNL 国家实验室使用，也是目前世界范围内应用最广泛的 ^{90}Sr-^{90}Y 发生器类型[102]。其基本原理是使用 1M HDEHP 将 ^{90}Y 从 ^{90}Sr、^{90}Y 稀酸 (0.1M HCl) 混合溶液中萃出，再使用 6 M HCl 将 ^{90}Y 从有机相中萃出。其优点是一次操作 ^{90}Sr 沾污的活度比值约为 10^{-4}，两级萃取后即可达到医用标准；用较短的时间即可获得较高纯度的产品，易于实现自动连续生产。缺点是 ^{90}Y 产品中可能存在有机溶剂沾污，同时产生的放射性废液量较大。

目前，国外可提供商品化无载体 ^{90}Y 的厂家也较少，主要有德国 Eckert & Ziegler、波兰 Itrapol 和美国珀金埃尔默 (PERKINELMER, PE) 公司。表 4-9 展示了三家公司的产品信息，其中德国 Eckert & Ziegler 和美国 PE 公司的无载体 ^{90}Y 分别是采用电化学沉积和溶剂萃取获得的。

表 4-9　国外可提供无载体 ^{90}Y 的厂家及产品信息

公司	规格	介质	放射化学纯度	放射性核纯	化学纯度	包装
Eckert & Ziegler（德国）	>1 GBq/ mL，(0.1~50) GBq/瓶，(0.1~5) mL/瓶	0.04 M HCl	Y^{3+}>99%	^{90}Sr <10^{-5}	74kBq ^{90}Y 溶液与 25pM DTPA 混合，标记率>95%	3 mL V 底瓶或 10mL 锥形小瓶
Itrapol（波兰）	(0.925~37) GBq/瓶，(0.01~2) mL/瓶	浓 HCl	/	^{90}Sr ≤2×10^{-5}，其他 γ 杂质≤0.01%	Cu、Zn、Co、Ni、Fe、Pb 等单一金属均≤0.1 μg/GBq	2 mL V 底瓶
PE（美国）	/	0.05N HCl	/	<1.8×10^{-7}	每居里 ^{90}Y 中<100 μg Ca，20 μg Fe，20 μg Zn，20 μg Cr，20 μg Al，20 μg Pb，20 μg Cu，100 μg P，20 μg Fe+Zn+Cu+Pb	/

从上述介绍可知，真正可实现工程化应用的只有基于电化学沉积和 HDEHP 溶剂萃取原理的 ^{90}Sr-^{90}Y 发生器，这两种方法均原理清晰，易于实现自动化控制。比较这两种方法，电化学沉积法受单次操作容量限制，更适合制备成百毫居级 ^{90}Sr-^{90}Y 发生器，提供给医院或研究机构淋洗使用；根据溶剂萃取法，使用逆流离心萃取器可实现规模化的连续生产，

适合作为奶站给医院或研究机构等用户配送无载体 ^{90}Y，更适合中国国情和临床医生的使用习惯。

目前国内 ^{90}Sr-^{90}Y 发生器尚属空白，无载体 ^{90}Y 的供应完全依赖进口。随着放射性免疫治疗技术的发展，临床上对 ^{90}Y 的需求越来越大，因此非常有必要基于我国国情研制自主化的 ^{90}Sr-^{90}Y 发生器，以便为医院和研究机构快捷、持续地配送无载体 ^{90}Y。

4.3.13　^{131}I

^{131}I 作为全球最主要的五种医用同位素之一，全球每年对 ^{131}I 同位素的需求量超过 4.1×10^6 GBq(110000 Ci)。2016 年前，加拿大 NRUR 是生产 ^{131}I 的全球最大生产商，2018 年 NRUR 关闭后，目前 ^{131}I 的全球生产商主要集中在澳大利亚、韩国、南非、印度尼西亚、印度、伊朗、巴西、中国等，具体情况如表 4-10 所示。全球 ^{131}I 的主要生产方式为裂变法和(n，γ)法，其他方法如熔盐堆、水溶液堆等也在持续探索中。

表 4-10　^{131}I 的主要生产国与生产方式

国家	反应堆	热功率/kW	反应堆类型	生产方式
澳大利亚	OPAL	10000	重水堆	(n，γ)法[103]
巴西	IEA-R1	5000	池式反应堆	(n，γ)法
印度	Cirus	40000	重水堆	(n，γ)法[104]
印度尼西亚	GA Siwabessy MPR[1]	30000	池式反应堆	(n，γ)法
韩国	HANARO[2]	30000	池式反应堆	(n，γ)法[105]
南非	SAFARI-1	20000	重水堆	裂变法
中国	CMRR	20000	池式反应堆	(n，γ)法(裂变法)

注：1 为西瓦贝斯(G. A. Siwabessy)多功能研究堆(G. A. Siwabessy multi-purpose research reactor，GA Siwabessy MPR)；2 为高通量先进中子应用反应堆(high-flux neutron application reactor，HANARO)。

1. 裂变法

裂变法生产的 ^{131}I 产品是高浓铀靶/低浓铀靶生产 ^{99}Mo 的副产品，其中大批量生产 ^{99}Mo 的反应堆通常使用该方法生产 ^{131}I，如南非 SAFARI-1 高通量研究堆，其产量约占全球主要医用放射性同位素 ^{99}Mo 需求量的 1/4，在辐照产物提取 ^{99}Mo 后，^{131}I 继续在树脂上停留 10d 以上再进行提取及纯化。该流程中 ^{131}I 的单次产量可达到 3.3×10^6 MBq (90 Ci)[106]。法国原子能与可替代能源委员会(Atomic Energy Commission，CEA)在 2015 年前运行的 OSIRIS 反应堆也采用高浓 ^{235}U 靶裂变法生产 ^{99}Mo、^{131}I 及 ^{133}Xe。但因该方法中的 ^{235}U 在裂变时会产生大量的裂变产物，故 ^{131}I 的分离纯化流程复杂，此外该方法还需要较高的制靶技术、靶件解体技术、分离纯化技术及放射性废物处理技术。

2. (n，γ) 法

与裂变法生产 ^{131}I 相比，以 Te 为靶材的 (n，γ) 法获得的 ^{131}I 产品纯度高且没有 α 杂质和其他裂变产物的污染，是目前最主流的 ^{131}I 的生产方式。(n，γ) 法生产 ^{131}I 主要有湿法蒸馏、电解蒸馏、干法蒸馏等方式。对于废物处理水平较低的国家和地区，干法蒸馏 (包括使用金属碲或碲的各种化合物靶) 是生产 ^{131}I 的主要方法之一。采用干法蒸馏的分离时间短，不需要外加用于分离的试剂，产品回收率高、活度高、杂质量低，不产生液体废物，容易获得比较纯净的 ^{131}I，更有利于制备各种标记化合物和治疗肿瘤用的胶囊、微球等[107]。

(1) 金属碲作为靶材料。使用粉末状的碲作为靶材料，辐照后溶解便捷，印度 DAE 采用金属碲生产 ^{131}I，每批次生产共装料 60g 金属碲。在中子通量为 $1×10^{14}$ (n·cm^{-2}·s^{-1}) 的反应堆中辐照 3 周，冷却后每克碲能产生 9.25～11.1 GBq ^{131}I。

(2) TeO$_2$ 作为靶材料。对于中子通量在 $5×10^{12}$ (n·cm^{-2}·s^{-1})～$1×10^{14}$ (n·cm^{-2}·s^{-1}) 的反应堆都可以使用 TeO$_2$ 作为靶材料生产 ^{131}I。TeO$_2$ 产生 ^{131}I 的产额与所使用的中子通量和辐照时间有关。辐照后的靶件可通过湿法分离或干法分离得到 ^{131}I。匈牙利、波兰、罗马尼亚等国主要使用湿法分离 ^{131}I。将辐照过的 TeO$_2$ 溶解于 10%的 NaOH 溶液，并用 H$_2$SO$_4$ 酸化，经过硫酸铁的氧化作用，蒸馏分离 ^{131}I，提取效率可达到 90%。将辐照过的 TeO$_2$ 研碎，溶于含有 H$_2$O$_2$ 的稀 H$_2$SO$_4$，制成悬浊液。将混合物加热至沸腾，即可分离出 ^{131}I，其产率可达到 96%。越南、印度尼西亚、泰国、韩国、挪威、中国等均使用辐照过的 TeO$_2$ 做原料，采用干法蒸馏生产 ^{131}I。

泰国和平原子能办公室 (Office of Atomic Energy for Peace，OAEP) 的干法蒸碘系统以 99.99% TeO$_2$ 为原料，每个靶装载 65gTeO$_2$，每次辐照四个靶，在中子通量为 $1.78×10^{13}$ (n·cm^{-2}·s^{-1}) 的条件下辐照 5～6 周，共可生产 192GBq 的 ^{131}I。产品中 ^{131}I 的比活度为 925 MBq/mL，Na^{131}I 的放射化学纯度大于 95%。

印度尼西亚采用的干法蒸碘系统利用活性炭吸附 ^{131}I，NaOH 溶液吸收 ^{131}I 尾气，用 0.05 M NaOH 溶液从活性炭解吸 ^{131}I。所得产品的 pH≥11，^{131}I 的比活度大于 11.1 GBq/mL，^{131}I 的核纯度大于 99.9%，Na^{131}I 的放化纯大于 95%。印度尼西亚 ^{131}I 的产量为 18.5～29.6 GBq/月，2019～2021 年印度尼西亚进行了生产扩量实验，将每月 ^{131}I 的产量扩大为 267.71 Gbq/月，为原产量的 12 倍[108]。

我国从 20 世纪 90 年代中期开始采用堆照 TeO$_2$ 干馏生产 ^{131}I 的工艺研究，原子能院和核动力院均曾从事过 ^{131}I 的干馏生产，建立了蒸馏装置并投入实际应用，获得的 Na^{131}I 产品可供国内医疗机构使用，后均停止生产并改为进口。2015 年，中物院依托 CMRR 堆，利用 TeO$_2$ 干法蒸馏技术建成了目前国内唯一的 Na^{131}I 溶液生产线，生产线设计年生产能力在 $3.7×10^5$ GBq (10000 Ci) 以上，其生产的 Na^{131}I 口服溶液已于 2016 年起面向市场销售，已为百余家医院稳定供货，供货量占全国 ^{131}I 用量的 20%[109]。

(3) 碲的其他化合物作为靶材料。例如，采用碲酸作为靶材料，碲酸必须在低中子通量 [大约为 $1×10^{12}$ (n·cm^{-2}·s^{-1})，辐照温度低于 90℃时才能使用。日本、越南、西班牙等国均采用该方法制备 ^{131}I。辐照过的碲酸可通过湿法蒸馏分离、铂电极电解分离、萃取分离及色谱柱分离等。如果将照射过的碲酸溶解于稀释过的硫酸中，进而蒸馏分离 ^{131}I，该过程不需要氧化剂。亚碲酸钾和碲酸铵两种化合物在中子照射下也可以产生碘化物或以碘原子存在的 ^{131}I。辐照后的靶件溶解后可采用四氯化碳萃取，在萃取过程中可加入少量的单质碘作为载体以增加其回收率。

3. 溶液堆及熔盐堆

除裂变法及 (n, γ) 法外，近年来溶液堆及熔盐堆的发展也为 ^{131}I 的制备提供了新的选择。溶液堆采用 $[^{235}U]$ 硝酸铀酰溶液或 $[^{235}U]$ 硫酸铀酰溶液等作为燃料（^{235}U 既是反应堆运行的燃料，也是生成 ^{99}Mo、^{131}I、^{89}Sr 等医用同位素的"靶件"），并从停堆后的燃料溶液和反应生成的气体中直接分离纯化获得 ^{99}Mo、^{89}Sr 和 ^{131}I 等同位素产品。与靶辐照反应堆相比，采用溶液堆生产医用同位素具有成本低、产量高、铀消耗少、固有安全性好、产生废物少等优点。目前，世界上不少国家（如中国、美国、俄罗斯、墨西哥等）都在积极开发用溶液堆生产医用同位素的技术。美国能源部和俄罗斯 Kurchatov Institute 合作，利用俄罗斯 20kW 的 ARGUS 堆开展了 ^{99}Mo、^{89}Sr、^{131}I 等同位素的提取研究。ARGUS 生产医用同位素的溶液堆基本由堆芯容器、核燃料溶液转运系统、热交换系统、气体回路系统及提纯体系构成。其中，^{131}I 和 ^{89}Sr 提取系统用于提取溶液堆运行时产生的气相中的 ^{131}I 和 ^{89}Sr，最后将提取得到的 ^{99}Mo、^{131}I 和 ^{89}Sr 送至热室进行纯化[110]。

液态燃料熔盐反应堆（MSRs）的燃料是熔融态的混合盐，在运行工况下的蒸汽压较低，机械应力低，能够在接近常压的情况下运行，无须大型压力容器（安全壳）。Chen 等采用 HF-H$_2$ 鼓泡法，每年该钍基熔盐堆（TMSR）可提取 3.49×10^5 TBq 的 ^{131}I 产品，经过 13d 的冷却，其纯度能够达到药用标准。同时采用电场方法，1296TBq 的 ^{131}I 可在废气处理系统中被提取出来。^{131}I 的总提取率为 1350 TBq/MW，从而展现了熔盐堆的经济效应。Yu 等[111]报道了基于 2 MW 熔盐反应堆，采用四种方式进行 ^{131}I 的制备研究，分别使用 TeO$_2$ 为靶材的 (n, γ) 法、采用 U 靶的裂变法、批量化学处理法（熔盐堆）和在线提取法[旁路回路系统（bypass loop system，BPLS），熔盐堆]。(n, γ) 法经优化后，^{131}I 经过 5d 辐照，3 d 冷却，总产量为 100 TBq（2700 Ci）。采用裂变法生产 ^{131}I，铀靶经过 5d 辐照，13d 冷却后，^{131}I 放射性同位素的纯度大于 99.9%，^{131}I 的年产量为 148 TBq（4000 Ci）。采用批量化学处理法从熔盐堆提取 ^{131}I，^{131}I 经过 30d 辐照，11d 冷却和 4d 分离纯化，^{131}I 的年产量为 3626 TBq（98000 Ci）。采用在线提取法生产 ^{131}I 的主要问题是，在熔盐堆中 ^{235}U 裂变产生的碘会溶解在熔融盐中，无法通过 BPLS 系统提取；而 ^{131}Te 和 ^{131m}Te 则在熔融盐中不溶，故可通过在线固态分离技术提取出来。提取出来的 Te 会衰变为 ^{131}I，最终实现 ^{131}I 的生产。^{235}U 裂变累积的 ^{131}Te 产率为 2.55%，^{131m}Te 的产率为 0.41%，^{131}I 的年产量为 5735 TBq（155000 Ci）。该研究表明熔盐堆在 ^{131}I 制备中的巨大潜力。^{131}I 的四种生产方法对比见图 4-17。

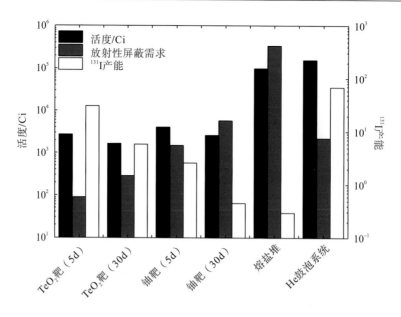

图 4-17　^{131}I 的四种生产方法对比[111]

4.3.14　^{153}Sm

1991 年，中物院核物理与化学研究所[112]报道了 300$^{\#}$反应堆辐照天然 Sm$_2$O$_3$ 靶件，中子通量为 4×10^{13} (n·cm^{-2}·s^{-1})，辐照时间大于 110h，得到比活度不低于 5.18TBq/mg (140 mCi/mg) 的 ^{153}Sm。1995 年，美国 BNL 的 Srivastava 等[113]用 HFBR 辐照富集 98.29% 的 ^{152}Sm$_2$O$_3$ 靶件，在热中子通量为 4.2×10^{14} (n·cm^{-2}·s^{-1})，快中子 ($E_n > 1$MeV) 通量为 4.5×10^{13} (n·cm^{-2}·s^{-1}) 的条件下辐照 2d，获得了比活度为 261 MBq/g (7.05 mCi/g) 的 ^{153}Sm。2002 年，印度的 Ramamoorthy 等[114]对比了 Dhruva 反应堆辐照天然 Sm$_2$O$_3$ 和富集 98% 的 ^{152}Sm$_2$O$_3$ 靶件，在中子通量为 $(2\sim5)\times10^{13}$ (n·cm^{-2}·s^{-1})，辐照 3~7d，分别得到比活度为 11 TBq/g (300 Ci/g) 和 44 TBq/g (约 1200 Ci/g) 的 ^{153}Sm。2013 年，伊朗的 Foughi 等[115]计算并在 TRR 堆通过 ^{152}Sm(n,γ)^{153}Sm 反应制备 ^{153}Sm。在 TRR 堆的一个工作周期内，辐照 10 mg 富集 ^{152}Sm$_2$O$_3$ 靶件，可得到 74~111 GBq (2~3 Ci) 的 ^{153}Sm。

2002 年，巴基斯坦的 Fatima 等[116]在巴基斯坦研究堆 (PARR-I) 利用快中子辐照高纯天然 Eu$_2$O$_3$ 靶件，通过 ^{153}Eu(n,p)^{153}Sm 制备无载体 ^{153}Sm。他们在靶件外包裹镉箔以限制热中子引发的 (n,γ) 反应。在快中子通量为 7.5×10^{13} (n·cm^{-2}·s^{-1}) 的条件下，辐照 2g 天然 Eu$_2$O$_3$ 靶件 120h 得到 50.74 MBq 的 ^{153}Sm，产物的主要杂质是 1.31 kBq 的 ^{151}Sm。2007 年，德国的 Qaim 等[117]测试了利用 14 MeV d(Be) 中子轰击 ^{153}Eu(n,p)^{153}Sm 的反应截面，结果显示为 (0.26 ± 0.06) mb，反应截面较低。此外，他们还测试了 ^{150}Nd(α,n)^{153}Sm 在不同能量的 α 粒子轰击下的反应截面，α 粒子的能量为 20 MeV，达到的最大反应截面为 45 mb。由于在该工作中所研究 α 粒子的能量范围内 ^{150}Nd 不能形成其他 Sm 的放射性同位素，因此有可能通过该途径获得高纯度无载体 ^{153}Sm。

^{153}Sm 一直是用于缓解骨痛的放射性同位素，其最具代表性的放射性药物是 ^{153}Sm-

EDTMP(乙二胺四亚甲基膦酸)。^{153}Sm-EDTMP(商品名：Quadramet$^{®}$)于 1997 年获得美国 FDA 批准上市，^{153}Sm-EDTMP 于 2001 年在中国获得批准上市(商品名：来昔决南钐[^{153}Sm] 注射液，国药准字 H20010679)。^{153}Sm-EDTMP 适用于患有成骨性骨转移，同位素骨扫描 显示有放射性浓聚灶患者的疼痛治疗。^{153}Sm 与 ^{89}Sr 相比有几个优点，因为它的 β 粒子能 量更低、物理半衰期更短，因此辐射传递更快，可从体内迅速清除，骨髓毒性相对较低。 ^{153}Sm-EDTMP 通常在给药后的 2～7d 开始缓解疼痛，可持续 2～17 周[118]。 Kolesnikov-Gauthier 等[119]报道，^{153}Sm-EDTMP 是治疗骨转移患者，尤其是乳腺癌或前列 腺癌患者的一种有效且有用的放射性药物(除改善生活质量外)。在 2018 年的一项研究中， 塔赫里(Taheri)等[120]报告，^{153}Sm-EDTMP 和 ^{177}Lu-EDTMP 在缓解骨转移瘤疼痛方面取得 了类似的安全性和有效性，两个治疗组在 2 周后的疼痛水平显著降低，并在治疗后持续了 12 周。

　　^{153}Sm 也可用于中等大小关节(脚踝和肘部)的放射性滑膜切除术。例如，经过 ^{153}Sm 标记的羟基磷灰石(HA)已被用于血友病性关节病的治疗，该治疗已被证明是有效、安全 和经济的。通过注入较高剂量的 ^{153}Sm-HA，可以改善辐射致死的效果。卡莱加罗(Calegaro) 等研究了 ^{153}Sm-HA 在治疗脚踝和肘部血友病性关节病中的有效性。该研究显示，^{153}Sm-HA 在放射性滑膜切除术后，踝关节和肘关节均有显著改善，其中，在 12 个月和 42 个月后， 踝关节的疼痛缓解程度(改善率分别为 71%和 61%)高于肘关节(改善率分别为 46%和 37%)[121]。在哈希金(Hashikin)等进行的一项实验研究中，^{153}Sm 标记的离子交换树脂微粒 (Amberlite®IR120)与其他放射性同位素相比具有优越性，可用于肝放射性栓塞[122]。

4.3.15　^{161}Tb

1. 反应堆制备 ^{161}Tb

　　在国外，^{161}Tb 同位素的研制主要是通过富集同位素 ^{160}Gd 靶料，在反应堆中通过堆内 辐照，发生中子反应 ^{160}Gd$(n, \gamma)^{161}$Gd→^{161}Tb，从而得到辐照产物 ^{161}Tb。目前，已有多个 反应堆进行 ^{160}Gd 靶料辐照的报道。

　　2011 年，德国慕尼黑工业大学放射化学研究所的 Konstantin Zhernosekov 团队利用德 国慕尼黑 FRM-II堆/德国柏林 BER II堆(中子通量：$1×10^{14}$(n·cm^{-2}·s^{-1})，辐照时间：14d)、 法国格勒诺布尔 RHF ILL 堆(中子通量：$1×10^{15}$(n·cm^{-2}·s^{-1})，辐照时间：7d)，从 40mg ^{160}Gd 辐照靶料中得到 15 GBq 的 ^{161}Tb 产品，并以阳离子交换树脂柱(Aminex A6，17.5 μm 粒径， NH^{4+}形式，柱尺寸为 150 mm×5 mm)进行分离纯化，产品回收率高达 80%～90%[123]。

　　2016 年，印度尼西亚核应用科学与技术中心 Azmairit Aziz 团队，利用 G.A. Siwabessy 多用途反应堆，对 100 mg 的天然 Gd$_2$O$_3$ 靶料在约 10^{14}(n·cm^{-2}·s^{-1})中子通量下辐照 4d， 得到 2.15～3.92 GBq(58～106 mCi)的 ^{161}Tb 产品，并用镧系树脂柱进行分离纯化得到最 终产物[124]。

　　2019 年，瑞士保罗谢勒研究所的 Nicholas P. van der Meulen 团队利用法国格勒诺布尔 RHF ILL 堆、南非核能公司 SAFARI-1 堆进行了多批次的辐照实验，具体实验结果见

表 4-11。辐照后的靶料以阳离子交换树脂柱(Sykam Chromatographie Vertriebs GmbH 公司，12～22 μm 粒径，NH^{4+} 形式，柱尺寸为 170 mm×10 mm)进行分离纯化，最多单次可得到 20 GBq 的 ^{161}Tb 产品，放射化学浓度为 21 GBq/mL[125]。

表 4-11　^{161}Tb 生产实例报道[125]

反应堆或中子源	实测中子通量/(n·cm⁻²·s⁻¹)	辐照时间/d	靶料	靶件质量/mg	活度/GBq
ILL	$7.4×10^{14}$	5	$^{160}Gd_2O_3$	12.5	11.6
ILL	$7.4×10^{14}$	10	$^{160}Gd_2O_3$	7.3	16.7
SAFARI-1	$1.8×10^{14}$	14	$^{160}Gd_2O_3$	33.3	19.6
SAFARI-1	$1.8×10^{14}$	7	$^{160}Gd_2O_3$	32.5	11.9
SINQ	$1.8×10^{13}$	21	$^{160}Gd(NO_3)_3$	94.9	8.8
SINQ	$1.8×10^{13}$	21	$^{160}Gd(NO_3)_3$	86.4	6.0
CMRR	$1.0×10^{14}$	10	$^{160}Gd_2O_3$	450	37

注：SINQ 为瑞士散裂中子源，并非反应堆制备。

2020 年，中物院依托 CMRR 自主研究建立了无载体 ^{161}Tb 的制备工艺，以 $^{160}Gd_2O_3$ 作为辐照靶料，多级镧系树脂作为分离工艺，实现了单次居里级 ^{161}Tb 的生产，所获得 ^{161}Tb 的比活度为 3700GBq/mg(100Ci/mg)，放化纯大于 99%，放射化学浓度为 18.5 GBq/mL(0.5 Ci/mL)，能够满足放射性药物研发及临床使用要求。

2. 加速器制备 ^{161}Tb

目前，利用加速器制备 ^{161}Tb 仍然处于初步研究阶段。匈牙利科学院核研究所利用 MGC-20E 回旋加速器，通过 $^{160}Gd(n, γ)^{161}Gd→^{161}Tb$ 核反应实现了 ^{161}Tb 的加速器制备。该过程中采用天然氧化钆作为靶料，中子束流由 17.8MeV、15.31μA 的质子束辐照 ^{9}Be 靶产生，辐照 9h 后，其产率为 8000Bq/(C·g)。如果采用 0.1～0.5g 的 ^{160}Gd(100%) 作为靶材料，在 100 μA 的质子束下轰击 3～4d，理论上该方式能够产生 3.7～11.1MBq(0.1～0.3 mCi) 的 ^{161}Tb[126]。

此外，瑞士保罗谢尔研究所(PSI)利用瑞士散裂中子源(SINQ)成功进行了多批次 ^{161}Tb 的制备工作，结果见表 4-11[123]。

综上所述，利用反应堆进行无载体 ^{161}Tb 的制备仍然是获取 ^{161}Tb 最主流的方式。

4.3.16 ^{166}Ho

目前，通过直接法制备的 ^{166}Ho 主要用于 ^{166}Ho 微球，文献报道的 ^{166}Ho 微球的制备方法主要有 ^{166}Ho 聚乳酸微球[^{166}Ho poly(L-lactic acid) microspheres][127-129]和 ^{166}Ho 乙酰丙酮微球(^{166}Ho acetylacetonate microspheres)[128,129]。其中，^{166}Ho 聚乳酸微球(商品名：QuiremSphere®)已于 2015 年获得欧洲监管机构(CE-mark)批准，用于不可切除的肝癌放射性栓塞治疗。

^{166}Ho 聚乳酸微球的制备路线为[127]：首先将乙酰丙酮溶解于水中，氨水调节 pH 至 8.5，得到黄色的乙酰丙酮；然后加入氯化钬水溶液并搅拌，一段时间后可得到乙酰丙酮钬（Ho-acetylacetonate）晶体，过滤并干燥；将乙酰丙酮钬和聚乳酸一起加入持续搅拌的氯仿中，并将乳化剂聚乙烯醇溶解于水中且持续搅拌，再将氯仿溶液加入聚乙烯醇溶液中，持续搅拌直至氯仿完全挥发；为了除去残留的聚乙烯醇和未被聚乳酸包裹的乙酰丙酮钬晶体，所得到的 Ho 聚乳酸微球先后用纯水、0.1M HCl 和纯水洗涤；再使用 20μm 和 50μm 的筛网对 Ho 聚乳酸微球进行尺寸筛选，使其粒径集中在 20～50μm；最后，将 Ho 聚乳酸微球送入反应堆进行辐照，即可得到 ^{166}Ho 聚乳酸微球。

反应堆的中子通量和辐照时间对 ^{166}Ho 聚乳酸微球的质量有非常大的影响。在高中子通量的辐照条件下，微球易发生破裂；辐照较长时间同样会严重影响微球的形貌，如图 4-18 所示[128]。因此，与直接法制备 ^{166}Ho 放射性核素的辐照条件不同，制备 ^{166}Ho 聚乳酸微球需要较低的中子通量和较短的辐照时间。由于 Ho 聚乳酸微球中 Ho 的含量高达 17%，即使在较低的中子通量和较短的辐照时间下辐照得到的 ^{166}Ho 聚乳酸微球，其活度也可以满足临床使用要求。

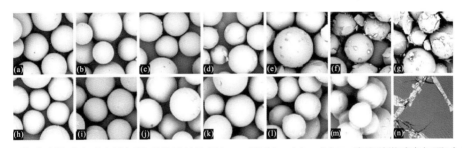

图 4-18　聚乳酸微球在反应堆辐照后的形貌特征（SEM 照片）：(a)～(g) Ho 聚乳酸微球在辐照[中子通量 5×10^{12}(n·cm^{-2}·s^{-1})] 0 h、2 h、4 h、6 h、7 h、8 h 和 10 h 的扫描电镜照片；(h)～(n) 不含 Ho 的聚乳酸微球在辐照[中子通量 5×10^{12}(n·cm^{-2}·s^{-1}) 0 h、2 h、4 h、6 h、7 h、8 h 和 10 h 的扫描电镜照片[128]

^{166}Ho 标记的膦酸化合物也可使用直接法制备的 ^{166}Ho，其在骨癌和癌症的骨转移治疗方面有较为广泛的应用。文献报道的磷酸化合物主要包括 1,4,7,10-四氮杂环十二烷-1,4,7,10-四（甲基膦酸）（DOTMP）、乙二胺四（亚甲基膦酸、EDTMP）、三乙烯四胺六（亚甲基膦酸，TTHMP）、帕米膦酸（PAM）等[132]。

相对于直接法制备 ^{166}Ho，间接法制备 ^{166}Ho 的技术相对复杂，目前无载体 ^{166}Ho 尚未实现有规模供应。澳大利亚、美国、印度、荷兰和墨西哥等国的科研机构已有采用间接法制备少量 ^{166}Ho 的报道，但仅限于研究工作[133-139]。

由于 ^{166}Ho 的半衰期相对较短，所以其应用受到运输距离的较大限制。而其母体同位素 ^{166}Dy 具有较长的半衰期，因此制备 ^{166}Dy-^{166}Ho 发生器成为提供无载体 ^{166}Ho 的最佳办法[140]。然而，Dy 和 Ho 是紧邻的镧系元素，它们的物理和化学性质极其相似，故制备 ^{166}Dy-^{166}Ho 发生器在技术上非常困难。南非 J. R. Zeevaart 等 [141]利用热原子效应，使用 DOTATOC 与 ^{166}Dy 制备成络合物，然后利用 ^{166}Dy-DOTATOC 和衰变子体 ^{166}Ho 对 C18 柱亲和力的不同，使用 10^{-3} M 乙二胺四乙酸（ethylene diamine tetraacetic acid，EDTA）进行洗脱，实现了 ^{166}Ho 与 ^{166}Dy 的分离。其热原子效应的可能过程叙述如下。^{166}Dy 经过 β 衰变后，会有 92%的概率处于 M1 激发态，该激发态通过发射内转换电子或直接发射 γ 射线进行退激，其内转换系数为 4.0。约 80%的 ^{166}Ho* 会发射内转换电子，并进一步引发俄歇串级。电子震脱和俄歇串级使 ^{166}Ho 高度电离，并在非常短的时间内与周围原子发生电荷的重新分布，从而引发库伦爆炸，导致原先络合 ^{166}Ho 的 DOTA 大环发生化学键断裂，实现 ^{166}Ho 的释放。泽瓦特 (J. R. Zeevaart) 等分离得到约 72%的 ^{166}Ho，这与理论产率非常接近。但是，他们使用的络合分子 DOTATOC 非常昂贵，并不适用于规模化制备 ^{166}Ho。此外，由于淋洗液使用了具有很强络合能力的分子 EDTA，这使得洗脱的 ^{166}Ho 已经被 EDTA 络合，限制了其后续在药物标记等方面的应用。总地来说，该方法为制备 ^{166}Dy-^{166}Ho 发生器提供了一种新的思路。相信 ^{166}Dy-^{166}Ho 发生器研发成功将极大地促进 ^{166}Ho 标记多肽、抗体和小分子药物的快速发展。

4.3.17　^{177}Lu

^{177}Lu 是最近十年研究最热门的用于治疗的放射性治疗同位素，尽管其在医用放射性同位素药物市场出现的时间晚于 ^{99m}Tc、^{131}I、^{89}Sr 等同位素，但其独特的核物理及化学性质能够最大限度地满足放射性同位素治疗的发展趋势，所以在核医学领域引起了对该同位素研究的极大兴趣及旺盛需求。由于 ^{177}Lu 在肿瘤治疗方面的优良效果，故 ^{177}Lu 的应用前景极为广阔，甚至有可能成为使用最广泛的治疗性放射性同位素，这也进一步刺激了对 ^{177}Lu 同位素及药物生产设施的资本投资[142,143]。截至目前，FDA 已经分别于 2018 年、2022 年批准用于治疗胃肠胰腺神经内分泌肿瘤的 Lutathera(^{177}Lu-DOTATATE)、用于治疗前列腺癌的 Pluvicto(^{177}Lu-PSMA 617) 两款 ^{177}Lu 标记药物。除上述两例批准临床用药外，还有多个 ^{177}Lu 药物处于实验室研究或临床试验阶段，因此 ^{177}Lu 又称为放射性药物发展的"金矿"，对其无限潜力的研究才刚起步。

^{177}Lu 的制备是通过反应堆中子辐照完成的，可分为有载体 ^{177}Lu 与无载体 ^{177}Lu 两种。有载体 ^{177}Lu 制备的优势是辐照时间短、辐照后处理操作简单、放射性废液量少、生产规模大(13×10^5 GBq)等。缺点是制备方式仅适合高通量中子堆($>10^{14}$(n·cm^2·s))、产品比活度低、半衰期长、^{177m}Lu 含量高等，所以有载体 ^{177}Lu 的应用有限，主要用于基础科研和少数骨镇痛及治疗中，而应用前景更广阔的 ^{177}Lu 多肽/单抗靶向放射性药物基本不采用该工艺。无载体 ^{177}Lu 的优势在于产品的比活度高、^{177m}Lu 含量低、制备工艺不受反应堆中子通量限制等，它是目前临床使用 ^{177}Lu 的主要供应来源。然而，与有载体 ^{177}Lu 相比，无载体法具有辐照时间长、单批次生产规模小、后处理复杂、产生放射性废液量大等缺点。

1. 有载体 ^{177}Lu 的制备(直接法)

有载体 ^{177}Lu 的制备通常利用 ^{176}Lu(n, γ)^{177}Lu 核反应，通过反应堆高通量的热中子 [$>10^{14}$(n·cm^2·s)]辐照 ^{176}Lu 靶材料获得。^{176}Lu 核的一个重要特征是捕获热中子和共振中子的横截面大(2065b、1087b)，因此理论上相对较高比活度的 ^{177}Lu 可通过短时间的辐照就能迅速获得。然而，由于在辐照过程中靶材料 ^{176}Lu 核的强烈烧毁，实际获得的有载体

^{177}Lu 产品的比活度并不能达到理论值。对于热中子通量为 5×10^{14} $(n\cdot cm^{-2}\cdot s^{-1})$ 的中等通量反应堆，获得有载体 ^{177}Lu 的比活度可达到 1665TBq/g（45000Ci/g）；而对于中子通量达到 2×10^{15} $(n\cdot cm^{-2}\cdot s^{-1})$ 的高通量反应堆，如俄罗斯原子反应堆研究所（Research Institute of Atomic Reactors）的 SM 堆、美国 ORNL 的 HFIR 堆，经过 10d 辐照后，可以得到比活度为 2812 TBq/g（76000 Ci/g）的有载体 ^{177}Lu 产品[144,145]，该数值已经达到 ^{177}Lu 理论比活度 [4070 TBq/g（110000 Ci/g）] 的 70%。不仅如此，高中子捕获截面还会引起很强的靶料吸收，从而降低所需同位素 ^{177}Lu 的产率及比活度。为了降低靶料的中子吸收，一般将 ^{176}Lu 靶料的辐照重量限制在几个毫克级别[145,146]。尽管减少靶料量有助于提高 ^{177}Lu 产品的比活度，但不可避免地会限制 ^{177}Lu 的绝对产率（总活度）。此外，需要注意的是，起始同位素在中子辐照过程中的燃烧会导致大量 Hf 同位素的产生。在高通量反应堆辐照中，Hf 同位素的重量甚至可以达到起始 ^{176}Lu 重量的 40%[144]。不过，由于 Hf 与 DOTA 等螯合剂不存在配位作用，因此即使产生如此大量稳定的 Hf 同位素也不会影响后续 ^{177}Lu 放射性药物的标记过程[143]。

直接法生产有载体 ^{177}Lu 方法的另一个缺点是在获得 ^{177}Lu 产品的同时，不可避免地产生长半衰期的 ^{177m}Lu（$T_{1/2}=160d$）。在临床治疗过程中，为了减少患者接受的辐照剂量和排泄废物的活度，需要对最终产品的 ^{177m}Lu 进行严格控制。通过对辐照条件的优化，即使在高通量堆内辐照 10d，^{177m}Lu 含量仍然可以控制在可接受的水平内，即不超过 0.02%[147]。

一般情况下，5mg 的 ^{176}Lu 靶料在 5×10^{14} $(n\cdot cm^{-2}\cdot s^{-1})$ 的中等中子通量下辐照 12d，能够获得总活度为 5550 GBq（150 Ci）、比活度为 1480 GBq/mg（40 Ci/mg）的 ^{177}Lu 产品[148]。按照每次辐照一个 5 mg ^{176}Lu 靶件、每年辐照 25 次计算，理论上一个反应堆生产 ^{177}Lu 的年产值可以达到 1.4×10^{14} Bq（3750 Ci）[148]。

目前已有美国 HFIR 堆、俄罗斯 SM 堆与 IVV-2M 堆、荷兰 HFR 堆、比利时 BR2 堆、南非 SAFARI-1 堆、波兰 MARIA 堆、法国 OSIRIS 堆、捷克斯洛伐克 LVR-15 堆、加拿大 NRUR 等多个反应堆进行有载体 ^{177}Lu 的生产报道实例。在 HFIR 与 SM 堆中，辐照 4.5d 即可达到最大的比活度。其具体的理论产额信息详见表 4-12[149]。其中，俄罗斯 SM 堆进行了有载体 ^{177}Lu 制备的报道，理论单次制备量最高可达 19.91×10^5 GBq（5.38×10^4 Ci）。美国、荷兰、比利时、南非、波兰、法国、加拿大的有载体 ^{177}Lu 的制备能力均较高，目前对于国际 ^{177}Lu 的产能并无相关汇总报告。中物院的 CMRR 堆最早于 2016 年成功实现了有载体 ^{177}Lu 的制备，在 1×10^{13} $(n\cdot cm^{-2}\cdot s^{-1})$ 热中子通量下辐照 8d，得到了 4.4×10^4 GBq/g 的 ^{177}Lu，高中子通量条件下 [1×10^{14} $(n\cdot cm^{-2}\cdot s^{-1})$，7d] 得到了 2.4×10^5 GBq/g 产物。此外，核动力院也在开展有载体 ^{177}Lu 的制备工艺研究。总体而言，有载体 ^{177}Lu 的制备技术简单，生产难度低，其产量不受生产能力的限制，但产品本身的应用范围有限。

表 4-12 各反应堆通过直接法生产有载体 ^{177}Lu 的理论产额

反应堆	功率/MW	Φ_T/$(n\cdot cm^{-2}\cdot s^{-1})$	Φ_E/$(n\cdot cm^{-2}\cdot s^{-1})$	活度/$\times10^5$ GBq	辐照时间/d	^{177m}Lu/^{177}Lu
IVV-2M，Core Center（俄罗斯）	15	4.78×10^{14}	5.65×10^{13}	12.82	14.8	0.03
SM，Central block，channel 3（俄罗斯）	90	2.26×10^{15}	1.31×10^{14}	19.91	4.7	0.02

反应堆	功率/MW	$\Phi_{\mathrm{T}}/(\mathrm{n\cdot cm^{-2}\cdot s^{-1}})$	$\Phi_{\mathrm{E}}/(\mathrm{n\cdot cm^{-2}\cdot s^{-1}})$	活度/×10⁵ GBq	辐照时间/d	$^{177\mathrm{m}}\mathrm{Lu}/\,^{177}\mathrm{Lu}$
HFIR，Central trap (美国)	85	2.52×10^{15}	—	20.42	4.4	0.02
HFR，reactor core (荷兰)	45	2.60×10^{14}	4.30×10^{14}	6.51	9.7	0.02
BR2，H1 (比利时)	58	4.2×10^{14}	4.0×10^{14}	12.41	16.6	0.03
SAFARI-1 (南非)	20	2.4×10^{14}	—	9.36	23.2	0.03
MARIA (波兰)	30	3.5×10^{14}	—	11.43	18.6	0.03
OSIRIS (法国)	70	2.7×10^{14}	—	9.99	21.7	0.03
LVR-15 (捷克斯洛代表)	10	1.3×10^{14}	—	6.29	31.9	0.03
NRUR (加拿大)	135	4.0×10^{14}	—	12.12	17.1	0.03
RECH-1 (智利)	5	4.76×10^{12}	4.15×10^{10}	0.30*	>100	0.06
ETRR-2 (埃及)	22	2.80×10^{11}	1.12×10^{9}	0.02*	>100	0.06
BRR (匈牙利)	10	9.37×10^{13}	3.86×10^{12}	4.92	38.3	0.03
DHRUVA (印度)	100	3.60×10^{13}	4.26×10^{11}	2.14	62.8	0.05
HANARO (韩国)	30	6.78×10^{13}	1.21×10^{11}	3.74	44.8	0.04
RTP (马来西亚)	1	7.99×10^{12}	1.54×10^{11}	0.52*	>100	0.06
TRIGA Mark III (墨西哥)	1	2.78×10^{13}	1.56×10^{11}	0.17*	>100	0.07
MA-R1 (摩洛哥)	2	6.40×10^{12}	2.85×10^{11}	0.41*	>100	0.06
HOR，BigBeBe (荷兰)	2	2.40×10^{13}	1.73×10^{12}	1.50*	>100	0.07
RP-10 (秘鲁)	10	6.76×10^{12}	1.62×10^{11}	0.44*	>100	0.06
RPI (葡萄牙)	1	1.90×10^{12}	1.80×10^{10}	0.12*	>100	0.06
TRIGA Ⅱ Pitesti (罗马尼亚)	12	1.20×10^{13}	2.88×10^{11}	0.76*	>100	0.06
TRIGA Mark Ⅱ (斯洛文尼亚)	0.25	1.04×10^{12}	3.85×10^{10}	0.07*	>100	0.06
Dalat RR，trap (越南)	0.5	1.46×10^{13}	1.28×10^{11}	0.93*	>100	0.07

注：*为 100 天内未达到最大值；Φ_{T} 为热中子通量；Φ_{E} 为超热(共振)中子通量。

2. 无载体 ^{177}Lu 的制备(间接法)

目前应用更为广泛的是无载体 ^{177}Lu。通过反应堆对 ^{176}Yb 靶料进行中子辐照，发生 ^{176}Yb(n,γ) ^{177}Yb→^{177}Lu 反应，经分离纯化后即可获得无载体 ^{177}Lu，该方法又称为间接法。间接法制备无载体 ^{177}Lu 的产率依赖于反应堆的中子通量。在热中子通量为 2×10^{15} $(\mathrm{n\cdot cm^{-2}\cdot s^{-1}})$ 的高通量反应堆中，辐照 40d，每克 ^{176}Yb 靶料理论可获得约 1.9×10^{4}GBq $(520\ \mathrm{Ci})$ 的无载体 ^{177}Lu。俄罗斯 SM 堆在一个标准运行周期($20\sim21$d 有效时间)内，辐照每克 ^{176}Yb 靶料，产率可达到 $1.7\times10^{4}\sim1.8\times10^{4}$GBq/g。而对于中子通量为 5×10^{14} $(\mathrm{n\cdot cm^{-2}\cdot s^{-1}})$ 的中通量反应堆，辐照 20d 后，每克 ^{176}Yb 靶料的 ^{177}Lu 产率降至 $4070\sim4255$ GBq/g，并且辐照的前 5d，其产品活度只能达到上述活度数据的 40%；前 10d，则能达到 64%[145]。尽管如此，产率的降低并不会影响无载体 ^{177}Lu 产品的比活度。无载体 ^{177}Lu 的制备对反应堆的功率要求低，产品的比活度高达 7.4×10^{5} GBq/g(20 kCi/g)，在高通量堆($\geqslant10^{14}$)中的比活度会进一步提升，理论最高可达 4.05×10^{6} GBq/g(109 kCi/g)。

间接法制备无载体 ^{177}Lu 的核反应中子截面低(2.85b)，因此可以忽略辐照过程中的中子自吸收情况。该方法的另一大优势在于 ^{177m}Lu 的产量极低，并已经有多个无载体 ^{177}Lu 的报道实例证明了这一点[142,150,151]。此外，与直接法进行有载体 ^{177}Lu 的制备相比较，通过间接法进行无载体 ^{177}Lu 的制备过程中镥核几乎没有燃烧，所以即使在高通量反应堆中进行辐照时，Hf 同位素的含量也显著减少（约 2%）[148]。

影响间接法制备无载体 ^{177}Lu 的另一个重要因素在于辐照靶料的组成，市售的 ^{176}Yb 氧化物中可能含有高达 2%～3% 的 ^{174}Yb，^{174}Yb 同位素在中子辐照过程中会生成 ^{175}Yb（$T_{1/2}$＝4.18d），并进一步衰变产生 ^{175}Lu，从而降低最终 ^{177}Lu 产品的比活度。理论计算表明，当靶料中含有超过 1% 的 ^{174}Yb 时，通过间接法生产的 ^{177}Lu 的比活度经过辐照（20d）及后处理，其比活度会降低到直接法生产有载体 ^{177}Lu 的水平。靶材中存在的 ^{174}Yb 杂质实际上消除了间接法制备 ^{177}Lu 的主要优势。该问题可以通过尽可能缩减辐照与辐照靶料后处理的时间，以减少 ^{175}Lu 的累积量来解决。这就要求辐照靶料进行放射化学处理与反应堆照地点空间的距离尽可能短，确保将辐照靶料运输到放化处理地点的时间缩减到最小。因此，在进行 ^{177}Lu 生产设施建设时需要考虑这一因素。

相较于有载体 ^{177}Lu，无载体 ^{177}Lu 的制备技术更加复杂，目前俄罗斯 IVV-2M 堆与 SM 堆、美国密苏里大学研究堆（Missouri University research reactor, MURR）、美国 ORNL 的高通量同位素反应堆（high flux isotope reactor, HFIR）等均有进行无载体 ^{177}Lu 制备的报道。在俄罗斯 SM 反应堆中，辐照 5d，理论上即可得到比活度高达 $1.99×10^6$ GBq/g 的无载体 ^{177}Lu，单次制备产量高达 $5.48×10^3$ GBq。目前，德国 ITG 公司已经能够提供商品化 ^{177}Lu 医用原料溶液。

中物院的 CMRR 堆成功实现了无载体 ^{177}Lu 的国产化制备，单次制备能力达 $7.4×10^2$ GBq，年产量达到 $3.7×10^4$ GBq，产品比活度≥$2.96×10^6$ GBq/g。目前，中物院已经向多家医院、科研院所、企业提供了国产化的 ^{177}Lu 产品，用于 ^{177}Lu 药物的研发与临床治疗。此外，核动力院也在开展无载体 ^{177}Lu 制备工艺的研究。

总体而言，无载体 ^{177}Lu 的应用前景广阔，是 ^{177}Lu 制备的主流研究方向，随着多种 ^{177}Lu 标记药物的上市，市场对 ^{177}Lu 的需求也在逐年增加。目前世界范围内已经有多家供应商具备提供 GMP 级 ^{177}Lu 放射性产品的能力，暂时能够满足临床使用需求。^{177}Lu 放射性药物市场的进一步扩大则需要对现有设施进行升级或新建设施。目前 ^{177}Lu 产品国际供应商的具体指标见表 4-13。

表 4-13　GMP 级 ^{177}Lu 放射性产品供应商[150]

供应商	比活度	化学形式	类别	放射化学浓度/(GBq/mL)
Perkin Elmer（美国）	～740 GBq/mg	$LuCl_3$ 溶于 0.05 M HCl	CA	～111
ORNL（美国）	（1.85～2.96）TBq/mg	$LuCl_3$ 溶于 0.1 M HCl	CA	296
MURR（美国）	925 GBq/mg	$LuCl_3$ 溶于 0.05 M HCl	CA	111
Nordion（加拿大）	1.665 TBq/mg	$LuCl_3$ 溶于 0.05 M HCl	NCA	≥7.4
ITG（德国）	2.96 TBq/mg	$LuCl_3$ 溶于 0.04 M HCl	NCA	296
IDB Holland BV	740 GBq/mg	$LuCl_3$ 溶于 0.05 M HCl	CA	111

总体而言，相较于其他医用放射性同位素生产，^{177}Lu 的优势之一是它可以在世界上数量足够多的中、高通量研究堆中进行生产，目前已报道的进行 ^{177}Lu 生产的反应堆见表 4-14。

表 4-14 ^{177}Lu 生产报道的反应堆

反应堆	中子通量/ (n·cm⁻²·s⁻¹)	辐照时间	类别	靶料质量	剂量规模	分离方法	时间
一，印度	1×10^{13}	7 d	间接法	10.35 mg Yb 靶料	11.1 GBq	离子交换色谱	1994 年[152]
HFIR、ORNL，美国			直接法	0.7 mg ^{176}Lu$_2$O$_3$(44.23%)	25.2 GBq	—	1995 年、2005 年[153,154]
HFIR、ORNL，美国			间接法	5.0 mg ^{176}Yb$_2$O$_3$(96.43%)	357 MBq		
TRIGA II，德国	2×10^{12}	6 h	间接法	200 mg 天然 Yb$_2$O$_3$	—	胶结工艺+阳离子交换	2000 年
BER II，德国	2×10^{14}	2 d	间接法	12.4 mg ^{176}Yb$_2$O$_3$	8.1 GBq	胶结工艺+阳离子交换	2000 年
一，印度	3×10^{13}	7 d	直接法	Lu$_2$O$_3$(60.6% ^{176}Lu)	～110 TBq/g 靶料		2003 年
JRR-3M，日本	1×10^{14}	3 h	间接法	15 mg ^{176}Yb$_2$O$_3$	121.5 MBq	HPLC(反向离子对)	2003 年
Maria，波兰	2×10^{14}	5 ～200 h	直接法	0.25 mg～3 mg Lu(68.9% ^{176}Lu)	5.7×10^5 GBq/g 靶料	—	2004 年
研究堆，希腊	8.3×10^{13}	8h/d×4d			6.6 GBq	负载型液膜萃取法	2006 年[155]
HIFAR，澳大利亚	5×10^{13}	10 d	间接法	11.5 mg ^{176}Yb$_2$O$_3$	2.4 GBq	固相萃取 (OASIS-HDEHP 树脂)	2008 年[156]
HIFAR，澳大利亚	5×10^{13}	10 d	间接法	10 mg ^{176}Yb$_2$O$_3$	2.2 GBq	固相萃取 (OASIS-HDEHP 树脂)+HPLC 工艺	2008 年[157]
Maria 堆，波兰	3×10^{14}	6 h	直接法		700 MBq/mg		2009 年[158]
HANARO，30 MW，韩国	1.6×10^{14}	28d	间接法	5 mg ^{176}Yb$_2$O$_3$	3.7 GBq	含磷酸基团的有机陶瓷杂化材料	2016 年
IR-8，6 MW，俄罗斯	7.43×10^{13}	109 h	间接法	10 mg ^{176}Yb$_2$O$_3$	0.6 GBq	电化学分离	2016 年

4.3.18 ^{186}Re

1. 反应堆制备 ^{186}Re

1995 年，原子能院报道了反应堆辐照天然铼粉末制备 ^{186}Re，在中子通量为 7×10^{13}～8×10^{13}($n\cdot cm^{-2}\cdot s^{-1}$)，辐照 7～10d 的条件下，得到比活度为 2900～3700 TBq/mg 的 ^{186}Re[159]。

1999 年，印度 Kothari 等[160]报道了在 Dhruva 反应堆辐照天然铼金属靶制备 ^{186}Re，在中子通量为 3×10^{13}($n\cdot cm^{-2}\cdot s^{-1}$)，辐照 7d 并冷却 4d 后，得到比活度为 1.3～1.5TBq/mg(35～40Ci/g) 的 ^{186}Re。2001 年，美国橡树林国家实验室的 Knapp 等[161]计算了在不同中子通量下

辐照富集 ^{185}Re 靶制备 ^{186}Re 的产率，结果显示中子通量越大，^{186}Re 的产率越高；在热中子通量为 $1 \times 10^{14} (\mathrm{n \cdot cm^{-2} \cdot s^{-1}})$，辐照 2d 的条件下，可得到比活度达 18.5 TBq/mg 的 ^{186}Re。

由于反应堆制备 ^{186}Re 会得到 ^{188}Re 等副产物，并且需要使用富集靶才能得到高放射性同位素纯度和高比活度的 ^{186}Re，因此使用反应堆制备 ^{186}Re 的研究相对于加速器制备并不活跃。

2. 加速器制备 ^{186}Re

1999 年，中国科学院上海应用物理研究所用 16MeV 质子轰击富集 ^{186}W 靶，经 ^{186}W(p, n)^{186}Re 反应生成 ^{186}Re。采用酸性 Al_2O_3 柱分离 ^{186}Re，并通过阴离子交换树脂柱浓缩等处理，可得到供标记用的无载体 ^{186}Re。^{186}Re 的总收率约为 85%，^{186}Re 的核纯度大于 99.2%，^{186}Re 的厚靶产额为 1.59TBq/(A·h)，^{186}W 的回收率大于 92%[163]。2000 年，中国科学院上海应用物理研究所用 16 MeV 氘粒子束轰击富集 ^{186}W 靶，通过 ^{186}W(d, 2n)^{186}Re 反应生成 ^{186}Re。采用前述类似方法进行分离和纯化，可得到相近的回收率，^{186}Re 厚靶的产额为 19.57 TBq/(A·h)，是相同入射粒子能量下通过 ^{186}W(p, n)^{186}Re 法制备产额的 10 倍多[163]。

2007 年，加拿大的 Lapi 等测量了不同能量质子轰击天然钨靶产生 ^{181}Re、^{182m}Re、^{182g}Re、^{183}Re、^{184}Re 和 ^{186}Re 的截面，质子能量最高可达 17.6 MeV。将该结果与 EMPIRE II 代码（版本 2.19）计算的理论激发函数和实验文献值进行比较，发现结果与之前报道的一些文献和多个反应的理论计算结果非常一致，这为 ^{186}W(p, n)^{186}Re 反应提供了更可靠的估计。2020 年，匈牙利 Ram 等[164]报道了用 12 MeV 质子束轰击富集 ^{186}W 靶，经 ^{186}W(p, n)^{186}Re 反应制备 ^{186}Re，辐照 24h 得到 ^{186}Re 的产额为 (25.22±0.65) MBq/µA。

2015 年，法国的 Duchemin 等[165]测试了不同能量的氘粒子束轰击天然钨靶 ^{nat}W(d, x)$^{181, 182g, 183, 184m, 184g, 186g, 187}$Re 的反应截面，氘粒子束的能量最高可达 34 MeV。根据该结果确定了 ^{186g}Re 的厚靶产额，并与 IAEA 的验证值进行了比较，发现它们具有很好的一致性。2017 年，马来西亚的 Khandaker 等[166]测试了不同能量的氘粒子束轰击天然钨靶 ^{nat}W(d, x)$^{181, 182m, 182g, 183, 184m, 184g, 184g, 184g(cum), 186g, 187}$Re 和 $^{182g+m+n}$Ta 的反应截面，氘粒子束的能量最高可达 38MeV。根据测量的横截面推断出所研究反应产物的理论厚靶产率，并与文献中直接测量的产率进行了比较。推导出的产率曲线表明，采用低能(<18 MeV)氘核回旋加速器以 100µA 电流对富集 ^{186}W 靶进行辐照，可获得超过 100 GBq 的无载体 ^{186g}Re。

加速器制备 ^{186}Re 使用的靶材除前面提到的金属钨和 WO_3 外，还有研究者采用 $Al_2(WO_4)_3$、WC 和 WS_2 等化学形式[167]。除了质子和氘粒子，还有研究者以 ^{3}He[168]、α 粒子[169]作为入射粒子轰击钨靶制备 ^{186}Re。此外，也有使用质子束轰击 ^{192}Os 靶（^{192}OsS$_2$ 形式），通过 ^{192}Os(p, α3n)^{186}Re 制备 ^{186}Re 的报道[170]。

4.3.19　^{188}Re

^{188}Re 是用于肿瘤治疗并同时进行显像诊断的理想同位素。铼和锝均是周期表的第七

族副族，它们具有十分相似的化学性质。铼的化学性质十分活泼，可以形成许多稳定的络合物，也可通过直接或间接的方法标记单抗、多肽和核酸等生物分子，制备各种 ^{188}Re 标记的放射性药物。其中，^{188}Re-HEDP 和 ^{188}Re-P2045 已用于临床研究。

1. 反应堆制备 ^{188}Re

2001 年，美国 ORNL 的 Knapp 等计算了反应堆辐照富集 ^{187}Re 靶件经 ^{187}Re$(n,\gamma)^{188}$Re 反应生产 ^{188}Re 的理论产额[161]。在热中子通量为 $1\times10^{14}(n\cdot cm^{-2}\cdot s^{-1})$，辐照 2d 的条件下，可以得到比活度约为 22.2TBq/mg 的 ^{188}Re。2018 年，伊朗的 Pourhabib 等[171]在 TRR 堆辐照天然铼靶同时制备了 ^{186}Re 和 ^{188}Re，在热中子通量为 $3\times10^{13}(n\cdot cm^{-2}\cdot s^{-1})$、辐照 4 d 并冷却 1 d，得到 ^{186}Re 和 ^{188}Re 的比活度分别为 1.80 TBq/g(48.7 Ci/g) 和 1.86 TBq/g(50.2 Ci/g)，与理论值基本一致。但是考虑到反应堆制备 ^{188}Re 的经济性不佳，可用更方便的 ^{188}W-^{188}Re 发生器来制备 ^{188}Re，所以近年国内外鲜有通过反应堆制备 ^{188}Re 的报道。

2. ^{188}W-^{188}Re 发生器制备 ^{188}Re

1998 年，原子能院以酸性 Al_2O_3 为吸附剂制成了 ^{188}W-^{188}Re 发生器，以生理盐水为淋洗剂，得到了放射性同位素纯度和放射化学纯度均大于 99%的 ^{188}Re[172]。同年，中国科学院上海应用物理研究所也研制了以酸性 Al_2O_3 为吸附剂的 ^{188}W-^{188}Re 发生器，得到了满足医用要求的 ^{188}Re[173]。2000 年，中国科学院上海应用物理研究所成功研制了居里级的 ^{188}W-^{188}Re 发生器，^{188}W 的最大装量可达 40.7 GBq(1.1Ci)，^{188}Re 放射性同位素的纯度大于 99.9%[174]。2007 年，中国台湾原子能研究所回顾了过去十年台湾通过 ^{188}W-^{188}Re 发生器生产无载体 ^{188}Re 的概况[175]。中国台湾原子能研究所在过去十多年生产了 20 个可用于临床的以酸性 Al_2O_3 为吸附剂的 ^{188}W-^{188}Re 发生器，并从发生器中洗脱出 2845.6 GBq (76.9Ci) 的 ^{188}ReO$_4^-$ 溶液。得到的 ^{188}ReO$_4^-$ 溶液可用于标记多种放射化学药物，如 ^{188}Re-HEDP、^{188}Re-MDP、^{188}Re-微球、^{188}Re-碘油和 ^{88}Re-硫胶体等。在 20 个发生器的淋洗产品中，^{188}Re 的平均淋洗效率为 78.6%±5.8%，每个发生器均可使用 6 个月以上。

国际上有多家机构能够提供商用 ^{188}W-^{188}Re 发生器，这些机构主要有美国 ORNL、俄罗斯 Dimitrovgrad、比利时 IRE、德国 ITM AG、波兰 Polatom 和荷兰 IDB，提供的发生器参数如表 4-15 所示。

表 4-15　商用 ^{188}W-^{188}Re 发生器参数[176]

供应商/机构	活度/GBq	柱材料	^{188}W 比活度/(GBq/g)
美国 ORNL	9.2～111	Al_2O_3	148～185
俄罗斯 Dimitrovgrad	3.7～111	Al_2O_3	185
比利时 IRE	最高达 55.4	Al_2O_3	185
德国 ITM AG	—	Al_2O_3	185
波兰 Polatom	18.5	使用 ^{99}Mo-^{99m}Tc 发生器系统	185
荷兰 IDB	3.7～18.5	Al_2O_3	—

　　尽管当前商用 ^{188}W-^{188}Re 发生器能够提供高比活度的 ^{188}Re，但是随着使用时间的延长，^{188}W 的活度逐渐降低，洗脱的 ^{188}Re 的比活度也逐渐降低，所以可能无法满足使用要求。为了进一步延长 ^{188}W-^{188}Re 发生器的使用寿命，国内外的研究者们开发了多种浓缩 ^{188}Re 洗脱液以提高其比活度的方法[176,177]。主要包括使用 IC-Ag 和 Sep-Pak Accell Plus QMA 阴离子交换柱浓缩、Dowex 1-X8 和 AgCl 柱浓缩及 DEAE 纤维素柱浓缩等。

　　此外，研究者们还致力于新分离方法、新吸附材料的研究。2009 年，印度 Chakravarty 等[178]开发了一种简单的电化学分离技术，适用于低比活度 ^{188}W/^{188}Re 的分离，获得了可用于标记生物分子的 ^{188}Re。^{188}Re 的回收率经放射性衰变校正可大于 70%，^{188}Re 具有较高的放射化学纯度（>97%）和核纯度（>99.99%）。将 ^{188}Re 用于二巯基丁二酸（DMSA）和羟基亚乙基二膦酸（HEDP）的络合，标记率大于 98%，从而证明其适用于放射性标记。初步结果表明可以进一步探索该策略，以开发适合临床应用的电解型 ^{188}W-^{188}Re 发生器。同年，澳大利亚 Le Van So 等[179]制备了满足临床使用 ^{188}W-^{188}Re 发生器生产要求（如高 W 吸附容量、高 ^{188}Re 洗脱收率、低 ^{188}W 穿透率和良好的机械稳定性）的高分子氧氯化钛吸附剂。这种聚合物材料是由氧氯化钛单元缩聚形成的，其化学式为[OTiO(Ti$_{40}$Cl$_{80}$(OH)$_{80}$(TiO$_2$)$_{95}$·60H$_2$O)OTiO]$_n$。吸附剂对钨的吸附容量约为 515.6(mg·W)/g，^{188}Re 的洗脱率大于 85%。2010 年，印度 Chakravarty 等[180]合成了一种新型的高容量吸附剂材料——纳米氧化锆，并对其在 ^{188}W-^{188}Re 发生器制备中的应用进行了测试。他们发现该材料在最佳 pH 下的吸附容量为 325(mg·W)/g。研究人员使用该材料开发了一种色层型 ^{188}W-^{188}Re 发生器，用 0.9% 的生理盐水进行洗脱，^{188}Re 的淋洗效率大于 80%，同时具有高放射性同位素纯度、高放射化学纯度及相当高的放射性浓度，适用于放射性药物的应用。

4.3.20　^{212}Pb

　　近些年，法国和美国对 ^{212}Pb 的规模化生产、相关药品研发及临床试验给予了高度重视。法国阿海珐医药公司（Areva Med）于 2014 年在法国西北部的卡昂建成了一座具有工业规模的 ^{212}Pb 生产厂，以弥补法国 ^{212}Pb 的产能。2016 年该公司在美国得克萨斯州莱诺建成了第二座 ^{212}Pb 的生产设施，希望进一步扩大 ^{212}Pb 的产能。法国欧安诺公司（Orano Med）在 2019 年宣布将在法国和美国投资 1500 万欧元，用于扩大医用同位素 ^{212}Pb 的产能，并加快推进 ^{212}Pb 相关的临床研究，在对生产线扩容的同时，将新建实验室用于开发和合成新分子，加速 ^{212}Pb 放射性标记药物的临床研究，这项投资计划持续到 21 世纪 20 年代中期。

　　美国能源燃料公司（Energy Fuels）宣布与 RadTran 公司达成战略联盟协议，对该公司怀特梅萨（White Mesa）工厂现有稀土碳酸盐及铀工艺流程中的 ^{232}Th 和 ^{228}Ra 进行回收，用于生产新兴靶向抗癌治疗（targeted anticancer therapy，TAT）药物所需同位素，如 ^{212}Pb/^{212}Bi。美国 PNNL 开展了从 ^{232}Th 中回收 ^{228}Ra 及从 ^{228}Ra 中回收 ^{228}Th 的工艺研究，回收的 ^{228}Ra、^{228}Th 将出售给制药公司可用于生产短半衰期癌症治疗用 TAT 同位素，如 ^{212}Pb/^{212}Bi 等。美国 ORNL 在其高通量同位素反应堆中辐照 ^{226}Ra 时，产生的 ^{228}Th 主要为 ^{224}Ra-^{212}Pb 发生器提供原料，获得的 ^{212}Pb/^{212}Bi 同位素可用于在对周围组织最小损害下攻击转移性皮肤癌和神经内分泌肿瘤的治疗。另外，该实验室已有商品化的 ^{228}Th 产品，主要通过溶剂萃取法分离获得高纯 ^{228}Th 用于制备 ^{228}Th-^{212}Pb 发生器，在分离过程中获得的 ^{228}Th 经干燥后主要以固体硝酸钍的形式运送。

我国相关 ^{212}Pb/^{212}Bi 的制备技术尚处于起步阶段，未见成熟的 ^{212}Pb/^{212}Bi 制备方法报道，^{212}Pb/^{212}Bi 相关药物的研发及临床应用完全受限于国际同位素市场。20 世纪 80 年代，国内原子能院林灿生等开展过无载体 ^{228}Th 的制备工作[181]，他们先从存放较长时间的硝酸钍中分离 ^{228}Ra，放置一段时间，以溶剂萃取法和萃取色层法相结合的方式分离其中的 ^{228}Th，整个过程操作简单，^{228}Th 的回收率大于 92%，纯度较高。但后续未开展从 ^{228}Th 获取 ^{212}Pb 的相关工作。另外，早在 90 年代中国科学院近代物理研究所曾开展过 ^{212}Pb、^{212}Bi 同位素分离及标记金属硫蛋白的相关研究，可惜的是并未见相关药物的后续报道。因而，目前无论是同位素供给还是相关药物的研发，我国均与国际发展水平有较大的差距。

4.3.21 ^{223}Ra

在核医学领域，对 α 同位素的需求及其相关创新性研究迅速增加，其中 ^{223}Ra 近年来备受关注。拜耳公司已将 ^{223}Ra 制成抗癌药物——二氯化镭-223（商品名：Xofigo），并用于治疗发生骨转移性的去势抵抗性前列腺癌（castration-resistant prostate cancer，CRPC），这也是第一个获批的 α 同位素放射性药物（图 4-19）。

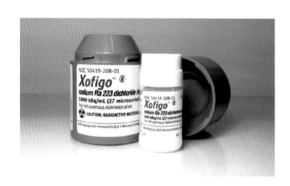

图 4-19 ^{223}RaCl$_2$（Xofigo）

21 世纪初，挪威奥斯陆大学的科研人员开展了从 ^{231}Pa 中制备 ^{223}Ra 的研究并申请了专利[182]。^{231}Pa 的半衰期是 3.28×10^4 年，经过 α 衰变成为 ^{227}Ac，通过化学分离可制备 ^{227}Ac/^{227}Th-^{223}Ra 发生器。在研究中，科研人员首先通过 TRU 树脂从 ^{231}Pa 中分离出了含 ^{227}Ac/^{227}Th 的溶液，衰变平衡后，进一步通过萃取色层分离制备得到了 ^{223}Ra。但因 ^{231}Pa 本身并不易大量获得，再加上其中 ^{227}Ac 的含量不高，所以该技术难以发展成为规模化生产 ^{223}Ra 的路线。

^{227}Ac 也存在于锕系的天然放射系中，所以对于直接从沥青铀矿中提取的 ^{227}Ac，科学家们也开展了大量的研究工作。相关工作可追溯到苏联时期[183]，他们首先以镧系元素作为载体，通过共沉淀、萃取等方法对沥青铀矿中的 ^{227}Ac 进行提取。此后，国内外开展过大量的天然铀系和钍系中锕、钍、镭、铀分离的研究工作[184-188]，分离手段包括萃取、树

脂分离、沉淀分离等，并且已经取得了一系列重要进展。但铀矿中的 ^{227}Ac 比例十分稀少，在放射性平衡下，1000kg 沥青铀矿中的 ^{227}Ac 含量约为 0.15mg[189]，同时沥青矿的组成非常复杂，除铀之外，还有大量 La 及其他镧系元素，其含量高出 ^{227}Ac 几个数量级。因此，从沥青铀矿中分离 ^{227}Ac 是十分困难的，至今也尚未见从天然铀矿中大量提取 ^{227}Ac 而制备 ^{223}Ra 的报道。

现阶段，反应堆照 ^{226}Ra 是制备 ^{223}Ra 最可靠的规模化生产方式[190]。但目前全球仅有 54 座反应堆具备放射性同位素生产设施(热室、工艺设备)和能力，仅有拜耳医药将 ^{223}Ra 制备成了药物并获批上市。虽然，印度、荷兰、伊朗等国正开展相关工作，但因受技术、硬件等各种因素的制约，还仅停留在前期研究阶段。我国也有部分单位正在进行 ^{223}Ra 制备相关技术的开发，如核动力院已获得了示踪量级的 ^{223}Ra，但离实际应用及需求还有较大差距。

加速器生产 ^{223}Ra 是现阶段探索的另一个可能途径。可以通过加速器轰击 ^{232}Th 制备 ^{227}Ac，再由 ^{227}Ac 衰变为 ^{223}Ra。美国 LANL 在 2012 年对此开展了相关研究[191]。研究人员首先使用 800MeV 的质子轰击天然钍靶，质子轰击天然钍靶会直接生成一定量的 ^{223}Ra；同时，在质子的轰击下，天然 Th 靶会生成一定量的 ^{227}Ac，^{227}Ac 再衰变为 ^{227}Th，^{227}Th 进一步衰变可以得到 ^{223}Ra。其中，由 ^{227}Ac 衰变最终生成的 ^{223}Ra 的量远大于质子轰击天然钍靶直接生成的 ^{223}Ra 的量。但加速器制备 ^{223}Ra 的技术还停留在实验室研究阶段，目前尚未见其大规模应用的报道，并且加速器制备 ^{223}Ra 还面临产量小、副产物组成复杂等难题。

4.3.22　^{225}Ac

迄今为止，全球临床前研究和临床试验所用的 ^{225}Ac 均主要来自 ^{233}U/^{229}Th 衰变。^{233}U/^{229}Th 主要来自美国 ORNL、欧盟核安全与保障联合研究中心(DNSS-JRC)以及俄罗斯物理和动力工程研究所(IPPE)，^{225}Ac 的最大年产量分别为 33 GBq、13 GBq 和 22 GBq。总体而言，目前全球 ^{225}Ac 的年产量约为 68 GBq，并已成功用于构建 ^{225}Ac-^{213}Bi 发生器，并直接标记抗体用于白血病的 I 期和 I/II 期临床治疗。随着 ^{225}Ac 靶向治疗恶性肿瘤药物研究的快速发展，未来 ^{225}Ac 的需求量将迅速增加，通过化学分离从现有库存 ^{233}U/^{229}Th 中获得 ^{225}Ac 已经无法满足预期需求。因此，全球正在研究各种 ^{225}Ac 替代生产路线，期望与 ^{229}Th-^{225}Ac 发生器互为补给，以满足 ^{225}Ac 日益增长的需求[192]。

美国 BNL、LANL 和 ORNL 通过 ^{232}Th(p, x)^{225}Ac 反应成功建立了 ^{225}Ac 的常规生产路线，可利用高能加速器同时辐照 ^{232}Th 靶材，再将辐照后的 ^{232}Th 靶材运往 ORNL 进行后端化学分离，从而获得 ^{225}Ac 产品。迄今为止，上述三大国家实验室利用 ^{232}Th(p, x)^{225}Ac 路线已生产出 70GBq ^{225}Ac 并实现商业化。除 INR 直线加速器外，美国 BNL(质子能量 200 MeV)和加拿大 TRIUMF(质子能量 120 MeV 和 500 MeV)加速器的强质子束也可以通过该方法产生 ^{225}Ac 和 ^{223}Ra。此外，美国洛斯阿拉莫斯国家实验室(100 MeV)和韩国 KOMAC 的拟建装置(100 MeV)也可能实现较低产量的生产。所有这些设施将在未来提供 ^{225}Ac 和 ^{223}Ra 的稳定供应[193, 194]。

中能回旋加速器的广泛使用促使多家研究机构均在开发 ^{226}Ra(p, 2n)^{225}Ac 生产路线，如日本国家量子与辐射科学与技术研究所、捷克科学院核物理研究所、阿根廷国家原子能委员会、比利时核能研究中心、韩国放射和医学科学研究所等[195]。目前，该方法正在研究中，尚未获得商业化 ^{225}Ac 产品。

参 考 文 献

[1] Radiopharmaceutical market size, share, companies & trends analysis report by type（diagnostic radiopharmaceuticals, therapeutic radiopharmaceuticals），by end user（hospitals, ambulatory surgical centers, diagnostic centers），by application（cardiology, neurology, oncology），based on region and segment forecasts, 2022-2028. https://brandessenceresearch.com/healthcare/radiopharmaceutical-market-global-industry[2022-05-27].

[2] 2020 肿瘤新药数据卡——氯化镭[^{223}Ra]. https://www.sohu.com/a/4554244 98_120545254[2022-05-27].

[3] 锕（Ac）元素及其同位素 Ac-225. https://www.unitedwell.com/h-nd-79.html[2022-05-27].

[4] 治疗性放射性药物的兴起. https://zhuanlan.zhihu.com/p/373205988[2022-05-27].

[5] 核药市场持续扩容，2030 年全球核药市场将达到 300 亿美元. https://new.qq.com/omn/20210614/20210614A09QXR00. html [2022-05-27].

[6] 梁俊福, 何千舸, 刘学刚, 等. 溶液堆的应用及其核燃料处理. 核化学与放射化学, 2009, 31: 3.

[7] 罗宁, 王海军, 孙志中, 等. 医用同位素钼-99 制备新技术与市场情况. 科技视界, 2019, (27): 6-7.

[8] 王刚, 向学琴, 傅红宇, 等. 应用溶液堆生产裂变 ^{99}Mo. 同位素, 2004, 17（4）: 247-249.

[9] 杨远友, 刘宁, 范成中, 等. ^{123}I 的制备及其标记新型小分子融合肽的初步研究. 核化学与放射化学, 2012, 34（1）: 34-39.

[10] Smirnov V, Vorozhtsov S. Modern compact accelerators of cyclotron type for medical applications. Physics of Particles and Nuclei, 2016, 47: 863-883.

[11] 张海琼, 胡楠, 刘宇, 等. 医用回旋加速器常见固体靶金属核素应用优势与生产实施. 原子能科学技术, 2021, 55: 1139-1146.

[12] 杨远友, 李飞泽, 廖家莉, 等. 我国加速器同位素的研制与应用. 同位素, 2015, 28（4）: 207-213.

[13] 梁积新, 吴宇轩, 罗志福. CIAE 放射性同位素制备技术的发展. 原子能科学技术, 2020, 54（s）: 177-181.

[14] 宁刘, 杨远友, 金建南, 等. 基于 CS-30 回旋加速器的同位素研制及应用. 同位素, 2012, 25（3）: 189-192.

[15] 张天爵, 樊明武, 安世忠, 等. CIAE 回旋加速器及应用综述. 原子能科学技术, 2020, 54（s）: 275-292.

[16] Zhang T J, Lv Y L, Wei S M, et al. Isotope production by the high current proton beam of CYCIAE-100. Nuclear Instruments and Methods in Physics Research Section B: Beam Interactions with Materials and Atoms, 2020, 463: 119-122.

[17] 李亚明, 杨志. 中国固体靶放射性核素制备与应用共识. 中华核医学与分子影像杂志, 2020, 40（9）: 545-548.

[18] 许晓飞, 马红利. ^{99}Mo 核素生产工艺现状及展望. 科技视界, 2014, (22): 8-11.

[19] 罗宁, 王海军, 孙志中, 等. 医用同位素钼-99 制备新技术与市场情况. 科技视界, 2019, 27: 16.

[20] 罗志福, 吴宇轩, 梁积新. 用于医用核素钼-99 的制备方法. 同位素, 2018, 31（3）: 129-142.

[21] Lee S K, Beyer G J, Lee J S. Development of industrial-scale fission ^{99}Mo production process using low enriched uranium target. Nuclear Engineering and Technology, 2016, 48: 613-623.

[22] 秦红斌, 邵武国. ^{99}Mo/^{99}Tcm 发生器研究进展. 标记免疫分析与临床, 2016, 23（8）: 949-953.

[23] 肖伦. 放射性同位素技术. 北京: 原子能出版社, 2000.

[24] Chakravarty R, Shukla R, Ram R, et al. Practicality of tetragonal nano-zirconia as a prospective sorbent in the preparation of ^{99}Mo/^{99m}Tc generator for biomedical applications. Chromatographia, 2010, 72: 875-884.

[25] Vandegrift G F, Koma Y, Cols H, et al. Production of Mo-99 from LEU targets base-side processing. Argonne National Lab., IL（US）, 2000.

[26] Rao A, Kumar Sharma A, Kumar P, et al. Studies on separation and purification of fission ^{99}Mo from neutron activated uranium aluminum alloy. Applied Radiation and Isotopes, 2014, 89: 186-191.

[27] 李紫微, 韩运成, 王晓彧, 等. 医用放射性同位素 ^{99}Mo/^{99m}Tc 生产现状和展望. 原子核物理评论, 2019, 36: 170-183.

[28] Rovais M R, Aardaneh K, Aslani G, et al. Assessment of the direct cyclotron production of ^{99m}Tc: An approach to crisis management of ^{99m}Tc shortage. Applied Radiation and Isotopes , 2016, 112: 55-61.

[29] Qaim S M, Sudar S, Scholten B, et al. Evaluation of excitation functions of ^{100}Mo（p,d+pn）^{99}Mo and ^{100}Mo （p,2n）^{99m}Tc reactions: Estimation of long-lived Tc-impurity and its implication on the specific activity of cyclotron-produced ^{99m}Tc. Applied Radiation and Isotopes , 2014, 85: 101-113.

[30] Das M K, Madhusmita, Chattopadhyay S, et al. Production and separation of ^{99m}Tc from cyclotron irradiated 100/natural Mo targets: A new automated module for separation of ^{99m}Tc from molybdenum targets. Journal of Radioanalytical and Nuclear Chemistry, 2016, 310: 423-432.

[31] Cieszykowska I, Janiak T, Barcikowski T, et al. Manufacturing and characterization of molybdenum pellets used as targets for ^{99m}Tc production in cyclotron. Applied Radiation and Isotopes , 2017, 124: 124-131.

[32] Gagnon K, Wilson J S, Holt C M, et al. Cyclotron production of ^{99m}Tc: Recycling of enriched ^{100}Mo metal targets. Applied Radiation and Isotopes , 2012, 70: 1685-1690.

[33] Sekimoto S, Tatenuma K, Suzuki Y, et al. Separation and purification of ^{99m}Tc from ^{99}Mo produced by electron linear accelerator. Journal of Radioanalytical and Nuclear Chemistry, 2017, 311: 1361-1366.

[34] Van Noorden R. Radioisotopes: The medical testing crisis. Nature, 2013, 504: 202-204.

[35] Dale G E, Chemerisov S D, Vandegrift G F, et al. Design and experimental activities supporting commercial U.S. electron accelerator production of Mo-99. AIP Conference Proceedings, 2013, 1525: 355-359.

[36] Gopalakrishna A, Naik H, Suryanarayana S V, et al. Preparation of ^{99}Mo from the ^{100}Mo（γ, n）reaction and chemical separation of ^{99m}Tc. Journal of Radioanalytical and Nuclear Chemistry, 2016, 308: 431-438.

[37] Avagyan R, Avetisyan A, Kerobyan I, et al. Photo-production of ^{99}Mo/^{99m}Tc with electron linear accelerator beam. Nuclear Medicine and Biology, 2014, 41: 705-709.

[38] Naik H, Nimje V T, Raj D, et al. Mass distribution in the bremsstrahlung-induced fission of ^{232}Th, ^{238}U and ^{240}Pu. Nuclear Physics A, 2011, 853: 1-25.

[39] Nagai Y, Hatsukawa Y. Production of ^{99}Mo for nuclear medicine by ^{100}Mo（n,2n）^{99}Mo. Journal of the Physical Society of Japan, 2009, 78: 105-112.

[40] Chakravarty R, Dash A. Nanomaterial-based adsorbents: The prospect of developing new generation radionuclide generators to meet future research and clinical demands. Journal of Radioanalytical and Nuclear Chemistry, 2014, 299: 741-757.

[41] 刘伯里, 贾红梅. 锝药物化学及其应用. 北京: 北京师范大学出版社, 2006.

[42] 周赛, 李龙, 刘宜树. 凝胶型 ^{99}Mo-^{99m}Tc 发生器研究现状. 同位素, 2019, 32: 171-177.

[43] 黄伟, 梁积新, 吴宇轩, 等. 我国放射性同位素制备技术的发展. 同位素, 2019, 32: 11.

[44] 李顺涛, 刘宁, 杨远友, 等. CS-30 回旋加速器制备 ^{111}In. 核化学与放射化学, 2015, 37: 503-508.

[45] Gao J, Liao Z, Liu W, et al. Simple and efficient method for producing high radionuclidic purity ^{111}In using enriched ^{112}Cd target. Applied Radiation and Isotopes, 2021, 176: 109828-109835.

[46] Arif M, Zaidi J H, Qureshi I H, et al. Fission neutron spectrum averaged cross sections of some threshold reactions on tin: Small scale production of ^{111}In in a nuclear reactor. Radiochimica Acta, 1996, 75: 175-178.

[47] Beták E, Mikoajczak R, Staniszewska J, et al. Activation cross sections for reactions induced by 14 MeV neutrons on natural tin and enriched ^{112}Sn targets with reference to ^{111}In production via radioisotope generator ^{112}Sn$(n,2n)$^{111}Sn $\rightarrow$ ^{111}In. Radiochimica Acta, 2005, 93: 311-326.

[48] Malinin A K N, Kozlova M, Sevastyanova A. Production of radionuclides by photonuclear reactions. 3: production of carrier-fee indium-111. J. Radiochemical Radioanalytical Letters, 1983, 59: 213-220.

[49] Thakare S V, Nair A, Chakrabarty S, et al. Separation of carrier-free ^{111}In formed in the^{12}C+Rh reaction. Journal of Radioanalytical and Nuclear Chemistry, 1999, 242: 537-539.

[50] Nayak D, Lahiri S, Ramaswami A J C. Alternative production and separation method of ^{111}In by heavy ion activation of silver. NISCAIR-CSIR, India, 2003.

[51] Mukhopadhyay B, Lahiri S, Mukhopadhyay K, et al. Separation of carrier-free ^{111}In, ^{116,117}Te and ^{116,116m,117}Sb from a ^{11}B-induced silver target. Journal of Radioanalytical Nuclear Chemistry, 2003, 256: 307-310.

[52] 葛巨龙. ^{125}I 的生产现状与前景展望. 同位素, 2013, 26: 204-207.

[53] 梁积新, 吴宇轩, 罗志福. CIAE 放射性同位素制备技术的发展. 原子能科学技术, 2020, 54: 182, 184.

[54] 李波, 罗宁, 曾俊杰, 等. ^{125}I 生产工艺研究进展与展望. 同位素, 2020, 33: 366-373.

[55] 黄华瑞, 梁坤, 刘玉鹏, 等. ^{18}F 标记放射性药物的新方法与新技术. 化学进展, 2011, 23: 1501-1506.

[56] Bohnen N I, Djang D S W, Herholz K, et al. Effectiveness and safety of ^{18}F-FDG PET in the evaluation of dementia: A review of the recent literature. Journal of Nuclear Medicine, 2012, 53: 59-71.

[57] Todorov B, Belovezhdova I, Alanen O, et al. Recycling of ^{18}O enriched water used in ^{18}F cyclotron production. Applied Radiation and Isotopes, 2019, 145: 109-115.

[58] Pellicioli M, Schuler J, Marchand P, et al. Small volume target for F-18 production. AIP Conference Proceedings, AIP Publishing LLC, 2017, 1845: 020018.

[59] Kambali I. Estimations of fluorine-18 production yields from 13-MeV proton bombardment of enriched water target. Journal of Physics: Conference Series, 2021, 1825: 012080.

[60] Qaim S M, Spahn I. Development of novel radionuclides for medical applications. Journal of Labelled Compounds and Radiopharmaceuticals, 2018, 61: 1-15.

[61] 朱华, 王风, 刘特立, 等. 新型固体靶核素 ^{64}Cu 的生产、质控及 microPET 显像. 中华核医学与分子影像杂志, 2018, 38: 797-799.

[62] 孙夕林, 王凯, 林艳红, 等. 医用回旋加速器的 ^{64}Cu 高效制备. 现代生物医学进展, 2016, 16: 3783-3788.

[63] Kumar K. The current status of the production and supply of gallium-68. Cancer Biotherapy and Radiopharmaceuticals, 2020, 35:163-166.

[64] 杨春辉, 梁积新, 沈浪涛, 等. ^{68}Ga 标记放射性药物的制备及应用研究进展. 同位素, 2017, 30: 209-218.

[65] Rodnick M E, Sollert C, Stark D, et al. Cyclotron-based production of 68Ga, [^{68}Ga]GaCl$_3$, and [^{68}Ga]Ga-PSMA-11 from a liquid target. EJNMMI Radiopharmacy and Chemistry, 2020, 5: 1-18.

[66] 傅红宇, 罗文博, 沈亦佳, 等. ^{68}Ge-^{68}Ga 发生器吸附剂 SnO$_2$ 的制备. 核化学与放射化学, 2011, 33: 240-244.

[67] Chakravarty R, Chakraborty S, Ram R, et al. Detailed evaluation of different ^{68}Ge/^{68}Ga generators: An attempt toward achieving efficient ^{68}Ga radiopharmacy. Journal of Labelled Compounds and Radiopharmaceuticals, 2016, 59: 87-94.

[68] Chakravarty R, Shukla R, Ramu Ram M V, et al. Nanoceria-PAN composite-based advanced sorbent material: A major step forward in the field of clinical-grade ^{68}Ge/^{68}Ga Generator. ACS Applied Materials & Interfaces, 2010, 2: 2069-2075.

[69] Vyas C K, Lee J Y, Hur M G, et al. Chitosan-TiO$_2$ composite: A potential ^{68}Ge/^{68}Ga generator column material. Applied Radiation and Isotopes, 2019, 149: 206-213.

[70] Vats K, Sharma R, Kameswaran M, et al. Single vial cold kits optimized for preparation of gastrin releasing peptide receptor (GRPR)-radioantagonist ^{68}Ga-RM$_2$ using three different ^{68}Ge/^{68}Ga generators. Journal of Pharmaceutical and Biomedical Analysis, 2019, 163: 39-44.

[71] Sadeghi M, Enferadi M, Bakhtiari M. Accelerator production of the positron emitter zirconium-89. Annals of Nuclear Energy, 2012, 41: 97-103.

[72] 王立振, 杨敏. ^{89}Zr 标记放射性药物应用进展. 同位素, 2016, 29: 121-128.

[73] 陈文, 魏洪源, 周志军, 等. 金属正电子核素 ^{64}Cu, ^{68}Ga, ^{86}Y 和 ^{89}Zr 的 PET 标记药物研究进展. 同位素, 2017, 30: 78-88.

[74] 王凤, 朱华, 李立强, 等. 新型固体靶核素 ^{89}Zr 的制备、标记和临床前应用研究进展. 同位素, 2020, 33: 117-123.

[75] Zlokazov S B, Gevirts V B, Korenkova A V, et al. Preparation of ^{14}C by irradiation of aluminum nitride in nuclear reactor. Radiochemistry, 2002, 44: 58-61.

[76] 蒋炳生, 翟盛庭, 韦会祥, 等. 高比活度碳[^{14}C]酸钡的研制. 核动力工程, 1997, 18: 86-90.

[77] 孙志中, 陈云明, 罗宁, 等. 浅谈碳-14 的应用与市场情况. 科技视界, 2018: 240-241.

[78] Vimalnath K V, Shetty P, Chakraborty S, et al. Practicality of production of ^{32}P by direct neutron activation for its utilization in bone pain palliation as Na$_3$[^{32}P]PO$_4$.Cancer Biother Radiopharm, 2013, 28: 423-428.

[79] Vimalnath K V, Shetty P, Rajeswari A, et al. Reactor production of ^{32}P for medical applications: an assessment of ^{32}S (n,p) ^{32}P and ^{31}P (n,γ) ^{32}P methods. Journal of Radioanalytical and Nuclear Chemistry, 2014, 301: 555-565.

[80] Ashok Kumar G V S, Vithya J, Kumar R, et al. Development of a flow-sheet for the radiochemical processing of irradiated sulphate targets for the production of carrier-free ^{32}P. Journal of Radioanalytical and Nuclear Chemistry, 2014, 302: 939-945.

[81] 孙志中, 陈云明, 罗宁, 等. ^{31}P(n,γ)^{32}P 核反应制备高纯度磷[^{32}P]酸钠溶液. 同位素, 2019, 32: 1-6.

[82] 曾俊杰, 罗宁, 陈云明, 等. ^{89}Sr 制备技术研究进展. 云南化工, 2021, 48: 16-18.

[83] Zvonarev A V, Matveenko I P, Pavlovich V B, et al. ^{89}Sr production in fast reactors. Atomic Energy, 1997, 82: 394-397.

[84] Kayurin O Y, Nerozin N A, Pavlovich V B, et al. Preparation of high-specific-activity ^{89}Sr. Radiochemistry, 2002, 44: 282-283.

[85] Mousavi K, Setayeshi S, Ahmadi S J, et al. Production of strontium-89 radioisotope by neutron activation method and preparation of ^{89}strontium chloride radiopharmaceutical. Journal of Nuclear Science and Technology, 2009, 47: 53-56.

[86] Saha D, Vithya J, Kumar G V S A, et al. Feasibility studies for production of ^{89}Sr in the fast breeder test reactor (FBTR). Radiochimca Acta, 2013, 101: 667-673.

[87] 罗宁, 曾俊杰, 陈云明, 等. 利用 HFETR 制备高比活度锶-89 溶液. 同位素, 2019, 32: 7-12.

[88] 马立勇, 刘水清, 朱磊. 高通量工程试验堆辐照生产 ^{89}Sr 计算研究. 科技视界, 2017: 275.

[89] Abalin S S, Vereschagin Y I, Grogoriev G Y, et al. Method of strontium-89 radioisotope production//T.C. International，Inc (Ed.) US, 2001.

[90] 邓启民, 程作用, 李茂良, 等. 利用 MIPR 生产 ^{99}Mo、^{131}I 和 ^{89}Sr 的可行性研究. 核动力工程, 2011, 32: 115-118.

[91] 邓启民, 李茂良, 程作用. 利用医用同位素生产堆(MIPR)生产 ^{89}Sr. 同位素, 2007, 20: 185-189.

[92] 王斯妮, 贾中芝, 胡红杰, 等. 钇-90 微球的特性, 放射栓塞的操作技术及安全防护——钇-90 微球放射栓塞系列回顾 (一). 介入放射学杂志, 2017, 26: 952-958.

[93] Y-90 glass microspheres-therasphere™, product information, Bostonscientific Company. https://www.bostonscientific.com/en-US/products/cancer-therapies/therasphere-y90-glass-microspheres.html[2022-05-07].

[94] Y-90 resin microspheres- SIR-Spheres®, product information, Sirtex Company. https://www.sirtex.com/us/clinicians/about-sir-spheres-microspheres/[2022-05-27].

[95] 黄文, 林武军, 吴兆悦, 等. 含钇玻璃微球的研制和应用. 上海建材学院学报, 1992, 5: 347-352.

[96] 孙文豪, 张丽姝, 李茂良, 放射性医用 ^{32}P 玻璃微球的研制. 核动力工程, 1990, 11: 75-78.

[97] 周萘, 钱大兴, 黄文昱. 用溶胶——凝胶法制备医疗微球的若干工艺因素. 玻璃与搪瓷, 1997, 25: 1-5.

[98] 黄文昱, 钱达兴, 周萘, 等. 辐射治疗玻璃微球的制备与应用. 玻璃与搪瓷, 2002, 30: 13-16.

[99] Chakravarty R, Dash A, Pillai M R. Availability of yttrium-90 from strontium-90: A nuclear medicine perspective. Cancer Biother Radiopharm, 2012, 27: 621-41.

[100] Chakravarty R, Pandey U, Manolkar R B, et al. Development of an electrochemical ^{90}Sr-^{90}Y generator for separation of ^{90}Y suitable for targeted therapy. Nuclear Medicine and Biology, 2008, 35: 245-253.

[101] Leyva Montana R, Hernandez Gonzalez I, Alberti Ramirez A, et al. Yttrium-90-current status, expected availability and applications of a high beta energy emitter. Current Radiopharmaceuticals, 2012, 5: 253-263.

[102] Iaea-Tecdoc M. Manual for reactor produced radioisotope. Vienna: International Atomic Energy Agency, 2003.

[103] Kim S J. The OPAL（open pool Australian light-water）reactor in Australia. Nuclear Engineering and Technology, 2006, 38: 443-448.

[104] Bertel E, Stevens G. Beneficial use of isotopes. Proceedings of the 11th Pacific Basin Nuclear Conference, 1998.

[105] Yang S O. Precision medicine and theranostic. Radioisotopes, Transactions of the Korean Nuclear Society Virtual Spring Meeting, 2020.

[106] Agency I A E. Manual for reactor produced radioisotopes. International Atomic Energy Agency, 2003.

[107] 钟文彬, 刘中林, 李兴亮. 干法蒸馏 ^{131}I 生产工艺. 中国工程物理研究院科技年报, 2002: 355, 356.

[108] Chaidir P, Daya A, Indra S, et al. Scaled-up production of ^{131}I radioisotope using dry distilation method for radiopharmaceutical application. Journal of Physics: Conference Series, IOP Publishing, 2022: 012020.

[109] 彭述明, 杨宇川, 谢翔, 等. 我国堆照医用同位素生产及应用现状与展望. 科学通报, 2020, 65: 3526-3537.

[110] 李紫微, 韩运成, 王晓彧, 等. 医用放射性同位素 ^{99}Mo/^{99m}Tc 生产现状和展望. 原子核物理评论, 2019, 36: 170-183.

[111] Yu C, Wang X, Wu C, et al. Supply of I-131 in a 2 MW molten salt reactor with different production methods. Applied Radiation and Isotopes, 2020, 166: 109350.

[112] 罗顺忠, 蒲满飞, 李玉谦, 等. 骨肿瘤治疗药物的研究 I. ^{153}Sm 及 ^{153}Sm-EDTMP 的制备. 核化学与放射化学, 1991, 4: 233-233.

[113] Srivastava S S, Mausner L L, Mease R R, et al. Development and evaluation of copper-67 and samarium-153 labeled conjugates for tumor radioimmunotherapy. International Journal of Pharmacognosy, 2008, 33: 92-101.

[114] Ramamoorthy N, Saraswathy P, Das M K, et al. Production logistics and radionuclidic purity aspects of ^{153}Sm for radionuclide therapy. Nuclear Medicine Communications, 2002, 23: 83-89.

[115] Foroughi S, Hamidi S, Khalafi H, et al. Production of medical radioisotope ^{153}Sm in the Tehran Research Reactor（TRR）through theoretical calculations and practical tests. Annals of Nuclear Energy, 2013, 57: 16-21.

[116] Fatima I, Zaidi J H, Ahmad S, et al. Measurement of fission neutron spectrum averaged cross sections of some threshold reactions on europium: Small scale production of no-carrier-added ^{153}Sm in a nuclear reactor. Radiochimica Acta, 2002, 90: 61-64.

[117] Qaim S M, Spahn I, Kandil S A, et al. Nuclear data for production of ^{88}Y, ^{140}Nd, ^{153}Sm and ^{169}Yb via novel routes. Radiochimica Acta, 2007, 95: 313-317.

[118] Tan H Y, Yeong C H, Wong Y H, et al. Neutron-activated theranostic radionuclides for nuclear medicine. Nuclear Medicine and Biology, 2020, (90-91): 55-68.

[119] Kolesnikov-Gauthier H, Lemoine N, Tresch-Bruneel E, et al. Efficacy and safety of ^{153}Sm-EDTMP as treatment of painful bone metastasis: A large single-center study. Supportive Care in Cancer, 2018, 26: 751-758.

[120] Taheri M, Azizmohammadi Z, Ansari M, et al. Sm-153-EDTMP and Lu-177-EDTMP are equally safe and effective in pain palliation from skeletal metastases: A randomized double-blind clinical trial. Nuklearmedizin, 2018, 57: 174-180.

[121] Calegaro J M, Haje D, Machado J, et al. Synovectomy using samarium-153 hydroxyapatite in the elbows and ankles of patients with hemophilic arthropathy. World Journal of Nuclear Medicine, 2018, 17: 6-11.

[122] Hashikin N, Yeong C H, Abdullah B, et al. Neutron activated samarium-153 microparticles for transarterial radioembolization of liver tumour with post-procedure imaging capabilities. PLoS ONE, 2015, 10(9): e0138106.

[123] Lehenberger S, Barkhausen C, Cohrs S, et al. The low-energy β- and electron emitter ^{161}Tb as an alternative to ^{177}Lu for targeted radionuclide therapy. Nuclear Medicine and Biology, 2011, 38: 917-924.

[124] Aziz A, Artha W T. Radiochemical separation of ^{161}Tb from Gd/Tb matrix using Ln resin column. Indonesian Journal of Chemistry, 2016, 16: 283-288.

[125] Gracheva N, Muller C, Talip Z, et al. Production and characterization of no-carrier-added ^{161}Tb as an alternative to the clinically-applied ^{177}Lu for radionuclide therapy. EJNMMI Radiopharmacy and Chemistry, 2019, 4: 12.

[126] Szelecsényi F, Fenyvesi A, Steyn G F, et al. Production possibility of ^{161}Tb utilizing secondary neutrons generated by protons from a low-energy cyclotron onto an isotope production target. Journal of Radioanalytical and Nuclear Chemistry, 2018, 318: 491-496.

[127] Nijsen J F, Zonnenberg B A, Woittiez J R, et al. Holmium-166 poly lactic acid microspheres applicable for intra-arterial radionuclide therapy of hepatic malignancies: Effects of preparation and neutron activation techniques. European Journal of Nuclear Medicine, 1999, 26: 699-704.

[128] Vente M A, Nijsen J F, de Roos R, et al. Neutron activation of holmium poly(L-lactic acid) microspheres for hepatic arterial radio-embolization: A validation study. Biomed Microdevices, 2009, 11: 763-772.

[129] Zielhuis S W, Nijsen J F, de Roos R, et al. Production of GMP-grade radioactive holmium loaded poly(L-lactic acid) microspheres for clinical application. International Journal of Pharmaceutics, 2006, 311: 69-74.

[130] Bult W, Seevinck P R, Krijger G C, et al. Microspheres with ultrahigh holmium content for radioablation of malignancies. Pharmaceutical Research, 2009, 26:1371-1378.

[131] Bult W, Vente M A, Vandermeulen E, et al. Microbrachytherapy using holmium-166 acetylacetonate microspheres: A pilot study in a spontaneous cancer animal model. Brachytherapy, 2013, 12: 171-177.

[132] Klaassen N J M, Arntz M J, Gil Arranja A, et al. The various therapeutic applications of the medical isotope holmium-166: A narrative review. EJNMMI Radiopharmacy and Chemistry, 2019, 4: 19.

[133] Lahiri S, Volkers K J, Wierczinski B. Production of ^{166}Ho through ^{164}Dy(n, γ) Dy(n, γ) ^{166}Dy(β-) ^{166}Ho and separation of ^{166}Ho.

Applied Radiation and Isotopes , 2004, 61: 1157-1161.

[134] Dadachova E, Mirzadeh S, Lambrecht R M, et al. Separation of carrier-free holmium-166 from neutron-irradiated dysprosium targets. Analytical Chemistry, 1994, 66: 4272-4277.

[135] Dadachova E, Mirzadeh S, Lambrecht R M, et al. Separation of carrier-free ^{166}Ho from Dy_2O_3 targets by partition chromatography and electrophoresis. Journal of Radioanalytical and Nuclear Chemistry, 1995, 199: 115-123.

[136] Sara Vosoughi S S A, Ali B S, Nafiseh S, et al. Production of no-carrier-added Ho-166 for targeted therapy purposes. Iranian Journal of Nuclear Medicine, 2016, 25: 15-20.

[137] Monroy-Guzman F S E J. Separation of micro-macrocomponent systems:^{149}Pm-Nd,^{161}Tb-Gd,^{166}Ho-Dy and^{177}Lu-Yb by extraction chromatography. Journal of the Mexican Chemical Society, 2015, 59: 143-150.

[138] Monroy-Guzman F, Barreiro F J, Salinas E J, et al. Radiolanthanides device production. World Journal of Nuclear Science and Technology, 2015, 5: 111-119.

[139] Dadachova E, Mirzadeh S, Smith S V, et al. Radiolabeling antibodies with Holmium-166. Applied Radiation and Isotopes, 1997, 48: 477-481.

[140] Van de Voorde M, Van Hecke K, Cardinaels T, et al. Radiochemical processing of nuclear-reactor-produced radiolanthanides for medical applications. Coordination Chemistry Reviews, 2019, 382: 103-125.

[141] Zeevaart J R, Szücs Z, Takács S, et al. Recoil and conversion electron considerations of the ^{166}Dy/^{166}Ho in vivo generator. Radiochimica Acta, 2012, 100: 109-113.

[142] Mr Pillai A, F Russ Knapp F. Evolving important role of lutetium-177 for therapeutic nuclear medicine. Current Radiopharmaceuticals, 2015, 8: 78-85.

[143] Banerjee S, Pillai M, Knapp F. Lutetium-177 therapeutic radiopharmaceuticals: Linking chemistry, radiochemistry, and practical applications. Chemical Reviews, 2015, 115: 2934-2974.

[144] Zhernosekov K, Perego R, Dvorakova Z, et al. Target burn-up corrected specific activity of ^{177}Lu produced via ^{176}Lu (n, γ) ^{177}Lu nuclear reactions. Applied Radiation and Isotopes, 2008, 66: 1218-1220.

[145] Dvoráková Z. Production and chemical processing of Lu-177 for nuclear medicine at the Munich research reactor FRM-II. Technische Universität München, 2007.

[146] Pawlak D, Parus J, Sasinowska I, et al. Determination of elemental and radionuclidic impurities in ^{177}Lu used for labeling of radiopharmaceuticals. Journal of Radioanalytical and Nuclear Chemistry, 2004, 261: 469-472.

[147] Toporov Y, Tarasov V, Andreyev O, et al. Report on the 1st research coordination meeting on 'Development of therapeutic radiopharmaceuticals based on ^{177}Lu for radionuclide therapy. International Atomic Energy Agency: Vienna, Austria, 2006.

[148] Kuznetsov R A, Bobrovskaya K S, Svetukhin V V, et al. Production of lutetium-177: Process aspects. Radiochemistry, 2019, 61: 381-395.

[149] Tikhonchev M Y, Svetukhin V V, Novikov S G, et al. ^{177}Lu accumulation parameters in different nuclear reactors. Atomic Energy, 2019, 125: 376-383.

[150] Dash A, Pillai M R, Knapp F F Jr. Production of ^{177}Lu for targeted radionuclide therapy: Available options. Nuclear Medicine and Molecular Imaging, 2015, 49: 85-107.

[151] A Tarasov V, I Andreev O, G Romanov E, et al. Production of no-carrier added lutetium-177 by irradiation of enriched ytterbium-176. Current Radiopharmaceuticals, 2015, 8: 95-106.

[152] Balasubramanian P. Separation of carrier-free lutetium-177 from neutron irradiated natural ytterbium target. Journal of

Radioanalytical and Nuclear Chemistry, 1994, 185: 305-310.

[153] Knapp Jr F, Ambrose K, Beets A, et al. Nuclear medicine program progress report for quarter ending. Oak Ridge National Lab.(ORNL), Oak Ridge, TN (United States), 1995.

[154] Knapp Jr F, Mirzadeh S, Beets A, et al. Production of therapeutic radioisotopes in the ORNL High Flux Isotope Reactor (HFIR) for applications in nuclear medicine, oncologyand interventional cardiology. Journal of Radioanalytical and Nuclear Chemistry, 2005, 263: 503-509.

[155] Kumrić K, Trtić-Petrović T, Koumarianou E, et al. Supported liquid membrane extraction of ^{177}Lu (III) with DEHPA and its application for purification of ^{177}Lu-DOTA-lanreotide. Separation and Purification Technology, 2006, 51: 310-317.

[156] Van So L, Morcos N, Zaw M, et al. Alternative chromatographic processes for no-carrier added ^{177}Lu radioisotope separation. Journal of Radioanalytical and Nuclear Chemistry, 2008, 277: 663-673.

[157] Van So L, Morcos N, Zaw M, et al. Alternative chromatographic processes for no-carrier added ^{177}Lu radioisotope separation. Journal of Radioanalytical and Nuclear Chemistry, 2008, 277: 675-683.

[158] Bilewicz A, Żuchowska K, Bartoś B, Separation of Yb as YbSO$_4$ from the ^{176}Yb target for production of ^{177}Lu via the ^{176}Yb (n, γ) ^{177}Yb→ ^{177}Lu process. Journal of Radioanalytical and Nuclear Chemistry, 2009, 280: 167-169.

[159] 王凡, 金小海, 刘跃民, 等. ^{186}Re(Sn)-HEDP 的制备及色层分析研究. 同位素, 1995, 8(4): 210-212.

[160] Kothari K, Pillai M R A, Unni P R, et al. Preparation, stability studies and pharmacological behavior of [^{186}Re]Re-HEDP. Applied Radiation and Isotopes, 1999, 51: 51-58.

[161] Knapp Jr F, Beets A, Pinkert J, et al. Rhenium radioisotopes for therapeutic radiopharmaceutical development, therapeutic applications of radiopharmaceuticals. Proceedings of An International Seminar, 2001: 59-66.

[162] 张晓东, 李文新, 方克明, 等. 无载体 186Re 的制备. 核化学与放射化学, 1999, 21: 178.

[163] 张晓东, 李晴暖, 李文新, 等. ^{186}W(d,2n)^{186}Re 反应制备无载体 ^{186}Re. 核技术, 2000, 23: 142, 143.

[164] Ram R, Chakravarty R, Jadhav S, et al. Radiochemical separation of no-carrier-added ^{186}Re from proton irradiated tungsten target. Journal of Radioanalytical and Nuclear Chemistry, 2020, 325: 875-883.

[165] Duchemin C, Guertin A, Haddad F, et al. Cross section measurements of deuteron induced nuclear reactions on natural tungsten up to 34 MeV. Applied Radiation and Isotopes, 2015, 97: 52-58.

[166] Khandaker M U, Nagatsu K, Minegishi K, et al. Study of deuteron-induced nuclear reactions on natural tungsten for the production of theranostic ^{186}Re via AVF cyclotron up to 38 MeV. Nuclear Instruments and Methods in Physics Research Section B: Beam Interactions with Materials and Atoms, 2017, 403: 51-68.

[167] Khandaker M U, Nagatsu K, Minegishi K, et al. Cyclotron production of no carrier added 186g Re radionuclide for theranostic applications. Applied Radiation and Isotopes, 2020, 166: 1094-1112.

[168] Moiseeva A N, Aliev R A, Kormazeva E S, et al. Cross sections of ^{3}He-particle induced reactions on ^{186}W. Applied Radiation and Isotopes, 2021, 170: 1096-1115.

[169] Scott N E, Cobble J W, Daly P J. A comparison of reactions induced by medium-energy ^{3}He and ^{4}He ions in heavy target nuclei. Nuclear Physics A, 1968, 119: 131-145.

[170] Gott M D, Hayes C R, Wycoff D E, et al. Accelerator-based production of the ^{99m}Tc-^{186}Re diagnostic-therapeutic pair using metal disulfide targets (MoS$_2$, WS$_2$, OsS$_2$). Applied Radiation and Isotopes , 2016, 114: 159-166.

[171] Pourhabib Z, Ranjbar H, Bahrami Samani A, et al. Experimental and theoretical study of rhenium radioisotopes production for manufacturing of new compositional radiopharmaceuticals. Applied Radiation and Isotopes , 2019, 145: 176-179.

[172] 杜进, 白红升, 金小海, 等. 医用 ^{188}W-^{188}Re 发生器的制备. 核化学与放射化学, 1998, 20(3): 6-12.

[173] 盛荣, 李文新, 朱明花, 等. ^{188}W-^{188}Re 发生器的研制. 核化学与放射化学, 1998, 20(3): 16-21.

[174] 尹端, 胡伟青, 施锡昌, 等. 居里级的 ^{188}W-^{188}Re 发生器的研制. 核技术, 2000, 23: 4-12.

[175] Hsieh B T, Lin W Y, Luo T Y, et al. Production of carrier-free ^{188}Re in the past ten years in Taiwan. Journal of Radioanalytical and Nuclear Chemistry, 2007, 274: 569-573.

[176] Boschi A, Uccelli L, Pasquali M, et al. ^{188}W/^{188}Re generator system and its therapeutic applications. Journal of Chemistry, 2014, 2014: 1-14.

[177] Luo T Y, Lo A R, Hsieh B T, et al. A design for automatic preparation of highly concentrated ^{188}Re-perrhenate solutions. Applied Radiation and Isotopes, 2007, 65: 21-25.

[178] Chakravarty R, Dash A, Kothari K, et al. A novel ^{188}W/^{188}Re electrochemical generator with potential for medical applications. Radiochimica Acta, 2009, 97: 309-317.

[179] So L V, Nguyen C D, Pellegrini P, et al. Polymeric titanium oxychloride sorbent for ^{188}W/^{188}Re nuclide pair separation. Separation Science and Technology, 2009, 44: 1074-1098.

[180] Chakravarty R, Shukla R, Tyagi A K, et al. Nanocrystalline zirconia: A novel sorbent for the preparation of ^{188}W/^{188}Re generator. Applied Radiation and Isotopes, 2010, 68: 229-238.

[181] 林灿生, 黄美新. 无载体 ^{228}Th 的制备. 原子能科学技术, 1984, 5: 16-22.

[182] Henriksen G, Hoff P, Alstad J, et al. ^{223}Ra for endoradiotherapeutic applications prepared from an immobilized ^{227}Ac/^{227}Th source. Radiochimica Acta, 2001, 89: 661-666.

[183] 涅斯米扬诺夫. 放射化学实验教程. 黄昌泰, 何亚明, 译. 北京: 原子能出版社, 1989.

[184] Alhassanieh O, Abdul-Hadi A, Ghafar M, et al. Separation of Th, U, Pa, Ra and Ac from natural uranium and thorium series. Applied Radiation and Isotopes, 1999, 51: 493-498.

[185] Martin P, Hancock G, Paulka S, et al. Determination of ^{227}Ac by α-particle spectrometry. Applied Radiation and Isotopes, 1995, 46: 1065-1070.

[186] Geibert W, Vöge I. Progress in the determination of ^{227}Ac in sea water. Marine Chemistry, 2008, 109: 238-249.

[187] 珀西瓦尔, 王景津. 环境样品和工艺废物样品中镭-226、镭-228、锕-227 和钍同位素的相继测定. 核原料, 1976, 18: 35-38.

[188] 黄玉龙, 程满栩. 环境样品中 ^{226}Ra 的测定. 中国科学技术信息研究所, 1989, 9(3): 174-179.

[189] Hagemann F. The isolation of actinium. Journal of the American Chemical Society, 1950, 72: 768-771.

[190] Kukleva E, Kozempel J, Vlk M, et al. Preparation of ^{227}Ac/^{223}Ra by neutron irradiation of ^{226}Ra. Journal of Radioanalytical and Nuclear Chemistry, 2014, 304: 263-266.

[191] Weidner J W, Mashnik S G, John K D, et al. ^{225}Ac and ^{223}Ra production via 800 MeV proton irradiation of natural thorium targets. Applied Radiation and Isotopes, 2012, 70: 2590-2595.

[192] Hatcher-Lamarre J L, Sanders V A, Rahman M, et al. Alpha emitting nuclides for targeted therapy. Nuclear Medicine and Biology., 2021, 92: 228-240.

[193] Bruchertseifer F, Kellerbauer A, Malmbeck R, et al. Targeted alpha therapy with bismuth-213 and actinium-225: Meeting future demand. Journal of Labelled Compounds and Radiopharmaceuticals, 2019, 62: 794-802.

[194] Robertson A K H, Ramogida C F, Schaffer P, et al. Development of ^{225}Ac radiopharmaceuticals: TRIUMF perspectives and experiences. Current Radiopharmaceuticals, 2018, 11: 156-172.

[195] Nagatsu K, Suzuki H, Fukada M, et al. Cyclotron production of ^{225}Ac from an electroplated ^{226}Ra target. European Journal of Nuclear Medicine and Molecular Imaging, 2021, 49: 279-289.

第5章 放射性药物的发展现状与趋势

目前，我国获批的放射性药品(或放射性药物，简称放药)种类少，可选择的同位素类型单一，尤其是在新兴治疗同位素相关药物方面，无论是原研药还是仿制药均与欧美存在明显差距，难以满足临床治疗的需求。截止到 2022 年 5 月，美国食品药品监督管理局(U.S. Food and Drug Administration，FDA)批准上市的放药中在售的有 60 种(涵盖 17 种放射性同位素)，我国国家药品监督管理局(National Medical Products Administration，NMPA)批准的放药中有 29 种在售(涵盖 10 种放射性同位素，包括按进口药获批的 2 种)[1, 2]，见表 5-1。

表 5-1 中美已经批准上市的放药对比[1, 2]

| PET 显像及其他诊断放药 | | | | |
中文名称	英文名称	商品名	中国(3 种)	美国(20 种)
氟[18F]脱氧葡萄糖注射液	Fludeoxyglucose F-18		2019，江苏华益 2020，原子高科 2020，南京安迪科	NDA*: 1996，DOWNSTATE CLINCL(已停产) 2004，WEILL MEDCL COLL(已停产) 2005，FEINSTEIN ANDA*：40 家机构(2 家停产)
尿素[14C]呼气试验药盒	Urea，C-14 Breath Test Kits	PYTEST KIT	2019，中核海得威 2021，中核海得威	1997，AVENT
尿素[14C]胶囊	Urea，C-14 Capsules	PYTEST	2019，中核海得威 2020，上海欣科	1997，AVENT
氟[18F]化钠	Sodium Fluoride F-18			NDA*: 1972，GE HEALTHCARE(已停产) 2011，NIH NCI DCTD(已停产) ANDA*：23 家机构(4 家停产)
氟[18F]贝他吡	Florbetapir F-18	AMYVID		2012，AVID RADIOPHARMS INC
氟[18F]比他班	Florbetaben F-18	NEURACEQ		2014，LIFE MOLECULAR
氟[18F]昔洛韦	Fluciclovine F-18	AXUMIN		2016，BLUE EARTH
氟[18F]妥西吡	Flortaucipir F-18	TAUVID		2020，AVID RADIOPHARMS INC
氟[18F]雌二醇	Fluoroestradiol F-18	CERIANNA		2020，ZIONEXA
氟[18F]替他莫	Flutemetamol F-18	VIZAMYL		2013，GE HEALTHCARE
吡氟[18F]司他	Piflufolastat F-18	PYLARIFY		2021，PROGENICS PHARMS INC

氟[18F]多巴	Fluorodopa F-18			2019，FEINSTEIN
碳[11C]胆碱	Choline C-11			NDA：：2012，MCPRF ANDA：4 家机构(2 家停产)
氮[13N]氨水 注射液	Ammonia N-13			NDA：2007，FEINSTEIN ANDA：29 家机构(2 家停产)
氯化铷[82Rb]	Rubidium Chloride Rb-82	CARDIOGEN-82 （1989 获批） RUBY-FILL （2016 获批）		1989，BRACCO 2016，JUBILANT
	Gallium Dotatate Ga-68	NETSPOT		2016，AAA USA INC
	Copper Dotatate Cu-64	DETECTNET		2020，RADIO MEDIX
	Gallium Dotatoc Ga-68			2019，UIHC PET IMAGING
	Gallium Ga-68 PSMA-11 (Solution)			2020，UNIV CA LOS ANGELES 2020，UNIV OF CA SAN FRAN
	Gallium Ga-68 Gozetotide (Powder)	ILLUCCIX （2021 获批） LOCAMETZ （2022 获批）		2021，TELIX 2022，AAA USA NOVARTIS

SPECT 显像诊断放药

中文名称	英文名称	商品名	中国(16 种，其中已注销 2 种，即市面上品种为 14 种)	美国(31 种**，其中 3 种完全停产，即市 面上品种为 28 种)
枸橼酸镓 [67Ga]注射液	Gallium Citrate Ga-67	NEOSCAN(1978 获批，已停产)	2002，原子高科 （已注销文号）	1976，LANTHEUS MEDCL 1977、1978，GE HEALTHCARE(已停产) 1978，CURIUM
氯化亚铊 [201Tl]注射液	Thallous Chloride Tl-201		2017，原子高科	NDA： 1977，LANTHEUS MEDCL 1979，CURIUM 1982，GE HEALTHCARE(已停产) 1982，BRACCO(已停产) ANDA：2 家机构已停产
铬[51Cr]酸钠 注射液	Sodium Chromate Cr-51		2002，原子高科 （已注销文号）	1971，BRACCO(已停产) 1971，CURIUM(已停产)
铬[51Cr]标人 血白蛋白	Albumin Chromated Cr-51 Serum	CHROMALBIN		1976，ISO TEX(已停产)
锝[99mTc]植 酸盐注射液	Technetium Tc-99m Phytate Injection		2017，广东希埃医药 2020，上海欣科	
锝[99mTc]甲 氧异腈 注射液	Technetium Tc-99m Sestamibi Kit	CARDIOLITE	2017，广东埃医药 2018，广州市原子高科 2020，上海欣科 2020，上海原子科兴 2021，原子高科	NDA： 1990，LANTHEUS MEDCL ANDA：4 家机构
锝[99mTc] 依替菲宁 注射液	Technetium Tc-99m Etifenin Injection		2017，广东希埃医药 2020，上海欣科	

锝[^{99m}Tc]喷替酸盐注射液	Technetium Tc-99m Pentetate Kit	DRAXIMAGE DTPA	2017，广东希埃医药 2018，广州市原子高科 2020，上海欣科 2020，上海原子科兴 2021，原子高科	1989，JUBILANT
注射用亚锡焦磷酸钠（锝[^{99m}Tc]标记用药盒）	Technetium Tc-99m Pyrophosphate Kit	TECHNESCAN PYP KIT（1974 获批）CIS-PYRO	2020，江苏省原子医学研究所江原制药厂 2020，北京欣科思达医药 2020，北京师宏药业 注：锝 [^{99m}Tc]焦磷酸盐注射液仅纳入药典	1974，CURIUM 1987，SUN PHARM INDS INC
锝[^{99m}Tc]聚合人蛋白注射液	Technetium Tc-99m Albumin Aggregated Kit		2017，广东希埃医药 2018，广州市原子高科 2020，上海欣科 2021，原子高科	1987，DRAXIMAGE
锝[^{99m}Tc]双半胱乙酯注射液	Technetium Tc-99m Bicisate Kit	NEUROLITE	2017，广东希埃医药 2018，广州市原子高科 2020，上海原子科兴 2020，上海欣科 2021，原子高科	1994，LANTHEUS MEDCL
锝[^{99m}Tc]双半胱氨酸注射液	Technetium[99m Tc] L, L-Ethylenedicysteine Injection		2017，广东希埃医药 2018，广州市原子高科 2020，上海欣科 2021，原子高科	
锝[^{99m}Tc]亚甲基二膦酸盐注射液	Technetium Tc-99m Medronate Kit	DRAXIMAGE MDP-25（1978 获批）CIS-MDP（1979 获批）	2017，广东希埃医药 2018，广州市原子高科 2020，上海欣科 2020，上海原子科兴 2021，原子高科	1978，JUBILANT 1979，SUN PHARM INDS INC
高锝[^{99m}Tc]酸钠注射液			2017，广东希埃医药 2018，广州市原子高科 2020，原子高科 2020，上海欣科 2020，上海原子科兴	同 ^{99}Mo-^{99m}Tc 发生器同时获批
高锝[^{99m}Tc]酸钠注射液（^{99}Mo-^{99m}Tc 发生器）	Technetium Tc-99m Sodium Pertechnetate Generator	ULTRA-TECHNE KOW FM（1973 获批）TECHNELITE（1976 获批）RADIOGENIX SYSTEM（2018 获批）	2020，成都中核高通	1973，CURIUM 1976，LANTHEUS MEDCL 2018，NORTHSTAR MEDICAL
锝[^{99m}Tc]二巯丁二酸盐注射液	Technetium Tc-99m Succimer	MPI DMSA KIDNEY REAGENT（1982 获批）NEPHROSCAN（2022 获批）	2017，广东希埃医药 2018，广州市原子高科 2020，上海欣科 2021，原子高科	1982，GE HEALTHCARE 2022，THERAGNOSTICS
注射用亚锡替曲膦（锝[^{99m}Tc]标记用药盒）	Technetium Tc-99m Tetrofosmin Kit	MYOVIEW MYOVIEW 30ML	2018，江苏省原子医学研究所江原制药厂 注：2008 年获批的锝[^{99m}Tc]替曲膦注射液已注销	1996，GE HEALTHCARE
	Indium In 111 Oxyquinoline			NDA：1985，GE HEALTHCARE ANDA：1 家机构

	Indium In-111 Chloride			1994，CURIUM
	Indium In-111 Pentetate Disodium	MPI INDIUM DTPA IN 111		1982，GE HEALTHCARE
铟[¹¹¹In]奥曲肽注射液	Indium In-111 Pentetreotide Kit	OCTREOSCAN		1994，CURIUM
碘[¹²⁵I]人血清白蛋白	Albumin Iodinated I-125 Serum	JEANATOPE		1976，ISO TEX
碘[¹²⁵I]酞酸盐	Iothalamate Sodium I-125	GLOFIL-125		1974，ISO TEX
锝[⁹⁹ᵐTc]依沙美肟注射液	Technetium Tc-99m Exametazime Kit	CERETEC（1988 获批）DRAX EXAMETAZIME（2017 获批）		1988，GE HEALTHCARE 2017，JUBILANT
锝[⁹⁹ᵐTc] 甲溴菲宁	Technetium Tc-99m Mebrofenin Kit	CHOLETEC		1987，BRACCO
锝[⁹⁹ᵐTc]巯替肽	Technetium Tc-99m Mertiatide Kit	TECHNESCAN MAG3		NDA：1990，CURIUM ANDA：2 家机构
锝[⁹⁹ᵐTc]奥昔膦酸盐注射液	Technetium Tc-99m Oxidronate Kit	TECHNESCAN		1981，CURIUM
锝[⁹⁹ᵐTc]地索苯宁注射液	Technetium Tc-99m Disofenin Kit	HEPATOLITE		1982，SUN PHARM INDS INC（已停产）
锝[⁹⁹ᵐTc]血红细胞注射液	Technetium Tc-99m Red Blood Cell Kit	ULTRATAG		1991，CURIUM
锝[⁹⁹ᵐTc]硫胶体	Technetium Tc-99m Sulfur Colloid Kit	AN-SULFUR COLLOID		1978，SUN PHARM INDS INC
	Technetium Tc-99m Tilmanocept	LYMPHOSEEK KIT		2013，CARDINAL HEALTH 414
碘[¹²³I]苄胍	Iobenguane Sulfate I-123	ADREVIEW		2008，GE HEALTHCARE
碘[¹²³I]氟烷	Ioflupane I-123	DATSCAN		2011，GE HEALTHCARE INC 2022，CURIUM
碘[¹²³I]化钠胶囊	Sodium Iodide I-123			NDA：1976，GE HEALTHCARE（已停产）1982，CARDINAL HEALTH 418 ANDA：1 家机构
[¹³³Xe] 氙气	Xenon Xe-133			1974，LANTHEUS MEDCL 1976，GE HEALTHCARE（已停产）1976，GEN ELECTRIC（已停产）1982，CURIUM

治疗类放药				
中文名称	英文名称	商品名	中国(14 种，2 种为进口获批，2 种已注销，即市面上品种为 12 种)	美国(15 种，其中 3 种已完全停产，即市面上品种为 12 种)
磷[^{32}P]酸钠注射液			2002，原子高科(已注销文号)	
磷[^{32}P]酸钠盐口服溶液	Sodium Phosphate P-32 (Injection，Oral)	PHOSPHOTOPE	2020，原子高科	1957，BRACCO(已停产) 1959，MALLINCKRODT(已停产)
氯化锶[^{89}Sr]注射液	Strontium Chloride Sr-89	思通宁 (2019 获批) 美他特龙 (2019-2024) METASTRON (1993 获批)	2017，宁波君安药业 2018，成都中核高通 2019，上海原子科兴 2019-2024，GE HEALTHCARE LIMITED (进口)	1993，Q BIOMED
氯化镭[^{223}Ra]注射液	Radium Ra-223 Dichloride	XOFIGO (2013 获批)	2020-2025，Institute for Energy Technology (IFE) (进口)	2013，BAYER HEALTHCARE
来昔决南钐[^{153}Sm]注射液	Samarium Sm-153 Lexidronam Pentasodium	QUADRAMET	2018，原子高科	1997，LANTHEUS MEDICAL(已停产)
放射性碘[^{125}I]化钠溶液			2017，原子高科	
碘[^{125}I]密封籽源			2018，北京智博高科 2019，天津赛德 2020，成都云克药业 2020，宁波君安药业 2021，天津赛德	
邻碘[^{131}I]马尿酸钠注射液	Iodohippurate Sodium I-131	HIPPUTOPE (1970 获批) NEPHROFLOW (1984 获批)	2020，成都中核高通	1968，MALLINCKRODT(已停产) 1970，BRACCO(已停产) 1984，GE HEALTHCARE(已停产)
碘[^{131}I]化钠口服溶液	Sodium Iodide I-131	HICON	2019，中物院核物理与化学研究所 2020，原子高科 2020，成都中核高通	NDA：2003，JUBILANT ANDA：1 家机构
碘[^{131}I]化钠胶囊	Sodium Iodide I-131 Capsule		2020，原子高科 2021，原子高科(治疗用)	2003，JUBILANT
碘[^{131}I]美妥昔单抗皮试制剂	Skin Test Preparation for Iodine I-131 Metuximab		2021，成都华神生物	
碘[^{131}I]美妥昔单抗注射液	Iodine I-131 Meituoximab Injetion	利卡汀	2021，成都华神生物	
碘[^{131}I]肿瘤细胞核人鼠嵌合单克隆抗体注射液		唯美生	2006，上海美恩生物技术(已注销文号)	

碘[131I]人血白蛋白	Albumin Iodinated I-131 Serum	MEGATOPE		1976，ISO TEX
碘[131I]替伊莫单抗	Iodine I-131 Tositumomab	BEXXAR		2003，PFIZER CORIXA CORPORATION
碘[131I]苄胍	Iobenguane I-131	AZEDRA		2018，PROGENICS PHARMS INC
钇[90Y]微球注射液	Yttrium-90 Microsphere Injection	SIR-SPHERES	2022~2027，远大医药(中国)有限公司，Sirtex Singapore Manufacturing Pte Ltd（进口）	2002，SIRTEX（本药品属于医疗器械获批 PMA*）
钇[90Y]玻璃微球	TheraSphere Y-90 Glass Microspheres	THERASPHERE		1999，BRITISH TECHNOLOGY GROUP（BTG，被 BSC 收购）2021，BOSTON SCIENTIFIC CORPORATION（BSC）（本药品属于医疗器械获批 PMA*）
钇[90Y]替伊莫单抗	IBRITUMOMAB TIUXETAN	ZEVALIN		2002，SPECTRUM PHARMS
	Lutetium Dotatate Lu-177	LUTATHERA		2018，AAA USA INC
	Lutetium Lu-177 Vipivotide Tetraxetan（177Lu-PSMA-617）	PLUVICTO		2022，AAA USA NOVARTIS

注：*NDA=New Drug Application，新药申请，ANDA=Abbreviated New Drug Application，仿制药申请，PMA=premarketing；**FDA 批准上市药品名单中，国内无对应药品且已经完全停产的上市药品未全部列出。

5.1　诊断放药的发展现状与趋势

在单光子发射同位素如 ^{99m}Tc、^{123}I、^{67}Ga、^{111}In 和 ^{201}Tl 等标记的放药中，目前应用最广泛的是 ^{99m}Tc 标记药物，占 SPECT 显像药物的 70%以上，几乎可对人体所有重要脏器进行显像。FDA 药品数据库及美国国立卫生研究院(National Institutes of Health，NIH)分子显像数据库涵盖了 160 余种 ^{99m}Tc 标记的放药，20 余种 ^{123}I 标记的放药，2 种 ^{67}Ga 标记放药，80 余种 ^{111}In 标记的放药[1, 3]。

当前用于临床诊断的 ^{99m}Tc 标记药物是个庞大的家族，包括脑灌注显像剂锝[^{99m}Tc]依沙美肟注射液(Technetium Tc-99m Exametazime，^{99m}Tc-HMPAO)和锝[^{99m}Tc]双半胱乙酯注射液(Technetium Tc-99m Bicisate Kit，^{99m}Tc-ECD)；心肌灌注显像剂锝[^{99m}Tc]甲氧异腈注射液(Technetium Tc-99m Sestamibi Kit，^{99m}Tc-MIBI)和锝[^{99m}Tc]替曲膦注射液(Technetium Tc-99m Tetrofosmin Kit)；心血池显像剂锝[^{99m}Tc]血红细胞注射液(Technetium Tc-99m Red Blood Cell Kit，^{99m}Tc-RBC)和锝[^{99m}Tc]人血清蛋白(Technetium Tc-99m Human Serum Albumin，^{99m}Tc-HSA)等。另外，可用于肾显像的诊断试剂锝[^{99m}Tc]二巯丁二酸盐注射液(Technetium Tc-99m Succimer，^{99m}Tc-DMSA)、锝[^{99m}Tc]喷替酸盐注射液(Technetium

Tc-99m Pentetate Kit，^{99m}Tc-DTPA)、锝[^{99m}Tc]双半胱氨酸注射液(Technetium Tc-99m L，L-ethylenedicysteine Injection，^{99m}Tc-EC)和锝[^{99m}Tc]巯替肽(Technetium Tc-99m Mertiatide Kit，^{99m}Tc-MAG3)；肝胆显像剂有 ^{99m}Tc-IDA；骨显像剂锝 [^{99m}Tc]焦磷酸盐注射液 (Technetium Tc-99m Pyrophosphate Kit，^{99m}Tc-PYP)和锝[^{99m}Tc]亚甲基二膦酸盐注射液 (Technetium Tc-99m Medronate Kit，^{99m}Tc-MDP)；肺灌注显像剂锝[^{99m}Tc]聚合白蛋白注射液(Technetium Tc-99m Albumin Aggregated Kit，^{99m}Tc-MAA)、锝[^{99m}Tc]人血清蛋白微球 (Technetium Tc-99m Human Albumin Microspheres，^{99m}Tc-HAM)等。除此之外，还有脑显像剂碘[^{123}I]盐酸非他胺(Iofetamine Hydrochloride I-123，^{123}I-IMP)和碘[^{123}I]苯甲酰胺 (Iodobenzamide I-123，^{123}I-IBZM)，心肌显像剂 β- 甲基-p- 碘 [^{123}I] 苯基十五烷酸 (β-Methyl-p-Iodophenylpentadecanoic Acid I-123，^{123}I-BMIPP)和碘 [^{123}I] 苯基十五酸 (Iodophenylpentadecanoic Acid I-123，^{123}I-IPPA)，软组织脏器的肿瘤显像剂枸橼酸镓[^{67}Ga]注射液(Gallium Citrate Ga-67)，帕金森综合征相关的多巴胺转运蛋白显像剂碘[^{123}I]氟烷 (Ioflupane I-123)，嗜铬细胞瘤或神经母细胞瘤的显像剂碘[^{123}I]苄胍(Iobenguane Sulfate I-123，^{123}I-MIBG)，神经内分泌瘤(Neuroendocrine Tumors，NETs)的显像剂铟[^{111}In]奥曲肽注射液(Indium In-111 Pentetreotide Kit)及最早的心肌灌注的显像剂氯化亚铊[^{201}Tl]注射液(Thallous Chloride Tl-201)等其他单光子同位素标记的药物在临床诊断中已得到广泛应用。

在基于正电子同位素如 ^{18}F、^{11}C、^{13}N、^{15}O、^{76}Br、^{124}I、^{68}Ga、^{64}Cu 和 ^{89}Zr 的放药中，氟[^{18}F]脱氧葡糖注射液(Fludeoxyglucose F-18，^{18}F-FDG)是目前临床应用最广泛的，占 PET 显像药物的 90%左右。^{18}F 标记的其他放药在肿瘤、心血管系统和中枢神经系统等领域也具有广泛应用。^{11}C、^{13}N 和 ^{15}O 是人体基本元素的同位素，其所标记化合物的代谢过程能真正反映机体生理、生化功能的变化，是生命科学研究领域的分子探针。NIH 分子显像数据库中已有 250 余种 ^{18}F 标记的放药，150 余种 ^{11}C 标记的放药，1 种 ^{13}N 标记的放药，3 种 ^{76}Br 标记的放药，15 种 ^{124}I 标记的放药，60 余种 ^{68}Ga 标记的放药，90 余种 ^{64}Cu 标记的放药。随着 ^{68}Ge-^{68}Ga 发生器相关技术的日趋成熟、蛋白质组学和基因组学的发展、对疾病特定生物过程关键化合物的掌握、蛋白质/多肽类示踪剂标记技术及配位化学的进步等，促进了 ^{68}Ga 标记示踪剂在全球的广泛研究与应用。

^{68}Ga 标记显像剂中应用最为成功的是 ^{68}Ga 标记的生长抑素受体(somatostatin receptor，SSTR)显像剂，其对神经内分泌肿瘤的诊断灵敏度和特异性都在 90%以上，并且改变了 50%~60%的神经内分泌肿瘤患者的诊治策略，明显优于常规影像学检查及传统的 SSTR SPECT 显像。2016 年 FDA 批准了用于 SSTR 阳性神经内分泌瘤的显像剂 ^{68}Ga-Dotatate(Netspot)，不久同样适应证的显像药物 ^{68}Ga-Dotatoc 也先后在欧盟(2016 年)和美国(2019 年)获批上市[4]。此外，针对严重威胁老年男性健康的重大公共卫生问题之一的前列腺癌，前列腺特异性膜抗原(prostate specific membrane antigen，PSMA)作为特异性高表达于前列腺癌上皮细胞的典型肿瘤标志物，已成为显像和治疗中新的重要靶点。^{68}Ga 标记 PSMA 对前列腺癌的影像评估迅速成为核医学研究的热点，2015 年、2017 年、2018 年 SNMMI 的年度影像都是 ^{68}Ga-PSMA PET/CT 影像，^{68}Ga-PSMA-11 注射液作为首个用于前列腺癌 PSMA 阳性病灶诊断的 PET 药物于 2020 年 12 月被 FDA 批准上市[1]，

2021 年 12 月与 2022 年 3 月 FDA 又分别批准了另外两家公司 ^{68}Ga-PSMA-11 药品(粉末制剂,商品名分别为 ILLUCCIX 与 LOCAMETZ)的上市申请[1]。另外,^{64}Cu、^{124}I、^{76}Br 和 ^{89}Zr 等 PET 同位素的半衰期相对较长,利用此类同位素标记的药物不仅可以用来研究单抗等代谢时间较长的靶向药物的体内生物过程[3],也可以开发具有临床应用前景的诊断试剂,如乏氧显像剂 ^{64}Cu-Diacetyl-Bis(N$_4$-methylthiosemicarbazone)(^{64}Cu-ATSM)[5],该药物针对宫颈癌诊断的研究已进入临床 2 期。

虽然放射性诊断药物在国内获批的品种不多,但医疗机构可以依托放射性药品的使用许可证(四类证)实现在机构内部使用,如碳[^{11}C]脑多巴胺转运体(CFT)、氟[^{18}F]雌二醇(Fluoroestradiol F-18,^{18}F-FES)、镓[^{68}Ga]成纤维细胞活化蛋白特异性酶抑制剂(Fibroblast Activation Protein Inhibitor,FAPI)、^{68}Ga-PSMA-11 和 ^{68}Ga-Dotatate 等在国内医院都已经实现临床应用[6]。国内也有多个正在开展临床研究的诊断放药[7-11],如肝脏显像剂锝[^{99m}Tc]半乳糖酰人血白蛋白二亚乙基三胺五乙酸盐(Technetium Tc-99m Diethylenetriaminepentaacetic Acid Galactosyl-Human Serum Albumin,^{99m}Tc-GSA)[12]、前哨淋巴结显像剂锝[^{99m}Tc]利妥昔(Technetium Tc-99m Rituximab)[8]、肿瘤显像剂锝[^{99m}Tc]联肼尼克酰胺-3 聚乙二醇-精氨酸-甘氨酸-天冬氨酸环肽二聚体(^{99m}Tc-3PRGD$_2$)和锝[^{99m}Tc]联肼尼克酰胺-前列腺特异膜抗原(^{99m}Tc-HYNIC-PSMA),血池、淋巴及肿瘤显像剂镓[^{68}Ga]伊文思蓝(^{68}Ga-NOTA Evans Blue,^{68}Ga-NEB)等。目前部分已上市或临床中在研的放射性诊断药物见表 5-2。

表 5-2 部分已上市或临床研究中的放射性诊断药物[13-20]

药物名称	靶点	适应症	研发阶段
Flortaucipir F-18	微管相关蛋白 Tau(Tau Protein)	阿尔茨海默病	FDA 批准上市,2020 年
氟[^{18}F]雌二醇	雌激素受体	乳腺癌	FDA 批准上市,2020 年
氟[^{18}F]多巴	多巴胺受体	帕金森综合征	FDA 批准上市,2019 年
氟[^{18}F]昔洛韦	氨基酸转运蛋白	复发性前列腺癌	FDA 批准上市,2016 年
吡氟[^{18}F]司他(^{18}F-DCFPyL)	PSMA	前列腺癌	FDA 批准上市,2021 年
^{18}F-F13640	5-羟色胺受体 1A(5-HT1A)	神经病理学;健康受试者	完成早期临床 1 期(临床 0 期),2021 年
6-(3-[^{18}F]Fluoropropyl)-3-(2-(Azepan-1-yl)ethyl)Benzo[d]Thiazol-2(3H)-one(^{18}F-F TC-146)	配基依赖性的分子伴侣蛋白质受体(sigma-1 receptor,S1R)	复杂局部疼痛综合征、坐骨神经痛、骨肉瘤	临床 2 期,2021 年
^{68}Ga-PMSA-11	PSMA	诊断前列腺癌	FDA 批准上市,2020 年
^{68}Ga-Dotatoc	生长抑素受体	神经内分泌肿瘤	FDA 批准上市,2019 年
^{68}Ga-Dotatate	生长抑素受体	胃肠胰神经内分泌肿瘤	FDA 批准上市,2016 年
镓[^{68}Ga]伊文思蓝	白蛋白结合	淋巴系统相关疾病	临床 1 期,2021 年
镓[^{68}Ga]巨噬细胞甘露糖纳米抗体 2(^{68}Ga-NOTA-Anti-MMR-V HH2)	巨噬细胞甘露糖受体(macrophage mannose receptor,MMR,又名 CD206)	恶性实体瘤、乳腺癌、头颈癌、黑色素瘤(皮肤)	临床 1/2 期,2019 年

续表

药物名称	靶点	适应症	研发阶段
铟[^{111}In]奥曲肽注射液	SSTR2	神经内分泌瘤及其他 SSTR 表达的肿瘤	FDA 批准上市，1994 年
锝[^{99m}Tc]奥曲肽注射液（Technetium Tc-99m EDDA/HYNIC-TOC，商品名 Tektrotyd）	SSTR2	神经内分泌瘤及其他 SSTR 表达的肿瘤	EMA 批准上市，2016
^{99m}Tc-3PRGD$_2$	整合素	肺癌、乳腺癌、食管癌等	完成临床 3 期，2022
锆[^{89}Zr]达雷妥尤单抗（^{89}Zr-DFO-Daratumumab）	CD38	多发性骨髓瘤	临床 1 期，2019 年
^{64}Cu-Dotatate	SSTR2	神经内分泌瘤	批准上市，2020 年
^{64}Cu-ATSM	-	宫颈癌	临床 2 期，2021 年
Iodobenzovesamicol I-123（^{123}I-IBVM）	乙酰胆碱受体	帕金森综合征、阿尔茨海默病	临床 2 期，2014 年

5.2　治疗放药的发展现状与趋势

目前，可利用的治疗同位素主要有 ^{131}I、^{32}P、^{198}Au、^{90}Y、^{89}Sr、^{109}Cd、$^{186/188}$Re、^{153}Sm、^{177}Lu、^{211}At、^{210}Bi、^{223}Ra、^{67}Cu 等。^{131}I 是应用最广泛的放射性治疗药物，由于碘本身可以被甲状腺特异性摄取，所以 ^{131}I 用在治疗甲状腺癌等相关疾病时只需口服碘[^{131}I]化钠口服溶液即可实现精准靶向治疗。多种金属类放射性同位素可在骨组织中高效富集，因此氯化锶[^{89}Sr]、氯化镭[^{223}Ra]等金属盐溶液可直接用于治疗恶性肿瘤导致的骨转移疾病。^{90}Y是较早用于放射性靶向治疗药物的同位素，该放射性靶向单抗药物钇[^{90}Y]替伊莫单抗（^{90}Y-ibritumomab tiuxetan，商品名为 ZEVALIN）[21,22]于 2002 年获得美国 FDA 批准上市。这是 FDA 批准的第一个用于放射免疫治疗方法治疗肿瘤的药物，主要用于非霍奇金淋巴瘤的治疗。钇[^{90}Y]泰坦-克利妥珠单抗（^{90}Y-Clivatuzumab Tetraxetan）用于治疗胰腺癌，并已进入临床 3 期。

此外，^{177}Lu 作为 IAEA 推荐的治疗同位素，近几年不断推出相关新药，^{177}Lu 标记的放药显示出广阔的临床应用前景。^{177}Lu 标记的放药中，镥[^{177}Lu]乙二胺四亚甲基膦酸（^{177}Lu-EDTMP）无论在价格还是疗效上均优于氯化锶[^{89}Sr]和钐[^{153}Sm]乙二胺四亚甲基膦酸（^{153}Sm-EDTMP），^{177}Lu-EDTMP 的药理特性与 ^{153}Sm-EDTMP 有相似之处，但其骨髓抑制毒性较 ^{89}Sr 和 ^{153}Sm 低，预计有望产生较大的社会和经济效益。2017 年 1 月的新英格兰医学杂志上公布了 ^{177}Lu-Dotatate 能有效治疗进展期进行性的生长抑素受体阳性的肠道神经内分泌瘤（midgut neuroendocrine tumors，MNETs）。FDA 在 2018 年 1 月 26 日批准了一种放射性同位素标记的生长抑素类似物 ^{177}Lu-Dotatate（商品名为 LUTATHERA），以用于治疗胃肠胰神经内分泌肿瘤（GEP-NETs）。该药物与 SST 受体结合后可进入细胞产生辐射，使肿瘤细胞损伤。利用放射性标记与受体特异性结合的多肽是对受体过表达肿瘤进行放射显像和治疗的强有力工具。这是放药首次获批用于治疗 GEP-NETs。LUTATHERA 也是第一个 PRRT 药物，该药物的获批为 GEP-NETs 患者提供了一种高效的治疗手段。

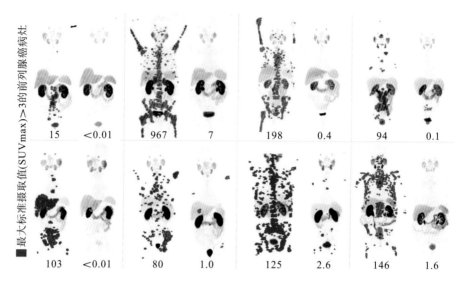

图 5-1　8 名前列腺癌患者采用 ^{177}Lu-PSMA-617 治疗 3 个月后前列腺特异性抗原(PSA)值下降了 98%(^{68}Ga-PSMA-11 PET/CT 显像)[23-25]

　　此外，在 PSMA-11 前列腺癌诊断药物获批的同时，也开发了可以和多种放射性同位素稳定结合的 PSMA-617 作为放射性靶向治疗药物，其中 ^{177}Lu-PMSA-617 用于放射性靶向治疗实现了诊疗一体化，为前列腺癌的临床决策提供了新的视角。多项研究显示，^{177}Lu-PSMA-617 放射性配体治疗 (RLT) 对转移性去势抵抗性前列腺癌 (metastatic castration-resistant prostate cancer，mCRPC)具有良好的疗效及耐受性(图 5-1)，该药物于 2022 年 3 月 23 日获得 FDA 正式批准上市。基于同样靶点分子的 α 药物 ^{225}Ac-PSMA-617 正在开展临床 1 期研究，并取得了显著疗效。^{177}Lu/^{90}Y-Pentixather 介导的趋化因子受体 4 (chemokine receptor-4，CXCR4)靶向放射疗法有助于治疗多发性骨髓瘤，是一种治疗晚期多发性骨髓瘤很有前景的方法。

　　近两年，多个进口治疗放药也在国内相继获批上市。氯化镭[^{223}Ra]注射液作为进口药物于 2020 年 8 月在中国获批上市，用于治疗骨转移且无已知内脏转移的去势抵抗性前列腺癌。钇[^{90}Y]树脂微球(商品名为 SIR-Spheres)于 2022 年 2 月也以进口方式在中国获批上市，历时 20 年(美国于 2002 年获批)。许多药企布局了放药研发产品，高校、研究院所联合企业等也在积极开展放药的研发与转化应用，申请或启动了包括 ^{68}Ga-PSMA-11、^{177}Lu-Dotatate、^{77}Lu-PSMA-617(图 5-2)、镓[^{68}Ga]细胞程序性死亡-配体 1 抗体(^{68}Ga-PD-L1 抗体)、铼[^{188}Re]羟基亚乙基二膦酸(Rhenium Re-188 Hydroxyethylidine Diphosphonate，^{188}Re-HEDP)、镥[^{177}Lu]^{177}Lu-AB-3PRGD$_2$ 等多种仿制或创新放药的临床研究[26,27] (表 5-3)。

表 5-3　部分放射性靶向治疗药物列表[28-31]

前体	靶点	适应症	研发阶段
^{177}Lu-Dotatate	生长抑素受体	神经内分泌瘤	批准上市，2018
^{177}Lu-PSMA-617	PSMA	前列腺癌	批准上市，2022
^{177}Lu-AB-3PRGD$_2$	整合素	肺癌	早期临床 1 期（临床 0 期），2022
^{177}Lu-3BP-227	神经降压素受体 1	卵巢癌	临床 1 期，2018
镥[^{177}Lu]利洛托单抗（^{177}Lu-Lilotomab Satetraxetan，LYMRIT-37-01）	*CD37	非霍奇金淋巴瘤	临床 1/2 期，2021
镥[^{177}Lu]吉妥昔单抗（^{177}Lu-Girentuximab）	碳酸酐酶Ⅳ（Carbonic Anhydrase Ⅸ，CAIX）	透明细胞肾癌	临床 2 期，2022
钇[^{90}Y]替伊莫单抗（^{90}Y-Ibritumomab）	CD20	非霍奇金淋巴瘤	批准上市，2008
钇[^{90}Y]泰坦-克利妥珠单抗（^{90}Y-Clivatuzumab Tetraxetan）	MUC1/CD227	胰腺癌	临床 3 期，2021
^{90}Y-FAPI-04	FAP	乳腺癌	临床 1 期，2018
钇[^{90}Y]达利珠单抗（^{90}Y-Daclizumab）	CD25	非霍奇金淋巴瘤	临床 1/2 期，2020
^{90}Y-anti-CD66	CD66	白血病	临床 2 期
^{131}I-anti-CD20	CD20	非霍奇金淋巴瘤、白血病、多发性骨髓瘤	临床 3 期
^{177}Lu/^{131}I-anti-CD276	CD276	肉瘤、神经外胚层和中枢神经系统肿瘤	临床 3 期
碘[^{131}I]苄胍 ^{131}I-MIBG	去甲肾上腺素转运蛋白分子	神经母细胞瘤、神经外胚层肿瘤	临床 2 期，2019
^{131}I-anti-CD45	CD45	急性髓细胞白血病	临床 3 期，2018
碘[^{131}I]艾妥单抗（^{131}I-Apamistamab）	CD45	急性髓细胞白血病	临床 3 期，2018
^{188}Re-HEDP	亲骨性	骨转移癌疼痛	临床 3 期，2020
锕[^{225}Ac]林妥珠单抗（^{225}Ac-Lintuzumab）	CD33	多发性骨髓瘤、白血病	临床 2 期，2017
^{225}Ac-PSMA-617	PSMA	前列腺癌	临床 1 期，2021
锕[^{225}Ac]达雷妥尤单抗（^{225}Ac-Daratumumab）	CD38	多发性骨髓瘤	临床前研究，2019

注：*CD 为分化簇（cluster of differentiation）。

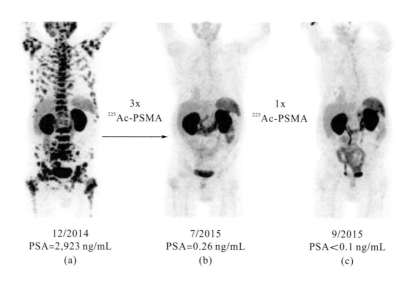

图 5-2　转移性去势抵抗性前列腺癌患者用 ^{225}Ac-PSMA-617 治疗前后的 ^{68}Ga-PSMA-11 PET/CT 显像及每次前列腺特异性抗原(PSA)值变化(PSA 正常值范围在 0-4 ng/mL)[32]：(a)治疗前；(b)治疗 3 个疗程(2 个月后)；(c)治疗外加 1 个巩固疗程(2 个月后)

5.3　放药技术的发展现状与趋势

5.3.1　国内外放药研发技术水平概述

我国放药相关研究和产业化水平与美国等发达国家相比还有很大差距，基础研究的水平还比较低，原始创新能力较弱，放药研究人才相对缺乏。国内多数医疗机构自行制备的药品仅 ^{18}F-FDG，即使是具备放射性药品操作许可四类证的医院也主要利用国外已获批的药物开展 ^{68}Ga 等临床显像诊断研究，在治疗方面主要针对甲状腺疾病的碘[^{131}I]化钠口服溶液。近五年，国外在 ^{177}Lu 靶向治疗药物上取得突破进展，先后研发了 ^{177}Lu-Dotatate、^{177}Lu-PSMA-617 等临床疗效显著的肿瘤治疗药物。与此同时，我国目前已有多个 ^{177}Lu 靶向药物进入临床研究。随着分子生物学、免疫学等学科的发展，普药领域在多方面尤其是靶向治疗领域的生物技术水平得到了飞速提升。国外在放射性靶向新药研发中开始借鉴在普药领域得到应用的新方法、新策略、新技术，包括抗体偶联药物(antibody-drug conjugate，ADC)技术、预靶向/多靶向药物研发技术、基因测序及大数据分析技术、高通量分子筛选技术等。

虽然国内在靶向治疗领域具备相应的生物技术水平，但目前放药研发依然处于以仿制药为重点的阶段。国内仅有少数具备条件的医院开展了国外已有多肽药物的临床治疗研究，自主研发几乎止步于基础研究，也并未将先进技术广泛应用于放药的研发中，在原始创新的治疗放药方面的研究基本空白，导致现有缺乏创新手段的局面。同时，国内在放射性治疗药物用于临床中涉及的剂量推算、辐射生物效应等方面的科学认识不全面，多数数据来源于外照射的放射治疗，缺乏体系化的科学指导，同时，国内放药研发工作还未充分利用大数据等新技术来支撑对新靶点的探索及对庞大数据库的分析等工作，这在一定程度上制约了放射性治疗新药的研发、临床前/临床研究及多元化应用。因此，现阶段我国放射性治疗药物的研发水平难以满足国内日益增长的临床治疗需求。

5.3.2　放药制备技术发展

放药标记技术是研发的重要一环，由于多数放射性同位素可通过配体配位实现标记，且已有配体与多种重要医用同位素的配位化学与标记方法较为成熟。因此，在开发放射性靶向药物的过程中，如何将配体修饰到靶向活性载体就成为放药研制需要突破的关键技术之一。针对小分子或多肽药物，其结构较为清晰，反应过程可控，在药物开发后期可更直观地建立其研制工艺及质控标准。然而，针对基于靶向抗体的放药，由于抗体结构复杂，修饰过程中反应位点与反应程度的可控性较差，这些均可能导致每批次药品存在质量差异，故开发更可靠的修饰与标记方法尤为重要。因此，越来越多的放药在规模化工艺开发过程中采用了更加可控的自动化标记流程。

另外，ADC 药物的研发技术为提高放射性靶向药物的均一性与可靠性打下了坚实基础。ADC 药物包括抗体、毒素分子和连接子，还有相应的癌细胞表面抗原，所以对药物的改进也需要从这四方面入手。第一是抗体和抗原方面。虽然相比普通化疗药物，ADC 药物的靶向性有了明显提高，但是有研究表明到达肿瘤的 ADC 药物占给药量的比例不超过 2%，说明 ADC 药物的靶向性还有很大的提高空间。这包括两方面的工作，首先是筛选合适的抗原，使抗原在癌细胞表面进行大量表达，而正常细胞则不表达或少量表达；其次是筛选合适的抗体，能够特异性地结合目标抗原，而对非目标癌细胞则不结合。第二是抗体与药物连接方法的改进。连接方法对 ADC 药物具有重要影响。连接方法的选择会影响药物-抗体比例(drug to antibody ratio，DAR)、化学生产控制(chemical manufacturing and control，CMC)、药物药代动力学、药物耐受性等各方面的性质。现在的研究热点是定点标记技术，目的是得到标记位置明确，标记数量均一的 ADC 药物。第三是毒素分子方面，由于放药是利用同位素射线且不需要像传统 ADC 药物一样体内释放毒素才能发挥作用，同时考虑辐射射线的作用，故连接放射性同位素标记配体分子与靶向载体之间连接子的稳定性越高越好，在普药 ADC 药物研发技术的基础上，仍需结合放药的特殊性进行优化，形成适用于放射性靶向药物研制的技术。

1. 自动化放射性标记技术

自动化放射性标记技术与传统的人工放射性标记技术手段相比具有显著的优势，主要体现在可重复性较高，无论是在单一场所的重复性生产还是从科研场所到临床应用单位(如医院)的放射性标记流程的转化方面。自动化放射性标记能够使放射性合成在操作层面实现通用化，使用全自动放射性标记技术的整个流程具有较强的可预见性，在临床应用中，核医学科普通药师便能完成所需放射性药品的制备，并获得质量可控且满足应用标准的产品。目前，以金属和配体之间的配位方式为基础的金属同位素标记和以共价键结合为基础的非金属同位素的放射性标记都进入了自动化阶段。

1) ^{177}Lu/^{68}Ga-PSMA 的自动化制备

^{68}Ga-PSMA-HBED-CC 是近几年临床上应用非常广泛的检测复发性前列腺癌的 PET 放射示踪剂，目前已经采用自动化合成模块产品 Trasis Miniallinone，采用放射性自动化合成装置进行符合 GMP 标准的 ^{68}Ga-PSMA-HBED-CC 的自动化合成，见图 5-3。同时，针对 ^{177}Lu 的标记物 ^{177}Lu-PSMA-I&T，也使用相同的合成模块完成了自动化的制备，可用于转移性去势耐药的前列腺癌的放射性治疗。同时，^{177}Lu/^{68}Ga-PSMA 可协同完成对前列腺癌的诊疗一体化。以 ^{177}Lu-PSMA 的自动化合成为例(图 5-4)，标记反应在 2 mL 的 pH 为 4.5 抗坏血酸溶液中进行，在 120℃反应 100s，在 105℃反应 800s，制备过程总历时 30 min，放化纯大于 98%，校正后的最高活度为 15.3 GBq[33]。

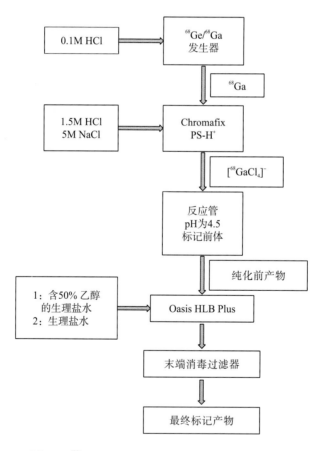

图 5-3　^{68}Ga-PSMA-HBED-CC 自动化合成的流程图

(注：Oasis HLB Plus 产品名，纯化分离柱；Chromafix 产品名，纯化放射性物质柱)

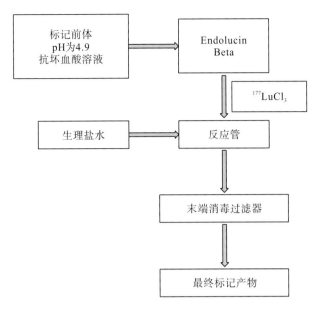

图 5-4　^{177}Lu-PSMA-I&T 自动化合成的流程图

(注：Endolucin Beta，即镥 Lu-177 产品名)

2) ^{177}Lu-DOTA-FAPI 的自动化制备

成纤维细胞活化蛋白特异性抑制剂(fibroblast activation protein inhibitor，FAPI)修饰的放药对多种肿瘤具有靶向作用而受到广泛关注。采用商用放射性自动化合成模块 Modular Lab Easy(ML Easy)实现了 ^{177}Lu 标记的 FAPI 的自动化合成，见图 5-5。在 pH 为 4.5 的抗坏血酸缓冲体系中，在 95℃反应 20 min 即可完成，产物 ^{177}Lu-DOTA-FAPI-04 的标记率为 88%±3%，^{177}Lu-DOTA-FAPI-46 的标记率为 86%±3%，放化纯大于 99%，标记物可稳定保持 4d。^{177}Lu-DOTA-FAPI 可用于乳腺癌、卵巢癌等多种肿瘤的放射性靶向治疗，可重复性的 ^{177}Lu-DOTA-FAPI 的自动化合成为该药的制备提供了较大便利[34]。

3) ^{18}F-BPA 的自动化制备

在硼中子俘获治疗中，^{18}F 标记的 4-硼酸-L-苯丙氨酸(boronophenylalanine，BPA)通过 PET 显像可用于获取 BPA 的生物分布及药物代谢的动力学信息，这对于评判硼中子俘获治疗的效果而言至关重要。最早采用 ^{18}F-乙酰基次氟酸酯在热室中进行 ^{18}F-BPA 的制备。直到 2014 年，^{18}F-BPA 的制备进入了自动化阶段，以 ^{18}F-乙酰基次氟酸酯为原料，采用自动化合成模块 F1(Sumitomo Heavy Industries，Tokyo，Japan)制备了 ^{18}F-BPA 并用于评价鼠模型的肌肉与正常组织对 BPA 的吸收。2015 年，通过对自动化合成模块进行改造，采用 ^{18}F 的氟气为原料标记 BPA。该方法与之前的标记方法相比，在 ^{18}F 的利用率、标记率及自动化模块方面更具优势。目前的加速器采用氟气作为 ^{18}F 载体，既不需要在靶与反应器的线路上安装吸附 ^{18}F 的醋酸钠柱子，又可以采用自动化合成模块，见图 5-6。相比于在中间体标记 ^{18}F 后进行的多步合成及采用 ^{18}F-KF 作为进攻试剂，采用亲核反应并经过六步反应制备 ^{18}F-BPA 避免了由合成时间较长、步骤较多造成的对放射性物质的利用率不高、衰变严重的问题，如图 5-7 所示。

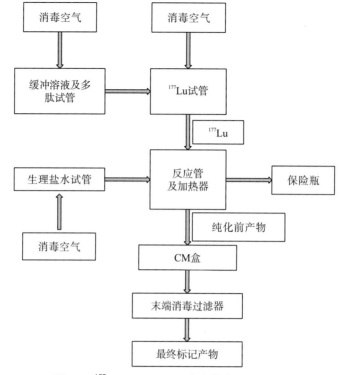

图 5-5　^{177}Lu-DOTA-FAPI 自动化合成的流程图

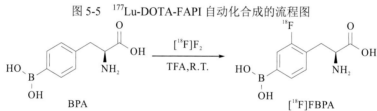

图 5-6　^{18}F-BPA 的一步法合成

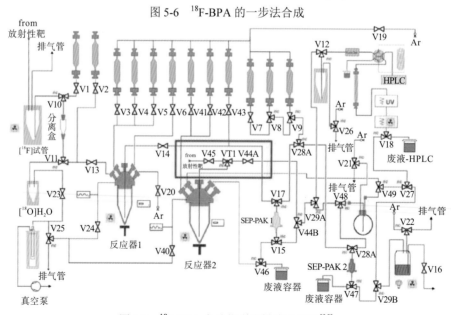

图 5-7　^{18}F-BPA 自动化合成模块示意图[35]

在 ^{18}F-BPA 一步法合成模块改造方面,反应器 2 通过不锈钢线直接连入加速器靶,从而实现将 ^{18}F 直接输送至前体溶液。同时,鉴于 F_2 遇到潮气会生成 HF 并腐蚀管道,所以在靶传输线上,安装 2/2 电磁阀(V45)以防止液体回流,安装 3/2 阀 VT1 并配置关向 V45,激活后输送 ^{18}F 进入反应器,改造示意图见图 5-8。所有管道均采用聚四氟乙烯毛细管,反应器的针采用聚醚酮树脂。

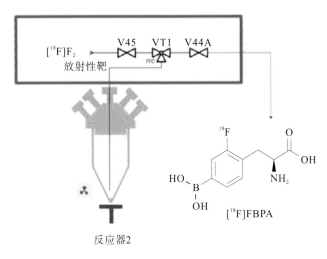

图 5-8 ^{18}F-BPA 一步法自动化合成模块改造示意图[35]

如图 5-8 所示,在自动化合成 ^{18}F-BPA 时,在反应器 2(硼化硅玻璃,15 mL)加入 BPA(40 mg,0.191 mmol)及 2 mL 三氟乙酸,在储存瓶 7 中加入乙酸(0.1%,V/V,3mL);^{18}F-F_2 以 12 mL/min,在 2 min 时通入 BPA 反应瓶中。反应完成后,在空状态下,85℃和 5min 的条件下将反应液烘干后,用储存瓶 7 中的 3 mL 乙酸将反应器 2 中的成分进行重新溶解,冷却至室温,完成制备的初产物包括 BPA、^{18}F-BPA 及 ^{18}F 标记的脱硼产物。继而进入初产物的纯化阶段,将反应器中的溶液经 VT1 及 2/2 阀 V44A注射入内置的 HPLC 系统,通过两柱联用的分离纯化过程[半制备柱(YMC-Pack LDS-A,150mm×20mm,YMC Europe GmbH Dinslaken,Germany);Nucleosil C18前柱(10mm×10mm,MACHEREY-NAGEL,GmbH & co.KG Duren,Germany],用 0.1%的乙酸,以 5mL/min 的流速进行匀速洗脱,收集保留时间为 33min 出峰时的产物。将收集到的产物溶剂蒸发并干燥,用生理盐水溶解产物,制成可供静脉注射的剂型。终产物具有高放化纯(98%),室温放置 2h 后其放化纯仍大于 98%,比活度为 220~294 MBq·μmol,可满足进行活体显像实验的要求,校正标记率为 6.5%~10.5%,pH为 6~8,制备时长为 67~79min[35]。

2. 用于 ^{18}F 标记药物的新方法

由于 PET-CT 相较于 SPECT 具有更高的图像分辨率、定位准确性和诊断灵敏度,21 世纪以来，PET 放药呈现出快速发展的势头。其中，氟-18 作为综合性能最优异的正电子同位素被广泛应用于肿瘤诊断、体内代谢评价等领域，这极大地促进了放射性标记这一细分学科门类的发展。可以说，近 20 年来，放射性标记新反应的开发 90%以上均是围绕氟-18 开展的。

在本书的第 3 章，我们详细阐述了传统的 ^{18}F 标记方法，多年来，C-^{18}F 键的形成主要是通过[^{18}F]F-的亲核脂肪族取代(S_N2)和亲核芳香族取代(S_NAr)的方法实现。上述方法的局限性在于需要对拟标记的生物活性化合物进行预活化，即事先引入一个易与 ^{18}F 反应的官能团，而底物的预活化过程会极大地增加研究人员的工作量和药物的研发成本。

由于 C-H 键几乎存在于所有的有机分子中，并且将 C-H 键转化为 C-^{18}F 键对分子整体性能的影响较小，基本不会改变分子的体内代谢路径，故基于 C-H 活化的开发不需要预活化，对生物活性化合物直接进行最终(last stage) ^{18}F 标记的新方法具有重要的实际应用价值。如果能开发具有普适性的烷基氢或芳香氢的 C-H 活化 ^{18}F 标记方法，那么在新药研发的临床试验阶段，对药物分子进行体内代谢评价时，则无须花费大量人力物力，在活性分子中引入 ^{18}F 标记的预官能团可以直接对新药分子进行 ^{18}F 标记，并通过 PET-CT 快速清晰地获悉其体内代谢和组织的分布情况。

然而，开发具有普适性的烷基氢或芳香氢的 C-H 活化 ^{18}F 标记方法是一项非常具有挑战性的工作，这主要是以下因素共同作用的结果：①烷基或芳香环上的 C-H 键有极高的键离解能，通俗地讲就是要让这个键断裂并发生反应需要很高的能量；②氟-18 在标记时，^{18}F 在反应体系中的含量非常少，通常每个热反应的用量为 5~20mCi，故 ^{18}F 的底物量非常少；同时，^{18}F 的半衰期很短，只有 110min，所以反应需要在很短的时间内完成，这两个因素都要求 ^{18}F 标记反应的活性要特别高。因此，烷基或芳香环的 C-H 键很难被活化，这就导致直接通过 C-H 活化进行 ^{18}F 标记非常难以实现。

近年来，通过科学家的积极努力，一系列烷基氢或芳香氢 C-H 活化标记 ^{18}F 的新反应被开发，如图 5-9 所示。例如，2014 年，Hooker 和 Groves 使用 Mn(salen)OTs 作为氟转移催化剂，开发了令人印象深刻的氧化 Csp^3-H^{18}F-氟化反应，该反应可以在 10min 内轻松标记各种生物活性分子和结构单元，其放射化学产率(RCY)范围为 20%~72%，且无须预活化标记前体。该类型的氟化反应显示出广泛的官能团耐受性，并在一系列底物上表现出对苄基 C-H 的选择性[36]。2018 年，通过进一步优化，采用该方法对活性较低的 Csp^3-H 键与 Mn(TPFPP)OTs 进行 ^{18}F 氟化，以约 30%的放射化学产率标记获得了多种生物活性化合物[37]。

Britton 及其同事在 2015 年报道了使用[^{18}F]F$_2$ 衍生的[^{18}F]NFSI 试剂对氨基酸中的支链 C-H 键进行钨酸盐介导的位点选择性 ^{18}F-氟化，合成的 4-[^{18}F]氟亮氨酸可获得 23%的放射化学产率(RCY)[38]，并于 2018 年进一步成功拓展了用于对复杂多肽内的亮氨酸残基进行选择性的光催化 C-H ^{18}F-氟化[39]。

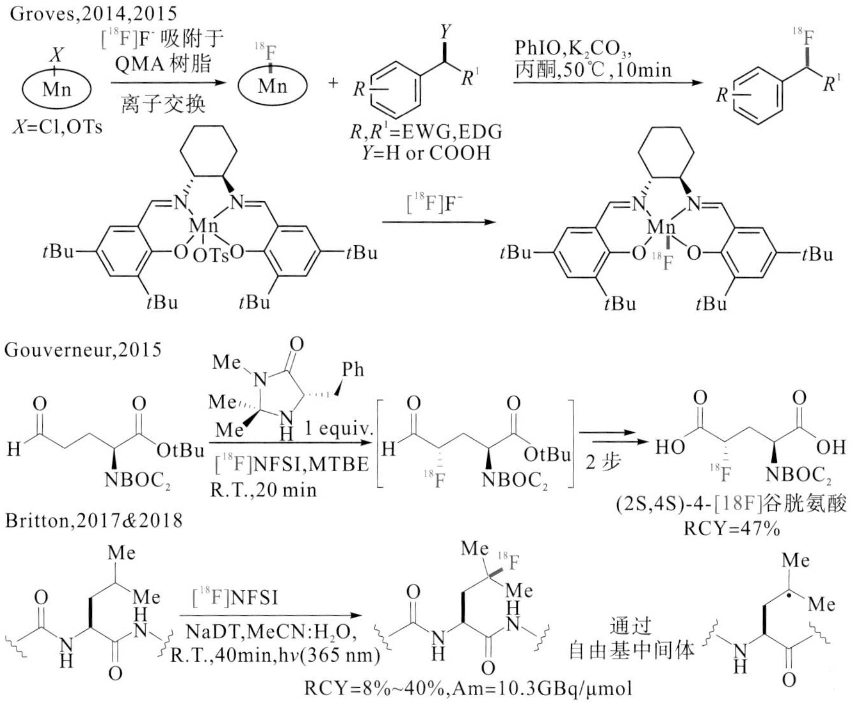

图 5-9 烷基氢 C-H 活化 [18]F 标记新反应示例[36, 38, 39]

2019 年，北卡罗来纳大学教堂山分校的 David Nicewicz 教授和李子博教授，基于已经证明的有机单电子光氧化剂可以催化产生活性物种——芳香基阳离子自由基，并可应用在 C-H 键官能团化反应这一理论背景，利用易得的[18]F 氟化物盐作为氟源，在蓝光照射下通过有机光氧化还原催化对芳环 C-H 键进行 [18]F 氟化，如图 5-10 所示。基于这种便捷、温和的策略，他们合成了多种 [18]F 标记的包括药物分子在内的芳烃和芳香杂环化合物。该方法适用于电子中性和富电子(杂)芳烃的 C-H 键活化 [18]F 氟化反应，并表现出良好的底物普适性，其官能团的容忍度高，因此具有广泛的应用前景[40]。

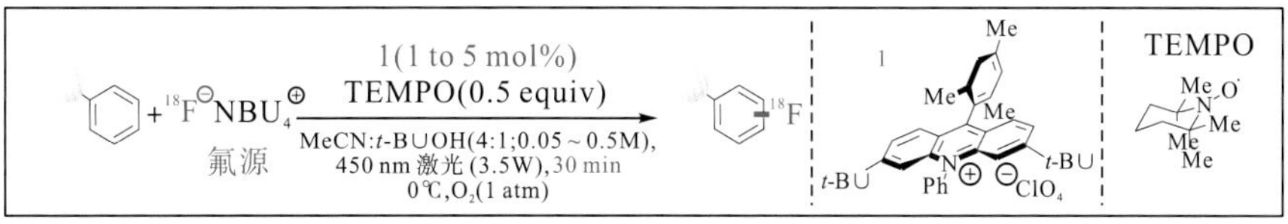

图 5-10 芳香氢 C-H 活化 [18]F 标记新反应示例[40]

然而，目前基于烷基氢或芳香氢 C-H 活化标记 [18]F 的新反应还非常有限，并且相关反应具有一定的分子结构依赖性，底物普适性不足，还需要进一步开发更具普适性的 [18]F 标记新方法。

3. 新配体结构的应用

在一系列成熟配体获得应用的基础上，为优化放射性标记的条件(反应温度更加温和，缩短反应时间），提高放射性标记率、增强标记产物体内和体外的稳定性，新的配体结构在不断地进行尝试。新的配体从设计到应用，不仅要考虑其在放射化学方面的优势，也要考查评价新配体所形成标记物的生物性质。新的配体得到应用不仅可以使一些不耐高温的前体物质容易进行放射性标记，也便于进行自动化放射性合成，同时也能改善放药的生物性质并提高药效。

考虑到抗体对高温的耐受力有限，在 ^{177}Lu 标记 DOTA 修饰抗体时，标记温度只能控制在 60℃以缩短标记时间，同时获取高标记率。新配体 1,4-bis（hydroxycarbonylmethyl）-6-[bis（hydroxycarbonylmethyl）] amino-6-methyl perhydro-1,4-diazepine（AAZTA）可与不同的三价金属配位，其作为一个混合配体兼具环状与芳香族配体的特性。但不同于大环配体 DOTA，AAZTA 与 ^{177}Lu 形成标记物的几何构型与 DOTA 不同。对于 DOTA，用于配位的原子从 N_2O_2 到 N_2O_4 不等，其中一个羧基集团用于靶向分子的双功能化，对于三价放射性金属，DOTA 与其形成的复合物整体呈电中性。而 AAZTA 用 N_3O_4 核与 Lu 形成整体静电荷为-1 的配合物。整体的负电荷是由于 4 个去保护的羧基与放射性金属 Lu 进行配位，4 个羧酸基团的负电荷过度代偿了放射性金属 Lu 的 3 价正电。AAZTA 在温和条件下可以标记三价的放射性金属，如 ^{68}Ga、^{44}Sc 和 ^{177}Lu。多肽 TOC 与配体 AAZTA 形成的复合物 AAZTA-TOC 可与 ^{68}Ga、^{44}Sc 及 ^{177}Lu 配位且具有稳定性。AAZTA-TOC 在温和条件下可以在短时间内完成 Lu^{177} 的放射性标记，制备得到 ^{177}Lu-AAZTA-PSMA-617，室温下的标记率大于 99%，标记时间小于 5 min，在人血清、PBS、EDTA、DTPA 溶液中 1d 后仍然稳定。^{177}Lu-AAZTA-PSMA-617（图 5-11）对 PSMA 阳性的 LNCap 细胞的抑制常数 Ki 为 8～31nM，与 PSMA 相当。在内化率方面，^{177}Lu-AAZTA-PSMA-617 对 GCP-1 的细胞内化率为 13%～20% IA/10^6 细胞，与 PSMA-617 对 GCP-1 的细胞内化率相近。从标记温度、标记时间、标记率、标记物稳定性及细胞层面的生物性质来看，新配体 AAZTA 是合格的，替换 DOTA 后，在体外对 LNCaP 细胞的亲和性未呈现负面影响，同时还提供了快速而温和的标记条件，具备进入自动化合成研究的条件，可以将 AAZTA-PSMA-617 应用到活体的诊疗一体化当中。但若考虑在临床上以 AAZTA 替代 DOTA，除需考虑 AAZTA 的放射性标记性质、^{177}Lu-AAZTA-PSMA-617 的体外稳定性及体外靶向前列腺癌的特性外，还应评价其在活体中对前列腺癌的靶向能力和代谢情况。

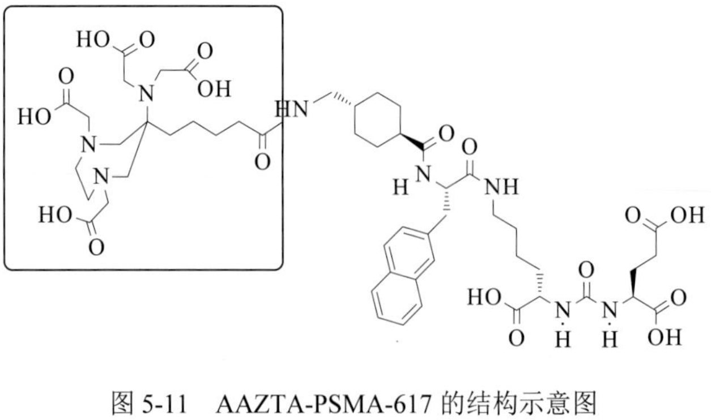

图 5-11　AAZTA-PSMA-617 的结构示意图

4. 微流控技术的应用

目前已经开发的半自动或全自动放射性标记模块实际上还是基于试管反应的流程，是使用毫升量级的溶剂(0.5～5mL)及毫克量级的试剂和前体(10～50mg)的试管反应。在反应中常存在原子利用效率较低的问题。使用微流控技术，通过减小溶剂体积和前体物质的载入量来提高原子利用率，该方法提高了反应物在容器中的比表面积，实现了快速加热及更高效率的混合，提升了反应的选择性，进而提高了放射性标记率。数字化的微流控系统能够对放射性标记反应实现更高效的控制。

鉴于放射性标记的前体物质通常比较昂贵或难以获取，因此在 ^{11}C 及 ^{18}F 的放射性合成中采用微控流技术可以减少前体物质的使用量，同时也可以实现更便捷、更快速的分离，进而获取更多的标记产物，确保其特异性活度满足要求。相比较而言，连续流动的微流控系统在技术层面上比间断流动的微流控系统更容易实现。如图 5-12 所示，当将微流控技术的 T-型放射性标记微反应器应用于 ^{11}C 及 ^{18}F 标记的酯时，标记率达到了 88%以上。将连续流的微流控技术的 T-型放射性标记微反应器用于 ^{18}F-FDG 的全自动化合成时，单次合成仅用 7min，并且产物未发生放射性水解，实现了 81%±4%的标准率。同时，基于连续流动的微流控系统的早期设计，后续开发的 NanoTek® 系统拓展到了更多同位素的自动化合成，如 ^{13}N 和 ^{99m}Tc。

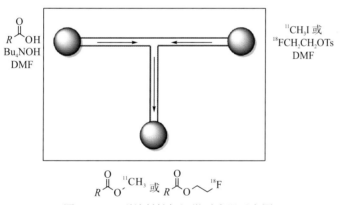

图 5-12　T-型放射性标记微反应器示意图

微流控技术能够实现在微反应器的输送通路中从时间和空间层面上控制放射性标记反应中反应物的组分和浓度，可以满足在 PET 放射化学的实际应用中对放射性标记反应进行高精度控制的需求[41]。

5. 点击化学的应用

近几年，点击化学在放药标记中的应用逐渐增多，在 Cu(I) 的催化作用下，叠氮化合物和末端炔烃由 1,3 偶极[3+2]环加成反应生成 1,2,3-三唑，可以实现高效的放射性标记，如 ^{18}F 和 ^{99m}Tc 的放射性标记。例如，采用 ^{18}F 标记人血清蛋白，经 Cu(I) 的催化作用将叠氮功能化的人血清蛋白与 4-[^{18}F]氟-N-甲基-N-(丙炔基)-苯磺酰胺(p[^{18}F]F-SA)通过点击化学实现 ^{18}F 标记(图 5-13)，由于 ^{18}F 在芳香碳上，所以形成了代谢稳定的 C-F 键[42]。采用该策略有效地解决了在高分子量蛋白质放射性标记 ^{18}F 时，因蛋白质无法耐受强碱性的反应条件和较高的反应温度所致的最终标记蛋白结构和功能不完整的问题。考虑到点击化学策略可以缩短放射性标记的用时，故该策略尤其适合于 ^{18}F 等短半衰期同位素。

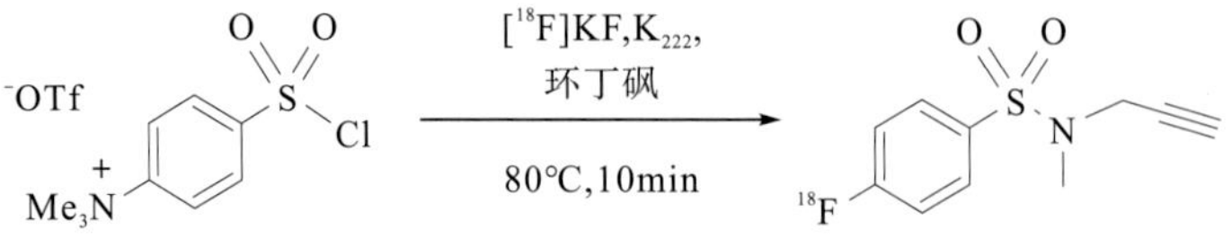

图 5-13　4-[^{18}F]氟-N-甲基-N-(丙炔基)-苯磺酰胺结构图

同时，在 ^{99m}Tc 放射性标记方面，采用点击化学形成包含三唑基团的新型多齿配体骨架可与 ^{99m}Tc(CO)$_3$ 核形成高效的螯合作用[43]。这种标记策略高效、便于操作，适用于所有可以引入叠氮基团的生物分子。在采用[^{99m}Tc(CO)$_3$(H$_2$O)$_3$]$^+$ 和[^{188}Re(CO)$_3$(H$_2$O)$_3$]$^+$ 进行 ^{99m}Tc 及 ^{188}Re 的放射性标记时，可以通过上述点击配位的标记策略(图 5-14)。

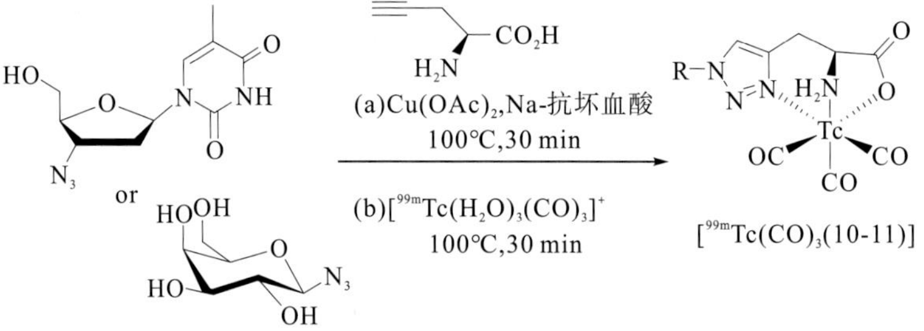

图 5-14　通过点击化学一步法标记 ^{99m}Tc

6. 定点标记技术在放射性标记中的应用

定点标记技术是普药领域广泛使用的一种抗体偶联方法，主要包括反应性半胱氨酸(Thiomab 技术)、二硫键改造技术(ThioBridge 技术)、引入非天然氨基酸的方法、酶催化法等。Thiomab 技术：采用基因工程技术在抗体中插入半胱氨酸残基，然后将半胱氨酸残基上的巯基与药物分子相连，得到定位偶联的 ADC 药物，所得 ADC 药物的 DAR 主要为 2。ThioBridge 技术：将抗体自身的链间二硫键还原，然后利用二溴试剂与被还原的巯基反应，重新形成链间连接。该方法主要可以得到 DAR 为 4 的 ADC 药物。引入非天然氨基酸的方法：通过转染技术，用非天然氨基酸替代抗体的氨基酸，然后发生偶联反应，得到 DAR 主要为 2 的 ADC 药物。酶催化法：筛选出具有高选择性的酶，通过酶催化反应，在抗体上进行定点反应，一般可得到 DAR 为 2 的 ADC 药物。自从 2000 年第一个 ADC 药物 MYLOTARG 获批，至今已经有 11 种经过 FDA 批准上市的 ADC 药物，包括 MYLOTARG、ADCETRIS、KADCYLA、BESPONSA、LUMOXITI、POLIVY、PADCEV、ENHERTU、AKALUX、TRODELVY 和 BLENREP。2020 年 1 月 22 日，赫赛莱(KADCYLA，恩美曲妥珠单抗)在我国获批上市，成为我国首个上市的 ADC 药物。2020 年 5 月，SEAGEN/

武田的维布妥昔单抗(商品名："安适利")被批准在我国上市。

在放药研发领域,放射性同位素偶联药物(radionuclide drug conjugates,RDCs)是将 ADC 药物使用的细胞毒素分子替换为标记的放射性同位素[44-48],形成的靶向药物与普通 ADC 药物相比,RDC 药物具有以下几个优点。第一,RDC 药物不用考虑药物的释放过程,因此可以选择具有稳定性好的连接子,降低非靶向毒性。普通 ADC 药物在到达癌细胞后,必须经过毒性分子的释放过程才能杀死癌细胞,所以需要对普通 ADC 药物的稳定性进行综合考量。第二,通过选择合适的放射性同位素可以达到诊疗一体化的目的[49-52]。普通的 ADC 药物只有单一的治疗效果,而 RDC 药物具有诊疗一体化的优势,可以通过 SPECT/CT、PET/CT 等方式首先判断肿瘤的大小和分布情况,并根据诊断情况确定给药量,进而判断药物疗效。第三,放射性同位素具有远程效应,对没有内吞的细胞也具有一定的杀伤作用。

目前,上市的放射免疫药物有 ZEVALIN 和 BEXXAR[49, 50, 53, 54]。ZEVALIN 是鼠源性抗体替伊莫单抗和螯合剂 Tiuxetan 通过硫脲共价连接,可与 ^{111}In 和 ^{90}Y 形成稳定标记化合物,用于治疗复发或顽固性低度恶性非霍奇金淋巴瘤(图 5-15)。使用时先通过 ^{111}In-替伊莫单抗给药,观察肿瘤是否摄取,然后再根据情况注射 ZEVALIN。BEXXAR 是 ^{131}I 标记的托西莫单抗,可用于治疗难治或复发的滤泡型非霍奇金淋巴瘤。^{131}I 的 β 射线可用于杀伤肿瘤细胞,γ 射线用于诊断。ZEVALIN 和 BEXXAR 的主要副作用包括骨髓毒性、白细胞和血小板减少等(表 5-4)。

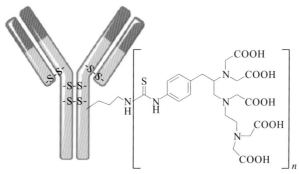

图 5-15 　 钇[^{90}Y]替伊莫单抗药物前体的结构示意图

表 5-4 　 目前上市及临床阶段的 RDC 药物[55-57]

药物名称	适应症	靶标	同位素	药企	FDA 批准时间
ZEVALIN	复发或顽固性低度恶性非霍奇金淋巴瘤	CD20	^{111}In 和 ^{90}Y	光谱制药	2002 年 2 月
BEXXAR	难治或复发的滤泡型非霍奇金淋巴瘤	CD20	^{131}I	葛兰素史克/Corixa	2003 年 6 月
铼[^{188}Re]尼妥珠单抗(^{188}RE-Nimotuzumab)	胶质瘤	EGFR	^{188}Re	—	临床 1 期 2011
^{211}AT-CH81C6	中枢神经系统疾病	tenascin	^{211}At	—	临床 1 期
^{131}I-CHTNT-1/B	—	Histone H1	^{131}I	—	临床 2 期
^{125}I-MAB 425	神经胶质瘤	EGFR	^{125}I	—	临床 2 期

5.4　放药的创新发展思路与趋势

在传统的放射性免疫治疗(radioimmunotherapy，RIT)中，放射性同位素直接标记到具有肿瘤靶向功能的抗体上，利用抗体对肿瘤标志物的靶向结合能力，在肿瘤组织附近实现同位素的特异性富集，达到放射性成像与治疗的目的。然而由于抗体的分子量大，其在体内循环停留的时间过长。给药后，抗体通常需要 5～10d 才能在体内达到最佳生物分布，包括在肿瘤组织中的富集和从血液中的清除。为了确保放射性标记抗体在肿瘤组织处能积累足够的放射性剂量，因此用于进行抗体标记的同位素必须是半衰期足够长的同位素(如 ^{177}Lu—6.7d、^{131}I—8.0d、^{225}Ac—9.9d)。然而这种缓慢的药代动力学与长半衰期放射性同位素组合的方式将使健康组织长时间暴露在高放射性剂量下，由此产生的高血液毒性对健康组织会有较大的副作用，这严重制约了 RIT 在肿瘤治疗领域(特别是实体肿瘤)方面的应用。预靶向策略技术有望弥补传统 RIT 由同位素标记药物体内循环时间过长引起的正常组织受高辐射暴露等缺点，提高放药在肿瘤临床治疗中应用的可行性。根据预靶向策略的不同，每种预靶向策略面临的技术难点与瓶颈问题也不尽相同，对于亲和素[(Strept)Avidin]-生物素(Biotin)结合策略，由于体内免疫原性的存在，该策略很难进入最后的临床阶段；双特异性抗体策略已有相关的临床试验报道，其技术难点在于双特异性抗体的获取；体内正交反应与 DNA 类似物策略均为最近新兴的预靶向策略，尤其是体内正交反应，已经引起了越来越多的关注，并且其研究成果有很广阔的临床应用前景；而对于 DNA 类似物策略，目前的研究工作仍局限于国外有限的几个课题组，并且该策略存在肾脏吸收过高的问题。相比较而言，双特异性抗体策略与体内正交反应策略具有更大的临床推广可能。而这两种策略也是目前预靶向放射免疫治疗(pretargeting radioimmunotherapy，PRIT)研究的热门方向。PRIT 采用预靶向方式，将抗体的靶向性能与小分子药物优良的药代动力学特性相结合，避免了传统放射性同位素直接标记药物所具有的血液高毒性，降低了健康组织暴露在高剂量射线下的风险，减小了放射性治疗的副作用，达到了提高治疗效果的目的。PRIT 策略在未来的核医学发展中必将扮演非常重要的角色。

精准靶向是放药实现临床应用的前提。基于基因组学和大数据分析等技术能够从分子水平上了解人体生长、发育、正常生理活动的本质和基础，还可以通过对健康人群和患者的基因组学大数据的比较找到各种疾病在分子水平的病因，从而在寻找适用于放药研发的新靶点、新药物分子等方面起到重要作用。例如，特定基因的突变可引起癌症，这些突变了的基因就是肿瘤治疗的目标，也就是"靶点"，针对这些靶点设计的药物就是靶向药物，靶向药物的治疗目标是具体的、精确的，赫赛汀(Herceptin)就是以特定基因为靶点设计的用于乳腺癌治疗的药物。但从众多的基因中挑选适宜的靶点非常困难，迄今为止，我们对这些非编码序列及相关的非编码基因和非编码 RNA 的功能还了解甚少。在这种情况下，实现精准靶向更是难上加难。生物医学相关的大数据不仅数量大，而且具有多尺度、异质化、高度复杂的特点。这些数据小到分子、细胞，大到器官、整体，尺度相差甚远；这些数据有的是数字、符号，如基因组数据；有的是波形，如心电、脑电；有的是图像，如超声、核磁、CT。同时，生命活动和疾病的发生是动态的，通常并不是由一个基因决定，可能有多个基因参与。因此，需要利用大数据分析进行规律解析，深入挖掘可用信息。而大数据解析又必然涉及复杂网络。面对如此复杂的数据挖掘，人工智能技术将成为从海量、复杂的生物医学大数据中获取生命活动知识的有效工具。基因组大数据发展路上的各种挑战其实也为科学技术的原始创新提供了巨大机遇。现在作为临床分子标记的相关基因只占人类基因组约 3% 的编码序列，如果把 97% 的非编码序列与疾病相关的分子标记都挖掘出来，将会增加无数新的分子标记和药物设计的靶标。

目前，基于基因技术还发展了基因介导同位素治疗方法，主要包括放射性反义治疗和基因转染介导的同位素治疗。前者可以利用放射性同位素标记抑癌基因序列，在细胞内发挥反义治疗和同位素治疗的双重效果，后者通过基因转染调控目标细胞过表达特定受体或抗原，实现增加放药的靶向性并扩展靶向范围的作用。此外，相关技术的发展还为放药研发中的重要方向——辐射生物效应的研究提供了更科学和更全面的解析手段，在放药作用机制、疗效评价、安全性及毒理分析、辐射效应与剂量关系等放药研发相关的关键参数研究中发挥重要作用。

本节将从放射性新药创新发展相关的新靶点发现、新策略应用、新机制探索等几个方面，围绕分子生物学、多组学、基因测序与大数据分析技术等多学科前沿科技，借鉴普药发展的开发模式探讨放射性药物研发的创制模式；介绍多种靶向放射性新药的研发现状及其在恶性肿瘤诊疗等多个医学领域发挥的作用；同时，分析靶向放射性新药应用的发展趋势。

5.4.1　新靶点发现

1. 靶点的发现流程、筛选技术及挑战

肿瘤作为一种遗传性疾病，其本质是体细胞获得的某种驱动基因突变，这些突变呈现不同的分子水平。一个基因突变可能会改变相应蛋白的表达或功能性 RNA（如 miRNA）的形成。然而，基因表达通常会在表观遗传的水平上进行调节，信使 RNA（mRNA）可能会对 miRNA 做转录后的调节，而蛋白则进行翻译后的修饰。在其中任何一个水平所获得的分子谱都可以提供对肿瘤快速了解的途径，其中包括一些生物标志物。如果它们是肿瘤进程的驱动因素，那么还可以将其作为靶点应用于靶向治疗。相对于未知的药物靶点来说，已知的药物靶点不过是冰山一角。如何在众多未知里发现并找到有效的靶点在整个药物研发过程中起着至关重要的作用。在现代药物研究中，新靶点的建立是新药创新的前提和保障。随着现代分子生物技术的发展和人类基因组计划的完成，出现了大量新型分子靶点用于治疗干预的研究，但并不是所有靶点都能够成为与疾病有关的有效靶点，因此对新型靶点的发现和验证便成为非常重要的工作。

生物技术领域在过去二十年发展并产生了很多能够在基因组、转录组、表观遗传学及蛋白质组学水平对患者进行分析的高通量技术。每一项技术都在一个特定的分子水平来描述肿瘤的特征，从而有助于鉴定一些潜在的治疗靶点。尽管这些不同的技术通常是单独使

用的，但如果要彻底了解肿瘤的形成，充分发挥肿瘤靶向治疗的潜力，就需要对各种技术进行整合。药物靶点发现的首要策略是给予基因型-表型的相关性，在"后基因组"时代，药物靶点发现的基本流程一般分为三个阶段(图5-16)：标志物的筛选(Discovery)、标志物的验证(Verification)和标志物的确认(Validation)。标志物的筛选通常需要借助高通量的组学手段，对大规模临床样本进行代谢组学或蛋白组学测定，并将筛选的具有统计学意义的差异代谢物或蛋白再经过一系列复杂的生物信息学分析，最终选出目标生物标志物。接下来的验证阶段需要对更小范围的生物标志物进行靶向蛋白质组学或靶向代谢组学的大样本量验证、统计分析，计算靶标志物的特异性与灵敏度。如果想要研究结果更加完整，还可以利用临床样本再结合临床数据进行补充验证，如 ELISA、Westernblot 等。在这些流程中，通过生物数据的获取及生物数据的整合分析发现某些疾病的生物大分子对于发现药物靶点非常重要。在药物研发的背景下，采用上述技术获得的部分生物标志物可以被开发为治疗靶点，也可以用于确定可能从某个治疗中获益的患者。一般而言，从任何一种类型的分子谱中都可以发现癌症特异性的靶点，但前提是这些生物标志物能够被治疗药物所作用，并且是一种与癌症相关类型的驱动因素。

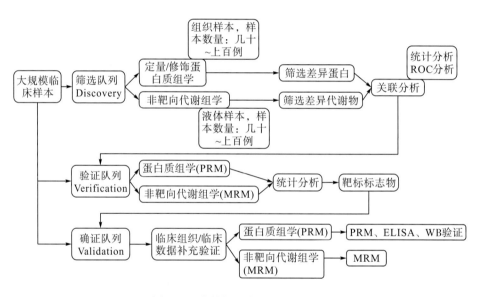

图 5-16　药物靶点发现的基本流程

对于靶向治疗模式和从分子水平了解癌症的临床重要性来说，大量由 FDA 批准的靶向治疗及其所带来的临床获益就是最好的证明。随着生物技术的不断发展，靶向治疗的数量会随着越来越多的对驱动突变的发现而出现一个很大的增长。然而，只有极少数治疗可使疾病得到完全缓解。其中部分原因是我们无法正确筛选可以从靶向和传统治疗中获益的患者，这进一步揭示了药物敏感性生物标志物及进行患者筛选诊断的重要性。此外，由于涉及肿瘤异质性、药物敏感性及转移，我们对癌症生物学的临床了解仍然存在局限性。肿瘤异质性和基因组的不稳定性是癌症的重要标志。因此，在肿瘤中并不是所有细胞都对某个治疗药物敏感，而且敏感细胞可以逃避它们对治疗靶点的依赖。

2. 放射性靶向治疗药物的研发思路及靶点梳理

目前放药在核医学诊断领域发展迅速，肿瘤诊断方法多样化，但许多恶性肿瘤经诊断后依然只能采用常规放化疗方法进行治疗。随着分子生物学、免疫学等多学科的发展，靶向治疗已经是公认的针对高发恶性肿瘤及罕见病治疗最有效的手段之一，但许多靶向治疗药物存在药效较弱、耐药性等问题。近年来，放射性治疗药物在肝癌、甲状腺癌、神经内分泌瘤、前列腺癌等适应证的治疗方面取得了令人瞩目的效果，这使许多对常规治疗手段无效的患者获得了新生，所以临床对放射性治疗药物的认可度越来越高。但由于多数治疗同位素本身缺乏肿瘤靶向性，其进入人体后会随着血液循环系统游走全身，损伤正常组织，从而导致严重的副作用，因此将同位素与目标肿瘤定向的靶向分子结合形成放射性靶向治疗药物已经成为放药发展的大趋势。近十年来，针对实体瘤的放射靶向治疗药物的临床试验明显增加(表 5-5)。

表 5-5　正在进行的部分 RIT 临床试验(截至 2022 年)[58]

注册号	开始日期	阶段	靶点	载体	同位素	适应症	联合治疗 (+/-)	冷抗 (+/-)
非实体瘤								
NCT01796171	2012	1/2 期	CD37	Betalutin	^{177}Lu	NHL/FL	-	+
NCT02320292	2015	3 期	CD20	Ibritumomab tiuxetan	^{90}Y	FL	-	+
NCT04082286	2016	1 期	CD66	Anti-CD66	^{90}Y	AL/AML	+(T)	-
NCT03128034	2017	1/2 期	CD45	BC8-BC10	^{211}At	DLBCL	+(C+R)	-
NCT02658968	2017	1 期	CD37	Betalutin	^{177}Lu	NHL/FL	-	+
NCT03806179	2018	1 期	CD37	Betalutin	^{177}Lu	MM	-	+
NCT04466475	2020	1 期	CD38	OK10-B10	^{211}At	Non-mal	+(C+T)	-
NCT04083183	2020	1/2 期	CD45	BC8-BC10	^{211}At	hemopathies	+(C+T+R)	-
NCT04856215	2021	2 期	CD66	Anti-CD66	^{90}Y	Leukemia	+(T+R)	-
NCT04871607	2021	2 期	CD25	Basiliximab	^{90}Y	R/R HL	+(C+T+R)	+
实体瘤								
NCT02454010	2015	1 期	CDH3	FF21101	^{90}Y	Adv. Solid T	-	-
ChiCTR-IPR-17 011206	2017	3 期	CD147	Metuximab	^{131}I	HCC	-	-
NCT03724747	2018	1 期	Mesothelin	BAY2315497	^{227}Th	mCRPC	+(H)	-
NCT03507452	2018	1 期		BAY2287411	^{227}Th	OC，Adv. Solid T.	-	-
NCT03275402	2018	2/3 期	B7H3	Omburtamab	^{131}I	CNS meta	-	-
NCT04022213	2019	2 期		Omburtamab	^{131}I	SRCT	+(R)	-
NCT04644770	2020	1 期	hK2	H11B6	^{225}Ac	mCRPC	-	-
NCT04674722	2020	1 期	HER2	NM02	^{188}Re	Breast cancer	-	-
NCT04315246	2020	1/2 期			^{177}Lu	LP meta	-	-
NCT04167618	2020	1/2 期	B7H3	Omburtamab	^{177}Lu	MB	-	-
NCT04743661E udra CT 2020-000670-22	2021	2 期			^{131}I	MB	+(C)	-
NCT03276572	2021	1 期	PSMA	J591	^{225}Ac	mCRPC	-	-

虽然有众多肿瘤靶点和临床实验研究，但目前已获批的放射性靶向治疗药物仅有 4 种（CD20：^{131}I-Tositumomab 和 ^{90}Y-Ibritumomab；SSTR2：^{177}Lu-Dotatate；PSMA：^{177}Lu-PSMA-617），多数靶点相关放药仍处于临床研究甚至还在基础理论研究阶段。原因在于放射性靶向治疗药物不仅涉及药物的靶向性，还需匹配治疗同位素的特殊性质、药物稳定性、药物在体内的性质与副作用等多种因素，加上部分靶点主要是通过抑制作用达到治疗效果，对于需要将同位素导向到目标肿瘤位置才能有效的放射性治疗药物的适用性有限。针对放射性靶向治疗药物的作用特点，能够使放射性治疗同位素的特异性富集到肿瘤组织是实现治疗效果的先决条件。所以，靶点的选择对于放射性治疗药物的研发非常关键。根据肿瘤靶点作用机制，可以将肿瘤药物靶点分为五大类：肿瘤形成调控机制、靶向肿瘤微环境、肿瘤免疫治疗、肿瘤标志物及靶向肿瘤干细胞。其中，肿瘤组织中肿瘤细胞本身及肿瘤微环境中特异性高表达的抗原可成为未来放射性治疗药物研发中关注的靶点。

肿瘤抗原（tumor antigen，TA）为治疗同位素在肿瘤部位的特异性富集提供了靶点。肿瘤抗原是指肿瘤细胞上存在的与正常组织细胞不同的抗原成分。人类可以通过检测这些不同的抗原成分或利用这些抗原成分诱导机体产生抗肿瘤免疫应答，从而达到诊断和治疗肿瘤的目的。可以说，肿瘤免疫学理论和实际应用的基础主要取决于肿瘤细胞是否具有肿瘤抗原。根据肿瘤抗原的特异性可分为肿瘤特异性抗原（tumor specific antigen，TSA）和肿瘤相关抗原（tumor-associated antigen，TAA）。TSA 是指肿瘤细胞特有的或只存在于某种肿瘤细胞但不存在于正常细胞的一类抗原。TAA 是指在肿瘤细胞和正常细胞组织均可表达的抗原，只是其含量在细胞癌变时明显增高，此类抗原只表现出量的变化而无严格的肿瘤特异性。TSA 与 TAA 有很多不同点。在选择靶向抗原时，需要认真考虑二者的不同。在新靶向药物的研发过程中，靶向抗原的选择是非常关键的一步，抗原选择失误（如抗原表达水平低或免疫原性差）是临床前实验失败的主要原因。所以，靶向 TAA/TSA 的抗体（如利妥昔单抗和曲妥珠单抗）不仅可以通过 ADCC 效应直接杀死肿瘤细胞，也可以作为放射性诊断或治疗药物的靶向载体。

本节列举了部分可用于放射性治疗药物的靶点（表 5-6），并针对其中重要靶点的作用机制进行了介绍，从而为针对目标靶点研发放射性治疗药物提供更系统、更详细的知识积累。这类肿瘤细胞自身或其微环境高表达或特异性表达的靶点，不仅可用于肿瘤的放射性靶向治疗，还可用于肿瘤的放射性诊断。

表 5-6   潜在的放射性治疗药物靶点[59]

疾病	靶点
急性髓系白血病	CD25、CD33、CD123（IL-3Rα）、FLT3
乳腺癌	CD25、CD174、CD197（CCR7）、CD205（Ly75）、CD228（P79、SEMF）、c-MET、CRIPTO、ErbB2（HER2）、ErbB3（HER3）、FLOR1（FRα）、Globo H、GPNMB、IGF-1R、integrin β-6、PTK7（CCK4）、nectin-4（PVRL4）、ROR2、SLC39A6
膀胱癌	CD25、CD205（Ly75）
结直肠癌	CD74、CD174、CD166、CD227（MUC-1）、CD326（Epcam）、CEACAM5、CRIPTO、FAP、ED-B、ErbB3（HER3）
胃癌	CD25、CD197（CCR7）、CD228（P79、SEMF）、FLOR1（FRα）、Globo H、GRP20、GCC、SLC39A6

疾病	靶点
神经胶质瘤	CD25、EGFR
头颈癌	CD71（transferrin R）、CD197（CCR7）、EGFR、SLC39A6
霍奇金淋巴瘤	CD25、CD30、CD197（CCR7）
肺癌	Axl、$\alpha_v\beta_6$、CD25、CD56、CD71（transferrin R）、CD228（P79、SEMF）、CD326、CRIPTO、EGFR、ErbB3（HER3）、FAP、Globo H、GD2、IGF-1R、integrin β-6、mesothelin、PTK7（CCK4）、ROR2、SLC34A2（NaPi2b）、SLC39A6
肝癌	CD276（B7-H3）、c-MET
黑色素瘤	CD276（B7-H3）、GD2、GPNMB、ED-B、PMEL 17、endothelin B receptor
间皮瘤	Mesothelin、CD228（P79、SEMF）
多发性骨髓瘤	CD38、CD46（MCP）、CD56、CD74、CD138、CD269（BCMA）、endothelin B receptor
非霍奇金淋巴瘤	CD19、CD20、CD22、CD25、CD30、CD37、CD70、CD71（transferrin R）、CD72、CD79、CD180、CD205（Ly75）、ROR1
卵巢癌	CA125（MUC16）、CD142（TF）、CD205（Ly75）、FLOR1（FRα）、Globo H、mesothelin、PTK7（CCK4）
胰腺癌	CD25、CD71（transferrin R）、CD74、CD227（MUC1）、CD228（P79、SEMF）、GRP20、GCC、IGF-1R、integrin β-6、nectin-4（PVRL4）、SLC34A2（NaPi2b）、SLC44A4、$\alpha_v\beta_6$、mesothelin
前列腺癌	CD46（MCP）、PSMA、STEAP-1、SLC44A4、TENB2
肾癌	AGS-16、EGFR、c-MET、CAIX、CD70、FLOR1（FRα）

1）肿瘤血管生成相关靶点与机制[60]

血管生成对肿瘤生长至关重要，持续的血管生成是恶性肿瘤的十大特征之一，对肿瘤的生长、浸润和转移具有关键作用。因此，靶向肿瘤血管生成的方法被认为是一种理想的抗肿瘤方法，具有临床普适性。肿瘤血管生成是复杂立体的，是多种因素相互作用的过程，而不仅是血管内皮生长因子（vascular endothelial growth factor，VEGF）通路。肿瘤血管生成的相关调节因素可分为促血管生成分子和抑制肿瘤血管生成分子。促肿瘤血管生成因子包括 VEGF 及其受体（vascular endothelial growth factor receptor，VEGFR）、成纤维生长因子（fibroblast growth factor，FGF）与其受体（fibroblast growth factor receptor，FGFR）、血小板衍生生长因子（platelet-derived growth factor，PDGF）与其受体（platelet-derived growth factor receptor，PDGFR）、血管生成素（angiopoietins）与其受体（TIE2 receptor）、促红细胞生成素与其受体、基质金属蛋白酶（MMP）、胰岛素生长因子（insulin growth factor，IGF）等。抑制肿瘤血管生成分子可分为直接抑制剂和间接抑制剂，前者直接靶向新生血管的内皮细胞，后者则通过抑制肿瘤细胞或阻断血管生成诱导剂的表达或活泼性而发挥作用。上述促进因素与抑制因素也成为靶向血管生成网络中的相应靶点，所以相关药物应运而生。根据其作用靶点可分为靶向 VEGF 通路的单靶点药物、靶向 VEGF 通路的多靶点药物和非 VEGF 通路的广谱抗血管药物。

2）靶向表皮生长因子受体靶点与机制[61]

表皮生长因子受体（epidermal growth factor receptor，EGFR）是原癌基因 C-ErbB-1 的表达产物。EGFR 家族有 4 个结构相似的受体分子 ErbB1（EGFR）、ErbB2（HER2）、ErbB3（HER3）、ErbB4（HER4），它们同属于受体酪氨酸激酶（receptor tyrosine kinase，

RTK)。人表皮生长因子受体(human epidermal receptor，HER)家族可表达于多种上皮、间叶及神经组织内。HER 家族受体的胞外结构域可与多种配体结合。与配体结合后，HER 通过形成二聚体使其胞内的激酶结构域磷酸化，从而招募下游分子，启动一系列与细胞增殖和存活相关的信号转导通路。目前研究表明，HER 家族受体及其下游信号分子信号的传导与多种肿瘤的发生和发展相关。

3）MUC16(CA125)靶点与机制[62, 63]

MUC16 是一类高分子量、高度糖基化蛋白，在正常组织中可为表皮细胞提供足够的亲水性和润滑功能，并为表皮层构筑一道保护屏障以抵御外来颗粒和感染因子。然而，异常表达的 MUC16 通常是多种疾病的诱因。例如，研究发现 MUC16 在许多相对良性的病症中表达水平居高，如子宫内膜异位症、子宫腺肌症、卵巢囊肿、肝硬化、糖尿病、胸膜炎和腹膜炎等。更为重要的是，越来越多的研究发现异常表达的 MUC16 与多种癌症进展相关，尤其是卵巢癌。

众所周知，MUC16 是卵巢癌中一种过度表达的肿瘤特异性抗原，目前是临床应用最为广泛的用以诊断卵巢癌的重要血清生物标志物。然而，对于靶向 MUC16 抗体治疗药物的研发仍处于发展阶段。不仅如此，越来越多的研究发现 MUC16 在其他肿瘤中也存在过度表达，包括子宫内膜癌、输卵管癌、胰腺癌、结肠癌、腹膜癌、鼻咽癌、肺癌、乳腺癌和胃癌等，这些研究结果表明 MUC16 可能是一个具有应用前景的抗肿瘤抗体药物靶点。由于 MUC16 发现的历史较短，靶向 MUC16 在众多肿瘤治疗中的作用还有待探索。相信随着对 MUC16 研究的不断深入，其在肿瘤治疗中也将发挥越来越重要的生物学价值。因此，MUC16 有望作为更多肿瘤预测的新标志，从而为抗癌治疗提供新策略。

4）MAGE 靶点与机制[64]

黑色素瘤抗原基因(melanoma antigen gene，MAGE)家族是肿瘤相关抗原，包括 60 多个家族成员。在多种癌组织中存在高表达，并且在肿瘤发生和生长方面起着重要作用。MAGE-A 肿瘤相关抗原极少在正常组织中表达，典型的包括精原细胞、胸腺、胚胎。相反，其可在多种组织来源的恶性肿瘤中表达，包括黑色素瘤、肺癌、前列腺癌、乳腺癌、肝细胞癌和头颈部肿瘤。在这些肿瘤中，其表达可为肿瘤的免疫治疗提供有意义的靶点。

5）Claudin 靶点与机制[65, 66]

Claudin 是一类存在于上皮和内皮紧密连接(tight junction)的整合素膜蛋白。Claudin 18 是 Claudin 蛋白家族中的重要成员，是肺和胃上皮细胞紧密连接的一个主要成分。Claudin 18 有两个异构体：Claudin 18.1 和 Claudin 18.2。Claudin 18.1 主要在肺部表达，Claudin 18.2 主要在胃上皮细胞中表达，而且 Claudin 18.2 只在胃黏膜上已分化的上皮细胞中表达，正常情况下是不表达于其他任何健康组织的。然而，它在原发性恶性肿瘤中存在高度表达，如胃癌、乳腺癌、结肠癌和肝癌。

Claudin 的异常表达可导致上皮细胞和内皮细胞的结构损伤和功能受损。它在各种上皮源性肿瘤中的异常表达表明，Claudin 可能在肿瘤的侵袭和转移中发挥着重要作用。不同的 Claudin 表达在不同的组织上，其功能的改变与各自组织的癌症形成息息相关。目前，Claudin 18.2 是研究得最为透彻的 Claudin 家族蛋白。在正常组织中，Claudin 的表达具有高度组织特异性，仅在胃黏膜上已分化的上皮细胞中表达，而在正常组织中的单克隆抗体则基本上检测不到。但是，恶性肿瘤的发生会导致紧密连接的破坏，使肿瘤细胞表面的 Claudin 18.2 表位暴露出来，成为特定的靶点。因此，理论上在胃癌（40%～80%）领域，针对 Claudin 18.2 的治疗性抗体具有更大的抗癌潜力和更低的毒性。目前在胃癌细胞系中，Claudin 18.2 已被证明参与了肿瘤细胞的增殖和趋化。此外，在胰腺癌（50%）、食道癌（30%）和非小细胞肺癌（25%）中也经常观察到异常激活的 Claudin 18.2。

6）c-Met 靶点与机制[67]

间质表皮转化因子（C-mesenchymal-epithelial transition factor，c-Met）是受体酪氨酸激酶的一种，它很早就被发现在肿瘤细胞的活动中起着重要作用。c-Met 是表达在细胞表面的受体，其配体为肝细胞生长因子（hepatocyte growth factor，HGF）。大量研究显示，c-Met 被过度激活有可能使正常细胞向肿瘤细胞转化，并进一步带动其侵袭、转移、扩散等后续进程的发生。细胞癌变的一个典型标志是出现上皮-间质转化（epithelial-to-mesenchymal transition），而 c-Met 被认为在其中起到了关键的驱动作用。此外，c-Met 基因也是肿瘤干细胞自我更新和克隆聚集的重要调控节点。许多参与和涉及 c-Met 信号通路的分子都是大家熟知的肿瘤药物研发领域的明星靶点，如 PI3K、GRB2、STAT3、GAB1、SHP2、RAS 等，这些靶点的激活又会带动与其自身相关的更加复杂和庞大的调控网络，可谓牵一发而动全身。近年来的不少临床发现也显示，c-Met 基因突变正是许多肿瘤药物耐药的关键所在。研究显示，c-Met 信号通路在多种类型的实体瘤中如肺癌、胃癌、肝癌、乳腺癌、皮肤癌、大肠癌等均存在异常表达或突变，在多种肿瘤的发生发展中发挥了重要作用。

7）BTK 靶点与机制[68]

布鲁顿酪氨酸激酶（Bruton's Tyrosine Kinase，BTK）是胞浆内非受体型酪氨酸激酶 TEC 家族中的一员，在 B 细胞的生长发育、增殖分化过程中起着重要作用。BTK 信号传导通路的激活会发出启动 B 细胞恶性肿瘤细胞生长的信号。研究显示，慢性淋巴细胞白血病（chronic lymphocytic leukemia，CLL）的细胞中常存在有 BTK 的过度表达，且伴随磷酸化水平的升高。通过对 CLL 小鼠模型的研究也发现，BTK 基因缺陷型小鼠不会发生 CLL，而 BTK 过度表达的小鼠其 CLL 发生率和死亡率均显著升高。可见，BTK 在 B 细胞恶性肿瘤的生长、迁移等过程中发挥着重要作用，因此它是 B 细胞恶性肿瘤靶向治疗的优良靶点。

8）CD146 靶点与机制[69, 70]

CD146 又称为黑色素瘤细胞黏附分子（MCAM）或细胞表面糖蛋白 MUC18，是一种单链的膜贯通性糖蛋白，属于免疫球蛋白超家族（immunoglobulin superfamily，IgSF）成员，与许多细胞黏附分子（cell adhesion molecule，CAM）具有同源性。CD146 除了具有黏附分子的特性，最近的研究表明 CD146 在多种细胞的生理过程中表现活跃，包括发育、信号转导、细胞迁移、间充质干细胞分化、血管生成和免疫应答。其中，目前研究最多的是其参与肿瘤的血管形成和转移等方面。肿瘤的生长和扩散转移与其微血管生成和数量增加密切相关，无论是原发肿瘤还是转移肿瘤，在生长扩散过程中都依赖于血管生成。正常状态下，血管生成处于平衡状态，但这种平衡在肿瘤微环境中会被打破。目前，CD146 调节肿瘤血管生成的机制可能包括激活基质金属蛋白酶 2（MMP-2），该酶可降解基底膜和细胞外基质，激活生长因子，主要是血管内皮细胞生长因子（VEGF），以有利于肿瘤转移和肿瘤血管的形成。

CD146 最初是从人类黑素瘤细胞 cDNA 文库中克隆而来的。目前已在恶性黑色素瘤中开展了多项研究。在黑色素瘤的形成过程中，转录因子 AP-2（activator protein-2）的表达缺失致使 CD146 基因中受 AP-2 调控的 TATA 和 CAAT 盒失控，G+C 过度克隆，从而导致 CD146 过度表达。随着研究的进一步深入，研究者发现并非所有的恶性黑色素瘤细胞系都有 CD146 表达，只有大约 70% 的黑色素瘤表达 CD146。皮肤黑色素瘤的恶性程度与其病灶的垂直厚度有着直接的关系。在原发性肿瘤中，CD146 的表达随垂直厚度的增加而增加。在大多数进展期或已转移的肿瘤中，CD146 有较高表达，但其在低转移性浅层肿瘤（厚度<0.75mm）中的表达率很低。近年来，人们对 CD146 与肿瘤的认识已经从黑色素瘤逐步扩展到了其他癌种，包括前列腺癌、肺癌、乳腺癌和绒毛膜上皮癌等。

9）B7-H3 靶点与机制[71]

B7-H3（CD276）是一种 I 型跨膜蛋白，属于 B7 免疫共刺激和共抑制家族，对其确切生物学功能的理解尚不清楚，它似乎同时作为共刺激分子和/或共抑制分子，而这取决于它所涉及的免疫细胞和微环境条件。B7-H3，尽管最初人们发现它能刺激 T 细胞反应和 IFN-γ 的产生，但大多数文献认为它与 T 细胞的抑制有关。由于其在肿瘤免疫逃避中的作用，B7-H3 已成为新的免疫治疗靶点。更有趣的是，研究表明 B7-H3 在肿瘤进展中除免疫逃避外，在其他方面，包括侵袭和迁移、血管生成及通过表观遗传修饰物进行基因调控上还起着重要作用。

大量正常组织的免疫组化（immunohistochemistry，IHC）分析显示，B7-H3 仅在少数组织中有低表达，甚至检测不到。但 B7-H3 在原发性恶性肿瘤中存在广泛表达，B7-H3 在肾细胞癌中的表达率为 33.0%，在肝细胞癌中的表达率为 91.8%。值得注意的是，肾细胞癌和血液系统恶性肿瘤的 B7-H3 表达率最低（分别为 33.0%和 36.7%，$p<0.001$），而在所有其他实体癌类型中 B7-H3 的表达率至少为 52.3%。在胃肠道肿瘤中，肝细胞癌的 B7-H3 表达频率最高（91.8%），胃癌的 B7-H3 表达频率最低（58.0%）。在泌尿生殖系统恶性肿瘤中，肾细胞癌的 B7-H3 表达频率最低，而卵巢癌的 B7-H3 表达频率最高（88.3%）。当把所有癌症包括在内时，B7-H3 阳性的累积频率为 59.5%（15877/26703）。

10）Mesothelin 靶点与机制[72, 73]

间皮素（mesothelin，MSLN）是由 MSLN 基因编码的一种细胞表面糖蛋白。MSLN 基因编码的一种前蛋白经蛋白水解后产生巨核细胞增强因子（megakaryocyte-potentiating factor，MPF）和间皮素两种蛋白产物。巨核细胞增强因子是一种能够刺激骨髓巨核细胞集落形成的细胞因子。间皮素是通过糖基磷脂酰肌醇锚定在细胞表面的蛋白。MSLN 是一种存在于正常间皮细胞上的分化抗原。在正常组织中很少表达，但作为与肿瘤侵袭有关的细胞表面抗原，它在多种肿瘤组织中有高表达。目前，在间皮瘤、卵巢癌、肺癌、食道癌、胰腺癌、胃癌、胆管癌、子宫内膜癌、胸腺癌、结肠癌和乳腺癌中均观察到了间皮素的过表达。根据肿瘤亚型的不同，MSLN 表达的频率和分布也不同。MSLN 被发现表达在 90% 的上皮样恶性胸膜间皮瘤、69% 的肺腺癌、60% 的乳腺癌和 46% 的食管癌中。在癌细胞内，MSLN 的表达可能是在腔/膜或细胞质。不同类型的肿瘤，MSLN 的表达位置也有一定的差异。在间皮瘤肿瘤中，MSLN 表达在细胞表面，并呈均匀分布。在肺腺癌中，MSLN

在细胞质和细胞表面均有表达。在胃癌中，细胞质表达比膜表达更为普遍。MSLN 还在甲状腺、肾脏和滑膜肉瘤肿瘤等实体肿瘤中存在表达。

11）PD-1/PD-L1 靶点与机制[74]

许多肿瘤细胞能够上调程序性死亡受体-配体 1（programmed cell death-ligand 1，PD-L1）的表达，从而诱导细胞毒性 T 细胞失能。因此，应用抗 PD-1/PD-L1 单克隆抗体，阻断程序性死亡受体-1（programmed cell death protein-1，PD-1）通路可以改善抗肿瘤免疫应答。PD-L1 与 PD-1 相互作用可阻断抗原呈递信号传导，阻碍机体的免疫监视作用。PD-1/PD-L1 免疫检查点抑制剂可用于"移除阻碍"，重启免疫监视作用，促进免疫介导对肿瘤细胞的杀伤作用，从而发挥抗肿瘤作用。在许多肿瘤类型中，PD-L1 的作用尚不能完全确定。尽管，PD-L1 阳性表明患者可从免疫检查点抑制剂中获益，但阴性也并不能排除获益的可能性。PD-L1 在多种肿瘤细胞中表达，如肺癌、卵巢癌、结肠癌、肾癌和黑色素瘤等。

12）TROP-2 靶点与机制[75]

人滋养细胞表面抗原 2（trophoblast cell-surface antigen，TROP-2）蛋白在非小细胞肺癌中的表达很高，在乳腺癌、结肠癌、肾癌、前列腺癌等肿瘤中的表达量也不少。虽然，TROP-2 在一些正常组织中存在一些表达，但比上述肿瘤中的表达要弱。此外，TROP-2 是定位在细胞膜上的蛋白，因此 TROP-2 是肿瘤治疗的一个优质靶点。研究还发现了 TROP-2 具备一定的促进肿瘤生长、侵袭的能力，并且与肿瘤的恶性程度呈正相关。目前，对 TROP-2 蛋白功能的研究主要有以下几点结论：①TROP-2 被 TNF-α 转换酶以 RNA 免疫沉淀的方式裂解并调控下游 β-catenin 信号通路；②TROP-2 蛋白的 S303 位点呈磷酸化并调控 IP3 和钙离子信号通路；③TROP-2 蛋白直接激活 MAPK 信号通路。除上述功能外，有研究认为 TROP-2 与 IGF-1、Claudin 1、Claudin 7、PKC 等蛋白结合，通过不同的信号通路发挥功能。由以上分析可知，TROP-2 蛋白的功能十分复杂，就目前的发现而言，TROP-2 蛋白可以通过自身不同的结构与不同的蛋白结合进而调控下游不同的信号通路，除此之外，TROP-2 是否还有其他重要的功能尚不清楚。但可以明确的是，TROP-2 在许多肿瘤中存在高表达，而在体细胞中的表达都很低。

3. 放射性靶向诊断药物的研发思路及靶点梳理

肿瘤是一种复杂的"器官"，除遗传异常的恶性癌细胞外，还含有非恶性细胞和细胞外基质及其分泌的信号（细胞因子、趋化因子和生长因子），它们共同组成了肿瘤微环境（tumor microenvironment，TME）。所以，针对放射性靶向诊断药物的研发，我们除了要关注肿瘤细胞自身具有的特异性靶点，还可以从肿瘤所在的微环境中寻找合适的靶点，以用于对肿瘤的诊断和治疗效果的评价。

1）免疫细胞显像[76]

免疫细胞作为肿瘤微环境中重要的组成部分，包括巨噬细胞、T 细胞、B 细胞、NK 细胞和中性粒细胞等，参与肿瘤免疫反应，影响肿瘤微环境，调控肿瘤生长、转移。从病理水平上预测各种免疫治疗的效果是目前的研究热点[77]。然而，无论从疾病的自然病程还是从治疗干预的选择压力的角度，均需要考虑肿瘤异质性的存在，这种肿瘤异质性与肿瘤转移沉积部位及发展阶段有关。虽然并不是所有的肿瘤异质性都可以通过分子影像探针检测出来，但有一些异质性可以通过这种影像方式显示出来，包括直接显示肿瘤免疫相关因子表达上调，或者间接显示某些肿瘤免疫抵抗因子缺失或过度表达。针对免疫细胞相关靶点进行显像的 PET 技术的优势体现在对全身病变的评估及在治疗过程中的可重复性。

(1) 效应 CD8$^+$ T 淋巴细胞显像。CD8$^+$肿瘤浸润性 T 淋巴细胞(tumor-infiltrating lymphocytes，TILs)对于肿瘤免疫疗效的重要性已被较多研究证实[78]。目前，根据 CD8$^+$ TILs 的浸润情况可将免疫微环境分为三种表型：沙漠型、豁免型和炎性反应型[77]。CD8$^+$ T 细胞显像被认为是早期识别免疫监视功能是否失效的最有效手段，更适合识别免疫沙漠型肿瘤，可为后期治疗筛选出合适的治疗方案。在免疫治疗后期，利用显像方法判断所有肿瘤病灶内的 T 细胞数量不仅对预后评估有价值，同时也有助于优化治疗策略。临床前动物模型研究证实，CD8$^+$ TILs 显像可以伴随免疫治疗过程动态评估治疗诱导下 TME 中的免疫细胞组成和 CD8$^+$ TILs 的动态变化，这也是 CD8+ TILs 显像的突出优势之一[79]。

(2) T 细胞功能显像。CD8$^+$ TILs 存在于肿瘤组织中，但这并不代表其具有功能，也不代表其在免疫豁免型环境中只局限在肿瘤基质内。免疫逃逸的一个突出特征就是 T 细胞耗竭，因此反映 T 细胞活性的示踪剂可为进一步了解免疫反应提供更多信息。

(3) 其他免疫细胞群的显像。临床前研究表明，CD8$^+$ T 淋巴细胞并不是唯一与免疫检查点抑制剂(immune checkpoint inhibitors，ICIs)治疗反应呈正相关的细胞类型，至少在某些类型的肿瘤中，固有淋巴细胞群体 2 (group 2 innate lymphoid cells，ILC2)也很重要，可作为预测因子来评估抗 PD-1 的药物反应[80]。因此，仅对一种细胞群进行显像并不一定能预测药物反应。尽管，目前影像学的焦点主要集中在肿瘤免疫反应效应器，但仍需关注免疫抑制因子(骨髓源性抑制细胞、M2 巨噬细胞和调节型 T 细胞)，它是肿瘤发展、持续存在和转移的重要因素。目前，尚不确定这些细胞表面更加特异的标志物是否有助于识别那些对于当前 ICIs 治疗无法获益的患者，有些病理学标志物因其在细胞核中的表达而不适合显像，如调节性 T 细胞标志物大鼠叉头蛋白(forkhead box protein P3，FOXP3)。另外，有待研究的问题还包括：分泌免疫抑制因子的细胞靶点特异性不足(许多细胞表面抗原是数个淋巴细胞株所共有)、抑制性免疫调节效应的细胞数量及细胞表面抗原特异性是否足以使其在当前的 PET 显像技术条件下被检测出来。

(4) 显示其他免疫靶点。放射性化学和生物分子设计技术的进步及对肿瘤免疫更深一步的了解推动了免疫 PET 领域的迅速发展[81]。除细胞毒性 T 淋巴细胞相关蛋白 4 (cytotoxic T-lymphocyte-associated protein 4，CTLA-4)和 PD-1/PD-L1 外，其他因素也参与了肿瘤逃避免疫监视的过程，其中包括免疫抑制靶点，如淋巴细胞激活基因 3、T 细胞免疫球蛋白黏蛋白受体 3 和吲哚胺-2,3-双加氧酶 1，它们可能会通过影响 T 细胞对新抗原的识别从而抑制免疫反应的产生[82]。这类显像靶点可用来预测患者对当前免疫治疗方案的反应，从而有助于规避无效治疗，还可为针对这些靶点的联合疗法提供指导。

2) 肿瘤相关成纤维细胞显像[83]

肿瘤组织中大量的肿瘤相关成纤维细胞(cancer associated fibroblasts，CAFs)为肿瘤的发展构建了良好的环境(占基质细胞 50% 以上)。CAFs 在癌症中扮演着重要作用：CAFs 不仅可以通过分泌多种细胞因子或代谢产物抑制免疫细胞的功能，促进肿瘤发展、侵袭、转移；CAFs 还可以塑造肿瘤外基质、形成药物或治疗性免疫细胞渗透屏障的阻止药物，并与免疫细胞向肿瘤组织的深层渗透，从而降低肿瘤治疗的效果。因此，通过调控 CAFs 或克服其屏障作用抑制肿瘤是肿瘤治疗的新手段。不同亚型 CAFs 表面标志物的表达情况不同，如成纤维细胞活化蛋白（fibroblast activation protein，FAP）、α-平滑肌肌动蛋白（α-smooth muscle actin，α-SMA）、成纤维细胞特异性蛋白 1（fibroblast specific protein 1，FSP1）、血小板衍生生长因子受体（PDGFR）等。FAP 被认为是 CAFs 特异性表达蛋白，因此 FAP 被广泛用作靶向 CAFs 的靶标并用于肿瘤治疗或影像学诊断（表 5-7）。

表 5-7　常用 CAF 相关标志物及其生物功能[81]

标志物名称	标志物类型	生物功能	相关肿瘤
α-SMA	细胞骨架成分和其他细胞质蛋白	细胞收缩、运动、结构和完整性	胰腺癌、肝癌、乳腺癌
S100A4	细胞骨架成分和其他细胞质蛋白	细胞运动、胶原诱导和组织纤维化	乳腺癌、致癌物质诱导的恶性肿瘤
Vimentin	细胞骨架成分和其他细胞质蛋白	细胞运动、结构和完整性	乳腺癌、前列腺癌
Desmin	细胞骨架成分和其他细胞质蛋白	细胞收缩性、运动性、结构和完整性	
FAP	受体和其他膜结合蛋白	细胞外基质重塑和纤维生成	>90% 癌症
PDGFRβ	受体和其他膜结合蛋白	受体酪氨酸激酶活性	子宫颈癌、结直肠癌
CAV1	受体和其他膜结合蛋白	支架蛋白	乳腺癌、胃肠道癌、前列腺癌
CD10	受体和其他膜结合蛋白	金属内切蛋白酶	乳腺癌
GPR77	受体和其他膜结合蛋白	补体激活和促炎信号传导	乳腺癌
Tenascin C	细胞外基质成分	细胞黏附	乳腺癌、恶性胶质瘤

5.4.2　预靶向策略的应用

在体内进行预靶向策略以实施 PRIT 是解决放药在体内长时间循环而导致辐射损伤问题的有效方法之一。预靶向策略的整体思路是将放射性同位素标记的抗体拆分为两个独立组件分别给药，然后在肿瘤组织处进行体内结合重组[84,85]。具体步骤为：①体内注射初靶向组件，一般为带有标签的专一性抗体，能够靶向肿瘤细胞表面抗原的同时，也可以通过特殊修饰的标签识别二次靶向组件；②给予足够的时间使体内抗体在肿瘤组织处完成累积富集，并从血液中完全清除；③二次靶向组件（放射性同位素标记效应子）给药，一般二次靶向组件的体积较小，能够通过血液并迅速识别初靶向组件，实现在肿瘤处的累积富集或通过体内代谢迅速清除（图 5-17）。PRIT 是一种多步骤治疗策略，将放射性同位素从免疫球蛋白转移到能够迅速清除的小分子上。该策略可选择性地向肿瘤组织提供高剂量的放射性治疗，并最大限度地减少健康组织暴露在射线下，从而减小副作用，提高治疗效果。本质上，预靶向策略是将抗体的靶向性能与小分子药物优良的药代动力学特性相结合。同时，PRIT 策略还具有另一个优势，它能使更多短半衰期同位素应用到放射性成像/治疗药物中。

预靶向策略已有三十多年的研究历史，根据预靶向机制的不同，PRIT 可以分亲和素 [（Strept）Avidin]-生物素（Biotin）结合策略体系、双特异性抗体（bispecific antibodies，BsAbs）策略、体内生物正交反应策略、DNA 类似物互补配对策略。

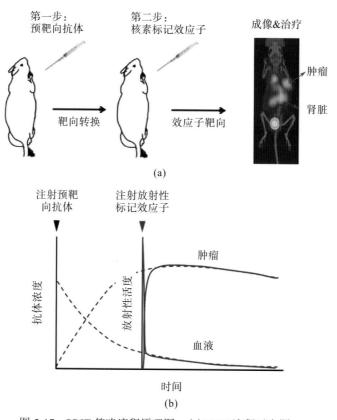

图 5-17　PRIT 策略流程原理图：（a）PRIT 流程示意图；
（b）预靶向抗体与放射性标记效应在体内的浓度随时间变化曲线图

（1）Avidin-Biotin 结合策略：利用（Strept）Avidin 与 Biotin 之间具有特异性结合的能力，实现（Strept）Avidin-抗体复合体与放射性同位素标记 Biotin 探针的二次靶向过程。国内外均有课题组在该研究方向进行过类似的研究工作。例如，北京大学王凡教授课题组利用 Avidin 对结肠腺癌（LS180 细胞）进行预靶向，设计合成了 ^{99m}Tc-Lys（Cy5.5）-Biotin 多功能探针，对 Avidin 进行二次靶向，从而实现了小鼠体内结肠腺癌的 SPECT 与荧光双显像[86]。该策略的优势在于 Avidin-Biotin 具有高的亲和力。缺点则在于 Avidin-抗体会迅速在肝脏富集，影响效应子在肿瘤附近的定位。后续研究用 Streptavidin 代替 Avidin 引发了免疫原性问题，并且 Streptavidin-抗体在体内会被细胞迅速内化，减少了连有 Biotin-效应子结合位点的数目。尽管如此，就其靶向血液系统恶性肿瘤方面，仍有待进行相关方面的研究。

（2）双特异性抗体策略：利用既能识别肿瘤细胞抗原，又能与放射线同位素标记半抗原（如 M-DTPA、M-EDTA）结合的双特异性抗体来实现体内预靶标过程。史蒂文·拉森（Steven M. Larson）课题组利用 huA33-C825 双特异性抗体靶向大肠癌，同时在体内与

^{90}Y/^{177}Lu-DOTA-Bn 进行二次靶向，实现了对小鼠大肠癌肿瘤 100%的治愈率[87]。目前已有利用双特异性抗体策略并将其应用到临床的例子，但由于双特异性抗体的合成工程难度过大，故极大地限制了该方法的大规模推广。

（3）体内生物正交反应策略：利用体内正交反应进行预靶向是最新的一种识别机制，目前正处于蓬勃发展中。目前已经证明有多种生物正交反应能够应用到 PRIT 方法中，包括膦与叠氮 Staudinger 反应、应变促进的环加成反应、逆电子需求第尔斯-阿尔德反应（inverse electron demand Diels-Alder reaction，IEDDA）等[88]。在该策略中，在单克隆抗体与同位素标记效应子上分别连接两个反应官能团，它能够在不干扰生物体内大分子的情况下发生共价连接反应。纽约城市大学 Brian M. Zeglis 课题组分别修饰合成了反式环辛烯（trans-cyclooctene，TCO）-huA33 抗体与 ^{64}Cu/^{67}Cu-MeCOSa-四嗪（tetrazine，Tz）探针。TCO与 Tz 能够通过 IEDDA 共价交联在一起，从而实现对体内结肠癌肿瘤的显像与治疗[89]。具体流程可以分为以下几步：①TCO 修饰的抗体免疫共聚物合成并给药；②合适的时间间隔，使免疫共聚物在肿瘤处累积并在血液中清除；③放射性同位素-Tz 给药；④TCO-抗体共聚物与放射性同位素-Tz 在肿瘤组织处通过点击化学反应实现同位素富集，多余的游离放射性同位素-Tz 被机体迅速清除。利用该 PRIT 策略，肿瘤/肝/肾/血比高达 9.7∶2.4∶1.4∶1。但该方法在体内的反应效率较低，并且极易受含 Cu 血清蛋白的影响。

（4）DNA 类似物互补配对策略：利用 DNA 类似物间碱基互补配对，实现放射性标记效应子与单克隆抗体间的特异性结合，其中 DNA 类似物主要为磷酰二胺吗啉低聚物（phosphorodiamidate morpholinos oligomer，MORFs）、肽核酸（peptide nucleic acid，PNA）等能够在射线条件下稳定存在的大分子。DNA 类似物，无论是 MORFs 还是 PNA，均不会被细胞内化，它们会迅速通过尿液排泄到体外，并且本身没有免疫原性反应与生物毒性，所以在预靶向领域得到了越来越多的重视。其中，瑞典乌普萨拉大学 Eriksson Karlström课题组于 2015 年首次提出，PNA 具有应用于预靶向策略的前景，并对 PNA 探针在体内的清除时间、PNA 双链的结合能力等方面进行了基础研究，于 2016 年进行了 ^{111}In/^{125}I 标记的成像结果进行了初步验证。2020 年，该课题组在 PNA 导向预靶向治疗策略中首次引入清除剂方法，通过注射 PNA 互补链修饰的西妥昔单抗（Cetuximab），能够与 PNA 链修饰预靶向组件通过两条 PNA 碱基配对互补形成复合体，引发还原胺化乳化反应，提高肝脏的清除效率，从而迅速将血液中游离的 PNA 链修饰预靶向组件排出体外（表 5-8）。

表 5-8　预靶向策略在放药中的应用示例[90-94]

预靶向抗体	效应子	靶点	策略类型	适应症	研究进度
scFv C825 × GPA33 Igg	^{86}Y/^{177}Lu-DOTA-Bn	GPA33	双特异性抗体策略	大肠癌	临床前，2017
anti-CEA × Anti-Hapten（HSG）	^{68}Ga-IMP288 peptide	CEA	双特异性抗体策略	甲状腺髓样癌	临床 1/2 期，2016
anti-CEACAM5 ×（Anti-HSG）bsMab	^{111}In/^{177}Lu-IMP288 peptide	癌胚抗原（anti-Carcinoembryonic Antigen，CEA）	双特异性抗体策略	大肠癌	临床 1 期，2014

预靶向抗体	效应子	靶点	策略类型	适应症	研究进度
Antibody TF2	^{111}In-IMP-288 或 ^{90}Y-IMP	CEA	双特异性抗体策略	转移性结肠直肠癌	临床 1/2 期，2018
anti-CD20 Ab/SA（1F5/SA）	^{90}Y-biotin 或 ^{177}Lu-biotin	CD20	Avidin-biotin	非霍奇金淋巴瘤	临床前，2015
Avidin	^{99m}Tc-biotin	Lectin	Avidin-biotin	结肠腺癌	临床前，2015
Tz 修饰 Cetuximab/Panitumumab	^{18}F-Reppe 酸酐衍生物	EGFR	IEDDA 正交反应	大肠癌	临床前，2018
TCO-Hua33 Mab	[64]Cu/[67]Cu-Tz	huA33	IEDDA 正交反应	大肠癌	临床前，2020
TCO-CA19.9 Mab（5B1）	[225]Ac-Tz ^{68}Ga-Tz ^{64}Cu-Tz	CA19.9	IEDDA 正交反应	胰腺导管腺癌	临床前 [225]Ac，2019 [68]Ga，2018
TCO-CEA Mab（35A7）	^{177}Lu-Tz	CEA	IEDDA 正交反应	腹膜癌	临床前，2019
TCO-Hua33 Mab	^{177}Lu-Tz	huA33	IEDDA 正交反应	大肠癌	临床前，2019
CC49-TCO Mab	[212]Pb-DOTA-Tz	CC49	IEDDA 正交反应	结肠癌	临床前，2017
CC49 Mab-MORF 复合体	[111]In/^{99m}Tc/[188]Re/^{90}Y-MORF 互补链	CC49	DNA 类似物介导	结肠癌	临床前 [90]Y 2011 [111]In 2009 [188]Re 2006 [99m]Tc 2002
Cetuximab-PNA 复合体	[99m]Tc/[64]Cu 标记 PNA 互补链	EGFR	DNA 类似物介导	皮肤癌	临床前，2015
Affibody-PNA 复合体	^{177}Lu-DOTA-PNA 互补链（[68]Ga/^{111}In/[125]I）	HER2	DNA 类似物介导	乳腺癌	临床前 [177]Lu 2021 [68]Ga 2018 ^{111}In/[125]I，2016

5.4.3 新机制探索

放射性靶向药物通过靶向载体将放射性同位素靶向富集到肿瘤部位，使放射性同位素作为点放射源在细胞/亚细胞水平有针对性地产生发散性的射线，对癌细胞进行精准杀伤，从而达到既安全又有效的癌症治疗效果。选择适合的放射性同位素、靶向位点及靶向载体都是放射性靶向药物研发与应用转化的关键因素。这三个因素已经在前面的章节进行了详细的介绍。虽然靶向放射性同位素治疗(targeted radionuclide therapy，TRNT)的概念很简单，但在实践中，由于靶向载体在肿瘤中的传递有限，所以很难取得实质性的临床成功，尤其是在实体肿瘤中。截至 2022 年，也只有 ^{177}Lu-Dotatate 和 ^{177}Lu-PSMA-617 获得 FDA 批准分别用于治疗神经内分泌瘤和前列腺肿瘤。而抗体介导的放射性靶向药物对实体肿瘤的临床治疗还不能与其对血液病和淋巴恶性肿瘤的临床效果相匹敌[95]。这可能是因为有效治疗实体瘤所需的吸收剂量高达 50~80 Gy，而某些淋巴瘤所需的吸收剂量低至 3Gy[96]。因此，对于创新型放射性靶向药物的研发，除需考虑上述三个关键因素和新策略的应用外，还应从放射性靶向药物独有的特点——精准体内辐射所导致的辐射细胞效应来探索放射性靶向药物治疗的新机制。

辐射生物效应通常是指辐射在生物大分子、细胞、组织、器官和生物整体等各个层次上引起的结构与功能变化，进而导致有害健康的效应。而本章关注的辐射生物效应是指放药对肿瘤细胞造成的影响。针对辐射生物效应的研究已有百余年的历史，但辐射生物效应研究中涉及放射性靶向药物的作用机制却几乎空白。这是由于长期以来本领域的科研工作者主要关注由体外射线所导致的辐射生物学效应。

经辐射后，肿瘤细胞可以启动一系列复杂的分子和细胞反应，以维持其基因组和细胞器的完整性。这种反应涉及不同的信号通路，可以感知损伤并激活 DNA 损伤反应。辐射诱导的基因调节可以产生多种生物学现象，主要包括细胞周期改变、DNA 修复途径的激活、染色质重构、代谢可塑性增加、脂质和蛋白质组成的变化、细胞间网络的形成、对细胞器(如内质网和线粒体)中产生的应激细胞的保护反应、细胞凋亡逃避、上皮间质转化 (epithelial-mesenchymal transition，EMT)和肿瘤干细胞的产生。同时，辐射可能会诱导肿瘤微环境的变化和细胞外介质的重组，从而增加肿瘤种群生存、繁殖和适应辐射的可能性。这些生物事件可以刺激更具侵袭特征的肿瘤出现，从而干扰患者对治疗的反应并加速肿瘤复发。除此之外，患者对辐射相关治疗(放射性外照射治疗或放射性靶向药物治疗)的临床反应也不同，这取决于应用的治疗类型、肿瘤类型和亚型之间的内在异质性、患者自身遗传变异导致的辐射敏感性差异[97-100]。近几十年来获得的知识使我们能够提出不同的组合和个性化策略来提高放射性相关治疗的成功率。然而，将这些信息转化为临床实践需要更深入和全面的知识。

随着放射性靶向治疗的发展，放射性靶向药物基础研究水平的提升与科学认识积累是实现药物创新研发的源泉。得益于分子生物学在生物制药领域的蓬勃发展，对多数恶性肿瘤靶点分子作用机制的研究已较为成熟，放疗在肿瘤治疗领域的长期应用也为外照射辐射效应积累了许多科学认识。但放射性靶向药物由产生内照射的同位素及具有生物活性的靶向载体两个关键部分组成，其射线源位点分布不均匀，作用机制复杂，影响药物最终疗效的因素较多，所以无法直接参照已有辐射生物效应研究的知识体系。国际上关于放射性靶向药物的辐射及生物效应的作用规律、效应机制与宏观疗效的关联性等认识仅停留在理论计算领域，这阻碍了放射性靶向药物开发思路的形成与临床方案的设计，从而导致研发水平提升慢，创新转化成功率低。而这一系列问题的阐述涉及肿瘤学、免疫学、分子与细胞生物学、转录组学、基因组学、蛋白组学、药学、放射化学、辐射剂量等背景知识，涉及多学科交叉，极具挑战性。

在探索与放药导致的辐射细胞效应相关的新机制时，应考虑的研究内容包括以下几方面。①靶效应和非靶效应：前者包括径迹结构和集簇损伤等内容，后者进一步阐明了基因组不稳定性、旁效应和适应性反应的效应机制及其相互间的关系和影响，以便解释低剂量辐射生物效应的本质；②辐射致癌及其模型；③放射损伤在生物系统内的传播：电离辐射通过直接作用和间接作用，导致生物靶和非靶分子及物质结构的损伤，通过分子-细胞-组织系统不同层次的传递引起细胞功能紊乱，通过系统放大表现为临床症候。④辐射诱导的基因和蛋白表达。研究和阐明这些问题不仅需要考虑影响辐射效应的物理和化学因素，以及生物系统的复杂性、生物反应的多边形、生物效应发生的时效性和生物调节反馈的多样性，而且要对放射生物学效应的理论、模型和实验等方面进行系统创新和设计，从多维角度(时间和空间、纵向和横向)系统地研究放射生物学效应的发生过程、发展规律和影响因素。

参 考 文 献

[1] FDA-Approved Drugs FDA 批准药品数据库. https://www.accessdata.fda.gov/scripts/cder/daf/[2022-05-25].

[2] 国家药品监督管理局. http://app1.nmpa.gov.cn/data_nmpa/face3/dir.html[2022-05-25].

[3] NIH 数据库. https://www.nih.gov[2022-05-25].

[4] Hennrich U, Benesova M. [(68)Ga]Ga-DOTA-TOC: The first FDA-a(68)Ga-radiopharmaceutical for PET imaging. Pharmaceuticals (Basel), 2020, 13: 38-50.

[5] 马磊, 刘宇, 柴之芳. ^{64}Cu 放射性药物化学. 化学进展, 2012, 24(9): 1720-1728.

[6] 汪静. FAPI 有望开创核素靶向诊疗的新时代. 中华核医学与分子影像杂志, 2021, 41: 4-12.

[7] Mao Y, Du S, Ba J, et al. Using dynamic ^{99m}Tc-GSA SPECT/CT fusion images for hepatectomy planning and postoperative liver failure prediction. Annals of Surgical Oncology, 2015, 22: 1301-1308.

[8] Li N, Wang X, Lin B, et al. Clinical evaluation of ^{99m}Tc-rituximab for sentinel lymph node mapping in breast cancer patients. Journal of Nuclear Medicine, 2016, 57: 1214-1220.

[9] Shao G, Gu W, Guo M, et al. Clinical study of $^{(99m)}$Tc-^{3}P-RGD2 peptide imaging in osteolytic bone metastasis. Oncotarget, 2017, 8: 75587-75596.

[10] 施婧琦, 武新宇, 李博, 等. 定量 ^{99}Tcm-HYNIC-PSMA SPECT/CT 诊断前列腺癌的价值. 中华核医学与分子影像杂志, 2022, 42: 149-153.

[11] Zhang J, Lang L, Zhu Z, et al. Clinical translation of an albumin-binding PET radiotracer ^{68}Ga-NEB. Journal of Nuclear Medicine, 2015, 56: 1609-1614.

[12] Functional-three-dimensional reconstruction of liver by 99mTc-GSA-SPECT scan. 2011. https://clinicaltrials.gov/[2022-05-27].

[13] Colom M, Costes N, Redoute J, et al. (18)F-F13640 PET imaging of functional receptors in humans. European Journal of Nuclear Medicine and Molecular Imaging, 2020, 47: 220-221.

[14] Shen B, Park J H, Hjornevik T, et al. Radiosynthesis and first-in-human PET/MRI evaluation with clinical-grade [(18)F]FTC-146. Molecular Imaging and Biology, 2017, 19: 779-786.

[15] Broos W A M, Kocken M, van der Zant F M, et al. Metastasized 18F-DCFPyL-negative prostatic adenocarcinoma without neuroendocrine differentiation. Clinical Nuclear Medicine, 2018, 43: 120-122.

[16] Kim S E, Lee B, Park S, et al. Clinical significance of focal ss-amyloid deposition measured by (18)F-flutemetamol PET. Alzheimer's Research & Therapy, 2020, 12: 6-12.

[17] Usmani S, Rasheed R, Al Kandari F, et al. Occult bone metastases from hepatocellular carcinoma detected on 68Ga-PMSA PET/CT. Clinical Nuclear Medicine., 2021, 46: 661-663.

[18] Xavier C, Blykers A, Laoui D, et al. Clinical translation of [(68)Ga]Ga-NOTA-anti-MMR-sdAb for PET/CT imaging of protumorigenic macrophages. Molecular Imaging and Biology, 2019, 21: 898-906.

[19] Abousaway O, Rakhshandehroo T, Van den Abbeele A D, et al. Noninvasive imaging of cancer immunotherapy.

Nanotheranostics, 2021, 5: 90-112.

[20] Ulaner G, Sobol N, O'Donoghue J, et al. Synthesis, preclinical analysis, and first-in-human phase I imaging of [89]Zr-DFO-daratumumab for CD38 targeted imaging of myeloma. Clinical Lymphoma Myeloma and Leukemia, 2019, 19: e19-e25.

[21] Zinzani P L, Tani M, Fanti S, et al. A phase 2 trial of fludarabine and mitoxantrone chemotherapy followed by yttrium-90 ibritumomab tiuxetan for patients with previously untreated, indolent, nonfollicular, non-Hodgkin lymphoma. Cancer, 2008, 112: 856-862.

[22] Ciochetto C, Botto B, Passera R, et al. Yttrium-90 ibritumomab tiuxetan (Zevalin) followed by BEAM (Z-BEAM) conditioning regimen and autologous stem cell transplantation (ASCT) in relapsed or refractory high-risk B-cell non-Hodgkin lymphoma (NHL): A single institution Italian experience. Ann Hematol, 2018, 97: 1619-1626.

[23] Emmett L, Crumbaker M, Ho B, et al. Results of a prospective phase 2 pilot trial of (177)Lu-PSMA-617 therapy for metastatic castration-resistant prostate cancer including imaging predictors of treatment response and patterns of progression. Clin Genitourin Cancer, 2019, 17: 15-22.

[24] Calais J, Czernin J, Thin P, et al. Safety of PSMA-targeted molecular radioligand therapy with (177)Lu-PSMA-617: Results from the prospective multicenter phase 2 trial RESIST-PC (NCT03042312). Journal of Nuclear Medicine, 2021, 62: 1447-1456.

[25] Hofman M, Violet J, Sandhu S, et al. High activity, pain reduction and low toxicity with lutetium-177 PSMA617 theranostics in metastatic castrate-resistant prostate cancer (mCRPC): Results of a phase II prospective trial. Journal of Nuclear Medicine, 2018, 59: 531-538.

[26] Hu J, Li H, Sui Y, et al. Current status and future perspective of radiopharmaceuticals in China. Eur Journal of Nuclear Medicine Mol Imaging, 2021, 2: 1-17.

[27] ^{177}Lu-AB-3PRGD2 in patients with non small cell lung cancer. https://www.clinicaltrials.gov/[2022-05-28].

[28] Smerling C, Schuchardt C, Kulkarni H, et al. First results with the novel theranostic NTR1 antagonist Lu-177-3BP-227 in ductal pancreatic adenocarcinoma patients, 3rd. Theranostics World Congress on Gallium-68 and PRRT, 2015.

[29] Blakkisrud J, Londalen A, Martinsen A C, et al. Tumor-absorbed dose for non-hodgkin lymphoma patients treated with the anti-CD37 antibody radionuclide conjugate ^{177}Lu-lilotomab satetraxetan. Journal of Nuclear Medicine, 2017, 58: 48-54.

[30] Dawicki W, Allen K J H, Jiao R, et al. Daratumumab-(225)Actinium conjugate demonstrates greatly enhanced antitumor activity against experimental multiple myeloma tumors. Oncoimmunology, 2019, 8: 1607-1623.

[31] Atallah E L, Orozco J J, Craig M, et al. A phase 2 study of actinium-225 ([225]Ac)-lintuzumab in older patients with untreated acute myeloid leukemia (AML). Blood, 2018, 132: 1457-1459.

[32] Kratochwil C, Bruchertseifer F, Giesel F L, et al. [225]Ac-PSMA-617 for PSMA-targeted alpha-radiation therapy of metastatic castration-resistant prostate cancer. Journal of Nuclear Medicine, 2016, 57: 1941-1944.

[33] Sorensen M A, Andersen V L, Hendel H W, et al. Automated synthesis of (68)Ga/(177)Lu-PSMA on the Trasis miniAllinOne. Journal of Labelled Compounds and Radiopharmaceuticals, 2020, 63: 393-403.

[34] Eryilmaz K, Kilbas B. Fully-automated synthesis of (177)Lu labelled FAPI derivatives on the module modular lab-Eazy. EJNMMI Radiopharmacy and Chemistry, 2021, 6: 16-21.

[35] Mairinger S, Stanek J, Wanek T, et al. Automated electrophilic radiosynthesis of [([18])F]FBPA using a modified nucleophilic GE TRACERlab FXFDG. Applied Radiation and Isotopes, 2015, 104: 124-127.

[36] Huang X, Liu W, Ren H, et al. Late stage benzylic C-H fluorination with [([18])F]fluoride for PET imaging. J Am Chem Soc, 2014,

136: 6842-6847.

[37] Liu W, Huang X, Placzek M S, et al. Site-selective ^{18}F fluorination of unactivated C-H bonds mediated by a manganese porphyrin. Chemical Science, 2018, 9: 1168-1172.

[38] Nodwell M B, Yang H, Colovic M, et al. ^{18}F-fluorination of unactivated C-H bonds in branched aliphatic amino acids: Direct synthesis of oncological positron emission tomography imaging agents. Journal of the American Chemical Society, 2017, 139: 3595-3598.

[39] Yuan Z, Nodwell M B, Yang H, et al. Site-selective, late-stage C-H (18) F-fluorination on unprotected peptides for positron emission tomography imaging. Angew. Angewandte Chemie International Edition, 2018, 57: 12733-12736.

[40] Chen W, Huang Z, Tay N E S, et al. Direct arene C-H fluorination with (18) F (-) via organic photoredox catalysis. Science, 2019, 364: 1170-1174.

[41] Lu S Y, Watts P, Chin F T, et al. Syntheses of [11]C- and ^{18}F-labeled carboxylic esters within a hydrodynamically-driven micro-reactor. Lab Chip, 2004, 4: 523-528.

[42] Ramenda T, Kniess T, Bergmann R, et al. Radiolabelling of proteins with fluorine-18 via click chemistry. Chem. Commun (Camb). 2009: 7521-7524.

[43] Mindt T L, Muller C, Melis M, et al. "Click-to-chelate": In vitro and in vivo comparison of a 99mTc (CO)₃-labeled N (tau)-histidine folate derivative with its isostructural, clicked 1,2,3-triazole analogue. Bioconjug Chem, 2008, 19: 1689-1695.

[44] Altunay B, Morgenroth A, Beheshti M, et al. HER2-directed antibodies, affibodies and nanobodies as drug-delivery vehicles in breast cancer with a specific focus on radioimmunotherapy and radioimmunoimaging. European Journal of Nuclear Medicine and Molecular Imaging, 2020, 48: 1371-1389.

[45] Hull A, Li Y, Bartholomeusz D, et al. Radioimmunotherapy of pancreatic ductal adenocarcinoma: A review of the current status of literature. Cancers, 2020, 12: 1261-1268.

[46] Gholamrezanezhad A, Shooli H, Jokar N, et al. Radioimmunotherapy (RIT) in brain tumors. Nuclear Medicine and Molecular Imaging, 2019, 53: 374-381.

[47] Hohloch K, Windemuth-Kieselbach C, Zinzani P L, et al. Radioimmunotherapy for mantle cell lymphoma: 5-year follow-up of 90 patients from the international RIT registry. Annals of Hematology, 2020, 99: 1073-1079.

[48] Quelven I, Monteil J, Sage M, et al. Pb-212 alpha-Radioimmunotherapy targeting CD38 in multiple myeloma: A preclinical study. Journal of Nuclear Medicine, 2020, 61: 1058-1065.

[49] Pandit-Taskar N, Targeted radioimmunotherapy and theranostics with alpha emitters. Journal of Medical Imaging and Radiation Sciences, 2019, 50: S41-S44.

[50] Cimini A, Ricci M, Chiaravalloti A, et al. Theragnostic aspects and radioimmunotherapy in pediatric tumors. International Journal of Molecular Sciences, 2020, 21 (11): 3849-3868.

[51] Keinanen O, Fung K, Brennan J M, et al. Harnessing Cu-64/Cu-67 for a theranostic approach to pretargeted radioimmunotherapy. Proceedings of the National Academy of Sciences of the United States of America, 2020, 117: 28316-28327.

[52] Ren J, Xu M, Chen J, et al. PET imaging facilitates antibody screening for synergistic radioimmunotherapy with a Lu-177-labeled alpha PD-L1 antibody. Theranostics, 2021, 11: 304-315.

[53] Leaman Alcibar O, Candini D, Lopez-Campos F, et al. Time for radioimmunotherapy: an overview to bring improvements in clinical practice. Clinical & Translational Oncology, 2019, 21: 992-1004.

[54] Larson S M, Carrasquillo J A, Cheung N K V, et al. Erratum: Radioimmunotherapy of human tumours. Nature Reviews Cancer,

2015, 15: 509-509.

[55] Quang T S, Brady L W. Radioimmunotherapy as a novel treatment regimen: ^{125}I-labeled monoclonal antibody 425 in the treatment of high-grade brain gliomas. International Journal of Radiation Oncology, Biology, Physics, 2004, 58: 972-977.

[56] Torres L A, Coca M A, Batista J F, et al. Biodistribution and internal dosimetry of the [188]Re-labelled humanized monoclonal antibody anti-epidemal growth factor receptor, nimotuzumab, in the locoregional treatment of malignant gliomas. Nuclear Medicine Communications, 2008, 29: 66-75.

[57] Zhao M, Fu X, Zhang Z, et al. Intracranial ^{131}I-chTNT brachytherapy in patients with deep-seated glioma: A single-center experience with 10-year follow-up from China. Nuklearmedizin, 2021, 60: 283-288.

[58] Rondon A, Rouanet J, Degoul F. Radioimmunotherapy in oncology: Overview of the last decade clinical trials, Cancers, 2021, 13: 5570-5576.

[59] Hafeez U, Parakh S, Gan H K, et al. Antibody-drug conjugates for cancer therapy. Molecules, 2020, 25: 4764-4797.

[60] Kong D H, Kim M R, Jang J H, et al. Molecular sciences a review of anti-angiogenic targets for monoclonal antibody cancer therapy. International Journal of Molecular Sciences, 2017, 18: 1786-1791.

[61] Seshacharyulu P, Ponnusamy M P, Haridas D, et al. Targeting the EGFR signaling pathway in cancer therapy. Expert Opinion on Therapeutic Targets, 2012, 16: 15-25.

[62] Zhang F, Li X, Chen H, et al. Mutation of MUC16 is associated with tumor mutational burden and lymph node metastasis in patients with gastric cancer. Front Med (Lausanne), 2022, 9: 836-892.

[63] Wang Z, Hou H, Zhang H, et al. Effect of MUC16 mutations on tumor mutation burden and its potential prognostic significance for cutaneous melanoma. American Journal of Translational Research, 2022, 14: 849-862.

[64] Vansteenkiste J F, Cho B C, Vanakesa T, et al. Efficacy of the MAGE-A3 cancer immunotherapeutic as adjuvant therapy in patients with resected MAGE-A3-positive non-small-cell lung cancer (MAGRIT): A randomised, double-blind, placebo-controlled, phase 3 trial. The Lancet Oncology, 2016, 17: 822-835.

[65] Morin P J. Claudin proteins in human cancer: Promising new targets for diagnosis and therapy. Cancer Research, 2005, 65: 9603-9609.

[66] Akizuki R, Shimobaba S, Matsunaga T, et al. Claudin-5, -7, and -18 suppress proliferation mediated by inhibition of phosphorylation of Akt in human lung squamous cell carcinoma. Biochimica et Biophysica Acta (BBA) - Molecular Cell Research, 2017, 1864: 293-302.

[67] de Bono J S, Yap T A. c-MET: An exciting new target for anticancer therapy. Therapeutic Advances in Medical Oncology, 2011, 3: s3-s16.

[68] Rada M, Barlev N, Macip S. BTK: A two-faced effector in cancer and tumour suppression. Cell Death & Disease, 2018, 9: 1-3.

[69] Wang Z, Yan X. CD146, a multi-functional molecule beyond adhesion. Cancer Letters, 2013, 330: 150-162.

[70] Yan X, Lin Y, Yang D, et al. A novel anti-CD146 monoclonal antibody, AA98, inhibits angiogenesis and tumor growth. Blood, 2003, 102: 184-191.

[71] Michelakos T, Kontos F, Barakat O, et al. B7-H3 targeted antibody-based immunotherapy of malignant diseases. Expert Opinion on Biological Therapy, 2021, 21: 587-602.

[72] Morello A, Sadelain M, Adusumilli P S, Mesothelin-targeted cars: Driving T cells to solid tumors. Cancer Discovery, 2016, 6: 133-146.

[73] Baldo P, Cecco S. Amatuximab and novel agents targeting mesothelin for solid tumors. OncoTargets and Therapy, 2017, 10:

5337-5353.

[74] Li Y, Li F, Jiang F, et al. A mini-review for cancer immunotherapy: Molecular understanding of PD-1/PD-L1 pathway & translational blockade of immune checkpoints. International Journal of Molecular Sciences, 2016, 17: 1151-1173.

[75] Goldenberg D M, Cardillo T M, Govindan S V, et al. Trop-2 is a novel target for solid cancer therapy with sacituzumab govitecan（IMMU-132）, an antibody-drug conjugate（ADC）. Oncotarget, 2015, 6: 224-226.

[76] 刘玫汐, 杨子仪, 李拓, 等. 肿瘤免疫环境及肿瘤免疫治疗反应成像（第 2 部分）:新型 PET 药物的应用. 中华核医学与分子影像杂志, 2022, 42: 186-192.

[77] Havel J J, Chowell D, Chan T A. The evolving landscape of biomarkers for checkpoint inhibitor immunotherapy. Nature Reviews Cancer, 2019, 19: 133-136.

[78] Fridman W H, Pagès F, Saut̀s-Fridman C, et al. The immune contexture in human tumours: Impact on clinical outcome, nature reviews. Cancer, 2012, 12: 298-306.

[79] Tavaré R, Escuin-Ordinas H, Mok S, et al. An effective immuno-PET imaging method to monitor CD8-dependent responses to immunotherapy. Cancer Research, 2016, 76: 73-82.

[80] Moral J A, Leung J, Rojas L A, et al. ILC2s amplify PD-1 blockade by activating tissue-specific cancer immunity. Nature, 2020, 579: 130-135.

[81] Mayer A T, Natarajan A, Gordon S R, et al. Practical immuno-PET radiotracer design considerations for human immune checkpoint imaging. Journal of Nuclear Medicine, 2017, 58: 538-546.

[82] Yarchoan M, Johnson B A, Lutz E R, et al. Targeting neoantigens to augment antitumour immunity. Nature Reviews Cancer, 2017, 17: 209-222.

[83] Chen X, Song E. Turning foes to friends: Targeting cancer-associated fibroblasts. Nature Reviews Drug Discovery, 2019, 18: 99-115.

[84] Liu G. A revisit to the pretargeting concept-A target conversion. Front Pharmacol, 2018, 9: 1476-1486.

[85] Hapuarachchige S, Artemov D. Theranostic pretargeting drug delivery and imaging platforms in cancer precision medicine. Frontiers in Oncology, 2020, 10: 1131-1139.

[86] Dong C, Yang S, Shi J, et al. SPECT/NIRF dual modality imaging for detection of intraperitoneal colon tumor with an avidin/biotin pretargeting system. Scientific Reports, 2016, 6: 1890-1895.

[87] Cheal S M, Xu H, Guo H F, et al. Theranostic pretargeted radioimmunotherapy of colorectal cancer xenografts in mice using picomolar affinity ^{86}Y- or ^{177}Lu-DOTA-Bn binding scFv C825/GPA33 IgG bispecific immunoconjugates. European Journal of Nuclear Medicine and Molecular Imaging, 2016, 43: 925-937.

[88] Blackman M L, Royzen M, Fox J M. Tetrazine ligation: Fast bioconjugation based on inverse-electron-demand Diels-Alder reactivity. Journal of the American Chemical Society, 2008, 130: 13518-13527.

[89] Keinanen O, Fung K, Brennan J M, et al. Harnessing（64）Cu/（67）Cu for a theranostic approach to pretargeted radioimmunotherapy. Proceedings of the National Academy of Sciences, 2020, 117: 28316-28327.

[90] Shi X, Gao K, Huang H, et al. Pretargeted immuno-PET based on bioorthogonal chemistry for imaging EGFR positive colorectal cancer. Bioconjugate Chemistry, 2018, 29: 250-254.

[91] Meyer J P, Tully K M, Jackson J, et al. Bioorthogonal masking of circulating antibody-TCO groups using tetrazine-functionalized dextran polymers. Bioconjugate Chemistry, 2018, 29: 538-545.

[92] Poty S, Carter L M, Mandleywala K, et al. Leveraging bioorthogonal click chemistry to improve（225）Ac-radioimmunotherapy

of pancreatic ductal adenocarcinoma. Clinical Cancer Research, 2019, 25: 868-880.

[93] Rondon A, Schmitt S, Briat A, et al. Pretargeted radioimmunotherapy and SPECT imaging of peritoneal carcinomatosis using bioorthogonal click chemistry: Probe selection and first proof-of-concept. Theranostics, 2019, 9: 6706-6718.

[94] Shah M A, Zhang X, Rossin R, et al. Metal-free cycloaddition chemistry driven pretargeted radioimmunotherapy using alpha-particle radiation. Bioconjug Chem., 2017, 28: 3007-3015.

[95] Jang B S, Lee S M, Kim H S, et al. Combined-modality radioimmunotherapy: Synergistic effect of paclitaxel and additive effect of bevacizumab. Nuclear Medicine and Biology, 2012, 39: 472-483.

[96] Song H, Sgouros G. Radioimmunotherapy of solid tumors: Searching for the right target. Current Drug Delivery, 2010, 8(1):26-44.

[97] Barnett G C, Thompson D, Fachal L, et al. A genome wide association study (GWAS) providing evidence of an association between common genetic variants and late radiotherapy toxicity. Radiotherapy and Oncology, 2014, 111: 178-185.

[98] Xie X, Wang H, Jin H, et al. Expression of pAkt affects p53 codon 72 polymorphism-based prediction of response to radiotherapy in nasopharyngeal carcinoma. Radiation Oncology, 2013, 8: 117-122.

[99] Massi M C, Gasperoni F, Ieva F, et al. A deep learning approach validates genetic risk factors for late toxicity after prostate cancer radiotherapy in a REQUITE multi-national cohort. Frontiers in Oncology, 2020, 10: 24-28.

[100] Grade M, Wolff H A, Gaedcke J, et al. The molecular basis of chemoradiosensitivity in rectal cancer: Implications for personalized therapies. Langenbeck's Archives of Surgery, 2012, 397: 543-555.

第6章 放射性药物体系化发展模式

放射性药物(简称放药)的创制是一个专业性强、涉及学科范围广、基于实验/数据密集型科学的研究过程,参与主体包括研究机构(或高校)、企业、医疗机构等,并且依赖于反应堆、加速器等大型装置,需要投入大量的人力、物力、资本、时间等要素。此外,与常规药物不同,因其涉及放射性,还给相关研发、生产、运输、管理、临床应用等环节带来了诸多特殊要求。相比放药创制的门槛和难度,放药的市场容量相对较小。因此,无论从经济或技术的角度出发,都很难依靠单个主体完成整个创制过程。在美国、欧洲等核医学领先的国家和地区,拥有反应堆和加速器的研究机构与有临床开发经验的医药公司、医院在行业上下游(包括医用同位素生产、放药开发、产业转化、临床应用及教学培训等)已经进行了产、学、研、用的深度融合,充分发挥了各自优势,建立了成熟的放药研发体系及应用推广模式,为欧美等核医学发达的国家和地区积累了深厚的研究基础,提供了良好的产业化路径,建设了结构合理、创新能力强的研究团队。在此基础上,欧美等国家和地区取得的成果极大地促进了医疗条件的改善,引领并带动了科技、经济水平的提高。相关的成功经验值得我国放射性事业及产业发展借鉴。

6.1 国外放射性药物研发模式

放药从研发到形成产品的过程可以分为"药物发现""临床前研究""临床研究""上市"四个阶段。"药物发现"具有较大的偶然性和不确定性,并且研究内容偏基础性和科学性,主要工作一般由研究机构或高校开展。待"药物发现"工作取得一定进展后,进入"临床前研究",主要包括"药学研究""药物评价""临床申请"等流程。本阶段的工作一般由研究机构和相关医院或核医学中心共同完成,对于有较好前景的药物,此时已有药物公司开始关注或介入。当一个药物展现出相对明确的临床应用前景后,其研发将进入"临床研究"阶段,此阶段需要大量的人力、物力资源及时间成本,本阶段的工作单靠研究机构或医院已无法顺利高效开展,需要社会资本的介入,而国外药物公司通常也会选择在这个时机对研究项目进行收购,从而以更专业、更高效的方式推进新药的研发工作。"上市"阶段包括"审批上市投产""临床Ⅳ期试验""商业推广应用"等过程,由于放药的特殊性,所以还要重点考虑其制造、配送等环节。对于该环节,专业放药公司及诺华、拜耳等医药巨头公司更具优势。

以近年重磅上市的放射性新药"^{177}Lu-Dotatate"为例,其配体部分 Dotatate 因具有优良的靶向性在 21 世纪初即受到了广泛关注,众多高校及研究机构对其开展了大量研究。

此后，从欧洲核子研究组织中拆分成立的法国 AAA 公司开始介入相关工作，并对其开展了进一步研究，最终开发出放射性治疗药物"^{177}Lu-Dotatate"。2017 年 10 月，国际医药巨头诺华制药以 39 亿美元对 AAA 公司及"^{177}Lu-Dotatate"等相关业务进行了收购[1,2]。2018 年 1 月 26 日"^{177}Lu-Dotatate"获美国 FDA 批准上市[3]，成为首个被批准用于治疗胃肠胰腺神经内分泌肿瘤的放药。受益于诺华制药专业的市场推广能力，2019 年"^{177}Lu-Dotatate"的全球销售额已超过 4.5 亿美元，销售峰值预计将达到 10 亿美元。与"^{177}Lu-Dotatate"创制路径相似的还有"^{177}Lu-PSMA-617"，经过"药物发现""临床前研究"后，"^{177}Lu-PSMA-617"在治疗转移性去势抵抗性前列腺癌方面展示出了临床前景[4-6]，此后由美国生物制药公司 Endocyte 将其推进至临床Ⅲ期。2018 年 10 月 18 日，诺华公司与 Endocyte 达成并购协议[7]，此次收购在扩展诺华放药研发平台的同时，还借助了诺华的研发优势及市场推广经验，充分挖掘了 ^{177}Lu-PSMA-617 用于前列腺癌治疗的潜力。2022 年 3 月，"^{177}Lu-PSMA-617（Pluvicto）"获 FDA 批准上市，成为欧美等发达国家进行放射性治疗新药体系化创制的又一成功典范（表 6-1）。

表 6-1　近年欧美放药产业化发展部分重要事件

时间	事件
2013 年	拜耳以 21 亿欧元完成对 Algeta ASA 全部股本的要约收购，推进了 α 同位素药物 Xofigo 的产业化和市场化
2017 年	Jubilant 与 Triad Isotope Holdings.Inc 达成一项协议，购买其核药房资产。通过本次并购，Jubilant 获得了美国市场直接面向医院等终端客户的生产和销售渠道
2017 年	诺华以 39 亿美元收购 AAA，推进了 ^{177}Lu-DOTATATE 的应用与销售，2019 年其全球销售额已超过 4.5 亿美元
2018 年	诺华以 21 亿美元对 Endocyte 全部股份进行要约收购，2022 年 3 月，"^{177}Lu-PSMA-617（Pluvicto）"获 FDA 批准上市
2018 年	波士顿科学以 33 亿英镑收购英国手术设备制造商 BTG Plc，布局 ^{90}Y 放疗玻璃微球等
2019 年	Lantheus 以换股的方式收购放药生产厂商 Progenics。后者拥有 ^{99m}Tc、^{18}F、^{227}Th 标记的多个处于不同临床阶段的靶向药物

对于放射性新药创制的全产业链，欧美等发达国家除具有体系化的流程与产业转化路径外，其在各阶段的参与主体也具有较大优势。首先，欧美等国凭借其研究积累、学科优势及人才优势，依托众多具备放射性操作能力的国家实验室、研究机构、高校、核医学中心、医院等，在放药基础研究领域处于世界领先地位，众多高质量的研究成果层出不穷，为"药物的发现""临床前研究"等阶段提供了坚实的基础。对于后期的临床研究与产业化，欧美等国又具有众多专业的、综合性的公司或机构。在综合性医药公司中，有占全球治疗放药市场份额 42%的诺华制药及紧随其后的拜耳医药；在专业公司中，有由 IBA Molecular 和 Mallinckrodt Nuclear Medicinc 两家于 20 世纪 60 年代就从事放药经营的企业合并而成的 Curium Pharma 及主要从事核医学的放药开发、制造和商业化的 Jubilant DraxImage In 等；在医疗设备上，有横跨核医学医疗设备、药物两大领域的 GE Health 及以核医学显像为核心业务的 IBA Molecular 等；在流通领域，有美国三大医药流通巨头之一，目前运营着全美最大放药生产、销售网络的 Cardinal Health 等。欧美众多的专业性或综合性公司在放射性新药的"临床研究"及"上市"环节均提供了专业化的、强有力的支

持。在应用端,北美是最大的放药市场,其 2019 年的份额接近全球市场总额的 48.3%,1/5 的患者使用了放药进行检测及治疗。欧洲是仅次于北美的第二大放药消费市场,其 2019 年收入的市场份额占全球市场的 32.3%。欧美等发达国家放药的广泛应用又促进了其放药的创制,进而形成良性循环(表 6-2)。

表 6-2　欧美部分放药企业简介

公司名	简介
Curium Pharma (居里制药)	居里制药成立于 2017 年,是由 IBA Molecular 和 Mallinckrodt Nuclear Medicine 两家于 20 世纪 60 年代就从事放药经营的企业合并而成。公司业务遍及 60 多个国家,在全球有超过 6000 名客户,年服务患者数量 1400 万。公司拥有 44 个核药房,生产 50 多种放药。公司于 2018 年 5 月收购了法国 Cyclopharma 公司,公司在欧洲地区运营的 PET 诊断药物生产中心数量达到了 25 个
Cardinal Health(嘉德诺)	嘉德诺公司成立于 1971 年,是美国三大医药流通巨头之一。2001 年公司以换股方式作价 15 亿美元收购了药品配送企业 Bindley Western,同时获得了该公司的核医药业务。公司目前运营着全美最大的放药生产、销售网络
法国 AAA 公司	法国 AAA 公司于 2002 年从欧洲核子研究组织中分拆后成立,业务遍及比利时、加拿大、法国和德国等地,分销网络覆盖 30 多个国家。该公司是欧洲 PET 和 SPECT 诊断用药的领军企业,覆盖了放药研发、生产、配送和销售的全产业链。法国 AAA 于 2017 年 10 月被诺华以 39 亿美元收购
Jubilant DraxImage In(欢腾生命科学集团子公司,主要负责北美地区的放药业务)	Jubilant DraxImage In 主要从事核医学的放药开发、制造和商业化应用,客户包括医疗机构和核药房。主要产品包括用于甲状腺疾病治疗/诊断的 ^{131}I 胶囊、用于骨显像的 ^{99m}Tc-MDP、用于肺灌注显像的 ^{99m}TC-MAA、用于肾、脑和肺功能显像的 ^{99m}Tc-DTPA、用于 PET 心肌梗死患者诊断的氯化铷(^{82}Rb)等
GE Health(通用医疗)	通用医疗横跨核医学医疗设备、药物两大领域。医疗设备包括回旋加速器、PET-CT、SPECT、γ 照相机等。在药物领域,通用医疗拥有 25 个以上的放射性药品,可用于神经系统、甲状腺、淋巴系统、肿瘤、肺、心脏、肝胆等多个领域的诊断/治疗

在放药创制体系中,反应堆起到了核心枢纽的作用。以美国密苏里大学研究反应堆(MURR)为例,自 1966 年 MURR 成立以来,放射性同位素及药物创制便是其核心任务之一。在放药创制前端,MURR 已经可以生产包括诊断、治疗用的多种放射性同位素,并且该反应堆还在持续进行多种放射性同位素的研发,如 ^{166}Ho、^{186}Re、^{153}Sm、^{198}Au 等[8],其相关工作为药物的研发提供了坚实的基础。在药物的研究方面,MURR 拥有一个放药研究小组,专注于开发用于检测和治疗癌症及其他慢性疾病的放药[9],目前的主要研究方向是开发无载体放射性镧系化合物和靶向药物,这些药物将为各种癌症的治疗提供一系列新的选择。在放药创制的后端,MURR 通过与其他国家实验室和医药公司合作,已经成功开发了三种 FDA 批准上市的放药[9]:脑成像剂 Ceretec™、治疗肝癌的药物 TheraSphere® 及一种旨在缓解转移性骨癌相关的剧痛的药物 Quadramet®(图 6-1)。此外,MURR 还为其他公司的放药生产提供了稳定的同位素来源,建立了 GMP 级的放射性同位素和药物生产基地及质量体系,尤其是在 2018 年以后,^{177}Lu 和 ^{131}I 在美国国内的自主供应几乎都来源于 MURR,其在保障医用同位素稳定供应、防止供应链断裂、避免因政治或安全因素而造成的灾难性后果方面发挥了巨大作用。MURR 在放药创制体系发挥的核心及枢纽作用值得我国如 CMRR 等反应堆借鉴学习,从而为我国相关事业的发展及战略部署做出应有之贡献。

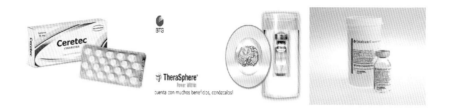

图 6-1 Ceretec™、TheraSphere®、Quadramet®的产品图[10-12]

6.2 我国放射性药物研发模式

2021 年，国家原子能机构联合多个部门正式发布了发展医用同位素的纲领性文件《医用同位素中长期发展规划(2021—2035 年)》，医用同位素高度依赖进口的问题已得到国家重视，我国同位素自主化研制进入了良性发展态势，[131]I、[177]Lu、[161]Tb 等多种同位素已实现自主供给[13]。在此资源保障下，我国放药研发正在进入发展机遇期，但研发与应用进程较为缓慢，与国际先进水平差距明显。我国现阶段的放药创制还未成体系，具有小、弱、散的特点，与欧美等发达国家相比还处于落后地位，在临床使用方面的放药几乎均属仿制且数量少。截至 2022 年 4 月，美国 FDA 累计批准上市的放药品种 63 种，仅 2016～2022 年，便有近 10 种放射性新药上市；而我国国家药品监督管理局(NMPA)批准上市的放药仅 30 种(其中 6 种已注销)。更为紧要的是，目前中国放药市场的整体技术含量低，国内现有放药产业偏向低端原料和常规药品，同位素来源多为进口，众多产品也是以进口分装分销或简单加工后销售为主要经营方式，不仅缺乏原创放射性新药，包括许多国外已用的特效放药在内的相关诊疗也尚未引进国内。

在放药创制的前端，近几年随着对其关注度的提升，国内许多高校及研究所如北京师范大学、苏州大学、厦门大学、四川大学、北京大学、上海药物所等都开始涉足放药研发领域，但受限于同位素来源及研究的硬件条件，创新药物的研究更多围绕 [18]F、[68]Ga、[99m]Tc等用加速器或发生器可获取的显像同位素的诊断药物方向[14]，并且大多数研究止步于基础科研，并未推向应用。2018 年由北京大学主研的 ^{99m}Tc-RGD 多肽获批 1 类化药临床试验批件[15]，至今已完成III期临床试验，证明国内在放射性诊断药物的研制方面具备一定的原创竞争力。然而，未来临床上对放射性治疗药物的需要将远高于诊断药物，但受限于同位素的来源，专注开展此类放药基础研究的团队较少，科研原创水平不高。中物院依托CMRR 堆的同位素生产能力开展了治疗类放药的仿制工作和原创研究，除已推向市场并临床应用的 Na[131]I 口服液外，[177]Lu-DOTATATE、[90]Y-玻璃微球等产品也在陆续走向临床应用(图 6-2)。国内放药发展的主要历程如图 6-3 所示。

对于放药创制的后端，在国外顶级药企如诺华、拜耳等开始进军中国放药领域的同时，国内许多企业也意识到国内放药市场的缺口。原子高科、东城药业、江苏华益、天津赛德、先通药业、恒瑞医药等药企也纷纷开始了在放药领域的部署。但由于部分药企更加注重产品开发的时效性与经济性，面对国内新药研发水平较低的局面，许多企业优先选择国外已有药物进行仿制或采取 CMO 模式为国外药企进行代工生产。在临床应用端，国内虽然已经建立有兼顾教学、诊断、治疗和科研的核医学科室，但医院设备、技术、管理水平参差不齐，从而进一步限制了放药创制体系的良性发展。

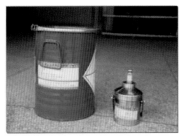

碘[^{131}I]化钠口服液产品

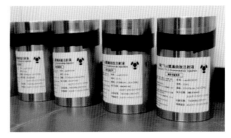

镥[^{177}Lu]氧奥曲肽注射液产品

图 6-2　两种已实现国产化供给的放药产品

萌芽阶段　➡　探索阶段　➡　快速发展阶段

- ·20世纪50年代后期：从苏联进口，医院同位素科自行配置
- ·1961年：《同位素试制任务书》
- ·1965年：原子能院生产出第一批放射性药物
- ·1975年：《中华人民共和国卫生部放射性药品标准》颁布
- ·1977年：12种放射性药品被《中国药典》收录

- ·1984年：《中华人民共和国药品管理办法》颁布
- ·1985年：《放射性药品管理办法》颁布
- ·20世纪80年代：核物理与化学研究所进行Na^{131}I溶液、^{99}Mo-^{99m}Tc发生器等放药的生产与销售

- ·2000年至今：市场规模显著扩大，参与单位、企业迅速增加
- ·2015年：核物理与化学研究所的CMRR堆投入运行，同位素生产的新厂房通过GMP认证，进行Na^{131}I溶液的自主化生产与销售
- ·2017年：《放射性药品管理办法》修订
- ·2019年：核物理与化学研究所在国内率先规模化生产无载体^{177}Lu并开展临床应用
- ·2020年：核动力院实现^{89}Sr国产化
- ·2021年：《医用同位素中长期发展规划（2021—2035年）》发布

图 6-3　国内放药发展的主要历程

近年来，国内核医学行业相关机构、企业在产、学、研、用的融合发展上进行了有益的尝试和探索。这些机构布局的产品创新性强，具有差异化亮点，未来或对国内放药行业的发展起到重要的推动作用，例如，中物院获批成立了国家原子能机构核技术(放射性同位素及药物)研发中心，并与相关药企合作开展了治疗用放射性仿制药及创新药的联合项目，逐步形成了产、学、研、用一体化的放药综合研发平台。四川绵阳立足于其在核医学领域的区域优势，建立了中国科技城核医疗健康产业园，中广核、先通医药的多个项目在此落地；东诚药业与中国科学院近代物理研究所进行战略合作，就医用回旋加速器、新型同位素、相关核药的研发等方面开展工作。南京第一医院基于长期的核医学临床诊疗经验

和开创性的治疗工作基础设立了区域性核医学中心，逐步提高其药物制备与研发能力。西南医科大学附属医院联合中物院及四川大学原子核科学技术研究所等具有同位素资源优势的单位，开展了 ^{177}Lu-Dotatate、^{177}Lu-PSMA、^{225}Ac-PSMA 等药物的临床治疗研究，成为国内首个开展 α 同位素临床治疗的机构。随着国家对放药发展的政策支持，公众对核医学认识的不断提高，以及资本市场对放药领域的活跃融资，国内放药产业有望获得迅速发展。核医疗健康产业园关键组成要素示意图如图 6-4 所示。

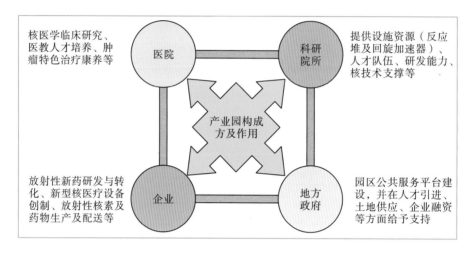

图 6-4　核医疗健康产业园关键组成要素示意图

6.3　放射性药物体系化的发展现状对比与问题分析

6.3.1　缺乏稳定投入和政策支持

虽然，我国拥有一定数量涉足放药创制领域的科研院所及大型设施，但相关科学研究和科研设施缺少大量资金的持续稳定投入。例如，反应堆的高效利用是放药自主化发展的重要支撑，然而由于反应堆的建造及管理成本较高，其数量非常稀缺。现阶段，大多数运行反应堆的机构仍沿用核电站的思维和政策管理模式，其活力难以释放，且多数反应堆任务繁重。这些反应堆未能在放药等对国家科技、安全战略具有重要意义的领域获得充分重视，相关研究方向的保障经费不足，只能被迫以争取科研、技术服务项目资源为主的发展模式运行，相关应用领域的配套能力建设也难以得到支持，放药创制的战略地位较低，难以充分并及时地满足行业发展的需求。此外，核医疗技术研发和产业化发展涉及军民融合、医疗应用、企业生产、存储运输、安全环保等众多部门和环节，国家对涉核项目的审批和监管也较严格，尽管各机构和企业有较高的积极性，但由于缺乏顶层设计和各部门之间的政策协调，所以无法有效发挥各方优势，形成发展合力。

6.3.2　产业自我发展能力不强，亟需引导扶持

在借鉴欧美等国先进经验的同时，需充分认识我国国情及产业发展现状。国外的放药行业以市场为主体引导发展，但这种发展模式依托欧美等发达国家在基础科研如药学、生命科学、放射化学、核科学等学科上的积累和领先地位，药企可根据海量成果对其进行转化。此外，欧美等国的医药企业在资金、实力、体系、发展阶段上相比于国内企业处于领先地位。如果我国完全照搬国外模式，那么会因放药研制与应用投入大、门槛高、见效慢等限制及完全市场经济下的短期趋利取向，使原有研究和生产能力荒废、行业自主化程度降低，加之配套的热室、设备和仪器逐年老化，人才队伍流失，致使关键同位素的规模商业化制备工艺落后或欠缺。例如，我国相关单位虽基本掌握了 ^{99}Mo、^{131}I、^{177}Lu 等同位素生产与药物制备的关键技术，建成了部分相关的生产平台及系统，但由于缺少对长期研发项目的支持和体系化的能力发展规划，生产水平参差不齐，工程转化与产业化能力相对不足；我国相关科研院所虽已成功开发了小型医用回旋加速器，但由于缺乏示范案例，加之用户对进口产品的盲从性，国产产品尚未大量推向市场。我国放药生产企业的主业还是基本从事对放药的进口和分装，技术的积累和成果的产业转化能力缺失。上述因素制约了我国放药创新研制的发展和产业体系的建设。

6.3.3　军民融合及产学研用结合不紧密，缺少引领发展的产业中心

我国具备放射性操作许可的研究所、高校及医院长期以来持续地开展放药研究工作，然而由于放药研发的环节多、时间周期长，其过程既要满足普通医药研发的要求，同时由于涉及放射性，又需要相关领域的特殊专业人才，因此这是一个典型的高人才密集型、高技术密集型、高资本密集型行业，具有非常高的壁垒。在此背景下，具有研发能力的研究所及高校对放药研发的基础问题关注较多，而具有放药需求的医院则大多缺乏科研基础的积累，所以国内放药的临床转化难以得到推动。另外，相关医药研发公司虽对放药有所关注，但因面临专业人才缺失、机会成本高等风险，企业单独或主导进行放药研发投入的意愿低，市场调节功能失效。现阶段的放药研发面临创新能力弱、生产基本依赖国外的技术转让、产品以原料药或加工产品为主、具有自主知识产权的成果少等诸多困境，在进行科技创新、开发战略性新药、培育新的经济增长点等方面的能力不足。虽然，近年来我国开始重视核医药行业的"卡脖子"问题，在保障放药的资源供给、布局规划建设等方面积极响应，同时在打通核医学行业"产、学、研、用"全链条发展上进行了尝试和探索，初步建立了兼顾教学、诊断、治疗和科研的综合平台，但总体而言，国内放药合作平台、机制及研发模式还处于萌芽阶段，缺乏标志性产品的面世，专业研发团队的组成较为单一，已有平台未发挥作用优势，研发力量仍较为薄弱，暂不能对行业起到引领和示范作用。

参 考 文 献

[1] Novartis slams down $3.9B for this french cancer biotech. 2017. https://www.biospace.com/ article/novartis-slams-down-3-9b-for-this-french-biotech/[2022-05-27].

[2] Novartis builds cancer pipeline with a new platform/drug buyout, bagging advanced accelerator applications for $3.9B. 2017. https://endpts.com/novartis-builds-cancer-pipeline-with-a-new-platformdrug-buyout-bagging-advanced-accelerator-applications-for-3-9b/[2022-05-27].

[3] FDA approves new treatment for certain digestive tract cancers. 2018. https://www.fda.gov/news-events/press-announcements/ fda-approves-new-treatment-certain-digestive-tract-cancers[2022-05-27].

[4] Sever O N, Elboga U, Sahin E, et al. （177）Lu-PSMA-617 RLT in mCRPC: A single center experience, the earlier could be the better. Revista Espanola De Medicina Nuclear E Imagen Molecular, 2022, 3: 117-212.

[5] Has Simsek D, Kuyumcu S, Karadogan S, et al. Outcome of ^{177}Lu-PSMA radionuclide treatment in advanced prostate cancer and its association with clinical parameters: A single-center experience. Clinical Nuclear Medicine, 2022, 5: 212-220.

[6] Hofman M S, Violet J, Hicks R J, et al. ［（177）Lu]-PSMA-617 radionuclide treatment in patients with metastatic castration-resistant prostate cancer （LuPSMA trial）: A single-centre, single-arm, phase 2 study. Lancet Oncol, 2018, 19: 825-833.

[7] Novartis announces planned acquisition of Endocyte to expand expertise in radiopharmaceuticals and build on commitment to transformational therapeutic platforms. 2018. https://www.novartis.com/news/media-releases/novartis-announces-planned-acquisition-endocyte-expand-expertise-radiopharmaceuticals-and-build-commitment-transformational-therapeutic-platforms[2022-05-27].

[8] MU Research Reactor. Research Isotopes & Radiochemicals. 2021. https://www.murr.missouri.edu/services/radioisotopes-radiochemicals/research-isotopes-radiochemicals/[2022-05-27].

[9] MU Research Reactor.2022. https://www.murr.missouri.edu/[2022-05-27].

[10] CERETEC^{TM}. Available online. https://www.accessdata.fda.gov/drugsatfda_docs/appletter/2018/208700Orig1s000ltr.pdf [2022-05-27].

[11] TheraSphere™-P200029.https://www.fda.gov/medical-devices/recently-approved-devices/theraspheretm-p200029[2022-05-27].

[12] Quadramet$^{®}$. Available online: https://www.drugs.com/pro/quadramet.html[2022-05-27].

[13] 彭述明, 杨宇川, 谢翔, 等. 我国堆照医用同位素生产及应用现状与展望. 科学通报, 2020, 65（32）: 12-24.

[14] 王正, 徐建锋, 蔡玉婷, 等. 中国放射性药物的现状及发展趋势. 中国食品药品监管, 2018, 7: 44-50.

[15] 2018 年 6 月中国 1 类新药临床动态. 2018. https://med.sina.com/article_detail_103_2_50534. html[2022-05-27].

第7章 医用放射性同位素及药物管理体系

7.1 放射性药品研发、注册审评及临床应用管理

放射性药物(或放射性药品,简称放药)是指放射性同位素制剂或用放射性同位素标记的药物,按作用可分为诊断和治疗两类。放射性诊断使用的射线具有较强的穿透力,即使在生物体内也可以获取较好的信号,因此其药物前体和同位素的化学剂量都很微小。微量的化学用量不会干扰所检测器官或组织的正常生化反应,甚至不具备显著的药理作用,患者所受的辐射暴露量也很低,均在不会产生伤害的范围。同时,诊断用同位素的半衰期短且前体药物用量极微,药物在人体内的代谢非常快,这既是诊断类放药的特点,也是区别于普药的主要特点之一。此外,治疗类放药虽然用量比诊断类药物大,但其化学用量相比普药而言很少且一般使用的化学或生物物质已有充分的安全性数据,比起研究药物化学成分的生物作用,更应该注重对其辐射生物效应的研究与分析。

放药高度依赖临床实践。全球范围内,对放药的监管都经历了从医疗机构自行制备、内部使用逐渐过渡到作为药品进行监管的相似过程。目前在全球主要国家和地区,放药的上市均采取注册制,一般包括临床前研究、临床试验审批、开展临床试验、上市申请等环节。例如,在我国,20世纪50~60年代放药按照医用同位素管理,并未纳入药品管理,1985年我国首次颁布的《药品管理法》将放药作为药品进行管理,1992~1995年卫生部会同国家原子能机构对之前已经存在的放药进行了梳理和整顿,合格的发给批准文号,自此之后我国放药均需经过监管机构审评审批后才能上市。在欧洲,放药的应用历史更为悠久,但直到1992年放药才按照药品管理,需要经过批准才能上市。虽然,各国的放药审评管理均遵循了从松散的科学实践到规范化的发展模式,但欧美等国的放药管理体系充分考虑了放药在临床实践中积累的经验及放药的特殊性,在审评与监管各个环节中的适用性较强,极大地提高了放药的注册审评效率。

7.1.1 国际放射性药品研发与注册审评体系

美国和欧盟是放药研发和应用最活跃的地区,其放药监管的政策、法规及趋势也最具代表性。了解美国和欧盟的放药监管模式及各自的特点将有助于构建具有我国特色的放药监管体系,促进我国放药行业的发展,有利于药品监管机构之间的协调,提高审评效率。目前FDA和EMA的指南均立足于放药的特点,并较好地反映了这一趋势。从研制主体到实验内容都做出了较大调整,包括前体的制备从药物生产质量管理规范(Good

Manufacturing Practice，GMP) 变更为非 GMP；动物实验从药物非临床研究质量管理规范 (Good Laboratory Practice，GLP) 实验室改变为大学等研究机构受控的动物实验室；研究内容减少了动物实验的数量，如单一物种、单一性别等，毒性研究取消生殖毒性、遗传毒性、致癌毒性、特殊毒性等。从美国和欧盟的监管和审评思路来看，基于已经上市的放药所提供的全面安全性数据，相关机构充分考虑到放药的特点，制定了与普药不同的更具有可操作性的技术指南。而我国执行普药的监管和审评制度已经显著阻碍了重要放药在临床的使用，所以亟须改变现状。

1. 美国的放射性药品注册审评

美国药品监管法规体系包括法律(包括案例法)、规章(如《联邦法规汇编》)和 FDA 工作手册(政策及程序手册)及指导原则等几个层级。法律和案例法是 FDA 履行其监管职能的基础；《联邦法规汇编》(Code of Federal Regulation，CFR)是美国各行政部门和联邦政府机构对部门规章的汇编，通常每年修订一次，其中第 21 篇(CFR 21)规定了 FDA 开展药品监管的过程、程序和决策机制等基本工作要求；《政策及程序手册》(Manual of Policies and Procedures，MAPPs)是 FDA 内部工作人员的操作手册，规定了具体的工作程序；指导原则是 FDA 起草颁布的针对药品研发人员和 FDA 审评人员开展药品研究和审评的技术性指导文件。FDA 颁布的指导原则数量巨大，涉及药品研究和评价的各个领域和环节，是 FDA 监管科学性、专业性和权威性的主要体现。

美国并没有颁布针对放药的专门法律和法规，但 FDA 对放药注册监管在宏观政策、注册流程及指导原则等各个环节都充分考虑了放药的特点。

第一，FDA 充分认识到放射性技术及放药的创新性，尤其是放射性技术在早期预测药物的安全性、有效性，促进临床转化方面的巨大优势，自 2004 年 FDA 发布《创新/停滞：新医疗产品的关键路径上的挑战与机遇》白皮书起，在一系列支持药物创新的政策中都将放射性影像技术作为一项关键的药物评价工具予以支持，并且提出了以放射性影像技术为基础的 0 期临床试验的概念。这一系列举措都极大地促进了放射性医药技术在药物研发领域的大量应用。大量创新药物在开始临床试验之前都采用放射性标记技术进行早期临床研究，验证其作用机制、探索药物在人体内的代谢和分布特征，以降低临床开发的风险。反过来，放射性医药技术的蓬勃发展也为放药自身的研发在法规和技术层面铺平了道路，这使得新的放药在近年来不断获批上市。早期，欧洲放药的研究和临床应用领先于美国，但自 2004 年 FDA 发布白皮书后，美国放药的开发取得了长足的进步。

第二，FDA 针对放药研发的核心环节制订了技术指导原则，覆盖诊断性放药和治疗性放药，涉及放药研发的不同阶段。其中，大多数都是针对放药非临床研究，包括微剂量放射性诊断药物、抗肿瘤放射性治疗药物、放射性治疗药物迟发毒性的非临床研究指南及核医学影像药物的安全性评价指南等。在 FDA 看来，非临床评价是放药研发的关键，也是成功转化的难点和关注点。FDA 的这几个指导原则从放药自身的特点对非临床研究提出了非常明确的意见。例如，FDA 建议分别评估放药中由同位素引起的辐射毒性和由配体引起的毒性，配体产生的毒性可以参照一般药物的毒理研究指南，而由同位素引起的辐射毒性可通过动物的生物分布和剂量学研究及辐射引起毒性的一般性知识进行阐明，这意味着 FDA 仅要求开展冷药或配体的毒理学试验。再如，对于放射性治疗药物，如果患者的给药次数少(2 或 3 次)、配体剂量小(微克级)或冷药半衰期短且给药频率低时(如每 4～8 周)，那么甚至不需要开展冷药的重复给药毒性试验，即便需要进行长期毒性研究，通常认为单一种属的研究就足够了。又如，针对微剂量的放射性诊断药物，FDA 在指导原则中明确规定不需要开展重复给药毒性试验、基因毒性试验、生殖毒性试验、特殊安全性试验甚至药理学试验，此项规定主要基于微剂量(不超过 100μg)和辐射本身毒性的特点进行考虑。FDA 的一系列指南充分考虑了放药的特点和研发规律，技术要求明确、合理，具有很强的指导性和可操作性，同时也反映了 FDA 审评放药的基本逻辑，对鼓励放药研发，促进临床转化具有极大的推动作用。

　　第三，放药具有剂量低、通过影像及剂量学等手段更容易预测其安全性和有效性、临床转化效率高等特点，FDA 基于这些特点制订了更为灵活的放药临床试验管理机制。除常规的临床试验申请(IND)外，放药的临床研究还包括探索性 IND(eIND)机制及其放药研究委员会(RDRC)审核机制。

　　第四，FDA 设有专门的放药审评部门，建立了一支专业的放药审评团队。FDA 对放药的有效监管，如制订针对性的指导原则、审评技术要求、监管政策等，正是源于他们对放药及放射性技术的深入理解，这种专业性也使 FDA 在遇到问题时能够做出科学决策。

　　总体来看，FDA 对放药采取的是一种专业化的、基于科学的、鼓励创新的监管模式，并充分考虑了放药的特点，同时针对临床核医学用药也开辟了多种具有适用性的方案，通过专门管理有效地提高了放药的审评效率与临床应用推广的可行性。

2. 欧盟放射性药品注册审评

　　欧盟的药品监管法规是一个由欧盟法律、欧盟指令和指导原则组成的三级体系。与美国类似，欧盟并没有专门针对放药的法律和指令，但是在欧盟指令(2001/83/EC)中描述了针对放药的一些特殊要求(如上市所需资料等)。

　　不同于美国，欧盟的成员国众多，各成员国之间的药品监管机制、发展历史和研究水平差异较大，因此欧盟采取的是一种相对松散的药品监管模式。欧盟国家的药品注册审批有三种途径。第一种是集中审批程序，由欧洲药品管理局(EMA)组织开展审评，通过集中程序审批的药品可以在欧盟成员国中任何一个国家自由上市销售。欧盟规定了生物制品和治疗艾滋病、肿瘤、糖尿病、自身免疫疾病、罕见病等含新化合物的药物必须按照集中程序申报，其他一些创新性药物也可以按照集中程序申报。第二种是成员国程序，欧盟各成员国的药品审评机构根据本国的药品法规对药品进行审批，除必须采取集中审批程序的药品外，其他药品都可以申请成员国审批，获得批准后在该成员国上市销售。第三种是互认程序，也属于非集中审批程序的一种，互认程序的情形稍显复杂。简单来说，进入互认程序的药品如果在第一个成员国获得批准，那么该程序所涉及的其他成员国通常认可第一个成员国批准的决定，也要相应给予上市许可的批准。欧盟的药品审批模式既考虑了欧洲经济一体化的统一性，又兼顾了各成员国的具体情况，但随着欧洲一体化进程的加速，集中审评程序有逐步扩大的趋势。欧洲在放药的研究和应用方面拥有悠久的历史和技术积淀，直至目前也是全球放药研究(尤其是早期研究)和临床应用最活跃的地区。这种研究的活跃和深入与欧盟复杂的药品监管模式相结合使欧盟对放药的注册与监管具有明显的地域特色。

首先,尽管 EMA 没有像 FDA 一样建立一支内部专职的药品审评队伍,而是采用专家审评机制,但 EMA 拥有的 4000 多名审评专家均来自欧盟成员国的各个专业领域,其中包括放药领域的顶尖专家,这种专家审评制度保证了欧盟放药审评的科学性和专业性。其次,欧盟的前身欧共体早在 1990 年就发布了《放射性药物指南》和《放射性药物指南注释》,对放药的物理化学性质、生物学、药理毒理研究、剂量学、临床研究等提出了原则性要求。2004 年,EMA 发布了《关于支持单一微剂量临床试验的非临床安全性研究的意见书》,这对正电子类的放射性诊断药物及其在早期临床试验中的应用起到了促进作用。随着 ICH 指南的不断完善和全球药品注册监管要求的提高,2007 年,EMA 对《放射性药物指南》的药学部分进行了更新,2018 年又起草了《放射性药物非临床研究指南》并替代《放射性药物指南》中的非临床部分。与 FDA 相比,欧盟放药指南出台更早,而且覆盖了化学生产控制(chemical manufacturing and control,CMC)部分,将诊断、治疗药物均包含在内,整体性更好。对比 1990 年至今欧盟不同版本的《放射性药物指南》的演变过程,从业者能够更加深入地理解欧盟乃至全球放药发展和监管的内在逻辑和变化趋势。第三,欧盟及欧盟各成员国对放药临床试验的管理政策存在明显的差异。概括来说,以上市和商业化为目的的放药临床试验需要提交临床试验申请(CTA)并获得批准后才能实施(同时也要获得伦理委员会批准),除此之外用于学术研究而非商业目的的创新放药的临床研究和临床应用由各成员国的国家法规规定。虽然欧盟不同成员国之间的法规存在较大差异,但除法国和匈牙利具有相对严格的要求外,多数国家的研究无须监管机构的许可,仅需伦理委员会的审批即可。与美国 RDRC 政策不同,欧盟一些国家的放药临床研究可以治疗为目的,如德国,一些新型的放射性治疗药物的临床试验申请可以被伦理委员会作为同情用药予以批准。所以,一些创新性的放药尤其是治疗用放药(如 ^{225}Ac 等 α 药物)大多最早是在欧洲的医院、大学等启动研究。

除此之外,欧盟也针对创新性药物推出了一系列的鼓励和支持性政策,如优先药物通道(强化 EMA 与申请人之间的交流和沟通)、适应性路径(对于有前景的药物从小规模人群开始逐步、迭代地予以批准)等,这对于适应人群相对较窄的创新性放药尤其适用。

欧盟对放药也采取基于科学、专业的监管体系,在临床研究方面相比 FDA 更加开放,这也从一定程度上对欧盟放药的早期研发起到了积极的推动作用。

7.1.2　国内放射性药品研发与注册审评体系

1. 我国放射性药物管理法规体系的发展历程

自 1985 年我国将放药按照药品管理以来,放药相关的管理体系文件一直在不断变化更新(表 7-1)。

表 7-1　我国放药相关的药品管理体系文件的发展历程

年份	法律法规
1985 年	《药品管理法》，放药开始按照药品实行管理
1989 年	《放射性药品管理办法》，国务院令第 25 号发布
1999 年	《新药审批办法》《仿制药品审批办法》
2002 年	《药品注册管理办法》（试行）
2004 年	《锝〔99mTc〕放射性药品质量控制指导原则》 《正电子类放射性药品质量控制指导原则》
2006 年	《放射性药品说明书规范细则》
2007 年	《注册管理办法》（正式版），放药内容与试行版一致；《国务院关于第四批取消和调整行政审批项目的决定》取消了放药研制的立项审批
2011 年	《放射性药品管理办法》根据 2011 年 1 月 8 日《国务院关于废止和修改部分行政法规的决定》第一次修订
2017 年	《放射性药品管理办法》根据 2017 年 3 月 1 日《国务院关于修改和废止部分行政法规的决定》第二次修订，放药监督管理部门由卫生部变更为国务院药品监督管理部门。明确国防科技工业主管部门负责放药管理工作，环保部门负责放药相关辐射安全与防护监督工作。《放射性药品使用许可证》由省、自治区、直辖市药监部门发放与管理
2019 年	《药品管理法》修订，放药可以实行药品上市许可人制度
2020 年	新版《药品注册管理办法》颁布，取消了放药注册审评资料的要求 《放射性体内诊断药物临床评价技术指导原则》阐述了放射性诊断药物临床研发和评价中的一些关键性技术问题
2021 年	《放射性体内诊断药物非临床评价技术指导原则》阐述了放射性诊断药物临床前研发和评价中的一些关键性技术问题
2022 年	《放射性药品管理办法》（2022 修订）、《放射性药品生产企业许可证》及《放射性药品经营企业许可证》审查及审核批准分别由国务院国防科技工业主管部门及国务院药监部门变为所在省、自治区、直辖市对应部门

　　1985 年，全国人大颁布的《药品管理法》规定放药按照特殊药品管理，同时规定药品临床试验和上市需经国家或省级卫生行政部门批准（1998 年之后调整为相应的药品监督管理部门），从此我国放药开始按照药品实行审评审批管理。

　　1989 年，国务院在《药品管理法》的基础上颁布了专门的放药监管法规——《放射性药品管理办法》，对放药的定义、各部门的管理分工、放药的研制、临床研究和审批、生产、经营、进出口、包装和运输及放药的使用等做出了规定[1]。该办法分别于 2011 年和 2017 年进行过两次修订，主要是根据国务院职能部门的调整对法规的相应部分进行了修订。2022 年，公布了《国务院关于修改和废止部分行政法规的决定》（国务院令第 752 号），决定对《放射性药品管理办法》的部分条款予以修改。

　　1999 年，国家药品监督管理局颁布《新药审批办法》和《仿制药品审批办法》，规定放药的研究、生产、经营、使用、检验、监督及审批管理按照该办法执行，其中《新药审批办法》规定放药的研制需经国家药监局批准立项后才能实施。

　　2002 年，国家药品监督管理局颁布了《药品注册管理办法》（试行），将之前按照新药、仿制药、新生物制品、进口药审批管理的分散注册管理体系统一在一个规章制度下。

2002 版《注册管理办法》(试行)附件二"化学药品注册分类及申报资料要求"中第七项"放射性药品申报资料与要求"规定了放药注册申报所需药学、药理毒理及临床等各环节的资料内容和要求,对指导我国放药尤其是创新性放药研发起到了积极的引导作用。2007 年 7 月正式颁布的《注册管理办法》中关于放药管理的相关内容与 2002 试行版基本一致,没有放药管理办法的独立章节。

2006 年,国家食品药品监督管理部颁布了《放射性药品说明书规范细则》。2007 年 10 月,依据《国务院关于第四批取消和调整行政审批项目的决定》国发〔2007〕33 号附件 1 第 92 项,国务院取消了对放药研制的立项审批。2019 年,新修订的《药品管理法》规定放药可以实行药品上市许可证制度。

2020 年 1 月,新版《药品注册管理办法》颁布,取消了 2002 版及 2007 版中的中药、化药、生物制品、进口药等附件及对放药注册审评资料的要求,后续颁布的《化学药品注册分类和申报资料要求》《生物制品注册分类和申报资料要求》都没有再对放药的注册审评做出规定。

2. 我国放射性药品的技术审评体系

我国放药的临床试验申请和上市申请都需经国家药监局的审评审批,其中技术审评工作由国家药品监督管理局药品审评中心(CDE)承担。

我国的药品审评采用内审机制,由药品审评中心内部审评团队对注册申请开展独立的技术评估,并辅以外部专家会议咨询制度。药品审评中心由药学、药理毒理、不同适应症小组构成的临床审评部门和其他支持性部门等组成。

我国虽有放药审评管理部门,但具有放药技术专业背景的审评人员相对较少,同样在药学和药理毒理部门有专人负责放药的审评,但相关审评人员缺乏放药及放射性技术相关领域的从业经验,药品审评中心也没有建立放药专有的委员会等技术组织。国家药品监督管理局组建了放药领域的顾问团队,可以为审评提供咨询,但难以介入具体技术问题且没有科学决策权力。

指导原则方面,随着放药研发的加速,加之 2020 版《药品注册管理办法》取消了对放药申报资料的要求,药品审评中心分别于 2020 年 10 月和 2021 年 2 月颁布了《放射性体内诊断药物临床评价技术指导原则》和《放射性体内诊断药物非临床评价技术指导原则》,并对放射性诊断药物研发和评价中的一些关键性技术问题进行了阐述。除此之外,国家药品监督管理局还曾于 2004 年分别发布了《锝〔^{99m}Tc〕放射性药品质量控制指导原则》和《正电子类放射性药品质量控制指导原则》,并对这两类产品的生产和质控环节予以规范。随着临床用放药的需求不断增加,放药的研发也越来越受到研究机构和企业的重视,但具有放药技术背景的审评队伍人员的缺之,使放药研发者与审评人员之间的技术沟通及形成技术共识的愿望不能得到有效满足。

3. 我国放射性药物临床试验的管理

在国际法规体系中,根据欧盟法规(Directive 2001/83, Title Ⅱ, "Article" 2+3)规定,通常准许医院针对新的放药制订患者个人处方,可根据需要随时制备使用,而无须查验登记或核准，因此可在各个国家快速应用于临床。但是，各国对该规定的具体解读又有所不同，如荷兰允许普通医院配置放药，然而德国等则需要通过核查登记后才能使用新的放药[2]。

根据申请主体的不同，我国放药的临床试验可以分为研究者发起的临床试验和以注册上市为目的的临床试验。其中，以注册上市为目的的放药临床试验通常由企业发起申请，经国家药品监督管理局审批并经伦理委员会同意后，按照《药品注册管理办法》等规定的程序和要求组织实施。研究者发起的临床试验是指具有"第四类放射性药品使用许可证"的医疗机构经伦理委员会审批同意后在该医疗机构范围内开展在我国尚未批准的新放射性药物的临床试验，其依据是 2003 年国家食品药品监督管理局等四部委发布的《关于开展换发〈放射性药品使用许可证〉工作的通知》，规定持有"第四类放射性药品使用许可证"的医疗机构"可研制和使用放射性新制剂以适应核医学诊治新方法、新技术的应用。研制范围仅限国内市场没有或技术条件限制而不能供应的品种"。在我国，每年会开展大量"四类证"机制下研究者发起的放药临床试验，其数量远超获得国家药品监督管理局批准的正式放药临床试验量。

制度体系方面，目前国家药品监督管理局药品审评中心的 2021 版《放射性体内诊断药物非临床研究技术指导原则》最具参考价值。此外，我国其他放射性药物监管的主要法规包括《中华人民共和国药品管理法》《放射性药品管理办法》《正电子类放射性药品质量控制指导原则》《锝〔^{99m}Tc〕放射性药品质量控制指导原则》《核放射性药品使用许可证验收标准》《药品 GMP》《放射性体内诊断药物临床评价技术指导原则》等。相关规定对制定临床科室放药制备的质量管理、许可证授予与管理、临床研究等内容提供了依据。

药物制备方面，根据许可证制度，具有不同类型许可证的医疗机构，其药物制备权限不同，四类证具有最高权限，而一类证不具备核药制备资质，见表7-2。

表 7-2　《放射性药品使用许可证》使用范围对照表

许可证类型	使用范围
第一类	准许使用体外诊断用各种含放射性核素的分析药盒
第二类	体内诊断、治疗用一般放药(系指根据诊断、治疗需要，对购入的放药进行简单的稀释或不稀释直接用于患者的品种，如碘[^{131}I]化钠口服溶液、邻碘[^{131}I]马尿酸钠注射液、氯化亚铊[^{201}Tl]注射液等)；即时标记放药生产企业提供的已配制完成的含锝[^{99m}Tc]注射液
第三类	《放射性药品使用许可证》(第二类)规定的放药；采用放射性核素发生器及配套药盒自行配制的用于体内诊断及治疗用放药；采用市售自动合成装置自行制备的正电子类放药
第四类	《放射性药品使用许可证》(第三类)规定的放药；研制和使用放射性新制剂以适应核医学诊治新方法、新技术的应用。研制范围仅限国内市场没有或技术条件限制而不能供应的品种

许可证制度方面，分四类管理。第一类：限使用体外放射性同位素的分析药盒；第二类：体内诊断、治疗用一般放药(购买后简单稀释或不稀释即可直接使用)和简单标记的含 ^{99m}Tc 注射液；第三类：除第二类规定的所有药品外，还包括采用发生器和配套药盒自行配置的用于体内诊断和治疗的药物，还包括市售自动合成装置合成的正电子诊断试剂；第

四类：包括第三类所有试剂，还包括研制和使用核医学诊疗新方法、新技术应用所需要的放射性新制剂，但仅限于国内市场没有或因技术条件限制不能供应的品种。

指南要点方面，除增加辐射安全性风险评估等试验外，其他与普药并无太大区别。

不易操作部分：对于已经上市或已经应用于临床的配体，需要提供相关文献数据，但是未阐明是否仍然需要重复配体部分的相关研究；必要时开展杂质毒性、光毒性等毒性试验，但并未指出何为"必要时"；并未对非放配体的研制条件进行界定，如是否需要 GMP 条件；动物实验条件未进行界定，如对 GLP 条件是否有要求未加以明确说明。

7.1.3 国内外现状对比与问题分析

相比欧美等国家，国内放药研发和评价的技术指导原则尚不健全，这在一定程度上影响了放药的注册审评进度。主要表现在：诊断与治疗药物非临床安全性研究技术指导原则不够健全，缺乏有针对性的放药非临床安全性研究技术指导原则及有关试验项目的具体技术要求，稳定性研究、体内毒理及药效评价等方面缺乏技术规范，难以体现放药的特点，科学性和可操作性不足；放药的审评程序复杂，周期长，对放药与普药作用机制的显著差异没有审评区分，尤其是针对作用机制明确、国际临床证明安全性高、参比制剂获取困难的三类新药，应豁免开展与参比制剂的对比研究，并允许申请临床试验或附条件批准上市；体内植入放射性制品更适用于按照医疗器械审评，目前我国将其按药物审评管理并不适宜；缺乏专门的放药专家委员会，放药的法定检测机构太少。

此外，我国在放药注册审评方面与欧美等国相比还存在一定差距，具体表现在以下几个方面。

法规层面，尽管我国颁布了《放射性药品管理办法》，并于 2011 年、2017 年及 2022 年进行了修订，但修订后的《放射性药品管理办法》在放药的研究及审评审批层面的表述依然过于简单，没有对放药的研发等做出前瞻性、原则性的规定，而是过于追究细节，例如，第五条规定"放射性新药的研制内容包括工艺路线、质量标准、临床前药理及临床研究。研制单位在制订新药工艺路线的同时，必须研究该药的理化性能、纯度（包括同位素纯度）及检验方法、药理、毒理、动物药代动力学、放射性比活度、剂量、剂型、稳定性等"，这些要求可以直接在国家药品监督管理局内部的注册管理规章和技术指导原则中予以明确。作为国务院颁布的行政法规和国家药品监督管理局开展放药监管的上位法，《放射性药品管理办法》并未为我国放药研发及注册管理提供充分的支撑和持续发展完善的空间。

指导原则层面，指导原则是开展放药研发和注册审评的基础性技术文件，它既是为研发指明方向的文件，同时又是对一个国家放药研究和监管历史及经验的高度总结。相比而言，欧美等国放药技术指导原则的系统性更强，也更能体现放药的特点，技术要求更明确、也更合理。例如，针对放药非临床安全性的研究，欧美等国的指南均明确指出，同位素导致的辐射毒性完全可以通过组织分布和剂量学进行评估，且国际辐射防护协会及原子能机构的相关指南也对此项有明确规定，因此无须考虑用热标记的样品开展常规的毒理学试验。然而，我国的指导原则并未体现放药的上述特点，或者说并未充分认识到辐射毒性可以根据放药的特点采用更专业的方法进行更有效的评估，而是仍然要求采用放射性标记的药物开展毒理学试验，这既不合理也不科学，还增加了实验人员和环境的辐射暴露。除此之外，我国颁布的《锝〔99mTc〕放射性药品质量控制指导原则》和《正电子类放射性药品质量控制指导原则》年代较为久远，技术要求也已经明显落后，亟待更新。另外，相较而言，我国对于诊断放药非临床研究的要求明显要严格得多，例如，已经在美国 FDA 和欧洲 EMA 取消评估的遗传毒性和生殖毒性要求在我国仍然是必审项目，而溶血性、过敏性、刺激性等试验也是必不可少的。此外，对于多肽、蛋白和抗体需增加免疫原性研究。对于新配体结构，也须开展致癌性研究。相关指导要求并未充分考虑诊断放药化学用量极微且放射性同位素半衰期较短等特点。

　　审评队伍及监管理念，相比欧美等国的监管机构，我国还缺乏一支具有放射化学、核医学、放射防护相关背景的专业化审评队伍。因此，审评中主要考量辐射安全(如 5 mCi 的诊断用药物)，而忽略了从化学剂量、放射性剂量、给药频率等多个角度对药物的安全性进行科学评价，同时也影响了审评团队与专家咨询委员会之间的沟通和交流。未获得国家药品监督管理局批准的创新放药，可在有资质的医疗机构开展由研究者发起的临床试验，这样可更快、更早地获得临床试验数据，从而有助于我们加速放药的研发进程。同样，在欧美的管理体系下，这类临床数据可作为药物临床试验中的部分数据，用于支撑药物的注册申请。近年来，国际放药领域的两个重磅产品 177Lu-Dotatate 和 177Lu-PSMA-617 均采用了研究者发起临床试验的结果直接申请 3 期临床试验并获得 FDA 批准，所以极大地加速了注册进程，也使更多患者从中获益。目前，我国采用研究者发起的临床试验数据用于注册还缺乏法规和实践层面的支持。

　　近年来，世界主要药品监管机构无一不把鼓励药品创新作为主要监管目标。FDA 于 2004 年发布了《创新/停滞：新医疗产品的关键路径上的挑战与机遇》，并于 2006 年后不断从优化药品研究和评价工具(体外实验、计算机模型、生物标记及新的试验设计等)、简化临床试验等角度出台了大量鼓励性政策和技术指南，极大地促进了包括放药在内的创新性药品在美国的研发和上市。2001～2010 年，美国年均批准 20 多种新药，而鼓励创新政策出台后的近十年，FDA 年批准新药数量稳步提高，2018 年、2019 年、2020 年和 2021 年批准新药的数量分别为 59 种、48 种、53 种和 50 种，在 2021 年批准的新药中，"First-In-Class"的创新药占比为 54%[3]。

　　在我国，2017 年中共中央办公厅、国务院办公厅联合印发了《关于深化审评审批制度改革鼓励药品医疗器械创新的意见》，之后国家药品监督管理局和药品审评中心等也相继颁布了一系列鼓励创新的政策和指导原则。我国鼓励创新的政策在缩短药品审评时间、加快临床审批、加强与申请人之间的沟通等方面有了长足的进步，但与欧美等国相比，在技术层面的突破还较少。例如，采用放射性标记技术开展 0 期临床试验能够有效提高临床转化率和药物研发效率，但在国内一直没有政策支持。又如，利用放药自身特点开展的组织分布、剂量学试验能够更加充分地评估放药的辐射安全性，但在我国仍然要求采用几十年前的传统安全性评价技术。放药具有作用机制明确，研发路径清晰，安全性易于评估和控制等优势，因此监管方面的一小步创新都可能促进我国放药研发的大步前进。当然，这需要监管部门具有更大的勇气，正如时任国家药品监督管理局副局长的孙咸泽在《欧盟药品审评审批制度对我国的启示》一文中所写："为了推动新治疗手段的应用，监管机构倾向于承担更多风险"。国内外放药注册审评制度对比见表 7-3。

表 7-3 国内外放药注册审评制度对比

	国内	国外
管理体系	与普药统一管理，管理体系参照普药	放药单列，有豁免规定
技术审评	审评队伍专业能力不足	设有专门的放药审评部门及放药专家委员会
指南和技术指导原则	放药专门的指导文件适应性不强，尤其是治疗类放药的指导原则缺失，部分已有的放药相关文件没有持续更新	明确指出放药的特点，并根据其特殊性制定相关指南及指导原则
临床制度体系	各地方许可证发放的标准不统一，缺乏可操作性强的指导性文件(如不同放药用药后的临床观察时间等具体事宜)，影响临床研究进度	美国与欧盟各成员国之间的临床制度有差异，但均根据放药特点制订了更为灵活的临床试验管理机制，包括 eIND、优先药物、适应性路径、同情用药等
政策支撑	在缩短药品审评时间、加快临床审批、加强与申请人之间的沟通等方面开展了政策推动，但技术层面的内容还未体现在审评体系中，各地方对放药发展政策支持的力度不一致	从优化药品研究和评价工具、简化临床试验等角度出台了大量的鼓励性政策和技术指南，有效缩短了创新药的研发与上市进度

总体来说，我国目前放药的临床应用制度体系还不完善，尤其是与医院放射性操作许可证的相关政策方面。例如，我国放药使用许可证的发放与管理权限目前已经调整为省级，虽然国家已建立了部分放药管理制度，但各省对于放药许可证的申请条件不一致，导致部分省份虽然医院已经达到其他省份对"四类证"的申请条件，却由于省内一些特殊条例的限制难以获批"四类证"，放药许可证管理规定的不一致在一定程度上造成了国内医院核医学科临床药物转化应用水平呈现越来越大的差异性。同时，由于对放药的应用管理缺乏指导性，以及地方各级管理政策和制度不一致等因素，临床应用对于原研放药的接受度非常低，这在一定程度上导致了放药研发缺乏面向应用转化的动力，所以放药研究止步于基础研究的情况较多。

目前，我国放药在临床应用的规划主要与诊断相关，早在 2008 年国家卫健委规财司 2008～2010 年全国正电子发射型断层扫描仪(PET/CT)配置规划(卫办规财发〔2008〕89 号)文件中强调，按照 1 台回旋加速器生产的放射性同位素至少可满足 2～3 台 PET/CT 的工作需要，促进资源共享。但这个规定在现实中受各种因素的制约而无法落地。而已经配置了加速器的医院每次生产的放药除满足自己使用外，足以供应方圆 200～300 公里内的多个医院使用，但是由于各种制度规定与监管要求的限制，医院间的这种调剂渠道不畅通，许多医院生产的过剩放药被白白浪费了。此外，我国药物备案的更新周期较长，医疗机构可备案使用的正电子药物有 12 种，为 2005 年前的所列药品，目前已经远不能满足临床需求，需尽快更新备案药物目录。

7.2　放射性制品生产质量管理规范

7.2.1　药品生产质量管理规范简介

药品生产质量管理规范(Good Manufacturing Practice of Medical Products)，简称药品 GMP，是当今广泛应用于世界各国的药品生产质量管理方式，是指在药品生产的全过程中，以科学、合理、规范化的条件和方法来保证生产优良药品的一整套科学体系[4-6]，见图 7-1。根据《药品生产质量管理规范(2010 年修订)》规定，药物生产质量管理规范是质量管理体系的一部分，是药品生产管理和质量控制的基本要求，旨在最大限度地降低药品生产过程中污染、交叉污染及混淆、差错等风险，确保持续稳定地生产出符合预定用途和注册要求的药品。

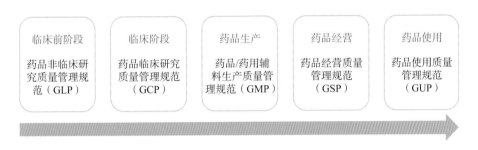

图 7-1　GMP 在整个药品质量管理规范中的位置

《药品生产质量管理规范(2010 年修订)》对药品生产过程中的机构与人员、厂房与设施、设备、物料与产品、确认与验证、文件管理、生产管理、质量控制与质量保证、委托生产与委托检验、产品发运与召回，以及药品生产企业的自检系统等各个方面均提出了要求。

放射性药品(放药)是指用于临床诊断或治疗的放射性同位素制剂或其标记药物。因其含有放射性同位素，具有辐射性能，所以 GMP 管理相较于普通药品存在一定的差异，但作为药品的一个细分门类，放射性药物生产的 GMP 监管要求与普通药物绝大部分一致。因此，在介绍国际主要地区的发展现状及趋势时，可从药品这一大领域进行阐述，而不局限于放射性药品这一小门类[7]。

7.2.2　国际主要地区 GMP 监管现状及趋势

1. 美国

美国是世界上第一个实行药物生产质量管理规范的国家，经过多年的改革和创新，建立了最为规范的 GMP 管理制度。美国药品监管涉及的法律体系分为法律(Laws)、法规

（Regulations）和指南（Guidance）三个层级。法律主要是指美国《联邦食品、药品和化妆品管理法》（Federal Food，Drub，and Cosmetic Act，FDCA），法规是指美国联邦法规 21 大类（食品和药）的第 210～212 部分对 cGMP 的规定，指南由美国食品药品监督管理局（Food and Drug Administration，FDA）负责制定，无法定约束力。美国的 GMP 前有一个 "c"，即 "current"，指 GMP 标准处于不断更新的状态[8,9]。

FDA 负责美国所有食品、药品（包括生物制品）、医疗器械和化妆品的监管工作。FDA 下设的监管事务办公室（Office of Regulatory Affairs，ORA）主导和执行药品质量的现场检查工作，而 FDA 下设的药品审评研究中心（Center for Drug Evaluation and Research，CDER）负责药品现场检查。药品现场检查通过 ORA-CDER 合作模式展开[10-12]。

FDA 的检查人员为机构专职人员，分为一级药品检查员、二级药品检查员和三级药品检查员三个级别[13]。现场检查以检查员为主，相关专家为辅。美国 FDA 对制药企业进行现场检查，但不进行 GMP 认证，也不颁发相应证书。FDA 对药品生产企业的现场检查分为三个类型：①常规监督检查；②药品批准前和批准后的检查；③有因检查。

2. 欧盟

欧盟的 GMP 法律体系可分为三个层级。①法令（Directives）和法规（Regulations），由欧洲议会和欧盟理事或欧盟委员会颁布实施。法令是欧盟用于建立统一药事法规的法律框架，各成员国需要通过立法将其转化为国内法实施；法规则无须进行转化程序，直接在各成员国适用。欧盟法令 2001/83/EC（欧洲议会和欧盟理事颁布）、2003/94/EC（欧盟委员会颁布）和法规 1252/2014（欧盟委员会颁布）规定了 GMP 的原则和指引。②GMP 指南，由欧盟委员会依据有关法令和法规颁布实施，对法令和法规中规定的原则和指引进行解释，是关于 GMP 最为重要的法律文件。③对 GMP 指南的进一步解释，由欧洲药品管理局（European Medicines Agency，EMA）以问答的形式发布[14-16]。

欧盟 GMP 的法律体系由欧洲委员会确定，现场检查由各国的药品管理部门具体负责实施。EMA 负责欧盟区域内各国药品标准、申请程序、药品审批、药物评价及监管药品安全等，并对欧盟各国 GMP、GAP、GLP、GCP 等药品质量规范进行协调监督。欧盟各成员国有各自的药品监管机构，行政上与 EMA 虽无联系，但承担了所在国药品审批互认程序和分散程序、EMA 委派的监督检查和所在国的日常监督检查、药品上市后疗效与安全性监控等工作。

欧洲理事会下属的欧洲药品质量管理局（European Directorate for the Quality of Medicines & HealthCare，EDQM）是另一个重要的欧洲官方药管机构，可为原料药出具欧洲药典适应性证书（Certification of Suitability to Monographs of the European Pharmacopoeia，CEP 证书，简称 COS（Certification of Suitability）证书）。

欧盟检查员为机构专职人员，分为高级检查员与普通检查员两级。必要时相关领域的专家可作为检查组成员参加检查。欧盟的现场检查包括：①生产许可证及 GMP 检查；②上市许可证及前置 GMP 检查；③批准前 GMP 检查的实施。

7.2.3　中国 GMP 发展和现状

1. 中国 GMP 发展历程

我国的 GMP 发展经历了 GMP 起步、GMP 诞生、GMP 全面强制认证、GMP 全面升级并与国际接轨和 GMP 认证取消五个阶段。1982 年，中国医药工业公司参考西方国家的药品 GMP 制定了《药品生产管理规范(试行稿)》，并在一些制药企业试行，开启了中国药品 GMP 的序幕。企业试行两年后，《药品生产管理规范(1982 年试行稿)》经原国家医药管理局审查后正式颁布并在全国推行。1988 年，卫生部发布了我国第一部《药品生产质量管理规范》(1988)("GMP(1988 版)")，第一次将 GMP 正式纳入国家法规[17]。1993 年，卫生部发布《关于执行〈药品生产质量管理规范〉(1992 年修订)的通知》，规定我国开始实施药品 GMP 认证工作。1995 年，中国药品认证委员会成立，开始接受企业 GMP 认证申请并开展认证工作。但是在 GMP 认证开始阶段，只有新建、改建和扩建的药企才会被要求强制进行 GMP 认证。1999 年，国家药品监督管理局颁布《药品生产质量管理规范》(1998 修订)和《药品生产质量管理规范》(1998 修订)附录，药品 GMP 认证进入全面强制认证阶段。2011 年，卫生部发布《药品生产质量管理规范》(2010 年修订)("GMP(2010 版)")。2012～2017 年，国家药品监督管理局发布关于药品生产质量特殊管理的附录，现行药品 GMP (2010 版)通过增加附录的方式不断完善对药品生产质量的控制，我国 GMP 与国际通行 GMP 的差距逐渐缩小。由于药品生产行政许可和 GMP 认证中存在重复的验收工作，所以对开办生产企业造成了很大负担；此外，药企通过药品 GMP 认证后存在不严格执行药品 GMP 规定的情况，因此监管部门逐渐认识到药品"持续合规"的重要性[18]。2019 年，全国人大常委会发布《药品管理法》(2019 修订)，要求药品生产活动必须遵守药品生产质量管理规范，但是不再要求进行药品 GMP 认证[19-21](表 7-4)。

表 7-4　我国 GMP 发展历史和颁布的法律法规

阶段	法律法规
GMP 起步	1982 年，《药品生产管理规范(1982 年试行稿)》
GMP 诞生	1984 年，《药品管理法》 1988 年，《药品生产质量管理规范》("GMP(1988 版)") 1992 年，《药品生产质量管理规范》(1992 年修订)("GMP(1992 版)") 1993 年，《关于执行(药品生产质量管理规范)(1992 年修订)的通知》
GMP 全面强制认证	1999 年，《药品生产质量管理规范》(1998 修订)，《药品生产质量管理规范》(1998 修订)附录 2001 年，《药品管理法》(2001 修订) 2002 年，《药品管理法实施条例》(2002)
GMP 全面升级并与国际接轨	2011 年，《药品生产质量管理规范》(2010 年修订)("GMP(2010 版)") 2012～2017 年，国家药品监督管理局发布关于药品生产质量特殊管理的附录
GMP 认证取消	2019 年，《药品管理法》(2019 修订)

2. 中国现行 GMP 监管体系

我国药品 GMP 监管法律体系分为法律、行政法规和部门规章三个层级。《药品管理法(2019年修订)》规定从事药品生产活动及生产药品所需的原料、辅料应当遵守药品生产质量管理规范。《药品管理法实施条例(2019年修订)》对《药品管理法》中的有关规定进行了进一步细化。《药品生产监督管理办法(2020年修订)》对上市药品的生产活动应遵守GMP的有关要求及药品主管部门监督检查药品的生产活动进一步予以明确。《药品生产质量管理规范(2010年修订)》则明确了药品生产质量管理的具体要求。此外,《药品生产质量管理规范(2010年修订)》附录对无菌药品、生物制品、血液制品等药品或生产质量管理活动的特殊要求进行了规定。目前,国家药品监督管理局共发布了12个附录。

我国负责GMP监管的部门是国家药品监督管理局和地方各级药品监督管理部门。各级药品监督管理部门按照法律法规规定的各自职责权限开展监督管理。

2019年新《药品管理法》发布后,我国取消了GMP认证程序,也不再发放药品GMP证书。2020年7月1日起我国将GMP检查贯穿到药品生产的全生命周期,包括药品注册审查中的检查、药品生产许可审查中的检查和上市后的监督检查,监管力度大幅提高。首先,药品生产许可审查阶段融入了药品GMP检查标准。其次,药品注册审查过程中可能进行上市前GMP规范符合性检查。最后,药品上市后,省级药品监管部门将根据风险管理原则制定年度检查计划并开展监督检查。

3. 我国GMP体系与欧美的差异

我国GMP监管体系借鉴了欧美等国的GMP监管制度,但由于药品的行业背景和发展程度和速度不同,我国药品GMP监管与其他国家与地区存在一定差异,如我国取消了GMP认证程序,引入了批准前检查,强化动态监管,强调药品全生命周期符合GMP规定。表7-5总结了中国、美国、欧盟的药品GMP法律体系、监管机构、检查人员、GMP认证/检查程序和不合规的后果,从而更加直观地比较和展示了中、美、欧三地药品GMP监管的异同[22-24]。

表 7-5   中美欧 GMP 监管对比表

	中国	美国	欧盟
法律体系	法律:药品管理法(2019年修订)行政法规:药品管理法实施条例部门规章:药品生产监督管理办法(2020)、药品生产质量管理规范(2010年修订)及其附录	法律:联邦食品、药品和化妆品管理法法规:《联邦法规汇编》第21大类指南:FDA每年公布一次药品评价与研发、生物药品评价与研发、兽药、法规、食品及实用营养等指南清单,但无法定约束	法令及法规:2001/83/EC、2003/94/EC、法规1252/2014指南:欧盟GMP指南问答:关于GMP指南的问答
监管机构	国家药品监督管理局和地方各级药品监督管理部门	食品药品监督管理局(FDA)	欧洲药品管理局(EMA):欧盟各成员国药品安全规制的最高权威机构;欧盟各成员国各自的药品监管机构:负责本国药品监督检查,行政上与EMA无隶属关系
检查人员	目前多由药品监管部门人员兼任,正逐步建立职业化检查队伍	职业化检查队伍,并辅以相关专家;检查员级别由低到高分为一级药品检查员、二级药品检查员、三级药品检查员	职业化检查队伍,必要时可由相关领域的专家作为检查组成员参加;检查员分为高级检查员与普通检查员两级
GMP认证/检查程序	生产许可检查、上市前检查、常规监督检查、有因检查	上市前检查、常规监督检查、有因检查	生产许可检查、上市前检查、常规监督检查、有因检查

	中国	美国	欧盟
GMP 检查不合规后果	①需要整改的，发出告诫信，依据风险采取告诫、约谈、限期整改等措施； ②存在较大问题，发出告诫信，依据风险采取暂停生产、销售、使用、进口等控制措施； ③更严重的可能面临罚款、吊销相关证件、没收违法所得、禁止从事药品生产经营等处罚	FDA 向企业提出现场检查缺陷：①严重违规的将发出并公布警告信；②对于不能及时答复警告信或充分纠正违规行为的企业，依据风险采取停止药品批准注册、发出进口禁令/FDA 进口警报、禁令清单、法院判令等措施	将不符合报告上传 EudraGMDP 数据库；依据风险采取责令整改、暂停生产、吊销生产许可证、收回 GMP 证书、召回产品等措施

4. 放射性药物 GMP 管理与普药的差别

与普通化药相比，放药具有诸多特殊性，如绝大多数医用放射性核素的半衰期较短，放射性活度在短时间可降至豁免水平，使用前有时甚至不可能完成最终产品的质量检验；多是单次少量给药；生产和检验过程中应考虑人员的防护措施等。鉴于以上情况，放药生产企业 GMP 管理及现场检查的关注点与普通药品存在一定差异，除需满足普通药品的基本要求外，还应在人员及培训、厂房与设施、设备、物料与产品、生产管理、质量控制与质量保证、产品发运与召回等方面进行特别关注[25]。目前，《药品管理法》和《药品生产质量管理规范》均没有对放药进行专章讨论并做出明确规定，国内放药 GMP 在立法、监督管理和执行操作层面都存在大量空白，因此需要针对放药的特点做出相应规定(表 7-6)。

表 7-6　放射性药物的 GMP 关注点

项目	关注点
人员及培训	关键人员专业资质，明确岗位职责，操作人员操作培训和防辐射培训，操作人员剂量检测等
厂房与设施	工作区域设置、隔离和标志情况，放射性污染检测和日常检测，空调净化系统和排风系统等
设备	辐射检测报警装置、防辐射屏蔽措施、容器管理和标识等
物料与产品	外包装材料、放射性原料管理、放药标识等
生产管理	操作人员防辐射管理、放射性废物管理、应急措施、动态环境监测、容器剂量检测等
质量控制与质量保证	检验人员专业背景和资质、放射性质量检验仪器、放射性污染应急处理及报告制度、防辐射措施、药品保存条件等
产品发运与召回	运输防辐射措施、包装剂量检测、包装表示、物料管理制度、应急管理措施等

7.3　放射性制品运输管理

7.3.1　放射性制品运输的特点

放射性物品的运输是核能开发和核技术应用中的重要环节。放药运输属于放射性物品运输，其监管与放射性物品运输监管大致相同，但也有其特殊性。一般放药的放射性剂量相对较小,对人体健康和环境产生的辐射影响较小,国务院发布的《放射性物品运输安全管理条例》和原环境保护部(现生态环境部)发布的《放射性物品分类和名录》均将其作为三类放射性物品纳入放射性物品运输的统一监管体系,这也与国际上的监管思路一致。本章在阐述国际国内放射性运输现状时,更多地是从放射性物品运输这一更广义的概念出发,而不是局限于医用放射性制品这一具体门类[26]。

放射性物品运输管理属于危险物品运输管理的范畴,联合国《关于危险货物运输的建议书——规章范本》中将放射性物品列为第七类危险物品。放射性物品安全运输的目标是:将与放射性物质运输的有关人员、财产和环境受到的辐射危害、临界危害和热危害控制在可接受水平的情况下,采取可行方式将放射性物品安全地从启运地运送至目的地。

7.3.2 国际主要地区放射性物品运输监管的现状及趋势

1. 国际原子能机构

1961 年,IAEA 制定并首次出版安全丛书第 6 号《放射性物质安全运输条例》(IAEA-SSR6),该文件经历了几次全面修订,并被 IAEA 大多数成员国的国家法规采用,也被各种国际运输组织采用,成为世界范围内放射性物品运输安全管理需遵守的最重要、最权威的基本规则。该条例适用于"放射性物品的陆地、水上或航空一切方式的运输。所述运输包括与放射性物品搬运有关和搬运中所涉及的所有作业和条件。这些作业包括包装物的设计、制造、维修和修理,以及放射性物品的货物和货包准备、托运、装载和运载(包括中途贮存)、卸载和最终抵达目的地时的接收"。同时,IAEA 还陆续制定了系列配套的安全导则和 ISO 标准,用于指导、规范和推动放射性物质在各成员国安全运输的实施[27, 28](表 7-7)。

表 7-7　IAEA 制定的与放射性物品运输相关的条例、安全导则和标准

编号	名称	类别
IAEA-SSR6	放射性物质安全运输条例	条例:国际放射性物品运输安全管理需遵守的基本规则
IAEA-SSG26	放射性物质安全运输条例咨询材料	安全导则
TS-G-1.2	与放射性物质有关的运输事故应急响应的计划制订和准备	安全导则
TS-G-1.3	放射性物质运输的辐射防护大纲	安全导则
TS-G-1.4	放射性物质安全运输的管理系统	安全导则
TS-G-1.5	放射性物质安全运输的遵章保证	安全导则
TS-G-1.6	放射性物质安全运输规程条款细目	安全导则
ISO 12807—1996	放射性物品安全运输包装的泄漏检测	标准
ISO 22188—2004	放射性物质的无意中移动和违禁运输的监控	标准

2. 美国

美国在长期的核工业发展和实践中，制定了大量有关放射性物品运输的法规、标准和技术报告，成为世界上放射性物品运输法规和标准最全面、最完善的国家，并建立了比较协调的运输管理体系。

美国放射性物品运输遵守的联邦法规为第 10 部分的 71(10CFR71) 和第 49 部分的 100~180(49CFR100~180)。联邦法规第 10 部分是"能源"，其中 10CFR71 是放射性物品的包装和运输(packaging and transportation of radioactive material)，是美国参照 IAEA 的要求并结合美国实际情况制定的。美国联邦法规的第 49 部分是"运输"，其中 49CFR100~180 与放射性物品运输有关。美国核管理委员会(Nuclear Regulatory Commission，NRC) 同时制定了一整套管理导则(RG 文件)，并对上述法规要求给出了较为具体的解释，对于许多技术问题也明确提出了应达到的目标、采用的数据和方法。NRC 下设的反应堆管理局编制了一系列建议性的参考文件(NUREG 和 NUREFG/CR 文件)，这些建议性文件与管理导则(RG 文件)具有同样的作用。

美国负责放射性物品安全监管的机构主要是美国核管理委员会(NRC)、美国运输部(Department of Transportation，DOT)和美国能源部(Department of Energy，DOE)。NRC 主要负责监管 B 型货包和易裂变材料货包是否符合安全法规的要求。DOT 负责对除 B 型货包和易裂变货包外的放射性物品运输货包的监管，同时放射性物品运输的主管部门为 DOT，对负责运输工具、运输路线、运输操作(如装卸、栓系、中转、行驶)等方面的安全管理。DOE 和美国国防部(Department of Defense，DOD)可以对其放射性物品货包进行认证。上述部门对货包认证遵循的基本原则是一致的，均为联邦法规第 10 部分的 71(10CFR71)。

3. 俄罗斯、法国及加拿大

俄罗斯的放射性物品运输按照俄罗斯标准 HII-053-04《放射性材料运输安全规程》进行，俄罗斯标准 HII-053-04 与 IAEA-SSR6 一致。俄罗斯生态技术核安全监督局发放俄罗斯放射性物品运输容器设计许可证。俄罗斯核与辐射安全审管局负责颁发放射性物品运输许可证。俄罗斯核与辐射安全审管局和卫生部负责对放射性物质运输的安全监督。

法国放射性物品的相关标准都是参考 IAEA-SSR6 建立的。同时，作为欧盟成员国，法国国内运输也遵守《国际货运欧盟协议》和《国际货运规程》等协议。法国核安全局负责民用放射性物质运输的安全监管，主要负责放射性物品运输的证书批准、运输许可审批并接受相关申报。法国核安全局发布的《货包设计证书申请或使用公路、水路及铁路运输的民用放射性材料运输许可的申请导则(法国核安全局审评导则 No.7)》对运输许可及货包设计批准书等相关要求进行了说明。法国国防核安全局负责国防相关放射性物质的运输安全监管。

加拿大放射性物品运输相关的法律是《核安全与管制法》和《核物质包装和运输规程》，在运输安全和技术要求方面，加拿大的要求基本和 IAEA 的要求一致。加拿大核安全委员会(Canadian Nuclear Safety Commission，CNSC)负责放射性物品安全运输和技术要求方面的审批事项。

7.3.3　我国放射性物品运输监管的思路及制度体系

我国放射性物品运输开始于 20 世纪 50 年代末期。20 世纪 60～80 年代，放射性物品运输几乎都按军品运输。基于当时的国家体制，并没有设立独立的政府监管机构。1989 年，我国将 IAEA《放射性物质运输安全条例》等同转化为国家标准《放射性物质安全运输规定》(GB 11806—89)。GB 11806 是我国放射性物品运输史上的第一部安全标准，是规范我国放射性物品运输的技术依据，也对我国开展放射性物品安全运输的实践和理论研究起到了指导作用。其先后经历了 2004 年和 2017 年两次修订，我国现行的《放射性物品安全运输规程》(GB 11806—2019)是 2017 年修订版，基本采用了 IAEA《放射性物质安全运输条例》(IAEA-SSR6，2012 版)，管理上结合并考虑了我国放射性物品的运输实践[29,30]。

然而在相当长的一段时间内，我国现行立法中缺乏有针对性的放射性物品运输安全管理制度和措施。放射性物品运输涉及核安全、环境保护、国防工业、铁路、交通、民航、公安、卫生等多个部门。有关部门虽然在各自的有关管理规定中对放射性物品运输做了一些零散的规定，但彼此之间缺乏协调、统一，在安全监管职责方面或交叉重复，或缺位，因此影响了对放射性运输安全的科学、有效监管[28,31](表 7-8)。

表 7-8　我国现行的提及放射性物品运输的法律或行政法规

编号	法律或法规	颁布日期及施行日期	颁布机构	提及放射性物品运输的条文
1	中华人民共和国放射性污染防治法	2003 年 6 月 28 日发布 2003 年 10 月 1 日施行	全国人民代表大会	第十五条
2	中华人民共和国环境保护法	2014 年 4 月 24 日修订 2015 年 1 月 1 日施行	全国人民代表大会	第四十八条
3	中华人民共和国民法典	2020 年 5 月 28 日颁布 2021 年 1 月 1 日施行	全国人民代表大会	第八百二十八条
4	中华人民共和国核安全法	2017 年 9 月 1 日发布 2018 年 1 月 1 日实施	全国人民代表大会	第四十九条 第五十条
5	中华人民共和国安全生产法	2021 年 6 月 10 日修订 2021 年 9 月 1 日施行	全国人民代表大会	第三十七条 第三十九条 第八十二条
6	中华人民共和国产品质量法	2018 年 12 月 29 日修订 2018 年 12 月 29 日施行	全国人民代表大会	第二十八条
7	危险货物道路运输安全管理办法	2019 年 11 月 10 日发布 2020 年 1 月 1 日施行	交通运输部、工业和信息化部、公安部、生态环境部、应急管理部、国家市场监督管理总局	第十五条 第四十八条 第五十二条 第七十七条
8	放射性同位素与射线装置安全和防护条例	2005 年 9 月 14 日发布 2019 年 3 月 2 日修订	国务院	第三十四条
9	放射性药品管理办法	2022 年 3 月 29 日修订 2022 年 5 月 1 日施行	国务院	第十八条 第十九条

续表

编号	法律或法规	颁布日期及施行日期	颁布机构	提及放射性物品运输的条文
10	铁路安全管理条例	2013 年 7 月 24 日颁布 2014 年 1 月 1 日施行	国务院	第二十四条
11	中华人民共和国道路运输条例	2022 年 3 月 29 日修订 2022 年 5 月 1 日施行	国务院	第二十六条 第二十七条
12	道路危险货物运输管理规定	2013 年 1 月 23 日颁布 2019 年 11 月 28 日修订	交通运输部	第二条
13	民用航空危险品运输管理规定	2016 年 4 月 13 日发布 2016 年 5 月 14 日施行	交通运输部	第十九条 第六十条 第六十一条 第六十七条
14	船舶载运危险货物安全监督管理规定	2018 年 7 月 20 日通过 2018 年 9 月 15 日施行	交通运输部	第二十二条 第三十三条
15	铁路危险货物运输安全监督管理规定	2022 年 9 月 26 日颁布 2022 年 12 月 1 日施行	交通运输部	第二十条 第二十六条 第二十九条

在这一背景下，国务院根据《中华人民共和国放射性污染防治法》的原则，借鉴 IAEA 和美国、法国等有关放射性物品安全运输管理的相关资料及立法经验，并充分分析我国放射性物品运输管理的现状、经验和问题，于 2009 年研究确立了《放射性物品运输安全管理条例》，并经国务院第 80 次常务会议通过，于 2010 年 1 月 1 日起施行。我国《放射性物品运输安全管理条例》的发布是我国放射性物品运输行业的一个重要里程碑，是我国核能和核技术应用快速发展的需要，是完善放射性物品运输安全管理制度的需要，是加强放射性物品运输安全监管的需要，开启了我国放射性物品运输安全管理的新篇章[32]。

我国《放射性物品运输安全管理条例》包括总则、放射性物品运输容器的设计、放射性物品运输容器的制造与使用、放射性物品的运输、监督检查、法律责任和附则，共七章，六十八条。我国《放射性物品运输安全管理条例》发布后，原环境保护部(现生态环境部)、交通运输部和国家核安全局制定发布了一系列配套的部门规章、审查程序、导则和技术文件，形成了比较完善的放射性物品运输安全监管体系(表 7-9)。

我国放射性物品的运输安全管理经历了漫长过程，目前已经形成了较为完善的放射性物品安全运输监管体系。医用放射性制品作为放射性物品的一个细分门类，因其释放到环境后对人体健康和环境产生的辐射影响较小，通常作为二类或三类放射性物品纳入管理，而不是最严格的一类。因此，医用放射性物品的运输活动需按照相关法律法规、标准、导则和技术文件、行政审批文件的规定开展运输容器的设计、制造和备案，编制运输说明书、核与辐射应急响应指南、装卸作业方法、安全防护指南，对放射性物品表面污染和辐射水平实施监测并编制辐射监测报告，同时按照道路、水路、铁路、民航、邮政管理部门的有关规定获得运输许可，整个过程均有法可依，不存在法律的真空地带。

然而，由于部分相关管理部门对放射性运输法律法规尚未制定可具体执行的细则，同时相关人员对放射性缺乏正确的理解、认识、培训，在具体办事或操作时，还不是很顺畅[33]。需要指出的是，医用放射性制品极其特殊，其半衰期短，并与老百姓的健康密切相关，其延运或拒运通常会导致严重后果，如药品失效、患者不能得到及时救治等。因此，建议道路、水路、铁路、民航、邮政管理部门联合制订或优化针对医用放射性制品运输的管理细则，给予医用放射性制品运输的优先权。

表 7-9 我国《放射性物品运输安全管理条例》配套文件

编号	法律、法规或标准	颁布日期及施行日期	颁布机构
1	放射性物品运输安全许可管理办法	2010 年 11 月 1 施行 最新修改于 2021 年 1 月 4 日	环境保护部
2	放射性物品运输安全监督管理办法	2016 年 1 月 29 日通过 2016 年 5 月 1 日施行	环境保护部
3	放射性物品安全运输规程 （GB11806—2019）	2019 年 2 月 15 日发布 2019 年 4 月 1 日实施	生态环境部 国家市场监督管理总局
4	放射性物品道路运输管理规定	2011 年 1 月 1 日施行 最新修改于 2016 年 8 月 31 日	交通运输部
5	放射性物品分类和名录	试行版于 2010 年 3 月 18 日施行，新版 于 2020 年征求意见，尚未发布	原环境保护部 （现生态环境部）
6	放射性物品运输监督检查大纲	2018 年 4 月 13 日发布	生态环境部 （国家核安全局）
7	放射性物品运输安全审评大纲	2018 年 4 月 13 日发布	生态环境部 （国家核安全局）
8	辐射事故应急监测技术规范 （HJ1155—2020）	2020 年 12 月 30 日发布 2021 年 3 月 1 日实施	生态环境部
9	军工放射性物质运输核 安全监督管理办法	2015 年 12 月 22 日发布	国防科技工业局
10	放射性物品运输容器设计安全评价报告 的格式和内容	2010 年 5 月 31 日发布	国家核安全局
11	放射性物品运输核与辐射安全分析报告 书格式和内容	旧版于 2014 年 6 月 9 日施行，新版 2021 年 8 月 27 日发布，2021 年 11 月 1 日实施	国家核安全局
12	一类放射性物品运输容器设计批准书取 证(延续、变更)申请审批程序	2017 年发布	环境保护部 （国家核安全局）
13	一类放射性物品运输容器设计批准书审 批服务指南	2017 年发布	环境保护部 （国家核安全局）
14	一类放射性物品运输容器制造许可证取 证(延续、变更)申请审批程序	2017 年发布	环境保护部 （国家核安全局）
15	一类放射性物品运输核与辐射安全分析 报告批准书取证 （延续、变更)申请审批程序	2017 年发布	环境保护部 （国家核安全局）
16	进口一类放射性物品运输容器使用批准 书取证(延续、变更)申请审批程序	2017 年发布	环境保护部 （国家核安全局）
17	进口一类放射性物品运输容器使用批准 书审批事项	2017 年发布	环境保护部 （国家核安全局）

7.4　放射性环境监管及废物处理

7.4.1　国际放射性环境监管及废物处理

1. 美国

美国放射性相关的法律体系由法律、联邦法规和导则组成。1954 年的《原子能法》是美国民用和军用核材料的基本法律，该法律规定了核材料和核设施使用的开发和监管，要求民用核材料和设施需要得到许可。《原子能法》与 1970 年《清洁大气法案》（1977 年和1990 年分别进行了修正）、1974 年《安全饮用水法案》（1986 年进行修正）、1972 年修正的《联邦水污染控制法案》、《铀尾矿辐射控制法案》及 1968 年《控制辐射、确保健康安全法案》构成了辐射环境管理的主要法律法规体系[34-36]。

1974 年，《能源重组法案》和《重组计划》进一步明确了核能监管的机构和职责。《原子能法》没有对核废物做出具体规定，1982 年颁布《核废物政策法案》并于 1987 年进行修正，规定联邦政府在高放射性废物和乏燃料处置方面的责任和处置政策，明确将内华达州的尤卡山作为核废物永久处置库的唯一选址。《核废物政策法案》规定，美国能源部负责监督法案的实施，环境保护署负责监管存储核废料对环境的影响。1985 年的《低水平放射性废物政策法修订案》授权各州处置境内产生的低放射性强度废物。1992 年的《能源政策法》对高放射性废物处置进行了调整。《美国联邦法规》的标题 10 适用于核能管理委员会和能源部，标题 40 适用于环境保护署[34, 37-39]。

美国核管理委员会(NRC)负责制定和执行法规，以确保放射性废物长期管理的安全性，并颁发管理许可证。能源部负责处理、储存及放射性废物的技术和程序开发，管理全国的超 C 类低放废物、超铀废物和高放废物。环境保护署负责颁布和执行辐射防护标准，为放射性同位素向生物圈的排放设定最大允许限值，履行环境监管职责。国防核设施安全管理局负责对能源部制定的国防核设施设计、建设、运行和退役的安全健康标准进行内容和实施情况的审核和评估。州政府负责监管和实施对其他低放废物的处置[35,40]。

2. 法国与俄罗斯

法国的立体体系由法律、法规、规章、导则构成。涉及放射性废物处置的法律有《放射性废物法》《核透明与安全法》《放射性废物规划法》《废物处置和材料回收法》等。根据设施类型的不同和放射性同位素的种类，法国工业部、卫生部和环境部联合规定了一个限制值，超过该限制值的是"基础核设施"，适用《废物处置和材料回收法》；低于该限制值的是"环境保护分类的设施"，适用《环境保护法》第 5 卷第 1 部分。放射源适用《公众健康法》第 6 章第 4 部分[34, 37]。法国核安全局监管基础核设施，申请建造许可证由总理签署法令颁发，并由负责核安全的部长签署。承担环境保护责任的部长监管环境保护分类的设施。放射性废物管理局是负责军民放射性废物管理的实施机构[35, 41, 42]。

俄罗斯关于放射性废物管理方面的法律体系可以分为三个层次，一是国家层面的法律法规，二是核行业主管部门和核安全监管部门发布的规章，三是国家或行业标准和技术规范。俄罗斯涉及放射性废物的联邦法律包括《原子能法》《环境保护法》《公众的辐射安全法》《放射性废物管理和对一些现行联邦法律的变更》等。其中，2011年颁布的《放射性废物管理和对一些现行联邦法律的变更》是专门用于放射性废物管理的联邦法律，确立了俄罗斯放射性废物管理组织体系和法规体系，规定由俄罗斯国家原子能公司负责组织和协调放射性废物的管理和处置。俄罗斯的放射性废物管理标准分为两类，一类是放射卫生学，如《辐射安全标准》《辐射安全中主要的卫生规定》《废物管理中的卫生规定》；另一类是辐射安全国家标准，如《放射性废物管理通用准则》《核电厂放射性废物管理》《放射性废物处置原则、准则和安全要求》《放射性废物近地表处置安全要求》。同时，俄罗斯技术监督局发布了一些安全导则文件[34, 35, 43, 44]。

各国放射性废物管理法律及监管机构见表 7-10。

表 7-10　各国放射性废物管理法律及监管机构[35]

国家	法律	监管机构
美国	《原子能法》 《低水平放射性废物政策法修订案》 《核废物政策法案》 《能源政策法》	核能管理委员会 能源部 环境保护署 国防核设施安全管理局 州政府
法国	《放射性废物法》 《核透明与安全法》 《放射性废物规划法》	核安全局 环境保护部
俄罗斯	《原子能法》 《环境保护法》 《公众的辐射安全法》 《放射性废物管理和对一些现行联邦法律的变更》	环境、技术和核监督局 消费者权益保护和人类福利监督局

7.4.2　中国放射性环境监管及废物处理

1. 中国放射性环境监管

中国放射性监管体系包括国家法律、行政法规、部门规章、指导性文件和其他监管要求文件等。目前，我国核领域法律有《放射性污染防治法》和《核安全法》，其他法律也有部分条文涉及核领域[45,46]。2018 年 9 月，《原子能法(征求意见稿)》公布，表明经过近 30 年的筹备酝酿，核领域的顶层法律即将出台，从而完善我国核领域的法律体系[47](表 7-11)。

表 7-11　中国放射性监管体系[47]

法律	《放射性污染防治法》 《核安全法》 《原子能法(征求意见稿)》 《环境保护法》 《固体废物污染环境防治法》 《水污染防治法》 《海洋环境保护法》 《环境影响评价法》 《大气污染防治法》 《行政许可法》 《突发事件应对法》 《行政处罚法》 《职业病防治法》
行政法规	《民用核设施安全监督管理条例》 《核电厂核事故应急管理条例》 《核材料管制条例》 《放射性废物安全管理条例》 《放射性物品运输安全管理条例》 《民用核安全设备监督管理条例》 《放射性同位素与射线装置安全和防护条例》 《建设项目环境保护管理条例》
部门规章	通用系列：核电厂安全许可证的申请和颁发，核设施的安全监督，核电厂营运单位的应急准备和应急响应，核电厂质量保证安全规定等 核动力厂安全规定：厂址选择、设计、运行 研究堆安全规定：设计、运行 民用核安全设备：设计制造安装和无损检验监督管理规定，无损检验人员/焊工焊接操作工资格管理 进口核安全设备监督管理规定 民用核燃料循环设施安全规定 放射性废物：安全监督、许可管理 核材料管制条例实施细则 放射性物品运输安全许可管理 放射性同位素与射线装置：安全许可管理、安全和防护管理 电磁辐射环境保护管理办法 建设项目环境影响评价分类管理名录
指导性文件	通用系列 核动力厂系列：选址、设计、运行 研究堆系列：设计、运行 非堆核燃料循环设施系列 放射性废物管理系列 核材料管制系列 民用核安全设备监督管理系列 放射性物品运输管理系列 放射性同位素和射线装置监督系列
其他监管要求文件	核安全规范性文件和核安全法规技术文件系列等

　　生态环境部(国家核安全局)是国家核与辐射安全监管部门，监管职能主要包括对核动力厂、反应堆、核燃料生产、加工、贮存和后处理设施的核安全与辐射安全的监督管理，放射性物品运输安全，放射性废物处理处置安全，核技术利用项目、铀(钍)矿和伴生放射性矿的辐射安全，辐射环境保护，核材料安全，核设备安全，核与辐射事故应急等的监督管理[47]。

　　核与辐射安全中心是生态环境部的直属单位，可提供全方位的监管技术支持和保障任务，也是中国核与辐射安全的技术评审中心、技术研发中心、信息交流中心。业务范围涵盖民用核设施安全审评与监督技术支持、辐射环境安全审评与监督技术支持、核事故与辐射环境事故应急响应与评价、监管政策与法规研究、核与辐射安全科学研究、相关技术咨询与信息服务等领域。

辐射环境监测技术中心是生态环境部在辐射环境监测领域的技术支持单位，负责全国核与辐射环境监管技术的保障工作，组织开展全国辐射环境监测网络建设、技术指导、标准制定、重大辐射环境事故应急监测等工作。

2. 中国放射性废物处理

放射性废物监管属于核监管的一部分，相关的法律体系也是核监管法律体系的一部分。《核安全法》和《放射性污染防治法》均对放射性废物处置做出了规定。《放射性污染防治法》第六章对放射性废物管理进行了规定，明确低、中水平放射性固体废物在符合国家规定的区域实行近地表处置。高水平放射性固体废物和 α 放射性固体废物实行集中深地质处置。其他法律对放射性废物的处理也有部分规定。2012 年，国务院颁布的《放射性废物安全管理条例》分为总则、放射性废物的处理和贮存、放射性废物的处置、监督管理、法律责任、附则共六章四十六条，对放射性废物的安全管理做出了系统规定。根据法律法规，国务院各部门颁布了一系列部门规章和国家标准、行业标准，并对放射性废物安全管理和处置做出了规定。专门针对放射性废物处置的部门规章有《放射性废物安全监督管理规定》《核电厂放射性废物管理安全规定》《放射线废物分类》等，国家标准有《放射性废物管理规定》（GB 14500—2002）、《低中水平放射性固体废物的浅地层处置规定》（GB 9132—1988）、《低中水平放射性固体废物的岩洞处置规定》（GB 13600-1992）、《放射性废物近地表处置的废物接收准则》（GB 16933—1997）等[36, 47, 48]，见表 7-12。

表 7-12 中国放射性废物监管法律体系

法律	《放射性污染防治法》 《核安全法》 《原子能法(征求意见稿)》 《环境保护法》 《固体废物污染环境防治法》 《水污染防治法》 《海洋环境保护法》 《大气污染防治法》 《环境影响评价法》 《职业病防治法》
行政法规	《放射性废物安全管理条例》
部门规章	《放射性废物安全监督管理规定》 《核电厂放射性废物管理安全规定》 《固体废物进口管理办法》 《放射性物品运输安全许可管理办法》
安全标准及技术文件	包括国家标准和行业标准

2018 年，环境保护部、工业和信息化部、国家国防科技工业局制定了《放射性废物分类》，将放射性废物分为极短寿命放射性废物、极低水平放射性废物、低水平放射性废

物、中水平放射性废物和高水平放射性废物五类，其中极短寿命放射性废物和极低水平放射性废物属于低水平放射性废物范畴，并对每类放射性废物的处置方式做出了规定，明确了同位素的豁免值和解控水平。目前，我国已经有两座中低放核废料处置库，但没有高放核废料处置库。为了适应目前核能利用的快速发展，我国核废料处置能力亟需加强，这需要从立法规范、部门管理协调、资金保障等多方面入手[48]。

参 考 文 献

[1] 关于贯彻执行《放射性药品管理办法》的通知[卫药字(89)第 11 号]. 中国药事, 1989.

[2] 谢卿, 李慧, 刘特立, 等. 美国、欧洲联盟和加拿大能否在放射性药物的临床首次应用规范方面达成共识. 中华核医学与分子影像杂志, 2021, 41: 185-192.

[3] Mullard A. 2021 FDA approvals. Nature Reviews Drg Discovery, 2022, 21: 83-88.

[4] 白东亭. 深刻领会 GMP 的实质是实施 GMP 的前提. 中国药事, 2003, 17: 128-130.

[5] 吴君国. 浅谈对实施 GMP 的认识. 海峡药学, 2007, 19: 127-129.

[6] Yu L X. Pharmaceutical quality by design: Product and process development, understanding, and control. Pharmaceutical Research, 2008, 25: 781-791.

[7] 梁银杏, 叶桦. 关于美国放射性药品注册管理制度的探讨. 中国药事, 2012, 26: 653-656.

[8] 李成平, 张媚, 孙国君, 等. 中美两国 GMP 认证体制比较研究. 中国药房, 2014, 25: 772-774.

[9] Food and Drug Administration, HHS. Current good manufacturing practice in manufacturing, processing, packing, or holding of drugs; revision of certain labeling controls. Final Rule, Fed Regist, 2012, 77: 16158-16163.

[10] 杨牧, 王晓, 赵红菊. 美国 FDA 药品监管体系发展分析. 中国药事, 2019, 33: 337-343.

[11] 韩亮, Buhay N, 郑强, 美国 FDA 药品生产质量监管体系. 中国新药杂志, 2012, 21: 2128-2136.

[12] 毕军, 邹毅, 中美药品 GMP 检查体系对比分析. 中国药事, 2013, 27: 578-583.

[13] 唐文燕, 张华, 李建平, 等. 国内外药品 GMP 检查员培训标准体系对比. 上海医药, 2017, 38: 55-57.

[14] 国家食品药品监督管理局药品认证管理中心. 国内外药品 GMP 对比调研报告(二). 中国药事, 2009, 22: 1016-1021.

[15] 刘嘉. 欧盟药品 GMP 的演化及其启示. 国外医学卫生经济分册, 2013, 30: 106-112.

[16] Jackman M, Woods K. An overview of the European Union's new medicines legislation. International Journal of Pharmaceutical Medicine, 2006, 20: 251-261.

[17] 陈淑玉. 中国药品 GMP 历史与发展. 首都医药, 2008, 1: 10-13.

[18] 张继辉, 邵蓉. 新版 GMP 实施过程中亟需关注的问题与对策. 中国药事, 2012, 26: 88-91.

[19] 吴锐. 浅谈药品 GMP 的历史沿革与发展趋势. 中华民居, 2014, 6: 212-213.

[20] 杨税, 臧建伟, 尤赟蕾. 浅谈药品 GMP 在中国的发展. 今日科苑, 2008, 21(1): 109-123.

[21] 国家食品药品监督管理局药品认证管理中心. 国内外药品 GMP 对比调研报告(一). 中国药事, 2008, 22: 843-845.

[22] 薛娇. 国内外药品 GMP 监管体系对比分析. 中国药师, 2015, 18: 1199-1202.

[23] 颜建周, 李玲, 邵蓉. 我国 2010 年修订 GMP 与国外典型 GMP 实施内容的比较研究. 中国新药杂志, 2015, 24: 2179-2182.

[24] 魏传波, 颜丽萍, 窦学杰. 中国、欧盟对原料药 GMP 检查方面的比较. 中国药事, 2011, 25: 184-186.

[25] 陈永飞. 放射性药品生产企业 GMP 检查要点及缺陷分析. 上海医药, 2020, 41: 42-45.

[26] 刘新华. 放射性物品安全运输概论. 北京: 科学出版社, 2015.

[27] 周海林. 放射性物质运输规范的分析应用. 石油和化工设备, 2014, 17: 52-56.

[28] 周海林. 放射性物质运输规范分析及其应用研究. 上海: 上海交通大学, 2013.

[29] 潘苏. 规范运输管理降低安全风险——《放射性物品运输安全管理条例》解读. 环境保护, 2009, 22: 14-15.

[30] IAEA. IAEA safety glossary: Terminology used in nuclear safety and radiation protection. International Atomic Energy Agency, Vienna, 2016.

[31] 苏艾玲. 放射性物品运输法规在核燃料运输中的实际应用. 物流工程与管理, 2018, 40: 124-128.

[32] 曹芳芳, 阙骥, 张敏, 等. 加强放射性物品运输安全管理的几点建议. 核安全, 2012, 3: 17-20.

[33] 周洋. 更细化要兼容——《放射性物品运输安全监督管理办法》解读. 湖南安全与防灾, 2016, 7: 25.

[34] 甘露茜. 核能行业放射性废物安全管理法律制度研究. 重庆: 重庆大学, 2019.

[35] 吴宜灿, 赵永康, 马成辉, 等. 国际放射性废物处置政策及经验启示. 中国科学院院刊, 2020, 35: 99-111.

[36] 蔡先凤, 龙震影. 放射性废物安全管理立法: 美国经验与中国借鉴. 宁波大学学报: 人文科学版, 2021, 34: 87-98.

[37] 王超. 美、英、法放射性废物管理策略. 国防科技工业, 2011, 3: 9-11.

[38] Stewart R B, Stewart J B. Fuel cycle to nowhere: U.S. law and policy on nuclear waste. Nashville: Vanderbilt University Press, 2011.

[39] Vandenbosch R, Vandenbosch S E. Nuclear waste stalemate: Solitical and scientific controversies. Salt Lake City: The University of Utah Press, 2007.

[40] DOE. United States of America sixth national report for the joint convention on the safety of spent fuel management and on the safety of radioactive waste management. Vienna, IAEA, 2017.

[41] ASN. France sixth national report on compliance with the joint convention obligations-joint convention on the safety of spent fuel management and on the safety of radioactive waste management. IAEA, Vienna, 2017.

[42] The French Nuclear Safety Authority. French national plan for the management of radioactive materials and waste 2016-2018. ASN, France, 2017.

[43] 孔庆军, 李峰, 朱杰, 等. 俄罗斯放射性废物管理现状. 辐射防护通讯, 2016, 36: 9-16.

[44] State Atomic Energy Corporation Rosatom. The fifth national report of the russian federation on compliance with the obligations of the joint convention on the safety of spent fuel management and the safety of radioactive waste management. IAEA, Vienna, 2017.

[45] 李锦, 柳加成, 张艳霞, 等. 我国辐射环境监测法规体系研究. 环境监测管理与技术, 2015, 27: 5-8.

[46] 宋爱军. 我国核能安全立法研究. 长沙: 湖南师范大学, 2009.

[47] 生态环境部(国家核安全局). 中国核与辐射安全管理体系总论. 国家核安全局, 2018.

[48] 吴晓亮. 我国民用放射性废物处置法律制度研究. 重庆: 西南政法大学, 2015.

第8章 我国医用放射性同位素及药物
发展的瓶颈问题与建议

8.1 我国医用放射性同位素发展面临的问题

长期以来，我国医用放射性同位素的发展未得到应有重视，生产能力未充分发挥且技术相对落后，监管科学性欠佳，导致医用放射性同位素几乎全部依赖进口，时常短缺或断供，患者得不到及时诊疗，无法受益于恶性肿瘤最佳治疗方案。随着核医学的发展，临床需求不断增加，我国医用放射性同位素自主生产能力不足、依赖进口的问题更为突出，并对国家公共卫生事业的健康发展形成明显制约，因此亟须建立我国医用同位素稳定自主供给体系。目前存在的问题与挑战如下。

8.1.1 我国医用同位素自主发展受观念意识、能力瓶颈与政策障碍多重制约

国家 2021 年发布八部委规划前，长期以来，我国尚无对医用同位素的自主化发展规划，缺乏稳定、长期、耐心的培育和支持。医用同位素生产因技术等导致自主化能力不足，难以满足国内需求。

1. 我国医用放射性同位素品种缺乏，供给不足

从功能来看，我国在役的 5 座反应堆均可开展医用放射性同位素的生产。但事实上，医用同位素生产所需反应堆因建造及管理成本高、数量少，非常稀缺。目前，我国真正可用于医用同位素生产的仅有 3 座，且缺乏统筹协调，所以其生产能力未得到充分发挥。再加上设施运行的单位以军工事业为重，医用同位素生产的战略地位不够，难以充分、及时地满足核医学应用的需求。与此同时，反应堆配套的热室、设备和仪器逐年老化，人才队伍与技术储备不足、关键同位素的规模商业化制备工艺落后或欠缺等因素都进一步加剧了这一困境。因此，虽然我国掌握了 ^{99}Mo、^{131}I、^{89}Sr、^{125}I、^{177}Lu 等医用同位素的制备技术，建成了部分相关的生产平台及系统，但在现有的运行模式下，很难确保医用放射性同位素的连续性生产和量产，从而导致我国医用同位素的产能严重受限。

2. 我国医用放射性同位素及制品的制备技术落后

医用同位素及制品的生产与应用因投入大、门槛高、见效慢，企业单位在完全市场经济下的短期趋利取向导致我国原有的生产供给能力荒废、行业自主化程度低。国内部分基

于医用同位素及制品的生产企业，其主业主要是对医用放射性同位素及制品进行进口和分装。此外，相关单位虽基本掌握医用同位素的制备技术，但缺少研发项目的系统化支持和能力的体系化发展，水平参差不齐，工程转化与产业化能力相对不足。整体而言，我国医用放射性同位素的制备技术与美国等发达国家相比还有很大差距，主要医用放射性同位素（如 ^{99}Mo）的制备技术比国外落后了 10 年以上。因此，即使我国在役反应堆均实现了周期化运行并从全国层面实现了跨单位协调及统筹生产，但短时间内我国仍然难以全面实现重要医用放射性同位素的自主供给能力。

3. 我国医用放射性同位素研发自主创新能力薄弱

我国重要医用同位素的工艺开发基本模仿国外成熟工艺，具有自主知识产权的生产技术与工艺甚少。新兴同位素的研发与新技术的开发没有提前布局：堆照生产 ^{166}Ho、^{67}Cu、^{47}Sc 等新兴治疗同位素的研发几乎未开展；利用加速器生产 ^{99m}Tc 等重点品种的医用同位素技术尚处于起步阶段；加速器制备 ^{225}Ac、^{67}Cu、^{68}Ga、^{124}I 等国外的热点同位素主要在工艺研究阶段，尚未具备规模化制备能力。

4. 缺乏国家产业规划和布局，多部门分段管理政策缺失或不合理并存

放射性同位素及药品不但具有一般药品的属性，还具有核物理及核化学的特殊性。目前国内医用同位素行业的发展仍处于起步状态，亟需国家进行统一的产业规划与布局，并进行适当的监管引导与资金投入。而目前国家在政策监管方面未充分体现医用同位素的特殊性，医用同位素的生产、运输、储存及用药等方面监管体系的科学性和合理性有待提高，且医用同位素与放射性药物的 GMP、药品注册审评等相关标准体系不完善，因此制约了医用同位素行业的健康发展。

8.1.2 医用同位素长期依赖进口，面临经济和社会风险

由于我国医用同位素自主供给能力的欠缺，所以我国医用同位素目前大多依赖进口，如 ^{99}Mo/^{99m}Tc、^{125}I 的进口依赖率为 100%，^{131}I 的进口依赖率为 80%。而对于用于生产医用同位素加速器设备，我国的工程化和自主化能力也明显不足，也基本依赖进口。与此同时，我国医疗健康体系的蓬勃发展带动了医用同位素需求量的大幅提升，以年均 20% 的速度增长，预计到 2030 年将增长 10 倍。针对医用同位素进口依存度极高的局面，若仅通过扩大医用同位素进口来满足人民对医用同位素不断增长的需求，我国将面临严重的经济和社会风险。

1. 严重依赖进口的局面导致医用同位素价格受制于人

近年来，中国进口医用同位素的价格不断上涨。2013～2022 年，^{99}Mo 由 4500 元/居里涨至 7000 元/居里，^{131}I 由 2500 元/居里增加至 5000 元/居里，^{125}I 由 8300 元/居里涨至 11000 元/居里。医用同位素价格持续攀升，增加了国家和百姓的医疗负担，制约了核医学的临床发展。

2. 医用同位素生产受反应堆运行状态波动的影响巨大，出口国也会优先保证本国或同盟国供应

国际上生产医用同位素的主要反应堆运行时间大多超过 40 年，面临停堆检修、关停或退役等问题，全球迎来了新一轮医用同位素供给紧张的局面，国际医用同位素时常不能保证按时按量供应，甚至经常停供。稀缺资源的性质决定了一旦出现资源供需矛盾，无论是在供给保障数量、进度还是在优先级上，我国都将排位于发达国家之后。例如，近期全球规模医用同位素供给紧张的局面给我国核医学带来了严重影响，许多医院因无法获得 ^{99m}Tc 而取消了 ^{99m}Tc 显像检查，^{131}I 也出现供给不足，以至于延误患者病情的情况。

3. 中国未来医用同位素的巨大需求超出了目前国际医用同位素的供应能力

按照《健康中国 2030 年战略规划》提出的要求并对标美国等发达国家当前的诊治水平，结合我国人口数量及经济规模，预计未来每年将有数千万人次需要开展核医学诊断与治疗，医用同位素供应缺口很大，进口远不能满足需求，与国际供给能力不足且呈衰减趋势的矛盾日趋突出。

4. 医用同位素依赖进口威胁国家健康安全，可能影响我国独立自主的科技、贸易政策和国际地位

目前，反应堆医用同位素和加速器的生产受美国、欧洲等发达国家的严重控制。考虑到目前国际形势处于百年未有之大变局，地缘政治冲突时有发生，一旦美国联合其他国家对中国医用同位素进行销售限制或禁运，我国必将面临长期断供或短缺，全国核医学诊断和治疗面临全面瘫痪的局面，从而严重威胁百姓健康和社会安定，对我国社会和经济造成不可估量的双重影响。

总体而言，我国医用放射性同位素及制品的应用种类及研制方法主要采用模仿模式，创新能力较差，缺乏具有自主知识产权的生产技术与工艺，这必将导致我国核技术医学应用处于落后和从属地位。因此，建立我国医用同位素自主自给供应体系迫在眉睫，尽早实现我国医用同位素生产的自主化，保障国内患者的正常用药和生命健康，减少进口依赖，真正实现中国的医用同位素、放射性药物和中国人的健康掌握在中国人自己手里。

8.2　我国医用放射性同位素发展建议

针对国内医用放射性同位素自主化能力弱、依赖进口的现有局面，我国应该积极开展医用放射性同位素的自主生产与自足供给，将解决制约我国医用放射性同位素短缺的瓶颈与研制创新发展并重，最终实现在放射性同位素生产的分离设施、工程化技术、品种与产量、原创性研究等方面的自主化，摆脱关键医用放射性同位素完全依赖进口的局面，保障我国国防、国民经济和国民健康保障体系的可持续发展，提升我国核技术及应用领域的核心竞争力，从根本上解决人民对美好生活的日益向往与医用放射性同位素供给短缺的不协

调、不平衡之间的矛盾。

8.2.1　制定国家医用同位素发展战略，建立协调机构

在国家层面设立中国医用放射性同位素协调机构，负责制定我国同位素发展战略，将医用同位素自主化供给上升为国家发展战略并分步实施。建议国防科技工业局牵头组织开展我国医用同位素自主化生产与供应研究，制定我国医用同位素的自主供给体系发展规划；负责统筹规划和协调现有反应堆用于医用同位素生产，将生产任务纳入反应堆运行应用机构的年度相关计划，同时专项支持和保障其研发和生产资源的投入，使同位素自主化生产逐步得到恢复并扩大。到 2025 年实现 ^{99}Mo、^{131}I、^{177}Lu 等主要医用同位素的自主供给；到 2035 年建立临床需要的完整医用同位素自主供给体系。同时，加强对医用加速器研制单位及企业的扶持力度，在核医学应用终端强化对应用国产自主化加速器及重要大型核医学设备的配套政策支持。

8.2.2　设置国家监管政策，避免对医用放射性同位素的过度管制

建议国防科技工业局联合国家卫生健康委员会、药品监督管理局、生态环境部、公安部和交通运输部等有关部门，在保证安全的前提下，从保障人民健康的战略高度出发优化对医用同位素及其药物的科学监管。根据医用放射性同位素的种类和特点，出台或完善药监、运输等相关制度与标准规范，实行放管结合，避免过度管理。建立完善的医用同位素 GMP 相关标准体系，回归特药的"特"性，尽快引进国际上已成熟应用的相关通则，加快医用同位素的高质量发展，促进产业国际竞争力的形成。

8.2.3　加大对医用放射性同位素研发与生产的支持与投入

加大对硬件设施的经费投入，保障反应堆及相关放化设施的正常运行与维护；着眼长远，规划建设 2～3 个以医用放射性同位素生产为主的反应堆；大力扶持国产医用回旋加速器的研发与生产。

建议科技部或相关部门设立研发和基础研究专项，支持医用同位素及其制品的基础与临床转化研究，重点支持 ^{177}Lu、^{225}Ac、^{223}Ra、^{161}Tb、^{90}Y、^{89}Sr 等关键同位素生产能力建设，支持 ^{166}Ho、^{67}Cu、^{47}Sc 等新兴同位素的技术研发，支持加速器生产关键同位素技术开发。创制不断满足人民健康需要的同位素制品，形成以国家政策引导与市场导向相结合的产业化推广应用体系。

8.2.4　医用放射性同位素产学研合作平台的建设

依托现有反应堆,筹建 2～3 个国家级医用放射性同位素及制品重点实验室与创新平台，鼓励发展先进的、具有自主知识产权的医用放射性同位素生产工艺与技术，加强对综合性

人才的培养。建立集医用放射性同位素及制品研发与生产、应用成果转化、商业化行业合作及市场推广于一体的产学研合作平台，打通核医学从同位素生产、药物研发、临床试验、新药审批、产业化等各环节，构建核医学中心，促进医用放射性同位素产业的发展。培育具有国际竞争力的国产医用放射性同位素单位，引领国际医用放射性同位素及制品的发展。

8.3　我国放射性药物体系化发展面临的问题

目前我国放药正在进入发展机遇期，但研发与应用进程较为缓慢，与世界先进水平相比，我国放药研发仍然有所差距。我国放药发展面临放药品种少、原研药少、原创性研究欠缺、研发与临床脱节、队伍薄弱等问题，同时我国放药发展不足直接导致了我国核医学发展滞后，限制了我国核医学的进一步创新发展，也制约了国家公共卫生事业的健康发展。

从需求与应用方面看，2020 年，中国新发癌症约 457 万人，占全球新发患者数的 23.7%，癌症死亡约 300 万人，占全球癌症死亡人数的 30.1%，我国新发癌症人数和癌症死亡人数均位居全球第一，且发病和死亡数逐年上升，恶性肿瘤对人类健康的影响日益严重。癌症要早发现、早治疗，且精准治疗对患者受益最大，治疗费用也可能降低。然而，我国人均核医学应用水平仅为美国的 1/5，国际上已规模化应用的靶向治疗新药目前在我国尚未进入注册审评程序。放药在恶性肿瘤领域诊断与治疗的优势并未真正在我国得到充分发挥。

从研发与创新方面看，最近十余年没有原始创新治疗药品上市。放药依赖进口的局面导致患者用药成本极高，例如，进口 ^{177}Lu 标记多肽靶向特效药价格高昂，一个疗程高达上百万元。同时，不同于普药，放药的半衰期要求在较短时间内配送到临床才能保证其有效性，依赖进口的不确定性因素多，患者稳定用药的风险高，有时甚至无药可用，从而失去最佳诊疗机会，这不仅严重威胁患者健康，还增加了医疗资源的消耗，给患者本人、家庭及政府带来沉重的负担。这严重阻碍了我国实现"面向人民生命健康"这一战略目标。

因此，亟需提升我国放药的原始创新能力，完善放药研发转化体系，加快自主创新的放药面世与应用，以保障国内患者的正常用药和生命健康，促进国家公共卫生事业的健康发展。

8.3.1　放射性药物发展的技术瓶颈问题

放药的基础研究薄弱，原始创新能力不足。放药研发属交叉学科，涉及多学科合作、多单位协同，是高门槛、高投入、高风险的技术领域。然而，长期以来，我国对放药研发基础研究的投入有限，缺乏长期稳定支持，导致国内放药基础研究薄弱，制约了创新药的发展。大多数研发工作仅参考国外已有文献，简单重复，创新能力不强，原创性放药极少，治疗类放药创制发展严重滞后。同时，创新设计仍停留在经验与早年药物开发的基础上，生物创新药领域已大量采用的定点偶联技术、高通量筛选、基因大数据等新兴科学技术方法等还未在国内放药研发领域得到普遍应用，这导致实现的突破性创新极少，目前大多设计仍停留在"me-too"阶段，而"me-better"都极少，针对新靶点、新作用机制的首创新药极为缺乏。

放药创新模式单一，难以满足临床实际需求。我国目前放药研发与转化平台不完善，缺乏"产学研用"一体化的创新体系，放药研发集中在单一品种或仿制品种的开发模式，药企、科研院所和临床核医学的结合程度不高、核医学与专业临床需求缺乏深入衔接，学科协作薄弱。同时，放药创制缺乏需求牵引，核医疗未纳入医用多数临床治疗的首选，无法体现其优势。研究方向尤其是肿瘤靶向领域偏重跟随国外已有的单一靶点，研究工作不连续，从而进一步导致临床衔接动力不足。放药企业多关注仿制药开发，与科研院所、高校研发及临床核医学的结合不够，科研成果转化慢，不能满足临床核医学的新要求。另外，由于缺乏目标导向及对临床应用的及时反馈，难以形成具有科学指导意义的体系化知识积累，尤其是在放射性靶向治疗药物研发领域，对放药质量控制、辐射及生物效应机制等的科学认识不足，临床专业需求难以转化为放药研发需求，研发水平提升慢，科研成果转化慢，难以满足临床实际需求。

专业人才队伍建设不足限制了放药研发与管理水平的提升。放药从基础走到临床实际应用是一个非常长的过程，其中不仅涉及科学创新、工艺开发、工程建设、试验研究、生产运行等技术问题，还要求放药研发人员具备放射化学、分子生物学、肿瘤学、药学、核医学、各种临床医学等多专业背景，临床转化应用研究还需要专业的核物理师和化学师等，专业团队组成复杂，建设难度较高。缺乏优秀的放药研发复合型人才是导致药物研发层次低下的直接原因。一方面，科研院校专业课程链的设计和实施与我国放药研发生产过程脱节，课堂教学内容多以书本为主，知识更新较慢，创新氛围不浓；另一方面，国内研发团队的规模较小、较分散，学科协作少。医院和企业参与人才培养的积极性不高，放射性创新药物研发基地短缺，缺少足够的创新人才培养基地，科研成果难以落地。同时，医院核医学科医师队伍薄弱，部分医院甚至望而生怯，放弃了建立核医学科的意愿，致使相当数量的患者因得不到精准诊疗而不得不到上级医院就诊，这不仅增加了患者的就医成本，也导致放药临床需求牵引不强，制约了放药的临床转化与创新的高质量发展。

8.3.2 放射性药物发展管理体系的瓶颈问题

现有药品注册及审评制度制约了放药的研发与转化进程。我国现有药品注册及审评制度体系缺乏系统性强、与当下核医学技术进展匹配度高的放药注册审评管理体系。与普药相比，放药的临床诊断及治疗效果直接、明确，同时具有精准给药的优势，无论是核放射剂量还是药物剂量都是微量甚至是极微量的。我国现行放药注册审评管理制度难以体现放药的特殊性，非临床安全性研究技术指导原则的完善性和科学性欠佳；稳定性研究、体内毒理及药效评价等方面缺乏技术规范，难以体现放药的特点；缺乏精通放药的专家委员会，放药的法定检测机构少，导致新药审评程序复杂，周期长，严重制约了放药研发与注册审评进程。

放药全链条监管环节未打通制约了放药的研发与转化进程。放药从研发、生产到临床应用需面临药监、运输、环保等多个监管环节，但我国现有监管体系各环节的接口尚未打通，存在放药临床试验与应用规范不健全、新制剂临床备案管理不完善、同位素治疗出院标准不明确、自行配制药物调剂困难、医用同位素及药物的运输转移受监管要求难以落实等具体问题，所以放药临床转化与应用进程显著滞后。

医院临床应用环节制约新药开发与成熟药物应用主要体现在以下几方面。目前偏远地区医疗机构难以取得三类证，无法开展发生器配制锝[^{99m}Tc]即时标记药品，同时又难以获得药品配送，患者无法受益于核医学的基础诊断，不利于核医学在我国的推广应用。同时，对于持第四类证的医疗机构，虽然其可以通过医疗机构伦理委员会审批后开展临床试验，但由于医疗机构的伦理委员会委员缺乏依据文件进行审批，从而导致创新药临床应用与转化发展受限。此外，持第四类证的医疗机构研制目录之外的新制剂还需要到国家药品监督管理局备案，然而目前专业检测机构较少，国家药品监督管理局备案流程也较缓慢。另外，由于放药的应用管理缺乏指导性，地方各级管理政策和制度不一致等因素，临床应用对于原研放药的接受度非常低，这在一定程度上使放药研发缺乏面向应用转化的需求牵引与动力，放药研究止步于基础研究的情况较多。

生产质量管理方面，药品 GMP 规范中的放药附录规定尚存在不明确的情况，相关规范对药品注册中的同位素原料药生产质量管理要求不明确，放药的质量控制标准与药典的其他制剂通常存在不兼容，或者存在因多方要求而导致审评困难的情况。运输方面，现有危险货物运输管理的法律法规主要适用于大宗危险货物道路运输，而在放药运输实践中，则通常难以完全满足危险货物运输车辆资质和道路运输审批等的规定。此外，现有铁路运输因行业标准滞后问题，造成运输及管理成本偏高，从而提升了患者的用药成本。仅有个别航空公司被许可用于医用放射性制品运输，但缺乏科学有效的管理机制，不利于放药被及时快捷地送达全国各地。

8.4 放射性药物体系化发展的建议

8.4.1 发展方向建议

从战略层面提出构建与"健康中国"战略相适宜的放药研发体系的发展建议，提出我国放药研发技术的趋势、重点方向及各部门重点保障措施，形成有利于放药研发与转化的技术创新中心、核医疗综合体构建等模式建议，提出完善与优化放药相关监管机制的举措建议。

放药研发体系发展的重点方向可从技术研发体系与技术监管体系建设两方面来阐述。技术研发体系建设应该瞄准临床、瞄准高发病率、高致死率及无药可用疾病的潜在临床需求，构建以多种治疗同位素为基石、创新药研发技术为支撑的多元化新药研发技术创新体系。在分子影像、诊疗一体化、放射性同位素靶向治疗等方面开展从科学到应用，研发到转化的一系列全链条研发。无论是分子影像放射性探针还是精准靶向治疗药物，未来都将在肿瘤、心血管、神经系统疾病的诊断、疗效评价及指导治疗等方面发挥越来越大的作用，是其他技术无可取代的。

考虑到我国目前放药研发体系的现状，一方面，可以优先瞄准国外已上市或临床结果优异的药物开展仿制药研制转化，尤其是 $^{123}I/^{131}I$、$^{68}Ga/^{177}Lu$ 等既有同位素来源保障又已开发出能在分化型甲状腺癌、嗜铬细胞瘤、神经内分泌肿瘤、前列腺癌等疾病的诊疗一体化临床应用中发挥巨大作用的药物方面积极推动仿制药的国内上市，同时还可加快更多经典药物如治疗转移性骨肿瘤的 $^{89}SrCl_2$、$^{223}RaCl_2$ 等的自主化供给。另外，针对临床亟需的药物开展放射性靶向创新药物研发，不仅可以选择 ^{161}Tb、^{225}Ac 等多类型的放射性同位素，还可以引入并优化放射化学、分子生物学、药学、免疫学、肿瘤学、核医学、临床医学等交叉领域的新思路与新技术等，重点在新靶点发现、新标记方法开发、新诊疗策略设计与应用、构效关系与协同效应的科学规律研究等领域深入发展，并且在定点标记技术、规模化与自动化制备技术、药品质控技术等重要方向突破放药创新发展必须解决的关键技术瓶颈问题，提高放药整体的创新水平。同时，要积极构建多学科背景的放药研发专业人才队伍，并且联合与核医药产业密切相关的高校、研究所、医院、企业等多方优势资源，形成多方合作的综合研发与转化平台及网格化创新体系，为临床用药多元化发展打下基础。同时，为了防止源头"卡脖子"情况的发生，保障放药发展的基石——医用放射性同位素的资源供给，应提前布局规划反应堆与加速器建设，形成资源协调机制，这也是建设完善的放药研发体系不可或缺的一环。

技术监管体系建设方面，无论是放药评审，还是临床应用、生产规范等制度的优化完善，都需要优先建立由多学科顶尖科学家组成的放药专家委员会。在此基础上考虑放药的特殊性，从科学规律、科学原理、科学技术可行性上进一步优化完善放药研发和评价的技术导则、临床试验与应用规范、放药生产质量与运输规范等制度体系，在完善体系建设的同时助力加快放射性新药转化应用的进程。

8.4.2 加快我国放射性药物研发与应用进程的建议

1. 加快放药技术创新体系建设

建议基金委优化学科布局，增设放药研发的资助方向，支持放药的原始创新和基础理论研究，在放药研发技术与效应规律方面形成深入系统的科学认识。建议科技部设立放射性新药创制专项，加强多学科交叉融合下放药的协同创新和临床转化研究。鼓励研发机构提前布局，瞄准高发病率、高致死率及无药可用疾病的潜在临床需求，探索适用于放射性治疗的优异靶点、以构建多种治疗同位素为基石、生物药前沿研发技术为基础的多品种、系列化新药研发技术创新体系。

鼓励以现有原子能机构创新中心等平台为依托，建设以科研院所和高校为主的源头创新，以企业为主的技术创新，上、中、下游紧密结合，政、产、学、研、用深度融合的网格化创新体系，提升放药的自主创新能力，加快放药创新产出进程。

建议国家国防科技工业局和生态环境部为放药研发所需的配套核设施运行、医用同位素生产等提供相应的资源和政策保障，提升现有设施产能；优化国内同位素生产用反应堆和中高能加速器的合理布局，建立协调机制，实现资源互补，大幅提升未来的产能。

2. 鼓励多学科综合性的放药研发专业人才培养及团队建设

建议教育部优化学科布局，加强放药研发后备人才培养的力度，逐步试点推行医工结合的创新人才培养机制，培养具有原创意识和能力的专业化人才队伍；建立校企协作的技术人才培训基地，以产业发展需求带动人才培养建设。建议国家卫健委实施以核医学医生为重点的医师队伍建设培养工程，并在若干三甲医院构建放药在重大疾病诊疗中发挥显著作用的 MDT 团队机制，加强专业、复合型医师人才队伍建设。

通过国家国防科技工业局、科技部等部委设立多层次、不同体量、多类别的放药专项，覆盖基础研究、技术开发、临床应用等各方面，资助对象从青年科技工作者覆盖至行业专家，通过该措施为"放射性药物创制"的可持续高质量发展积累深厚的研究基础，建设结构合理、创新能力强的研究团队，有望解决现阶段核医学行业人才缺失、梯队不合理、创新能力弱等难题。

3. 优化完善放药申报审评和监管体系

建议国家药品监督管理局进一步优化放药审评管理体系，增强其系统性，以适应现代核医学技术的发展；制定并完善放药研发和评价的技术指导原则，体现放药技术管理的特殊性。建立由多学科顶尖科学家组成的放药专家委员会，增加放药的法定检测机构，加强对放药发展技术的支撑能力。建立我国 eIND 或 0 期临床试验制度，在第四类放射性药物使用许可证机制下开展由研究者发起的临床试验数据可用于支持关键性的注册临床试验。

此外，建议统一出台医疗机构研制新型放药的备案指导意见，明确备案的具体要求和流程，供各省药监管理部门遵照执行。对于国外已上市、国内未上市且具有较高临床价值的放药，应免除其与参比制剂的对比研究，尤其是针对部分抗肿瘤放药，其作用机制直接明确，不依赖于复杂的生物学机制，也不存在明显的人种差异，因此在完成相应的影像学、剂量学研究的基础上可给予附条件批准。

建议国家药品监督管理局联合生态环境部、公安部、交通运输部等部门，健全或优化放药临床试验与应用规范、新制剂临床备案管理制度体系、同位素治疗出院标准、自行配制药物调剂管理细则、医用同位素及药物的运输转移细则等制度体系。

建议参照中心血站的区域调剂机制，由药监、环保部门协调建立基于网络和大数据技术的正电子放药区域调剂机制，促进已拥有加速器的医院资源共享，节约医保基金，减少群众医疗支出，提高全民健康水平。强化核医学专家的作用，出台认可医疗机构伦理委员会审批新型放药的指导性文件，并作为其批准依据。

进一步优化放药的科学监管体系，有效促进放药的临床应用。生产质量规范与运输方面，建议补充或修订相关管理细则，明确放药生产现行 GMP 规范下具体问题的解决措施、明确放药中同位素原料药 GMP 管理的对象和工艺阶段，同时可邀请放药专家委员会或相关专业委员会对不同药品需符合的具体质量标准制定相应的审评机制，提高放药质量标准的科学性和可操作性。进一步优化放射性制品运输车辆的危险货物道路运输经营许可和道路运输审批。优化完善铁路、航空运输方面科学有效的管理机制、标准规范体系，在保障安全运输的同时，有利于放药被及时快捷地送达全国各地医院。

附录　关键词中英文对照表

英文缩写	英文全称	中文全称
^{117m}Sn-DTPA	^{117m}Sn-diethylenetriaminepentaacetic acid	锡[^{117m}Sn]二乙基三胺五乙酸
^{153}Sm-EDTMP	^{153}Sm-ethylenebis（nitrilodimethylene）tetraphosphonic acid	钐[^{153}Sm]乙二胺四亚甲基膦酸
^{177}Lu-DOTATATE	^{177}Lu-1,4,7,10-tetraazacyclododecane-N,N',N",N"-tetraacetic Acid-octreotate	镥[^{177}Lu]1,4,7,10-四氮杂十二烷-四乙酸-奥曲肽
^{177}Lu-EDTMP	^{177}Lu-ethylenebis（nitrilodimethylene）tetraphosphonic acid	镥[^{177}Lu]乙二胺四亚甲基膦酸
^{177}Lu-PSMA 617	^{177}Lu-prostate specific membrane antigen-617	镥[^{177}Lu]前列腺特异性膜抗原-617
^{188}Re-HEDP	^{188}Re-hydroxyethylidine diphosphonate	铼[^{188}Re]羟基亚乙基二膦酸
^{18}F-FDG	^{18}F-fludeoxyglucose	氟[^{18}F]脱氧葡萄糖
5-HT1A	5-hydroxytryptamine（1A）	5-羟色胺（1A）
^{99m}Tc-MDP	technetium [^{99m}Tc] methylenediphosphonate injection	锝[^{99m}Tc]亚甲基二膦酸盐注射液
AAZTA	1,4-*bis*（hydroxycarbonylmethyl）-6-[*bis*（hydroxylcarbonylmethyl）] amino-6-methyl perhydro-1,4-diazepine	1,4-双（羟基羧基甲基）-6-[双（羟基羧基甲基）]氨基-6-甲基过氢 1,4-二氮卓
Ab	antibody	抗体
ADC	antibody-drug Conjugates	抗体偶联药物
ADCC	antibody-dependent Cell-mediated Cytotoxicity	抗体依赖性的细胞介导的细胞毒作用
AEC	American Energy Control Company	美国能源控制公司
Ag	antigen	抗原
AL	acute leucemia	急性白血病
ALK	anaplastic lymphoma kinase	间变性淋巴瘤激酶
AML	acute myeloid leukemia	急性粒细胞白血病
ANDA	abbreviated new drug application	仿制药申请
ANL	Argonne National Laboratory	美国阿贡国家实验室
ANSTO	Australian Nuclear Science and Technology Organisation	澳大利亚核科学和技术组织
AP-2	activator protein-2	激活蛋白-2
APOE-4	apolipoprotein E	载脂蛋白 E
ATSM	diacetyl-*bis*（N$_4$-methylthiosemicarbazone）	二乙酰-双（N$_4$-甲基氨基硫脲）
BMIPP	β-methyl-*p*-iodophenylpentadecanoic acid	β-甲基-p-碘苯基十五烷酸
BFC	bifunctional chelator	双功能螯合剂
BNL	Brookhaven National Laboratory	布鲁克海文国家实验室

英文缩写	英文全称	中文全称
BPA	4-borono-L-phenylalanine	4-硼酸-L-苯丙氨酸
BPLS	bypass loop system	旁路回路系统
BR2	Belgian Reactor 2	比利时 2 号反应堆
BsAb	bispecific antibodies	双特异性抗体
BTG	British Technology Group	英国技术集团
BTK	Bruton's tyrosine kinase	布鲁顿酪氨酸激酶
CAEP	China Academy of Engineering Physics	中国工程物理研究院
CAIX	carbonic anhydrase IX	碳酸酐酶 IX
CAFs	cancer associated fibroblasts	肿瘤相关成纤维细胞
CARR	China Advanced Research Reactor	中国先进研究堆
CAV1	Caveolin-1	小窝蛋白-1
CD	cluster of differentiation	分化抗原簇
CD147	cluster of differentiation 147	分化抗原簇 147
CD20	cluster of differentiation 20	分化抗原簇 20
CD44	cluster of differentiation 44	分化抗原簇 44
CDC	complement dependent cytotoxicity	补体依赖的细胞毒性
CDER	Center for Drug Evaluation and Research	药品审评研究中心
CDR	complementarity determining region	决定簇互补区
CE	Council of Europe	欧洲委员会
CEA	carcino embryonic antigen	癌胚抗原
CEFR	China Experimental Fast Reactor	中国实验快堆
CHX-A''-DTPA	2-(*p*-isothiocyanatobenzyl)-cyclohexyldiethylenetriaminepentaacetic acid	2-(对异硫氰酸苄基)-环己基二乙三胺五乙酸
CIAE	China Institute of Atomic Energy	中国原子能科学研究院
CLL	chronic lymphocytic leukemia	慢性淋巴细胞白血病
CMC	chemical manufacturing and control	化学生产控制
c-Met	cellular-mesenchymal epithelial transition factor	细胞间质表皮转化因子
CMRR	China Mianyang Research Reactor	中国绵阳研究堆
CNEA	Argentine Comision Nacionalde Energía Atómie	阿根廷国家原子能委员会
CNSC	Canadian Nuclear Safety Commission	加拿大核安全委员会
Corvic	poly(vinyl chloride-vinyl acetate) copolymer	聚(氯乙烯-醋酸乙烯酯)共聚物
COS	Certification of Suitability	适应性证书
CRPC	castration-resistant prostate cancer	去势抵抗性前列腺癌
CT	computed tomography	计算机断层扫描

英文缩写	英文全称	中文全称
CTLA-4	cytotoxic T-lymphocyte-associated protein 4	细胞毒性 T 淋巴细胞相关蛋白 4
CXCR	chemokine receptor	趋化因子受体
DAE	Department of Atomic Energy	原子能委员会
DAT	dopamine transporter	多巴胺转运体
DFO	desferrioxamine	去铁胺
DGA	tetraoctyl diglycolamide	四辛基二甘醇酰胺
DLBCL	diffuse large B-cell lymphoma	弥漫性大 B 细胞淋巴瘤
DMSA	dimercaptosuccinic acid	二巯基丁二酸
DOD	Department of Defense	国防部
DOE	Department of Energy	能源部
DOT	Department of Transportation	运输部
DTPA	diethylenetriamine pentaacetic acid	二乙烯三胺五乙酸
EC	electron capture	电子俘获
EC	L,L-ethylene dicysteine	L,L-双半胱氨酸
ECD	ethyl cysteinate dimer	双半胱乙酯
ECT	emission computed tomography	发射型计算机断层成像
EDQM	European Directorate for the Quality of Medicines & HealthCare	欧洲药品质量管理局
EDTA	ethylene diamine tetraacetic acid	乙二胺四乙酸
EDTMP	ethylene diamine tetra (methylene phosphonic acid) sodium	乙二胺四亚甲基膦酸钠
EGFR	epidermal growth factor receptor	表皮生长因子
ELISA	enzyme linked immunosorbent assay	酶联免疫吸附测定
EMA	European Medicines Agency	欧洲药品管理局
EMT	epithelial-mesenchymal transition	上皮间质转化
EPR	enhanced permeability and retention	增强渗透滞留效应
ETRR-2	Egypt Test and Research Reactor-2	埃及试验和研究堆-2
EXC	extraction chromatography	萃取色谱
Fab	fragment antigen binding	抗原结合片段
FAP	fibroblast activation protein	成纤维细胞活化蛋白
FAPI	fibroblast activation protein inhibitor	成纤维细胞活化蛋白抑制剂
FBTR	fast breeder test reactor	快速增殖试验堆
Fc	fragment crystallizable	可结晶片段
FDA	Food and Drug Administration	美国食品药品监督管理局
FDCA	Federal Food, Drug, and Cosmetic Act	联邦食品、药品和化妆品管理法

英文缩写	英文全称	中文全称
FES	fluoroestradiol	雌二醇
FGF	fibroblast growth factor	成纤维生长因子
FL	follicular lymphoma	滤泡性淋巴瘤
FOXP3	forkhead box protein P3	叉头框蛋白 P3
FSP1	fibroblast specific protein 1	成纤维细胞特异性蛋白 1
FTC	fluoropropyl-3-(2-(azepan-1-yl)ethyl)benzo[*d*]thiazol-2(3H)-one	氟丙基-3-(2-(氮杂环庚烷-1-基)乙基-2-(3H)-苯并噻唑酮
GA Siwabessy MPR	G. A. Siwabessy multi-purpose research reactor	G. A. Siwabessy 多功能研究堆
GEP-NETs	gastroenteropancreatic neuroendocrine tumors	胃肠胰神经内分泌肿瘤
GLP1R	glucagon-like peptide-1 receptor	胰高血糖素样肽-1 受体
GMP	Good Manufacturing Practice of Medical Products	药品生产质量管理规范
GRPR	gastrin-releasing peptide receptor	胃泌素释放肽受体
HAM	human albumin microspheres	人血清蛋白微球
HAMAs	human anti-mouse antibodies	人抗鼠抗体
HANARO	High-flux Advanced Neutron Application Reactor	高通量先进中子应用反应堆
HAT	histone acetyltransferase	组蛋白乙酰化转移酶
HCC	hepatocellular carcinoma	肝细胞癌
HDAC	histone deacetylase	组蛋白脱乙酰酶
HEDP	1-hydroxyethylidene-1,1-diphosphonic acid	羟基亚乙基二膦酸
HEHA	1,4,7,10,13,16-hexaazacyclohexadecane-N,N',N'',N''',N'''',N'''''-hexaacetic acid	1,4,7,10,13,16-六氮杂环十六烷-氮,氮',氮'',氮''',氮'''',氮'''''-六乙酸
hEGFR（HER）	human epidermal growth factor receptor	人表皮生长因子受体
HEU	highly enriched uranium	高浓缩铀
HFETR	High Flux Engineering Test Reactor	高通量工程试验堆
HFIR	High Flux Isotope Reactor	高通量同位素反应堆
HFR	High Flux Reactor	高通量反应堆
HGF	hepatocyte growth factor	肝细胞生长因子
HIFAR	high flux Australian reactor	澳大利亚高通量反应堆
HMC	Hamad Medical Corporation	哈马德医疗公司
HMPAO	hexamethylpropylene amine oxide	六甲基丙烯胺氧化物（依沙美肟）
HPLC	high performance liquid chromatography	高效液相色谱
HSA	human serum albumin	人血清白蛋白
HYNIC	hydrazine nicotinamide	联肼尼克酰胺
IAEA	International Atomic Energy Agency	国际原子能机构

英文缩写	英文全称	中文全称
IEDDA	inverse electron demand Diels-Alder reaction	逆电子需求的第尔斯-阿尔德反应
ICIs	immune checkpoint inhibitors	免疫检查点抑制剂
Ig	immunoglobulins	免疫球蛋白
IGF	insulin growth factor	胰岛素样生长因子
IgSF	immunoglobulin superfamily	免疫球蛋白超家族
IHC	immunohistochemistry	免疫组织学
ILC2	group 2 innate lymphoid cells	固有淋巴细胞群体 2
IMP	iofetamine hydrochloride	盐酸非他胺
INR	Institute for Nuclear Research of Russian Academy of Sciences	俄罗斯科学院核研究所
IPPA	iodophenylpentadecanoic acid	碘苯基十五酸
IPPE	Institute of Physics and Power Engineering	物理与动力工程研究所(俄罗斯)
IRE	National Institute for Radioelements	国家放射性元素研究所(比利时)
ITD	Isotope Technologies Dresden	同位素技术德累斯顿公司
ITU	Institute for Transuranium Elements	超铀元素研究所(德国)
JAEA	Japan Atomic Energy Agency	日本原子能机构
KIT	Karlsruher Institut Für Technologie	卡尔斯鲁厄理工学院(德国)
KOMAC	Korea Maritime Co., Ltd	韩国海事株式会社
LANL	Los Alamos National Laboratory	洛斯阿拉莫斯国家实验室(美国)
LAPRE	Los Alamos power reactor experiment	洛斯阿拉莫斯动力反应堆实验
LET	linear energy transfer	传能线密度
LEU	low enriched uranium	低浓缩铀
LN	lanthanide	镧系元素
LP meta	leptomeningeal metastasis	柔脑膜转移瘤
MAA	macroaggregated albumin	聚合白蛋白
mAb	monoclonal antibody	单克隆抗体
MAGE	melanoma antigen gene	黑色素瘤抗原基因
MC1R	melanocortin 1 receptor	黑皮质素-1 受体
MCAM	melanoma cell adhesion molecule	黑色素瘤细胞黏附分子
mCRPC	metastatic castration-resistant prostate cancer	转移性去势抵抗性前列腺癌
MEK	methyl ethyl ketone	甲乙酮
MIBI	methoxy isobutyl isonitrile	甲氧异腈
MIBG	metaiodoenzylguanidine	间碘苄胍
MIPR	medical isotope production reactor	医用同位素生产反应堆

英文缩写	英文全称	中文全称
miRNA	micro RNA	微小核糖核酸
MJTR	Minjiang Test Reactor	岷江试验堆
MM	multiple myeloma	多发性骨髓瘤
MMP	matrix metalloproteinase	基质金属蛋白酶
MMR	macrophage mannose receptor	巨噬细胞甘露糖受体
MNETs	midgut neuroendocrine tumors	中肠道神经内分泌肿瘤
MORFs	phosphorodiamidate morpholinos oligomer	磷酰二胺吗啉低聚物
MR	magnetic resonance	核磁共振
MRI	magnetic resonance imaging	核磁共振成像
mRNA	messenger RNA	信使核糖核酸
MSLN	mesothelin	间皮素
MPF	megakaryocyte-potentiating factor	巨核细胞增强因子
mTOR	mammalian target of rapamycin	哺乳动物雷帕霉素靶蛋白
MUC1	mucin1	黏蛋白 1
MURR	the University of Missouri Research Reactor	密苏里大学研究堆
NDA	new drug application	新药申请
NEB	evans blue	伊文思蓝
NET	norepinephrine transporter	去甲肾上腺素转运体
NETs	neuroendocrine tumors	神经内分泌肿瘤
NF-κB	nuclear factor kappa-B	核因子 κB
NHL	non-Hodgkin's lymphoma	非霍奇金淋巴瘤
NIH	National Institutes of Health	国立卫生研究院(美国)
NMPA	National Medical Products Administration	国家药品监督管理局
NP	nanoparticle	纳米颗粒
NRC	Nuclear Regulatory Commission	核管理委员会
NRUR	National Research Universal Reactor	国家研究通用反应堆
NSACI	Nuclear Science Advisory Committee Isotopes Subcommittee	核科学咨询委员会同位素小组委员会
NTSR1	neurotensin receptor 1	神经降压素受体 1
OAEP	Office of Atomic Energy for Peace	和平原子能办公室(泰国)
OC	ovarian cancer	卵巢癌
OECD NEA	Nuclear Energy Agency，Organization for Economic Co-operation and Development	经济合作与发展组织核能署
OPAL	open pool Australian lightwater reactor	开放池澳大利亚轻水反应堆
ORA	Office of Regulatory Affairs	监管事务办公室

续表

英文缩写	英文全称	中文全称
ORNL	Oak Ridge National Laboratory	橡树岭国家实验室(美国)
PCTA	3,6,9,15-tetraazabicyclo[9.3.1]-pentadeca-1(15),11,13-triene-3,6,9,-triacetic acid	3,6,9,15-四氮杂环[9.3.1]-十五烷-1(15),11,13-三烯-3,6,9,-三乙酸
PD-1	programmed cell death protein-1	程序性细胞死亡受体-1
PDGF	platelet-derived growth factor	血小板衍生生长因子
PDGFR	platelet-derived growth factor receptors	血小板衍生生长因子受体
PD-L1	programmed cell death-ligand 1	程序性细胞死亡受体-配体1
PE	perkinelmer	珀金埃尔默
PEG	polyethylene glycol	聚乙二醇
PEPA	1,4,7,10,13-pentaazacyclopentadecane-N,N',N'',N''',N''''-pentaacetic acid	1,4,7,10,13-五氮杂环十五烷三胺-N,N',N'',N''',N''''-五乙酸
PET	positron emission tomography	正电子发射断层成像
PMS	polymethysilane	聚甲基硅烷
PNNL	Pacific Northwest National Laboratory	太平洋西北国家实验室
PRRT	peptide radioreceptor therapy	肽受体介导放射性治疗
PSA	prostate-specific antigen	前列腺特异性抗原
PSMA	prostate-specific membrane antigen	前列腺特异性膜抗原
PT	penetrant testing	渗透检测
PYP	pyrophosphate	焦磷酸盐
RCY	radiochemical yield	放射化学产率
RBC	red blood cell	血红细胞
RDC	radionuclide drug conjugate	放射性同位素偶联药物
RES	reticulo-endothelial system	网状内皮系统
RGD	arg-gly-asp	精氨酸-甘氨酸-天冬氨酸
RIT	radioimmunotherapy	放射免疫治疗
RLT	radioligand therapy	放射性配体介导治疗
RNA	ribonucleic acid	核糖核酸
SRCT	small-round cell tumors	小圆细胞肿瘤
RTKS	receptor protein tyrosine kinase	受体蛋白酪氨酸激酶
S1R	Sigma-1 receptor	西格玛-1受体
SAFARI-1	South African Fundamental Atomic Reactor Installation-1	南非基础原子反应堆装置-1
SERT	serotonin transporter	血清素转运体
SLM	supported liquid membrane	负载型液膜
SNMMI	Society of Nuclear Medicine and Molecular Imaging	核医学和分子影像学会(美国)

英文缩写	英文全称	中文全称
SPE	solid phase extraction	固相萃取
SPECT	single photon emission computed tomography	单光子发射计算机断层成像
SSTR	somatostatin receptor	生长抑素受体
TA	tumor antigen	肿瘤抗原
TAA	tumor-associated antigen	肿瘤相关抗原
TAT	targeted anticancer therapy	靶向抗癌治疗
TBP	tributyl phosphate	磷酸三丁酯
TCO	*trans*-cyclooctene	反式环辛烯
TETA	1,4,8,11-tetra-azacyclotetradecane-1,4,8,11-tetraacetic acid	1,4,8,11-四氮杂环十四烷-1,4,8,11-四乙酸
TILs	tumor-infiltrating lymphocytes	肿瘤浸润淋巴细胞
TKI	tyrosine kinase inhibitor	酪氨酸激酶抑制剂
TME	tumor microenvironment	肿瘤微环境
TRNT	targeted radionuclide therapy	靶向放射性同位素治疗
Trop-2	trophoblast cell-surface antigen 2	人滋养细胞表面抗原 2
TRR	Tehran Research Reactor	德黑兰研究反应堆
TSA	tumor specific antigen	肿瘤特异性抗原
Tz	tetrazine	四嗪
US DOE	U.S. Development of Energy	美国能源部
VEGF	vascular endothelial growth factor	血管内皮生长因子
VEGFR	vascular endothelial growth factor receptor	血管内皮生长因子受体
VIPR1	vasoactive intestinal peptide receptor 1	血管活性肠肽受体 1
α-HIBA	α-hydroxyisobutyric acid	α-羟基异丁酸
α-SMA	α-smooth muscle actin	α-平滑肌肌动蛋白